北京市高等教育精品教材立项项目
北京大学口腔医学教材

预防口腔医学

Preventive Dentistry

（第2版）

主　　编　徐　韬

副 主 编　王伟健　郑树国

编　　委　（按姓名汉语拼音排序）

冯希平（上海交通大学口腔医学院）　　王伟健（北京大学口腔医学院）

胡德渝（四川大学华西口腔医学院）　　王文辉（北京大学口腔医学院）

林焕彩（中山大学光华口腔医学院）　　王晓灵（北京大学口腔医学院）

刘　敏（首都医科大学口腔医学院）　　徐　韬（北京大学口腔医学院）

刘雪楠（北京大学口腔医学院）　　　　杨圣辉（首都医科大学口腔医学院）

荣文笙（北京大学口腔医学院）　　　　袁　超（北京大学口腔医学院）

司　燕（北京大学口腔医学院）　　　　郑树国（北京大学口腔医学院）

台保军（武汉大学口腔医学院）

秘　　书　荣文笙（北京大学口腔医学院）

北京大学医学出版社

YUFANG KOUQIANG YIXUE

图书在版编目（CIP）数据

预防口腔医学 / 徐韬主编 . —2 版 . —北京：
北京大学医学出版社，2013.12（2019.4 重印）
ISBN 978-7-5659-0740-1

Ⅰ . ①预… Ⅱ . ①徐… Ⅲ . ①预防医学－口腔科学－
医学院校－教材 Ⅳ . ① R780.1

中国版本图书馆 CIP 数据核字（2013）第 315616 号

预防口腔医学（第 2 版）

主　　编：徐　韬
出版发行：北京大学医学出版社
地　　址：（100191）北京市海淀区学院路 38 号　北京大学医学部院内
电　　话：发行部 010-82802230；图书邮购 010-82802495
网　　址：http://www.pumpress.com.cn
E-mail：booksale@bjmu.edu.cn
印　　刷：中煤（北京）印务有限公司
经　　销：新华书店
责任编辑：宋小妹　　　责任校对：金彤文　　　责任印制：罗德刚
开　　本：850mm×1168mm　1/16　　印张：18　　插页：2　　字数：524 千字
版　　次：2013 年 12 月第 2 版　2019 年 4 月第 2 次印刷
书　　号：ISBN 978-7-5659-0740-1
定　　价：38.00 元

口腔医学长学制教材编委会名单

第 2 版序

  2001 年教育部批准北京大学医学部开设口腔医学（八年制）专业，之后其他兄弟院校也开始培养八年制口腔专业学生。为配合口腔医学八年制学生的专业教学，2004 年第一版北京大学口腔医学长学制教材面世，编写内容包括口腔医学的基本概念、基本理论和基本规律，以及当时口腔医学的最新研究成果。近 10 年来，第一版的 14 本教材均多次印刷，在现代中国口腔医学教育中发挥了重要作用，反响良好，应用范围广泛：兄弟院校的长学制教材、5 年制学生的提高教材、考研学生的参考用书、研究生的学习用书，在口腔医学的诸多教材中具有一定的影响力。

  社会的发展和科技的进步使口腔医学发生着日新月异的变化。第一版教材面世已近 10 年，去年我们组织百余名专家启动了第二版教材的编写工作，包括占编委总人数 15% 的院外乃至国外的专家，从一个崭新的视角重新审视长学制教材，并根据学科发展的特点，增加了新的口腔亚专业内容，使本套教材更加全面，保证了教材质量，增强了教材的先进性和适用性。

  说完教材，我想再说些关于八年制教学，关于大学时光。同学们在高考填报志愿时肯定已对八年制有了一定了解，口腔医学专业八年制教学计划实行"八年一贯，本博融通"的原则，强调"加强基础，注重素质，整体优化，面向临床"的培养模式，目标是培养具有口腔医学博士专业学位的高层次、高素质的临床和科研人才。同学们以优异成绩考入北京大学医学部口腔医学八年制，一定是雄心勃勃、摩拳擦掌，力争顺利毕业获得博士学位，将来成为技艺精湛的口腔医生、桃李天下的口腔专业老师抑或前沿的口腔医学研究者。祝贺你们能有这样的目标和理想，这也正是八年制教育设立的初衷——培养中国乃至世界口腔医学界的精英，引领口腔医学的发展。希望你们能忠于自己的信念，克服困难，奋发向上，脚踏实地地实现自己的梦想，完善人生，升华人性，不虚度每一天，无愧于你们的青春岁月。

  我以一个过来人的经历告诉你们，并且这也不是我一个人的想法：人生最美好的时光就是大学时代，二十岁上下的年纪，汗水、泪水都可以尽情挥洒，是充实自己的黄金时期。你们是幸运的，因为北京大学这所高等学府拥有一群充满责任感和正义感的老师，传道、授业、解惑。你们所要做的就是发挥自己的主观能动性，在老师的教导下，合理支配时间，学习、读书、参加社团活动、旅行……"读万卷书，行万里路"，做一切有意义的事，不被嘈杂的外界所干扰。少些浮躁，多干实事，建设内涵。时刻牢记自己的身份：你们是现在中国口腔界的希望，你们是未来中国口腔界的精英；时刻牢记自己的任务：扎实学好口腔医学知识，开拓视野，提高人文素养；时刻牢记自己的使命：为引领中国口腔的发展做好充足准备，为提高大众的口腔健康水平而努力。

从现在起，你们每个人的未来都与中国口腔医学息息相关，"厚积而薄发"，衷心祝愿大家在宝贵而美好的大学时光扎实学好口腔医学知识，为发展中国口腔医学事业打下坚实的基础。

这是一个为口腔事业奋斗几十年的过来人对初生牛犊的你们——未来中国口腔界的精英的肺腑之言，代为序。

徐 韬

二〇一三年七月

第1版序

北京大学医学教材口腔医学系列教材编审委员会邀请我为14本8年制口腔医学专业的教材写一个总序。我想所以邀请我写总序，也许在参加这14本教材编写的百余名教师中我是年长者，也许在半个世纪口腔医学教学改革和教材建设中，我是身临其境的参与者和实践者。

1952年我作为学生进入北京大学医学院口腔医学系医预班。1953年北京大学医学院口腔医学系更名为北京医学院口腔医学系，1985年更名为北京医科大学口腔医学院，2000年更名为北京大学口腔医学院。历史的轮回律使已是老教授的我又回到北京大学。新中国成立后学制改动得频繁：1949年牙医学系为6年，1950年毕业生为5年半，1951年毕业生为5年并招收3年制，1952年改为4年制，1954年入学的为4年制，毕业时延长一年实为5年制，1955年又重新定为5年制，1962年变为6年制，1974年招生又决定3年制，1977年再次改为5年制，1980年又再次定为6年制，1988年首次定为7年制，2001年首次招收8年制口腔医学生。

20世纪50年代初期，没有全国统一的教科书，都是用的自编教材；到50年代末全国有三本统一的教科书，即口腔内科学、口腔颌面外科学和口腔矫形学；到70年代除了上述三本教科书外增加了口腔基础医学的两本全国统一教材，即口腔组织病理学和口腔解剖生理学；80年代除了上述五本教科书外又增加口腔正畸学、口腔材料学、口腔颌面X线诊断学和口腔预防·儿童牙医学，口腔矫形学更名为口腔修复学。至此口腔医学专业已有全国统一的九本教材；90年代把口腔内科学教材分为牙体牙髓病学、牙周病学、口腔黏膜病学三本，把口腔预防·儿童牙医学分为口腔预防学和儿童口腔病学，口腔颌面X线诊断学更名为口腔颌面医学影像诊断学，同期还增设有口腔临床药物学、口腔生物学和口腔医学实验教程。至此，全国已有14本统一编写的教材。到21世纪又加了一本殆学，共15本教材。以上学科名称的变更，学制的变换以及教材的改动，说明新中国成立后口腔医学教育在探索中前进，在曲折中前进，在改革中前进，在前进中不断完善。而这次为8年制编写14本教材是半个世纪口腔医学教育改革付出巨大辛劳后的丰硕收获。我相信，也许是在希望中相信我们的学制和课程不再有变动，而应该在教学质量上不断下功夫，应该在教材和质量上不断再提高。

书是知识的载体。口腔医学教材是口腔医学专业知识的载体。一套口腔医学专业的教材应该系统地、完整地包含口腔医学基本知识的总量,应该紧密对准培养目标所需要的知识框架和内涵去取舍和筛选。以严谨的词汇去阐述基本知识、基本概念、基本理论和基本规律。大学教材总是表达成熟的观点、多数学派和学者中公认的观点和主流派观点。也正因为是大学教材,适当反映有争议的观点、非主流派观点让大学生去思辨应该是有益的。口腔医学发展日新月异,知识的半衰期越来越短,教材在反映那些无可再更改的基本知识的同时,概括性介绍口腔医学的最新研究成果,也是必不可少的,使我们的大学生能够触摸到口腔医学科学前沿跳动的脉搏。创造性虽然是不可能教出来的,但是把教材中深邃的理论表达得深入浅出,引人入胜,激发兴趣,给予思考的空间,尽管写起来很难,却是可能的。这无疑有益于培养大学生的创造性思维能力。

本套教材共 14 本,是供 8 年制口腔医学专业的大学生用的。这 14 本教材为:《口腔组织学与病理学》《口腔颌面部解剖学》《牙体解剖与口腔生理学》《口腔生物学》《口腔材料学》《口腔颌面医学影像学》《牙体牙髓病学》《临床牙周病学》《儿童口腔医学》《口腔颌面外科学》《口腔修复学》《口腔正畸学》《预防口腔医学》《口腔医学导论》。可以看出这 14 本教材既有口腔基础医学类的,也有临床口腔医学类的,还有介于两者之间的桥梁类科目教材。这是一套完整的、系统的口腔医学专业知识体系。这不仅仅是新中国成立后第一套系统教材,也是 1943 年成立北大牙医学系以来的首次,还是实行 8 年制口腔医学学制以来的首部。为了把这套教材写好,编辑委员会遴选了各学科资深的教授作为主编和副主编,百余名有丰富的教学经验并正在教学第一线工作的教授和副教授参加了编写工作。他们是尝试着按照上述的要求编写的。但是首次难免存在不足之处,好在道路已经通畅,目标已经明确,只要我们不断修订和完善,这套教材一定能成为北京大学口腔医学院的传世之作!

张震康

二○○四年五月

第2版前言

北京大学从2001年起招收口腔医学专业八年制学生，这是我国口腔医学教育事业与国际接轨的重要一步。除了加强基础科学、人文学科等基础性课程外，八年制学生在专业方面也应具有更为扎实、广泛的知识，从而在未来成为具有系统的理论基础、规范的临床诊治技能以及一定科研潜质的高素质全面型口腔医学人才。以此为指导思想，2006年我们出版了第一版《预防口腔医学》双语教材。为满足预防口腔医学教学实践的更新和深入，追随预防口腔医学学科内涵的不断丰富和发展，今年我们修订并再版本教材。

"上医医未病之病，中医医欲病之病，下医医已病之病"，药圣孙思邈早在1400多年前就在其《千金要方》中充分强调了预防医学的重要性。在中医理论中，"治未病"是医生的最高境界。世界卫生组织调查显示，达到同样健康标准所需的预防投入与治疗费、抢救费比例为1∶8.5∶100，即预防上多投入1元钱，治疗就可减少8.5元，并节约100元抢救费。当今中国，超六成的健康投入为临终治疗，早已偏离了医学的内涵和目的。这一现象提示我们，医疗卫生事业必须转变指导思想，既要治病救人，又亟待强调以预防为主，才能更符合医疗伦理，更符合呵护生命的要义。

口腔健康作为全身健康的重要组成部分，与全身健康密切相关。口腔疾病是最常见的慢性非传染性疾病；同时，研究表明口腔疾病与糖尿病、肿瘤、心血管疾病和呼吸系统疾病等慢性疾病有密切的关系。口腔健康的意义已超越口腔医学界，口腔健康水平已成为衡量生命质量的重要指标。常见口腔疾病病因清楚，可防、可治，预防和早期治疗效果均较好。重视口腔预防工作，能够让潜在口腔疾病患者得到预防医学的提前关爱。为落实"预防为主，防治结合"的卫生工作方针，2012年，原卫生部开展口腔疾病防治结合试点项目，把口腔疾病预防工作与常规诊疗工作紧密结合，探索依托各级医疗机构，开展口腔常见病防治结合的工作内容、机制和模式。项目建设历时近一年时间，对于如何在医疗机构开展防治结合工作进行了有益的初步探索。

在预防医学重要性日益得到政府和社会认可的形势下，本版教材修订和更新了大部分章节的内容，增加了以下章节：第11章社区口腔卫生服务——介绍了我国社区卫生服务、社区口腔卫生服务的现状及其发展前景；第15章预防口腔医学教学实践——结合预防口腔医学实践的特点，介绍了建立预防口腔医学教学基地和以基地为依托开展口腔预防实践的内容等。

本书在编写方面增添了一些特色，如每章后附英文小结和专业名词英文解释，章末列有参考文献和推荐阅读的书籍、杂志等，这些有利于学生掌握重点，提升专业英语水平，扩大阅读量。本教材内容主要针对长学制口腔医学生培养需要，同时也希望能够对研究生和预防口腔医学工作者有所帮助。真诚地希望读者提出宝贵意见，使本书不断改进和提高。

特别感谢《预防口腔医学》第 1 版的主编卞金有教授，很遗憾他未能亲自参加第 2 版教材的编写，但正是站在他主编的第 1 版教材的肩膀上，我们才能看得更远。感谢本书编委会秘书荣文笙教授做出的大量协调、组织工作。衷心感谢每一位编者为此书辛苦的付出。

徐 韬

2013 年 12 月

第1版前言

预防口腔医学是口腔医学的一门分支学科。究其策略地位而言，是构成口腔科学三大支柱（基础口腔医学，临床口腔医学，预防口腔医学）之一。预防口腔医学又称口腔公共卫生或社会口腔医学，又是公共卫生或预防医学不可分割的重要组成部分。其纵横关联涉及的学科范围很广，体现了多学科的交叉与跨越。

预防口腔医学的发展对于增进公众口腔健康，进而提高生命质量具有举足轻重的作用。正因为如此，近半个世纪以来，在世界上不少国家和地区，由于开展了口腔健康促进活动，采取了口腔公共卫生措施，使人们的口腔卫生状况有了明显改善，同时，预防口腔医学也得到了迅速发展。而在尚未开展口腔公共卫生措施的国家和地区，人们的口腔健康状况正在恶化，预防口腔医学的发展也相对缓慢。近二十年来，在我国，无论在口腔公共卫生措施和方法的应用方面，还是在预防口腔医学的教学与研究方面，都得到了较快的发展与提升。例如，在卫生部领导下，制定了我国2010年口腔卫生保健工作规划；开展了全国爱牙日等口腔健康促进活动；学校和社区口腔卫生保健工作不断深入以及正在进行的第三次全国口腔健康流行病学调查等。

本教材的架构与内容既反映了当前本学科的国际发展状况，包括工业化国家和发展中国家的状况，又反映了当前本学科在国内的发展状况。因此，这本教材有以下几个特点：

1. 它是一次编写双语教材的尝试，有助于起到中英文双向交流的桥梁作用，是一种探索和创新；

2. 其内容涵盖着预防与社会口腔医学两个分支学科，并涉及医学与公共卫生领域，体现着一种整合。它已经超越了传统的生物医学范畴，纳入了社会医学的基本内容，但仍然遵循着基本理论，基本知识，基本技能的"三基"原则；

3. 各章节内容构思反映出编者们的各自特色，实难舍弃或补遗，只有兼顾科学民主与规范，各尽其力，各负其责；

4. 本教材在编排格式上有创意，既展现出双语随文同行，便于阅读，查找和联想，又有双语不同行互不干扰的明显区别。

主编遵循的原则是：在内容的筛选上，只提供科学证据与实践经验充分的，不提供陈旧与过时的；既借鉴工业化国家的经验，也借鉴发展中国家的经验；既展现科学的前沿（即使还有争议），又不采纳科学证据尚不充分以及还不成熟的。为同学和读者提供一个思维空间。因为本学科尚在发展之中。

这本教材虽专为长学制编写，但也适合于其他学制的大学生选用。主编希望它能成为一部启蒙教科书。尽管编者们尽了努力，主编又力图整合，也必有漏失之处，错误在所难免，还恳请读者予以批评指正，以求日后不断丰富与完善。

最后，主编要感谢各位编者的通力合作。在终稿审阅过程中，特别要感谢副主编和荣文笙博士的大力帮助，以及杨城大夫对图表的绘制和书稿格式采用电脑技术进行的统一编排，全书才得以告成。

主编　卞金有

目　　录

第一章 绪论
Introduction

第一节 预防口腔医学的基本概念
Essential Conception of Preventive Dentistry

一、健康的决定因素

人类的健康受到各种因素的影响，包括环境因素、行为与生活方式、卫生保健服务、生物遗传因素。这四大主要因素决定着一个人的健康状态。

（一）环境因素

自然环境与社会环境构成环境因素的两个方面。自然环境因素包括物理、化学与生物学因素；社会环境因素有社会政治制度、经济发展水平、文化教育与科技发展水平、人口状况等。随着人类社会历史的发展，自然环境因素对健康的直接作用逐渐减弱，社会因素的作用逐渐增强。自然环境相似，社会生活环境、文化背景不同，人群的健康状况会有很大差异。

对人类健康产生根本影响的是社会经济发展水平。贫穷、落后是健康的危险因素，社会法律、政治制度对健康的影响也十分明显。有效的健康教育与促进，可以帮助人们适应和克服不良社会因素的影响。另一方面，人口数量过多、素质过低、教育落后、就业困难、居住条件恶劣、食品供应不足等社会因素都可以是健康的危险因素。

（二）行为与生活方式

行为与生活方式是指因自身行为所产生的影响健康的因素。如一个人的受教育程度与个人行为习惯有很密切的关系，教育落后可以引发一系列不良行为习惯，成为健康的危险因素，如吸烟、饮酒、不合理营养与饮食、缺少适当运动等。不利于健康的行为受社会心理因素的影响，社会环境不同，对个人行为与生活方式的影响也不同。

（三）卫生保健服务

卫生保健服务是社会因素中直接与健康相关的一个重要方面，包括预防服务、医疗与康复服务。预防性服务是保护和促进健康最有效的卫生保健措施。由于社会经济与文化发展不平衡，许多行之有效的预防措施在某些地方未能很好地实施，导致疾病不能及时得到预防和控制。医务人员缺乏预防意识，重治轻防，初级卫生保健不健全，经费缺乏和分配不合理或使用不当等都是不利于健康的危险因素。

（四）生物遗传因素

遗传、成熟与老化以及复合内因都是影响人类健康的生物遗传因素。已知的人类遗传性疾病近3000种，约占人类全部疾病的1/3。先天性遗传缺陷是引发多种疾病的重要因素，但是生物遗传因素不是影响人类健康的必要条件，也不是充分条件，疾病是否会发生以及发病的严重程度还受到环境与行为因素的影响。有些不良遗传基因的传递将会增加人类有害基因的频率。

二、疾病的发展阶段

以慢性疾病为例进行学习，有助于认识预防医学的性质和特点，大多数慢性疾病通常都是由多种致病因素——致病因子、宿主与环境因素相互作用对机体产生疾病刺激影响而发生的。从人的疾病发展史来看，疾病可以分为病理形成前期和病理形成期两个阶段。

（一）病理形成前期

在病理形成前期，疾病刺激物的产生、作用以及与机体的防御反应之间的抗争，都需要经历一个相当长的时期才能逐渐显示出具有临床意义的症状，即进入病理形成期，但也可能中止或逐渐恢复正常。这个过程可能长达几年，也可能很短暂。

（二）病理形成期

在病理形成期间，组织结构的病理改变是导致临床特征与症状的基础。在临床症状与体征日渐明显，疾病得以确诊后，若不及时采取适当的干预措施，疾病将会进一步恶化，造成组织结构或形态缺陷，功能丧失，最终可能导致衰竭死亡。

对疾病自然发展史的研究有助于探索预防对策。因此，预防医学是人类与环境和疾病抗争过程中形成的一门战略性综合医学学科。

三、预防医学的定义和内容

（一）预防医学的定义

预防医学是针对人群中疾病发生发展的规律，运用基础医学、临床医学和环境卫生科学理论、知识和技能研究社会和自然环境中影响健康和造成疾病的主要因素；应用卫生统计学方法和流行病学的原理和方法，探求病因和分析这些致病因素的作用规律，给予定量评价；并通过公共卫生措施实施预防，以达到保护健康和促进健康的目标。

（二）预防医学的内容

预防医学是以健康为中心，以社会人群为主要研究对象，采用预防为主的策略，针对人群中健康与疾病的转化规律，采用基础科学、临床医学和环境卫生科学等理论和方法，探寻自然和社会因素对人群健康与疾病的作用规律，分析环境中主要致病因素对人群健康的影响，以消除有害因素的影响，并以此为依据，制订防治对策，通过公共卫生措施达到促进健康、预防疾病发生、控制疾病发展、提高生命质量的目的。预防医学与临床医学相辅相成，但预防实践先于临床实践，防患于未然是公共卫生措施的理论与实践基础。

四、预防口腔医学的定义和内容

（一）预防口腔医学的定义

预防口腔医学是口腔医学的重要组成部分，与口腔医学的各个领域都有着密切的内在联系，涉及口腔医学的各个方面，是研究社区人群常见口腔疾病的流行状况及其影响因素，制订和实施预防与控制口腔疾病的策略与措施，促进与维护社区人群口腔健康的科学。针对影响口腔健康的因素，采取最有效的手段预防和治疗口腔疾病，通过阻止口腔疾病的发生和发展，达到促进良好的口腔健康与功能的目的。通过有组织的社会努力，预防和控制口腔疾病，是一门促进口腔健康的科学与艺术。

（二）预防口腔医学的内容

预防口腔医学以研究人群的集体预防措施为主要对象，以研究群体的口腔疾病患病情况、群体预防措施和个体预防保健方法为基本要素，发现并掌握预防口腔疾病发生、发展的规律，促进整个社会的口腔健康水平的提高。研究内容十分广泛，包括口腔流行病学和口腔健康调查方法（重点是常用指数和龋病、牙周疾病流行特征及其影响因素）、龋病的预防与控制（重点是氟化物与窝沟封闭的应用）、牙周病的预防与控制（重点是自我口腔保健）、其他口腔疾病的预防、口腔健康教育与健康促进、特定人群的口腔保健、社区卫生服务、口腔卫生项目管理、口腔医疗保健中的感染与控制等。

通过基础理论、基础知识和基本技能的理论教学与社区实践，使学生掌握预防口腔医学的科学理论，以及预防和控制人群口腔健康相关危险因素的策略与措施；使学生树立社会群体预防与综合口腔保健的观念；使学生养成在临床实践中实施三级口腔预防保健的思维模式；使学生掌握口腔健康调查和统计分析的基本方法，为口腔医学专业人才的培养奠定预防口腔医学基础。

五、三级预防的原则

按疾病自然发展规律，预防措施可以根据对疾病病因的认识、机体的调节功能和代偿状况，从疾病发展的任何阶段介入，来阻止疾病的发生、发展或恶化，即预防贯穿于疾病发生前直到疾病发生后转归的全过程。根据各个阶段的特点与内容，划分为三级预防策略。

（一）一级预防

一级预防又称病因预防，针对病理形成前期过程。以病因预防为主，是在疾病尚未发生时针对致病因素（或危险因素）采取措施，防止各种致病因素对人体的危害。强调自我保健、健康教育与促进以及特殊的防护措施，即社区公共卫生措施、监测危险因素与疾病发展趋势等。

（二）二级预防

二级预防又称临床前期预防，针对已经进入病理形成期，但处于疾病的早期阶段，需要早期发现、早期诊断、及时采取适当的治疗措施，阻止病理过程的进展，尽可能达到完全康复，是为防止或减缓疾病发展而采取的措施。

（三）三级预防

三级预防又称临床预防，针对疾病已发展到严重和晚期阶段，采取及时、有效的治疗措施，以防止病情恶化，预防并发症，并尽量恢复功能。主要是对症治疗和康复治疗措施，可以防止伤残和促进功能恢复，提高生存质量，降低病死率。

第二节 预防口腔医学的发展
Development of Preventive Dentistry

在距今 10 万年以前的山顶洞人的颌骨上已发现有龋，在距今 1 万年至 4 千年前的新石器时代人头骨发现龋和严重牙周病。在中国，公元前约 1400 年殷墟甲骨文就有"疾齿""疾口"与"龋"的记载。可以看出，自古以来，人类就受到牙病的折磨，并寻找各种方法来解除痛苦。

整个预防口腔医学发展过程大致可以分为四个时期：原始启蒙时代（公元前 14 世纪至公元 18 世纪 40—50 年代）；理性发展时代（18 世纪 40—50 年代至 1950 年）；预防口腔医学诞生与发展时代（1950—2000 年）；21 世纪预防口腔医学的发展时代（2001 年至今）。

一、原始启蒙时代

公元前 14 世纪至公元 18 世纪 40—50 年代这一段漫长的时期是预防口腔医学的原始启蒙时代，又是经验主义时代，由于牙病的痛苦难忍，古人很自然就产生了各种预防牙病的意识与实践，包括漱口、叩齿、刷牙等，并且对甜食对牙齿的危害有了初步的认识。

（一）漱口

早在公元前 1100 年，西周《礼记》有"鸡初鸣，咸盥漱"的记载。公元 25 年，《金丹全书》记载："今人漱齿每以早晨，是倒置也，凡一日饮食之毒，积于齿缝，当于夜晚洗刷，则污垢尽去，齿自不坏，故云晨漱不如夜漱，此善于养齿者。今观智者，每于饮后必漱，则齿至老坚白不坏，斯存美之功可见矣。"这时已经开始认识到应早晚洗刷和漱口，并且夜间洗刷比早晨重要。其后各个朝代，漱口已成为日常口腔卫生习惯。到宋代苏东坡著《东坡集》杂记中的《漱茶说》

记有"每食已，辄以浓茶漱口，烦腻即去"。现在知道茶含有氟化物，有防龋作用。到清代光绪年间，已有漱口药方，供慈禧、光绪漱口。直至今日，漱口已成为普通百姓的口腔卫生习惯。

（二）叩齿

叩齿会促进牙周组织的血液循环，增强牙周纤维组织的弹性，似有一定的口腔保健作用。在公元前500年汉墓中出土的简帛医书中的《养生方》就有叩齿的记载："朝夕啄齿不龋""鸡鸣时叩齿三十下，长行无齿虫，令人齿坚""叩齿百遍，咽唾三次，常数行之，用齿不痛"。晋代葛洪曾推行叩齿，认为每天清晨轻叩上下牙齿三百下，可固齿、醒脑、健身。

（三）使用牙签

元代赵孟頫（1254—1322）就曾在《老态》一诗中叙述"食肉先寻剔牙签"。明代李时珍在《本草纲目》中记载："柳枝去风消肿止痛，其嫩枝削为牙杖，剔牙甚妙。"清代牙签的种类很多，如银制挂式牙签等。

1570年英国女王Elizabeth收到一件装有6根金牙签和"擦牙布"（tooth cloths）的礼物，莎士比亚在他的剧本里多次间接提到牙签，说明牙签是当时上流社会的一种时尚。

（四）洁齿与揩齿

公元前400年《黄帝内经》中的《素问·诊要经终论》曾记载："齿长而垢"。唐代孙思邈（581—682）在《备急千金要方》的"齿痛论"中记载："每旦以一捻盐内口中，以暖水含，揩齿及叩齿百遍，为之不绝，不过五日，口齿即牢密""凡人齿断不能食果菜者，皆由齿根露也，为此盐汤揩齿法，无不愈也。"公元900年，晚唐敦煌壁画中的"揩齿图"是国内最早的一幅口腔卫生行为记录。王焘在《外台秘要》中引自张文仲《千麻揩齿方》的说法："每朝杨柳枝咬头软，点取药揩齿"，此时已有柳枝制刷的记载。

在印度，古人用菩提树枝揩齿。"揩齿"一种是用手指，另一种是嚼木为刷（chewing stick）。如将菩提树或杨柳枝咀嚼成絮状，揩刷牙面。敦煌壁画中有一幅诏景福年间用柳枝制成的牙刷画图，是世界上关于揩齿最早的资料。

（五）牙刷与刷牙

公元916—1125年的辽代已有骨柄植毛牙刷。到了宋代，用牛角制成器物，植上马尾，制成牙刷。宋代日本名僧道元禅师在其著作《正法眼藏》下卷"洗面"中有此记载："僧侣们除漱口之外，尚用剪成寸余之马尾，植于牛角制成的器物上，用以刷洗牙"。国外的植毛牙刷到17世纪才有，可见欧洲使用植毛牙刷比中国晚500多年。"齿木"（Siwak或者misswak）是阿拉伯人使用的一种历史悠久的洁牙工具。用一种萨尔瓦多桃树枝制成，其木质含二碳酸钠、鞣酸以及其他收敛剂，对牙龈有益，称为中东"天然牙刷"，浸泡于水中一天，纤维散开形成牙刷形状，用来刷牙。

元代（公元1281年）的罗元益著《卫生宝鉴》提倡要早晚刷牙两次。忽思慧在《饮膳正要》中提出"清旦用盐刷牙，牙无齿疾"，另外还提出"凡清旦刷牙，不如夜刷牙齿疾不生"强调晚上刷牙的重要。到了明朝，帝王们的一些牙上都有楔状缺损，说明刷牙已成习惯。在公元500年左右，古印度医学家Charaka与Sushruta以及公元650年的一位古印度医学家Vagbhata都特别关注口腔清洁。Sushruta与Vagbhata都认为需要去除牙石，并强调"一个人早晨起床应刷牙"，他们用新鲜树枝制作成牙刷。这种树枝一般有点苦味，有收敛作用。

（六）使用牙膏

早在6世纪的南梁时代（502—557），我国首次出现药物牙膏，这是世界上最早的药物牙膏。最早的洁牙剂，特别是牙粉，源于古希腊。2000多年以前，希腊医生就熟悉印度除口臭的配方，在白酒中加入洋茴香。古罗马的牙粉配方中有动物的骨、蹄、角、蛋壳与海鱼，用收敛剂混合而成。

（七）甜食对牙齿的危害

唐初，孟诜（约621—714）著《食疗本草》中记载：多食砂糖有损牙齿。北宋寇宗奭在其著作《本草衍义》中也记有"砂糖小儿多食则损齿"。又有日本人丹波康赖撰《医心方》引用了我国医书80多种，其中《产经》云："小儿齿未易，密及饴糖，不易与食，令儿齿朽坏，虽易齿不坚。"说明早在公元7世纪就已知道食糖过多容易引起龋病。

16世纪英国牧师医生Andrew Boorde出版了最早的英国医学书，认为"牙是有感觉的骨，因此牙疼是非常疼的"。他的病人一定有严重的牙疼。当时上层与中层社会的人们膳食富含糖，他指出了牙痛与糖的关系。

总之，在口腔疾病预防的启蒙与早期发展阶段，不论在国内还是国外，都已经开始发明并应用了多种原始的口腔卫生保健用品以及口腔卫生方法，但是由于当时科学发展水平的限制，还不能确切地知道这些口腔保健方法的效果以及发病与防病的机制。

二、理性发展时代

18世纪40—50年代，是预防口腔医学的理性发展时代，又称为科学基础形成与临床科学发展时代。随着社会经济发展与自然科学进步，预防口腔医学取得了重大进步，在西方，欧洲的文艺复兴运动推动了医学与口腔医学的发展。

（一）口腔医学两大主要发现

19世纪后20年间，两项主要发现推动了牙医学专业的革命并指出了新的口腔医学途径，即提出龋病的病因学说——化学细菌学说，发现氟化物可以预防龋齿。它们的影响扩展到口腔医学的教学、研究以及临床实践的各个方面，也推动了预防口腔医学的发展。

1. 龋病病因学说 荷兰科学家列文虎克（Antony van Leeuwenhoek）发明了显微镜，通过一系列的观察研究，首次发现了细菌。后来美国牙科医生和微生物学家米勒（Willoughby D. Miller）进行了口腔细菌学研究，证明细菌作用于糖可以产酸，使牙釉质脱矿而引起龋，并提出了龋病病因学说——化学细菌学说。

2. 氟化物预防龋齿 氟化物存在于自然界。早在19世纪就有许多对氟化物的研究。值得提出的与牙医学发展有关的发现和研究有以下几个：1846年英国医生George Wilson发现水中存在氟化物。1874年德国医生Carl Erhardt报道了氟化物有增强牙釉质防龋的作用。1886年法国化学家Henri Moissan分离出氟，并因此获得了1906年的诺贝尔化学奖。1896年德国化学家Albert Deninger指出氟化物可以考虑作为预防和治疗牙科疾病的制剂。他指出饮食中缺氟是引起牙病的重要因素，倡导儿童、孕妇补充氟化钙防龋。在19世纪末20世纪初，英国已应用氟化钙防龋，在丹麦也有关于氟防龋的出版物。

（二）口腔医学在中国的发展

20世纪初，西方现代牙医学开始传入中国。随着牙科诊所、牙科学校的建立，有关口腔卫生的刊物、宣传、展览、牙膏陆续出现，同期还开展了关于龋病等的调查工作。1926年上海生产的三星牌管状牙膏问世。1930年科普读物《家庭口腔卫生学》出版，1935年司徒博提出了《发展我国齿科医学事业，推行口腔卫生的计划》报告。同年，上海牙医公会举办了第一届口腔卫生展览会。另外在1936年对上海高桥小学学生进行了牙病调查，1936年调查了吸烟对牙齿与口腔组织的影响，1942年周大成在沈阳对农村童龋蚀频度进行了调查，1944年郑麟蕃在北京调查了中小学生的口腔状况，1945年发表了贵州氟病区氟牙症调查，1945年上海有药物牙膏问世，1947年朱端伯发表了氟与龋预防的文章。

上述这些事件的发生与出现都说明，具有一定科学基础的预防口腔医学已在中国开始萌芽并逐渐发展。

三、预防口腔医学的诞生和发展时代

1950 年至 20 世纪末，是预防口腔医学的诞生和发展的时代。世界卫生组织（World Health Organization，WHO）和美国国立牙科研究所（National Institute for Dental Research，NIDR）在这个时期成立，对预防口腔医学的发展起到了重要的作用。

（一）两个专业机构的成立

1. 世界卫生组织的成立　世界卫生组织（WHO）于 1948 年成立，从 20 世纪 50 年代开始，在把重点放在防治传染病、应对环境危害与营养缺乏的同时，建立了口腔卫生项目，最早支持在新西兰召开的氟化物研讨会以及在美国、加拿大等地开始的饮水氟化项目。20 世纪 60 年代以来，WHO 成立了由 15 个专家委员会组成的专家咨询机构，制订《口腔健康调查基本方法（1 ～ 4 版）》和《国际疾病分类法在牙医学的应用（1 ～ 3 版）》。WHO 自 1969 年建立全球口腔资料库（Global Oral Data Bank，GODB）以来，每年发布一次全球龋病流行趋势报告。20 世纪 80 年代至今，WHO 的主要工作是开展社区预防并帮助发展中国家培训人员、建立机构、开展项目。1981 年世界卫生组织在北京大学口腔医学院建立了亚太地区唯一的"世界卫生组织预防牙医学科研与培训合作中心"（WHOCC），旨在培养中国口腔预防工作及口腔公共卫生的专业人才，传播口腔预防理念，为开展国际交流与合作提供平台。WHOCC 为发展中国预防口腔医学事业和牙病防治事业发挥了积极作用。

2. 美国国立牙科研究所的成立　另一个对全球口腔预防保健产生深刻影响的权威机构是成立于 1948 年的美国国立牙科研究所（National Institute for Dental Research，NIDR）。NIDR 成立后的前 10 年，主要确认了社区饮水氟化防龋项目的安全、有效与经济。1956 年在 NIDR 的支持下，美国密歇根州的 Grand Rapids 市的调查结果显示，开展社区饮水氟化项目以后，儿童患龋率下降了 60% 以上。这是饮水氟化研究的一个重大的科学突破，是预防口腔医学的一项革命。20 世纪 60 年代，NIDR 的主要贡献是证实了龋病与牙周病都是感染性疾病。20 世纪 70 年代 NIDR 的病毒学研究，如疱疹病毒等，获得了世界公认，并且在全美的氟水漱口示范项目、社会行为科学与口腔健康的关系等研究方面取得了进展。20 世纪 80 年代在细胞与分子生物学新技术方面有了新的发展，在流行病学调查与研究方面不断有新的发现。1998 年，美国国立牙科研究所更名为美国国立牙科及颅颌面研究所（National Institute of Dental and Craniofacial Research），明确将牙科研究领域拓展至颅颌面发育范围，这是应用现代化研究手段预防生长发育疾病的一个崭新举措，旨在建立早期介入、干预先天性颅颌面发育异常的预防机制，为现代预防口腔医学的发展揭开了崭新的一页。

（二）预防口腔医学在中国的初步发展

20 世纪 50 年代初，预防牙医学曾作为一门课程在几所大学的牙医学系中讲授，随后由于受到苏联教学模式的影响，预防牙医学不再作为一门课程，而是并入口腔内科学范畴。但在 20 世纪 50—60 年代间，龋病与牙周病的社会调查，龋病病因学的研究，氟化物防龋的研究，在广州、东莞相继开始的饮水氟化防龋试点项目，以及口腔医疗小分队在学校、厂矿、居民区与农村开展的普查普治与群防群治工作等取得了一定的进展。此外，20 世纪 60 年代还在龋病和牙周病的病因学、氟防龋作用等方面开展了研究，并对高氟地区的氟牙症流行状况进行了调查。20 世纪 70 年代，广州因饮水氟化一度出现氟牙症而引起学术争议。1975 年在全国推广保健牙刷，开始了防龋涂料、变形链球菌与龋病关系的研究，分析了中国人的龋病患病状况。

1980 年，北京大学口腔医学院第一个成立了口腔预防科。20 世纪 80 年代以来，WHO 开始帮助中国发展口腔保健项目。1981—1983 年联合国开发署（United Nations Development Programme，UNDP）首先资助中国发展口腔预防项目。1981 年在中国举办了第一届 WHO 口腔预防保健全国培训班，四川、上海、湖北等地学员参加，培养了第一批中国预防口腔医学的骨干。

随后，分别在 1985 年和 1987 年举办了第二届和第三届 WHO 口腔预防保健全国培训班。1982 年 WHO 与北京大学口腔医学院口腔预防科合作，首先开始了口腔健康流行病学调查，同时把北京大学口腔医学研究所确定为中国第一个世界卫生组织预防牙医学研究与培训合作中心。同年，在原卫生部领导下，由北京大学口腔医学院预防科负责指导，开始采用 WHO 标准方法进行了第一次全国学生龋病与牙周病流行学病调查，使中国的预防口腔医学开始逐步与国际接轨。1987 年高等口腔医学专业教材《预防口腔医学》正式出版。至此，预防口腔医学作为一门独立课程开始正式纳入教学课程中。1988 年原全国牙病防治指导组成立。这一切有代表性的事件标志着预防口腔医学的科学基础与社会实践的结合已经在中国取得初步成效，并缩短了中国与世界在预防口腔医学领域的差距。

20 世纪 90 年代以来，预防口腔医学在国内取得的主要进展有：制订了 2000 年我国口腔预防保健目标规划，完成了《第二次全国口腔健康流行病学调查与报告》，连续每年开展全国爱牙日活动并对其社会影响进行了监测与评价；成立了中国牙病防治基金会，资助了一批口腔预防应用研究项目；1996 年与 1997 年分别成立了中华预防医学会口腔卫生保健专业委员会与中华口腔医学会预防口腔医学专业委员会；在预防口腔医学的教学方面，编著出版了多种版本的教材，许多高等与中等院校都单独开设了预防口腔医学课程，并开始探索社会实践的途径，以使新一代口腔专业人员在知识、态度与技能方面具备从事社区口腔保健工作的能力。

四、21 世纪预防口腔医学的发展时代

随着科技的发展，21 世纪是重视预防的世纪，也是全民保健时代。人们对口腔健康的需要与期望更多、更高，即没有口腔疾病和保持最佳的口腔功能状态。国人的主要口腔健康问题是口腔卫生差、龋病和牙周病高发。要解决这些最基本的问题，需要加快发展预防口腔医学。

（一）我国预防口腔医学面临的挑战

21 世纪我国预防口腔医学面临着十分严峻的挑战，表现为：①龋病和牙周病依然普遍且严重地威胁着全国人口的口腔健康，影响着全身健康。②龋病对儿童及老年人的危害正在加重，儿童和老年人依旧是口腔疾病防治的重点人群。③人口老龄化带来的严重问题。我国人口已进入标准型老年结构，有 1.3 亿以上的老年人，老年人的口腔健康问题比其他人群都严重，解决的难度也大。④吸烟、酗酒等不良生活方式对我国人民口腔健康的影响日益严重。⑤群众的口腔保健知识与个人口腔保健能力普遍缺乏，旧观念的制约很深，需要加强口腔健康教育。⑥医务人员包括口腔专业人员在医务活动中重治轻防，缺乏对预防口腔医学的正确认识。⑦社会口腔健康保障机构和服务模式不能满足人民需要，其发展趋势令人担忧。⑧经费、人员、设备等口腔保健资源严重匮乏，分布与利用极不合理。

（二）我国预防口腔医学的基本原则

发展我国预防口腔医学事业的基本原则是：①口腔健康是全身健康、维持正常机体功能以及提高生命质量的基础，口腔卫生保健应当是综合卫生保健的一部分。②应根据大多数群众的最基本需求，尽可能地调动个人的积极性来促进和维护个人口腔健康。③需要继续认真贯彻"预防为主，防治结合"的方针，并且预防比治疗更重要。④发展预防口腔医学事业需要：政府主导，社会参与；自力更生，以治养防。⑤需要以循证管理为指导，加强项目管理与行政管理。

（三）我国预防口腔医学的策略

发展我国预防口腔医学事业的策略与途径如下。

1. 全民途径　全民途径有可能以相对低的成本达到减少危险因素在人群中的影响力。在宏观水平上，主要依靠社会各部门之间的大力协作，共同参与计划，实施与评价。在微观上，促进学科之间的相互交叉融合，在各层人员之间加强协作与团队意识，共同努力。

2. 危险因素途径　饮食、卫生、吸烟、酿酒、压力与意外事件等不仅是口腔健康的危险因

素，也是主要慢性病的共同危险因素，通过此途径，动员口腔专业人员与全体医疗卫生人员都来关心和支持，防范这些危险因素，促进口腔健康和全身健康。

3. 高危人群重点突破途径　在患有口腔疾病的患者人群中有三分之一为高危人群，在一般人群中有三分之一为患病人群，高危人群对整个人群的健康有重要影响，需要提供特殊的防护措施。

（四）我国预防口腔医学的发展

2000 年 9 月 20 日—22 日，由原全国牙病防治指导组和中华口腔医学会预防口腔医学专业委员会主办的第四届亚洲预防口腔医学大会（AAPD）在北京召开，来自 21 个国家和地区的 314 名国内外代表参会，大会通过了"北京口腔卫生宣言"。2014 年第十一届亚洲预防口腔医学大会再次在中国举办，由北京大学口腔医院承办。2001 年 4 月 24 日—27 日，由原全国牙病防治指导组和中华口腔医学会以及国际牙科研究学会联合主办的第七届世界预防预防口腔医学大会在北京召开，来自 43 个国家和地区的 500 余名国内外代表参加了会议。2005 年，原卫生部与原牙病防治指导组共同组织了全国第三次口腔健康流行病学调查，调查范围涉及 30 个省、自治区和直辖市，5 岁、12 岁、35 ~ 44 岁以及 65 ~ 74 岁受检者共 86 400 名。2006 年 3 月 13 日—15 日，原全国牙病防治指导组、世界卫生组织预防牙医学研究与培训合作中心与世界卫生组织总部合作，在北京召开了"有效利用氟化物中国研讨会"。2007 年 4 月，根据卫生事业的发展需要，在原卫生部内成立了口腔卫生处，负责全国的口腔卫生事业的发展。2008 年至今，中西部地区儿童口腔疾病综合干预试点项目稳步推进，这是我国第一个由政府资助和主导的口腔公共卫生项目。

2010 年，由北京大学口腔医学院"世界卫生组织预防牙医学科研与培训合作中心"主办，中国牙病防治基金会支持的"口腔公共卫生的政策与策略高级研讨班"在北京举办，随后每年举办一次类似的"口腔公共卫生新进展高级研讨班"，每次都有来自全国 30 ~ 40 个单位的近百名代表参加此研讨班，还邀请国内外知名学者参与讲学，推动了中国口腔公共卫生事业的发展，提高了中国口腔公共卫生工作的水平，充分发挥培训合作中心在我国预防口腔医学的发展中的职责和作用，也提供了一个我国口腔界加强国际合作的机会。2013 年 WHO 对中心的工作给予了极大的肯定，并再次认定北京大学口腔医学院为"世界卫生组织预防牙医学科研与培训合作中心"，这也将为进一步深入和持久地开展中国口腔公共卫生工作开辟新的篇章。

口腔医学生的教育课程中需要包括预防口腔医学的内容，这有助于学生完整的认识现代口腔医学，对生物－心理－社会医学模式有透彻的理解和掌握；也将帮助学生初步树立预防口腔医学的观念，并掌握相关知识和技能，使学生逐步建立"预防为主，防治结合"的思维方式和行为习惯。学习预防口腔医学知识有助于培养合格的新型口腔医学人才，以更好地为人类解决口腔健康问题。

（徐　韬）

第二章　口腔流行病学
Oral Epidemiology

第一节　概　述
Overview

一、口腔流行病学的定义

口腔流行病学（oral epidemiology）是流行病学的一个分支，即用流行病学的原则、基本原理和方法，研究人群中口腔疾病发生、发展和分布的规律及其影响因素，同时研究口腔健康及其影响因素，为探讨口腔疾病的病因和流行因素、制订口腔保健计划、选择防治策略和评价提供依据的科学。口腔流行病学是流行病学的一个重要组成部分，是流行病学方法在口腔医学中的应用，它与预防医学、临床医学和基础医学有着非常密切的联系。

二、口腔流行病学的作用

（一）描述人群口腔健康与疾病的分布状态

口腔流行病学可用于对人群口腔健康状况进行描述，横断面调查是描述性口腔流行病学最常用的方法。它可以通过对一个地区、某一人群在一定时间内的某种或某些口腔疾病进行调查，获得该地区特定人群某种或某些口腔疾病的患病情况和分布特点。如这些疾病在年龄、性别、职业、种族等方面的分布情况，用于与其他地区人群或不同时期人群进行比较和评价。我国已经完成的三次全国口腔健康流行病学调查，描述了我国人群的口腔健康状况，通过这些调查了解到我国龋病、牙周病、氟牙症和牙列缺失等口腔疾病的患病情况和特点口腔卫生状况、龋病治疗状况和义齿修复等情况。

（二）研究口腔疾病的病因和影响流行的因素

用横断面调查的方法难以研究疾病的病因，但通过横断面调查可以提供某种或某些疾病流行因素的线索，形成危险因子假设，然后用分析性流行病学的方法对该危险因子进行验证，借以判断该疾病可能的病因。如果需要再采用其他的研究方法，如实验流行病学的方法，有时还可结合临床研究，综合这些结果，可有助于揭示该疾病的病因。如 1962 年 Keyes 将龋病的病因归纳为三因素，即细菌－宿主－食物，就是用流行病学方法与实验室研究的结果为依据提出的。

（三）研究疾病预防措施并评价其效果

口腔流行病学也可用于口腔疾病预防措施和预防方法的研究，并对其效果进行评价。一种新的预防方法或预防措施，在取得大量非实验流行病学研究的证据之后，可用流行病学实验方法对其效果进行检验，通常是把受试人群随机分配到干预组或对照组，并在试验过程中采用盲法。经过一定的试验周期，比较两组人群的发病差异。这样可检验新的预防措施的防病效果。1945 年，Ast 等为了观察饮水氟化的防龋作用，在美国的 Newburgh 和 Kingston 镇进行了为期 10 年的流行病学社区干预试验研究，在 Newburgh 镇通过加氟使水氟浓度达到 1mg/L，而相邻的 Kingston 镇水氟浓度仍保持 0.1mg/L 水平。10 年后发现，Newburgh 镇儿童龋病患病率明显下降，而 Kingston

镇儿童的龋病患病率有所上升，说明饮水氟化能有效降低患龋率（caries prevalence rate）。

对于已经应用的预防措施和预防方法，其效果可用口腔流行病学方法进行评估，以确定这些措施是否可供选择应用。1982年Driscoll对含氟漱口液（900mgF/L）用于学龄儿童后的防龋效果进行评价，连续观察30个月，发现降低患龋率22%，证明含氟漱口液对龋病预防同样有效。

（四）监测口腔疾病的流行趋势

口腔流行病学还可用于口腔疾病发展趋势的监测。口腔疾病的流行常常受到多种因素影响，如行为与生活方式、环境、卫生保健服务状况等，这些因素的改变常会导致口腔疾病流行情况的变化。WHO在1969年建立了全球口腔数据库，每年发布一次全球龋病流行趋势的报告。一些国家为了解本国口腔疾病的流行趋势，制订了口腔疾病的监测措施。美国从20世纪60年代开始，先后在国家健康统计中心（NCHS）和美国国立牙科研究所（NIDR）的领导下，定期组织全民口腔健康流行病学调查，从调查结果分析龋病和牙周病的发展趋势、评价预防保健措施的效果、人们自我口腔保健意识增强的程度。据厚生省报告，日本每6年进行一次口腔疾病的流行病学调查。

（五）为制订口腔卫生保健规划提供依据

口腔流行病学调查的结果是各级卫生行政部门制订口腔保健规划的主要依据。我国疆土辽阔，各地区经济状况、卫生保健状况、生活习惯、地理环境以及气候条件等相差很大。卫生行政部门在制订口腔健康目标和规划时，必须有大量确切的调查资料作为依据。根据这些调查的信息，卫生行政部门可制订一定时期的口腔健康目标规划。

采用口腔流行病学方法可对目标规划的实施效果进行评价。一般一个目标规划制订后，在实施之中，应有中期评估，以确定所制订的目标能否达到，如果发现期限结束时达到该目标有困难，则在中期就应对目标进行适当调整，使其更切合实际。

三、口腔流行病学的分类

流行病学研究按照其性质可分为观察法、实验法及理论研究等。观察法研究者没有控制暴露的能力，尽管能控制混淆因素，但不能随机分配暴露，只能客观收集人群有关暴露因素或疾病资料，评价暴露因素与疾病的联系。这种方法是流行病学研究的主要方法，如描述性流行病学、分析性流行病学。实验法与观察法不同，实验者具有控制实验条件的能力，并能控制其他混淆因素评价暴露与疾病的联系。理论研究是对疾病的病因、宿主和环境之间的联系所做的假设得到了反复验证之后，用数学公式阐明疾病流行的规律，提出数学模型，用于研究预防措施的成本效益和进行流行病学预测。

（一）描述性研究方法

描述性流行病学（descriptive epidemiology）是流行病学中最常用的一种，它对疾病或健康现象在人群中的分布以及发生、发展的规律作客观的描述。这种研究的作用是描述某种现象在人群中的分布和发生发展规律，提出病因假设。描述性流行病学主要有下面几种。

1. 横断面研究　又称现况调查，调查目标人群中某种疾病或现象在某一特定时点上（较短的时间内）的情况。它的作用在于了解疾病的患病情况和分布特点，以便为制订预防措施和为研究病因提供线索。我国进行的三次全国口腔流行病学调查就属于横断面研究。

2. 纵向研究　又称疾病监测，即研究疾病或某种情况在一个人群中随着时间推移的自然动态变化。也就是对一组人群定期随访，两次或若干次横断面调查结果的分析。它的作用在于动态地观察疾病或某种现象的演变情况及其原因分析。如对一小学某个班级学生的龋病发病情况进行定期检查，以观察龋病在这个班级学生中的变化情况并分析其原因，就属于这种研究。

3. 常规资料分析　又称历史资料分析，即对已有的资料或者疾病监测记录进行分析或总结，如病史记录、疾病监测资料等。如研究某市居民拔牙原因，可收集该市若干医院近5年的病历资料，经统计分析找出不同年龄组牙齿丢失最主要的原因，如因龋病、牙周病、外伤、修复需要等原因而拔除病牙。这种研究结果可为开展口腔保健工作提供必要的信息。

（二）分析性研究方法

分析性流行病学（analytic epidemiology）的研究方法就是对所假设的病因或流行因素进一步在选择的人群中探索疾病发生的条件和规律，验证病因假设。主要有病例－对照研究（case-control study）和队列研究（cohort study）。

1．病例－对照研究　病例－对照研究亦称回顾性研究，是分析性流行病学的一种。它将人群分为已患疾病和未患疾病两组，分别收集两组人群过往暴露史，比较两组人群过往暴露史的差别，从而得到导致疾病发生的危险因素。病例－对照研究的特点是观察时间短、需要研究的对象少，适合研究一些病程较长的慢性病和一些比较少见的疾病。又由于一次可研究多个因素，尤其适合那些原因未明疾病的研究。但由于病例－对照研究是对过去因素的回顾性调查，所以准确性较低，回忆偏倚较大。因此要求严格设计、实施和客观评价，减少发生偏倚。

2．群组研究　群组研究（cohort study）就是将特定人群按其是否暴露于某因素分为暴露组与非暴露组，追踪观察一定时间，比较两组的发病情况，以检验该因素与某种结果相关性的假设是否成立，这种研究方法称群组研究。如果暴露组人群的某个结果显著高于非暴露组人群，且经检验差异有统计学意义，则可认为这种暴露因素与这个结果有联系。这种研究方法是在结果出现以前分组，追踪一段时间以后才出现结果，在时间上是先有"因"，后有"果"，属前瞻性研究。

（三）实验性研究方法

实验流行病学（experimental epidemiology）又称为流行病学实验（epidemiological experiment）是指在研究者的控制下对人群采取某项干预措施、施加某种因素、消除某种因素以观察其对人群疾病发生或健康状态的影响。它有两个重要特点：①是实验法而非观察法，有干预措施；②要求设立严格的对照观察，即研究对象随机分配到不同的组，而非自然形成的暴露组与非暴露组。

四、口腔流行病学的发展

口腔流行病学起源于 20 世纪初。当时的美国牙科医生 McKay 和 Black 一起对科罗拉多州一些地区流行的条纹牙进行流行病学调查，以期找出这种现象的原因。最后发现条纹牙的发生与当地湖水中的氟化物含量过高有关，他们将这种疾病定名为斑釉牙（mottled teeth）。1933 年美国学者 Dean 对美国 6 个斑釉牙流行程度不同的市、镇进行流行病学调查。发现在两个未发现斑釉牙的市、镇中，无龋儿童比例少。后来 Dean 又对美国 21 个城市 7257 名儿童做流行病学调查，观察龋病、斑釉牙和饮水氟含量的关系，证实了饮水氟含量与斑釉牙呈正相关，与患龋率呈负相关。这些流行病学方法在口腔健康领域的应用是口腔流行病学的起源。

世界卫生组织（WHO）为了解各国口腔健康状况和口腔疾病流行情况，于 1971 年发布了第一版《口腔健康调查基本方法》，随后在 1977 年、1987 年和 1997 年对口腔健康调查基本方法做了 3 次修改，现在已经出版第 4 版。口腔健康调查基本方法的出版为世界各国开展口腔健康调查提供了统一的检查标准和方法。

我国有记载的较早的口腔流行病学调查是在 1936 年，黄仁德对上海市高桥区的小学生检查牙。1944 年，姜元川发表调查文章《成都市小学生第一恒臼齿之研究》。1957 年原卫生部龋病牙周病全国性统计调查委员会制定《关于龋病、牙周病全国统计调查规定》，这是我国首次制定的龋病、牙周病调查标准。20 世纪 50—60 年代姜元川先后发表了《龋病在社会人群中的自然分布状况》《龋病年龄因素之规律性》《龋病的社会性调查》等文章，揭示了龋病患病与年龄性别等的关系，为探索中国人龋病流行规律提供了一定的科学依据。

1983 年由原卫生部组织了我国全国中、小学生的口腔健康调查，首次采用了 WHO 的口腔健康调查基本方法进行口腔流行病学调查。调查涉及全国 29 个省、市、自治区，调查人数 131 340 人，调查对象的年龄为 7 岁、9 岁、12 岁、15 岁、17 岁。调查的内容包括龋病、牙周病、氟牙症和四环素牙。这次调查为我国制订《2000 年口腔健康目标》提供了科学依据。1995 年在原卫生部和全国牙防组领导下，开展了第二次全国口腔健康流行病学调查，这次调查涉及 11 个省、市，共调查 140 712 人，调查采用分层、不等比、多阶段、整群抽样的方法，并应用了 WHO 推荐的指数年龄组与《口腔健康调查基本方法（第 3 版）》中的调查法，调查年龄分别为 5 岁、12 岁、15 岁、18 岁、35 ~ 44 岁、65 ~ 74 岁，内容包括龋病、牙周病、氟牙症、口腔卫生状况及戴义齿、需义齿和无牙颌情况。这次调查还增加了问卷调查的内容，以了解我国人民的口腔卫生知识、态度、实践、习惯和观念，探索口腔疾病的发病因素。2005 年由原卫生部组织开展全国第三次口腔健康流行病学调查。这次调查的特点是首次在全国 30 个省、市、自治区开展口腔健康流行病学调查；调查年龄分别为 5 岁、12 岁、35 ~ 44 岁和 65 ~ 74 岁，共调查 93 826 人；调查方法在 WHO《口腔健康调查基本方法（第 4 版）》的基础上做了改进。2008 年和 2009 年中华口腔医学会预防口腔专业委员会在我国 6 个城市和 8 个城镇乡村地区开展成人牙本质敏感的流行病学调查，调查人数 14 782 人，获得了我国居民牙本质敏感的患病情况和流行特征。

几十年来，在口腔专家的不懈努力下，我国的口腔流行病学从无到有，从局部规模发展到全国性调查，从描述性流行病学方法发展到分析性与实验性流行病学方法的应用，为我国口腔卫生保健工作提供了重要的科学依据，也培养了一支从事口腔流行病学研究的队伍，对促进我国口腔医学发展和提高人群口腔健康水平起着重要的作用。

第二节　现况调查
Prevalence Survey

一、现况调查的概念和作用

（一）概念

现况调查，又称横断面研究（cross-sectional study），是指应用普查或抽样调查等方法来调查某一目标人群中有关变量（因素）、疾病或健康状况在某一特定时点上（较短时间内）的情况，以描述目前疾病或健康状况的分布、某因素与疾病的关联。从时间上说，现况调查是在特定时间内进行的，即在某一时点或短暂时间内完成的，这个时间点犹如一个断面，故又称为横断面研究。现况调查的作用在于了解疾病的患病情况和分布特点，以便制订预防措施；为研究病因提供线索。

（二）现况调查的作用

1. 描述疾病或健康状况的分布　通过现况调查可以描述某口腔疾病或口腔健康状况于特定时间内在某地区人群中分布情况及影响分布的因素。如我国进行的三次口腔健康流行病学调查就属于现况调查，获得了我国居民口腔疾病的分布情况和主要影响因素。

2. 发现病因线索　描述某些因素或特征与口腔疾病或口腔健康状况之间的关系，寻找病因及流行因素的线索，以逐步建立病因假设，供分析流行病学的研究。

3. 疾病监测　多次现况调查可对某一特定人群进行疾病监测，从而对所监测疾病的分布规律和长期变化趋势有深入的了解。

4. 疾病的早期发现　利用普查可以对疾病早期发现，到达早期诊断和早期治疗的目的。

5. 用于卫生资源的合理分布　通过现况调查，还可以用来衡量一个国家和地区的卫生水平和健康状况；确定人群中各项生理指标和正常参考范围；用于社区卫生规划的制订与评估；了解人群的健康水平，为卫生保健工作的计划和决策提供科学依据；评估治疗与人力资源的需要等。

二、现况调查的方法

现况调查常用的方法有普查和抽样调查两种，调查的手段包括现场检查、面访、信访、电话访问、自填式问卷调查和实验室检查等。近年来，随着网络的普及，还出现网上调查等新的调查手段。

（一）普查

普查是为了了解某口腔疾病的患病率或健康状况，在特定时间内对一定范围人群中的每一个成员进行的全面调查或检查。特定时间一般较短，甚至指某时点，一般为 1～2 天或 1～2 周，大规模的普查最长不应超过 2～3 个月。范围可以是某地区、某单位、某居民区的全部居民或全部具有某个特征的人群。普查可以同时调查几种疾病。普查比较适用于患病率较高的疾病，而且要求有比较容易且准确的监测手段和方法。

普查的优点是调查的对象是在特定范围内的所有成员，对象的选择上简单易行；所获得的资料全面，可以得到全部调查对象的相关资料；能掌握疾病的分布情况，明确流行特征和相关的流行因素，提供病因线索；普查的同时，可普及医学科学知识的教育；可发现人群中的全部病例，有利于管理和治疗。

普查的不足是工作量大，花费大，组织工作复杂；调查内容有限；常出现重复、漏查调查对象；由于工作量大导致调查的精确度下降。

（二）抽样调查

抽样调查是指从研究对象的总体中，按照一定的方法随机抽取一部分对象作为代表，进行调查分析，以此推论全体被研究对象状况的一种调查方法，即以局部推论总体的调查方法。其目的是根据调查所得的资料估计和推断被调查现象的总体特征，估计出该人群某疾病的患病率或某些特征情况。但这种以样本获得的观察值与总体值之间的符合程度受系统误差（systematic error）和抽样误差（sampling error）的影响。系统误差是人为造成的，可以在调查设计、实施、资料分析时加以控制和防止。抽样误差无法避免，但可以通过周密设计和扩大样本量加以控制。抽样调查在口腔流行病学调查中占有重要地位，是最常用的调查方法，可用在描述口腔疾病的分布、衡量口腔卫生水平、研究影响因素、考核口腔疾病防治效果等研究中。

抽样调查的优点是节省人力、物力、时间；以样本推断总体的误差可以事先估计并加以控制；调查的精确度高。抽样调查的缺点是只能提供总体情况的推断结果；它的设计、实施与资料分析比较复杂，存在抽样误差和偏倚，不能适用于变异过大的资料研究；同样只能适用于调查发病率较高的疾病。抽样调查的具体方法如下。

1．确定调查目的　开展调查前必须明确调查的目的，是为了描述疾病的分布，还是探索研究某疾病的危险因素；是为了评价对某疾病防治措施的疗效，还是其他的研究目的。

2．确定调查对象　根据研究目的来确定研究对象。原则上应选择高危人群；能代表总体的人群和应答率比较高的人群作为调查对象。

3．选择抽样方法　根据调查目的和调查对象的实际情况选择抽样方法。常用的抽样方法包括：单纯随机抽样、系统抽样、分层抽样、整群抽样和分级抽样。

（1）单纯随机抽样（simple random sampling）：是一种最基本的抽样方法。它按照随机化的原理，直接从含有 N 个单位的总体中，抽取 n 个单位作为样本进行调查。即先将被研究的对象编号，再用随机技术（抽签、摸球、随机数表、电子计算机抽样等）选出进入样本的号码，直到达到预定的样本量为止。例如，按出生月份的单双数分组，再随机决定抽调一组。此方法的优点是实施简单，易理解；缺点是此方法只能用于数目不大的情况，如几万人的调查，就很难用单纯随机抽样法了。

（2）系统抽样（systematic sampling）：又称机械抽样，是按一定顺序、机械地每隔一定数量单位抽取一个单位的方法。例如：某地有6000户人家，欲抽取1/10家庭进行口腔健康调查，则每10户抽1户，抽到的户即作为调查单位。此方法的优点是简便易行；当样本的观察单位在总体中分布均匀时，样本代表性较好。缺点是假如总体各单元的排列顺序有周期性，则抽取的样本可能有偏倚。

（3）分层抽样（stratified sampling）：先按照某些人口学特征或某些标志（如性别、年龄、民族、住址、职业、文化水平等）将研究人群分为若干层，然后再在各层中进行随机抽样，这样就保证了各层至少在重要的有关因素方面取得均衡。分层抽样又分为两类：一类是按比例分层随机抽样，即各层内抽样比例相同；另一类是最优分配分层随机抽样（或称为不等比例分层随机抽样），即各层抽样比例不同，内部变异小的层抽样比例小，内部变异大的层抽样比例大，此时获得的样本均数或样本率的方差最小。这种抽样方法要求层内变异越小越好，层间变异越大越好，因而可以提高每层的精确度，而且便于层间进行比较。

（4）整群抽样（cluster sampling）：就是从总体中随机抽取若干群对象，对群内所有个体（或单位）进行调查，由此推断总体的情况。此方法抽到的是由个体组成的群体。例如：欲知道20所小学10 000名学生的患龋率。由于学生太多，且分散在20所学校，假如此时抽样比例确定为20%，则可随机抽取4所学校，并对抽到的学校学生全部进行调查即可。所抽取的群体内的个体数可以相等，也可以不等，但群和群之间的差异要小。

（5）分级抽样（multistage sampling）：又称多阶段抽样，常用于大规模的调查。从总体中先抽取范围较大的单元，称为一级抽样单元（省/市），再从抽中的一级单元中抽取范围较小的二级单元（如区/街），这就是两级抽样。还可以再抽取范围更小的单元，即为多级抽样。分级抽样常与上述各种基本抽样方法结合选用。

4．确定样本量　样本量过大可造成人力、物力的浪费，工作量大，工作易出差错，质量难以保证。样本量过小则抽样缺乏代表性，误差大，又不易得出有显著性差别的结果。应根据以下几个因素确定样本量。

（1）所调查疾病的预期患病率：若现患率或阳性率较高，则样本量可以小些；反之，样本量要大。

（2）观察总体与个体之间的差异程度：如果研究单位之间的变异较大，则样本量要大些；如果单位之间均衡性较好，则样本可以小些。

（3）调查要求的精确度和可信度：如精确度和可信度要求高（既允许误差小）时，则样本量大；反之，样本量不必过大。

调查计数资料时样本量计算公式：

$$n = \frac{t_\alpha^2 PQ}{d^2}$$

式中，n为样本量大小；α为显著性水平，通常取0.05或0.01；t为统计学上的t值，当$\alpha = 0.05$时，$t \approx 2$；d为容许误差，即样本率与总体均数率之差，是实验设计者在设计实验时根据实际情况规定的；P为预期的某疾病的现患率，$Q = 1 - P$。

例：要在某地区再次调查口腔门诊病例的HBsAg阳性率，过去调查的结果为2%，本次调查容许误差不超过$0.1P$，约定$\alpha=0.05$，则$t \approx 2$，估计要调查的人数。

解：$P = 0.02$　$Q = 1-P = 0.98$　$d = 0.002$　$\alpha = 0.05$　$t_\alpha = 2$

$n = t_\alpha^2 PQ/d^2 = 4 \times 0.02 \times 0.98/0.000004 = 19600$人

估计要调查19 600人。

调查计量资料时样本量的计算公式：

$$n = \frac{t_\alpha^2 s^2}{d^2}$$

式中，n 为样本量大小；α 为显著性水平，通常取 0.05 或 0.01；t 为统计学上的 t 值，当 $\alpha = 0.05$ 时，$t \approx 2$；s 为标准差；d 为容许误差，即样本均数与总体均数之差的容许范围。

例：欲了解某社区居民的患龋情况，调查居民龋均。从正常人群的资料查知一般人群龋均的标准差约为 3.0，此次调查容许误差为 0.2。约定 $\alpha = 0.05$，则 $t \approx 2$。需要调查多少人？

解：$n = t_\alpha^2 s^2/d^2 = 4 \times 3^2/0.2^2 = 900$ 人。

需要在社区中调查 900 人。

5．制订调查表格

（1）确定研究变量：抽样调查的目的通过一些研究变量而具体化。口腔医学研究变量常分为人口学变量（姓名、性别、出生年月、民族、文化程度、职业等）；疾病变量（发病、患病、死亡等）；以及相关危险因素变量（吸烟、饮酒、饮食习惯、家族史等）。

（2）调查表的制订：调查表包含着一些能具体反应研究目的的研究变量。在流行病学研究中，资料收集的主要方法就是健康检查和询问调查。调查表是资料收集的内容与提纲。因此在调查实施前，应根据研究目的，设计一份完整的调查表，必要时在少数人中先试用并修改。

6．控制误差　影响口腔健康调查结果真实性的因素主要有随机误差（random error）和偏倚（bias）。随机误差是在抽样调查过程中产生的变异，由于机遇不同造成，不能完全避免，但可测量其大小，并能通过抽样设计和扩大样本来加以控制，可以做到减少抽样误差。偏倚则是由于某些原因造成检查结果与实际情况不符，属于系统误差，应该而且可以设法防止，现将常见的偏倚种类和控制方法介绍如下。

（1）选择性偏倚：在调查过程中样本人群的选择不是按照抽样设计的方案进行，而是随意选择，由于调查对象的代表性很差，破坏了同质性，使调查结果与总体人群患病情况之间产生误差，称为选择性偏倚（selection bias）。如用医院病例说明社会人群患病情况，显然有误差。防止的措施就是在选择调查对象时，一定要严格按照流行病学抽样设计进行抽样。

（2）无应答偏倚：无应答偏倚（non-response bias）实际就是漏查。在随机抽样时，属于样本人群中的受检者，由于主观或客观原因未能接受检查，如未接受检查的人数达到抽样人数的 30%，应答率仅有 70%，结果就难以用来估计总体的现患率。

防止的方法是在调查前做好组织工作，对受检者做好教育宣传工作，努力改善调查方式，使受检者积极配合。

（3）信息偏倚：在调查中虽然应答率很高，但在获得信息的过程中出现各种误差，结果产生了偏倚，称信息偏倚（information bias）。主要来自三个方面。

第一方面：因检查器械等造成的测量偏倚。在龋病、牙周病流行病学研究中，各指数的应用是基于临床检查。因此，检查器械不规范，现场工作条件差，如光线不足等，都可造成系统误差。如检查龋病和牙周病时，按 WHO 要求使用 CPI 探针与使用临床用的 5 号尖探针，结果就会不同。

防止的办法是按规定使用标准检查器械，并保持稳定的环境条件。

第二方面：因调查对象引起的偏倚。在询问疾病的既往史和危险因素时，调查对象常常因时间久远，难以准确回忆而使回答不准确，这种偏倚称回忆偏倚（recall bias）。有时调查对象对询问的问题不愿意真实回答，使结果产生误差，这种偏倚称报告偏倚（reporting bias）。如在调查个人收入情况时，常常得不到真实的回答。又如在调查口腔卫生习惯时，一些没有刷牙习惯的人有时不愿实说，而使记录不真实。

防止的办法是设计中尽量提供可能的回忆目标，对一些敏感的问题采用间接询问法、对象转移法等技术以保证信息的可靠。

第三方面：因检查者引起的偏倚。由于检查者的某种原因造成检查结果有误差，为检查者偏性。检查者偏性有两种：①检查者之间偏性（inter-examiner bias）：一个调查队伍中往往有数名检查者，当他们对同一名受检查者做口腔检查时，由于标准掌握不一致，导致结果有误差，为检查者之间偏性。②检查者本身偏性（intra-examiner bias）：指一名检查者给一名病人（或健康者）做口腔检查时，前后两次检查结果不一致。

防止检查者偏性的办法是：①疾病的诊断标准要明确。②调查前要认真培训，对于诊断标准要统一认识。③调查前要做标准一致性试验（calibration），标准一致性试验的具体方法见本章第七节。

7．收集资料　抽样调查通常可以采用健康检查、填写调查表和面谈回答问题等方式收集资料。在收集资料时，调查员要有实事求是的科学态度和高度的责任心，具备一定的口腔专业知识和文化水平，在进行现况调查前应对调查员进行严格的培训和考核后，再决定是否录用。

（1）收集有关的背景资料：收集基本的人口学变量，如出生年月、性别、文化程度、婚姻状况、家庭人员情况、家庭经济收入情况等。

（2）测量相关的疾病情况：建立严格的疾病诊断标准，最好使用国际上公认的金标准。测量时尽量采用简单、易行的技术和灵敏度高的方法。使用规定的器械。

（3）获得研究的暴露因素：暴露因素的测量也必须要有明确的定义和测量尺度，尽量采用定量或半定量尺度和客观的指标，可以用调查表、记录、临床检查、实验室检查和其他手段来测量，获得某些暴露因素的接触时间和持续时间。

8．资料整理和计算

（1）整理资料：对原始资料进行检查和核对，并进行逻辑纠错，以提高原始资料的正确性和完整性。同时应填补缺漏、删去重复、纠正错误等，以免影响资料的质量。

（2）输入数据：按照卫生统计学有关的技术规定和口腔流行病学专业的需要，划分组别。应用计算机处理资料，建立相应的数据库。在输入时尽可能用专业人员双录入数据，并要求核对。

（3）计算各种统计指标：常用的统计指标有患病率、发病率、平均数、构成比等。口腔流行病学调查中，常用的疾病指数有龋均、龋面均、患龋率、龋病发病率、牙石平均检出区段数等。

9．撰写调查报告　包括总结与评估，经验与教训，撰写调查报告，提出结论和建议。

第三节　病例 – 对照研究
Case-control Study

一、病例 – 对照研究的概念和作用

（一）概念

病例 – 对照研究是分析性流行病学的一种。它是选择有特定疾病的人群作为病例组，与未患该疾病的人群作为对照组，通过各种方式收集既往暴露史，测量并比较两组人群过去暴露于某个或某些可能危险因素（或保护因素）比例的差异，判断或检验这些因素是否与该疾病（或健康效应）有关联及其关联程度大小的一种研究方法。病例 – 对照研究的特点是不给予任何措施干预；有对照组；研究方向由"果"到"因"，即在研究过程中，研究对象是否患某病的状态已明确，追溯既往是否暴露于可疑危险因素。病例 – 对照研究的示意见图 2-1。

例如：1997 年上海市叶玮等应用病例 – 对照研究的方法，调查幼儿猖獗性龋的危险因素。将400 名 2 ~ 5 岁患猖獗性龋的幼儿作为病例组，401 名患非猖獗性龋的幼儿作为对照组。调查采用向父母发放问卷的方法，内容包括婴儿时期喂养方式、补充食品种类、口腔卫生习惯、日常饮食、父母受教育程度等。结果见表 2-1。

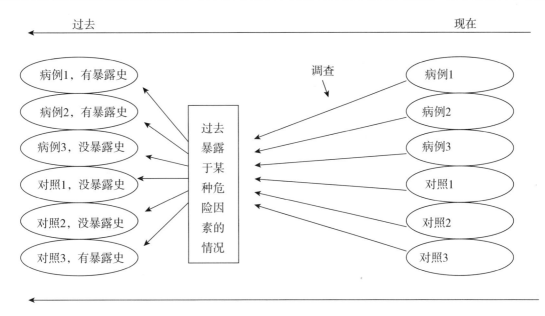

图 2-1　病例 - 对照研究的示意图

表2-1　猖獗性龋与摄入甜食的关系

组别	喂奶时加糖（人数 %）		吃甜食习惯（人数 %）			*p* 值
	是	否	不吃	1～2次/天	>3次/天	
病例组	57.8	42.2	6.5	45.6	47.9	< 0.05
对照组	40.8	59.2	15.6	56.4	28.0	

以上结果表明患猖獗性龋幼儿在用奶瓶喂奶时加糖和平时吃零食的比例均显著高于对照组，推断甜食可能是引起幼儿猖獗性龋的原因。

（二）作用

1．病因研究　病例 - 对照研究主要用于病因学研究，广泛探索疾病的可疑危险因素。并且可分析多个因素，作一病多因的研究，而不止单一因素。研究的结果可为进一步前瞻性研究提供依据。病例 - 对照研究适合罕见病、慢性病，如龋病、口腔肿瘤等的病因研究。

2．检验病因假说　经过描述性研究或探索性的病例 - 对照研究，初步形成了病因假说，可以选用设计缜密合理的病例 - 对照研究加以检验。例如经过探索初步发现龋齿与餐间零食进食有关，则可设计病例 - 对照研究着重对进食的种类、频率、性质等方面加以考察。

3．药物作用的研究　包括对药物、疫苗应用于临床后效果的原因分析，也可以对一些药物使用一定时期后出现的不良反应做原因分析。甚至对于同类药物可以追溯到不同的生产地，评价不同生产厂家产品的疗效与不良反应。例如可以根据药物产生的不同效果将人群分为几组，然后根据这几组人群以往的服药情况来分析产生这些效果的原因。

二、病例 - 对照研究方法

研究者首先根据临床观察、病例总结及阅读医学文献对某种口腔疾病的病因提出假设。虽然一种疾病可以有多种危险因素，但要结合文献及实际情况尽可能缩小假设的范围。在设计时应重点设计比较的方法、病例与对照的来源、选择对象的标准及配比的原则、合适的样本量以及混杂因素的处理等。

（一）病例的选择

1. 病例的来源　病例的来源主要有两种，一是医院的病例，来源于某一或若干所医院的门诊或住院部在一定时期内确诊的全部病例或随机样本。其优点是较易进行，省经费；缺点是容易产生选择偏倚，仅反映所选医院的患者特点，而不是全人群的特点。另一来源是某一特定时间和地区内，通过普查、疾病统计或医院汇总得到的病例，然后选择其所有的病例或其中的一个随机样本。这样选择病例的优点是选择偏倚比医院的病例要小，结论推及该人群的可信程度较高。缺点是难度增加，要求有完善的疾病登记。

2. 病例的诊断　纳入的病例应该符合公认的诊断标准，保证病例的诊断准确无误，必要时需经血液培养、医院证明核实等。使用的诊断标准最好是金标准，或者是国际公认的标准，理想的标准既能使产生诊断错误的可能性降到最低，又不至于将病例遗漏。如牙根面龋的诊断标准可采用 WHO 和美国国立牙病研究所（NIDR）推荐的标准：①病损位于根面，颜色从淡黄到棕黄色，探软或发涩，有浅的或深的缺损。②病损位于釉牙骨质界时，面积 1/2 以上位于根方记为"根龋"，否则按"冠龋"记。

3. 病例的代表性　选择的病例对目标人群来说应有较好的代表性，应该包括不同年龄、不同性别的病例，还应该考虑包括不同阶段和各种类型的病例。

（二）对照的选择

1. 对照的选择　选择对照应符合：①对照和病例来源于同一的研究人群。②必须将与研究因素有关的疾病从对照中排除。③测量病例和对照的方法要尽可能相同，即用相同的诊断方法诊断疾病与否。④控制混杂因素，采取配比的方法选择对照组的研究对象。

2. 对照的类型　按是否与病例在某些因素上进行匹配分为两类：一类是不进行匹配，一旦确定对照来源后，就用抽样的方法从该人群中随机抽取足够的人数，不设其他限制与规定。另一类是进行匹配的对照，要求对照组在某些因素或特征上与病例组保持相同，排除混杂因素对研究的干扰。

对于实际操作中，病例-对照研究需根据实际情况，如病例的来源、性质、选择病例的方法等来选择对照。有时可以根据需要选取两个或多个对照组，因为单一对照组难以识别和判断研究中可能出现的多种偏倚。而从不同人群中为同一组病例选择多种对照，病例分别与多个对照比较，如结果一致可初步否定某些偏倚的存在，进而提高研究结果的可信性。

（三）配比

配比（matching）是指用特殊的限制方法，根据病例组中每个病例的特征，为每一例病例匹配一个或多个对照，强制性使病例和对照在某些混杂因素上保持一致，以达到消除混杂因素影响的目的。通过配比，使一些混杂因素在被比较的两组中分布相似，缩小两组除所研究的因素外其他方面的差异，使病例组与对照组有较好的可比性。

混杂因素（confounding factor）是既与研究的疾病有联系，又与研究的暴露因素有关联的影响因素。常见的混杂因素如性别、民族、血型、职业、既往史、收入水平、文化教育水平、入院日期等。

配比根据匹配的方式可分为成组匹配和个体匹配两大类。

1. 成组匹配（category matching）　要求所选的匹配因素在病例组和对照组中分布是一致的。例如，病例组中男女性别比例各半、45 岁以上者占 1/3，则要求对照组也如此。

2. 个体匹配（individual matching）　从对象人群中选择一个或数个对照与每个病例相配，使对照在要求的特征上与病例相同。

（四）样本量的估计

病例-对照研究所需样本含量与下列因素有关：①病例组和对照组对某可疑因素的暴露率；②预期与该暴露有关的相对危险度（RR）或比值比（OR）；③第一类错误概率 α（假阳性率），

通常取 $\alpha = 0.01$ 或 0.05；④第二类错误概率 β，把握度为（$1-\beta$），通常取 $\beta = 0.10$ 或 0.20。这四项数值确定之后，可查表或使用计算公式估算需要的病例和对照数。

1. 用公式法计算样本含量　将有关数值代入下列公式求病例组及对照组的例数。

$$n = \frac{(Z_\alpha\sqrt{2\overline{p}\,\overline{q}} + Z_\beta\sqrt{p_0q_0 + p_1q_1})^2}{(p_1 - p_0)^2}$$

式中，n 为病例组或对照组人数；Z_α 为显著性水平 α 相应的标准正态差；Z_β 为 β 相应的标准正态差，可从表 2-2 查得；p_1 与 p_0 分别是病例组与对照组估计某因素的暴露率，$q_1 = 1 - p_1$，$q_0 = 1 - p_0$，$\overline{p} = (p_0 + p_1)/2$，$\overline{q} = 1 - \overline{p}$，$p_1 = (OR \times p_0) / (1 - p_0 + OR \times p_0)$。

表2-2　正态分布百分位数表

α 或 β	Z_α（单侧检验） Z_β（单侧或双侧检验）	Z_α（双侧检验）
0.001	3.090	3.290
0.002	2.878	3.090
0.005	2.567	2.807
0.010	2.326	2.567
0.020	2.058	2.326
0.025	1.960	2.242
0.050	1.645	1.960
0.100	1.282	1.645
0.200	0.842	1.282

例如，用病例 - 对照研究方法调查孕妇暴露于某因素与婴儿先天性唇腭裂之间的关系。估计对照组的暴露率为 30%，若暴露引起的比值比（OR）为 2.5，$\alpha = 0.05$（双侧），$1 - \beta = 0.90$，则需要调查多少人？

$p_0 = 0.3$，$q_0 = 1 - 0.3 = 0.7$，$OR = 2.5$

$p_1 = (2.5 \times 0.3) / (1 - 0.3 + 2.5 \times 0.3) = 0.517$

$q_1 = 1 - 0.517 = 0.483$

$\overline{p} = (0.3 + 0.517) /2 = 0.409$

$\overline{q} = 1 - 0.409 = 0.591$

查表得 $Z_\alpha = 1.960$，$Z_\beta = 1.282$ 代入公式：

$$n = \frac{(1.96 \times \sqrt{2 \times 0.49 \times 0.59} + 1.282 \times \sqrt{0.3 \times 0.7 + 0.517 \times 0.483})^2}{(0.517 - 0.3)^2} = 106$$

求得病例组和对照组各需 106 人。

2. 用查表方法估计样本含量　除用公式计算样本含量外，也可以直接查表。一般在这类表中 $\alpha = 0.01$ 或 $\alpha = 0.05$，把握度 $1-\beta = 0.90$。表 2-3 列出了人群中不同暴露比例（以对照组暴露比例为估计值）与暴露有关的 OR 时，病例 - 对照研究所需要的病例数。例如，研究乳牙反𬌗与不良哺乳习惯的关系，已知 $p_0 = 0.1$，$OR = 2.0$，通过查表得到样本量为每组 378 例。

表2-3　病例-对照研究样本量（$\alpha = 0.05$ 双侧，$\beta = 0.10$）

OR	p_0							
	0.01	0.05	0.1	0.2	0.4	0.5	0.6	0.8
0.1	1420	279	137	66	31	24	20	18
0.5	6323	1286	658	347	203	182	176	229
2.0	3206	689	378	229	176	182	203	347
3.0	1074	236	133	85	71	77	89	163
4.0	599	134	77	51	46	51	61	117
5.0	406	92	54	37	35	40	48	96
10.0	150	36	23	18	20	24	31	66
20.0	66	18	12	11	14	18	24	54

（五）收集研究信息

在病例对照研究中，需要收集病例组和对照组人群以往暴露于某种、某些危险因素或保护因素的信息，这些危险因素或保护因素称之为暴露因素（exposure factors）。暴露是指研究对象曾经接触过某些因素或具备某种特征，如接触过某种化学物质或物理因素，进食过某种食品、饮料或药物等，具备某些职业特征，或者处于疾病的某种状态等。暴露因素不一定都是危险因素，也可以是保护因素。

1. 暴露因素的测量　收集暴露因素的资料应该尽可能客观，虽然定性和定量资料都可以，但定量的资料更加客观。

收集暴露因素资料的内容和度量在调查前应明确规定。如在研究食用蔗糖替代品对龋齿的影响时，需考虑替代品的性状、食用的数量、进食的频率等。它不仅能提供暴露因素与疾病之间的相关关系，还可能提供暴露因素与疾病之间的剂量效应。

2. 暴露因素的收集方法　主要包括面访、信访、拨打电话、查阅记录等方法。收集资料时，预先设计好调查表，病例组和对照组应使用相同的调查表。

根据研究目的制订合适的调查表非常重要，调查表应尽可能地包括所能估计到的一切可疑的危险因素，不能遗漏，否则无法获得与疾病相关的真正原因。调查内容既要包含与发病可能有联系的各种因素，同时又要排除与研究项目无关的因素。但在调查表中可以包括一些看似"无关"的信息，以分散调查者和被调查者的注意力，减少因主观因素造成的误差。例如在评价咀嚼口香糖是否对预防龋齿有效时，在调查询问中可以包含有关其他零食的进食情况。

为了得到一份合适的调查表，一般需先在小范围内进行预调查，了解调查表的可行性和完整性，及时发现问题并进行补充修改，最后制订出适用的调查表。在预调查时还可以对收集资料的方法进行评估，发现问题及时调整。

（六）偏倚及其控制

在病例－对照研究中常见的偏倚有三种：选择偏倚、信息偏倚和混杂偏倚。

1. 选择偏倚（selection bias）　由于选用方法不正确使选入的研究对象与其所代表的总体间在某些特征上存在系统误差，导致研究结果偏离了实际情况。选择偏倚一般发生在研究的设计阶段，如入院率偏倚、现患病例偏倚、诊断偏倚、转诊偏倚、无应答偏倚和排除偏倚等。

对于选择偏倚，控制它们的方法是尽可能使用社会人群而避免使用医院人群作为研究对象；设定明确的纳入和排除标准；制订统一的诊断标准；多用新患病例而少用现患病例，多用典型病例而少用转诊病例或疑难病例；在研究中还要做好宣传和解释工作，尽量取得研究对象的合作，以减少无应答率。

2．信息偏倚（information bias） 指在收集资料阶段由于观察和测量方法的不同，或受调查对象的影响，使病例组和对照组获得不同的信息，所得到的结果与实际情况产生系统误差。常见的信息偏倚包括回忆偏倚、调查者偏倚、报告偏倚和测量偏倚等。

对于信息偏倚，控制它们的方法是研究者应该尽可能选择一些不易被人们遗忘的客观指标来减少回忆偏倚；通过采用客观性强的指标，做好技术培训，控制调查条件以减少调查者偏倚；科学设计调查表，尽可能减少敏感问题或采用迂回方法设计一些替代问题提问来减少报告偏倚；在检查中使用规定的仪器设备，并经过严格校正以减少测量偏倚。

3．混杂偏倚（confounding bias） 当研究某因素与某种疾病的关系时，由于某个外部因素既与研究的因素有关，又和研究的疾病有联系，而该外部因素又未被控制，就会掩盖或夸大所研究的暴露因素与疾病的联系，这种偏倚称为混杂偏倚，该外部因素称为混杂因素。年龄、性别与许多疾病和暴露因素都有联系，是最常见的混杂因素。如在研究吸烟年数与发生牙周病的关系时，年龄就可能产生混杂作用，因为年龄本身也是发生牙周病的一个危险因素。

要控制混杂偏倚，在选择对象时应尽可能采取随机抽样原则；采用限制和匹配的方法控制混杂因素；在分析阶段可按分层分析的方法处理数据。

（七）资料的分析

病例–对照研究结果的分析是检验暴露与疾病之间有无联系、联系的强度如何。病例–对照用于病因学研究时，可以先将每个因素的致病情况列成四格表，运用 χ^2 检验比较该因素与致病情况之间有无联系，计算 OR 值及其可信限。下面用成组病例–对照资料分析举例。

首先将成组病例–对照研究资料整理成表 2-4 所示的四格表。

表2-4 成组病例–对照研究资料整理表

暴露史	病例	对照	合计
有	a	b	$a+b=n_1$
无	c	d	$c+d=n_0$
合计	$a+c=m_1$	$b+d=m_0$	$a+b+c+d=n$

1．比较病例组和对照组的暴露比，并作显著性检验 病例–对照研究对比的是病例组的暴露率即 $a/a+c$ 和对照组的暴露率 $b/b+d$，如 $a/a+c > b/b+d$，此时可用四格表 χ^2 检验，如证实差异有显著意义，则可推断暴露因素与疾病有联系，则进一步求比值比。

χ^2 检验的公式：

$$\chi^2 = \frac{(ad-bc)^2 n}{(a+b)(c+d)(a+c)(b+d)}$$

2．求比值比 病例–对照研究是由果推因，无法获得暴露组和非暴露组的观察人数，因此无法直接计算发病率或相对危险度，只能用比值比（OR）估计。

比值比（OR）的计算公式： $OR = ad/bc$

当 OR > 1 时，说明病例组的暴露频率大于对照组，即暴露有较高的发病危险性，称为"正"关联；反之，当 OR < 1 时，说明病例组的暴露概率低于对照组，即暴露有保护作用，称为"负"关联。疾病与暴露联系愈密切，比值比的数值愈远离 1（表 2-5）。

表2-5　*OR*值的范围及意义

范围	意义
0 ~ 0.3	高度有益
0.4 ~ 0.5	中度有益
0.6 ~ 0.8	微弱有益
0.9 ~ 1.1	不产生影响
1.2 ~ 1.6	微弱有害
1.7 ~ 2.5	中度有害
≥ 2.6	高度有害

3. 计算比值比的可信限　比值比有变异性，因此需对 *OR* 值估计其可信区间，一般采用95%的可信限。计算公式如下：

$$\ln OR\ 95\%CI = \ln OR \pm 1.96 \sqrt{V_{ar}\ (\ln OR)}$$
$$V_{ar}\ (\ln OR) = 1/a + 1/b + 1/c + 1/d$$

例如，为研究长期缺乏母亲监护与婴幼儿猛性龋的关系，有学者进行了病例 – 对照研究，结果整理见表 2-6。

表2-6　长期缺乏母亲监护与婴幼儿猛性龋的关系

长期缺乏母亲监护	病例组	对照组	合计
有	42	25	67
无	112	160	272
合计	154	185	339

$$\chi^2 = \frac{(42 \times 160 - 25 \times 112)^2 \times 339}{67 \times 272 \times 154 \times 185} = 10.03$$

$\chi^2_{0.01\ (1)} = 6.63$，$\chi^2 = 10.03 > 6.63$，故 $p < 0.01$。

χ^2 检验结果提示两组暴露比例有显著性差异，即长期缺乏母亲监护与婴幼儿猛性龋有统计学联系。

$$OR = \frac{42 \times 160}{112 \times 25} = 2.40$$

表明长期缺乏母亲监护的婴幼儿发生猛性龋的危险性是有母亲监护者的 2.40 倍。

$V_{ar}\ (\ln OR) = 1/42 + 1/25 + 1/112 + 1/160 = 0.079$

$\ln OR\ 95\%CI\ (u) = \ln 2.4 + 1.96 \times 0.2811 = 1.4265$

$\ln OR\ 95\%\ CI\ (l) = \ln 2.4 - 1.96 \times 0.2811 = 0.3245$

$\exp\ (0.3245, 1.4265) = 1.383, 4.164$

即 $OR\ 95\%CI = 1.383 \sim 4.164$，即比值比的 95% 可信限是在 1.383 ~ 4.164。

第四节　队列研究
Cohort Study

一、队列研究的概念和作用

（一）概念

队列研究指选择一个尚未发生所要研究疾病的人群，根据有无暴露于研究因素而将其分为暴露组和非暴露组，随访观察一段时间后，比较两组发病率或死亡率的差异，从而判断暴露因素与疾病关系的一种研究方法。队列研究的特点是从"因"到"果"，属前瞻性研究；研究期间不给予干预措施，只是暴露组人群将暴露于某种研究因素；要观察整个病程，所以研究时间长。

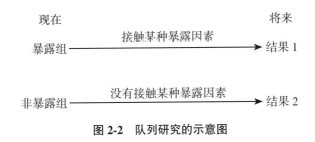

图 2-2　队列研究的示意图

例如：Sullivan 等从 1947 年起在澳大利亚两所饮食结构不同的学校研究饮食与龋病的关系，一组是澳大利亚新南威尔市州城市学校儿童，另一组是社会经济状况差的农村 Hopewood House 儿童（表 2-7）。前者的饮食结构与普通的澳大利亚学校学生类似；后者的饮食特点为：儿童自出生后到开始添加食品从不吃肉及精制糖，主食一般为未经烹调的蔬菜及含麸面包，如莴苣、黄瓜、白心菜、黑面包加奶油及蛋黄，以及水果等。追踪 15 年，观察两所学校年龄社会经济状况相同的学生口腔健康状况与饮食的关系。

表2-7　澳大利亚Hopewood House 和新南威尔市州立学校儿童的龋均

年龄（岁）	Hopewood House 儿童		新南威尔市州立学校儿童	
	均数	标准差	均数	标准差
6	0	0	0.99	1.38
7	0.14	0.46	2.31	1.70
8	0.24	0.66	3.22	1.91
9	0.41	0.84	4.44	2.32
10	0.38	0.82	5.28	3.08
11	0.61	1.28	6.98	4.10
12	1.08	1.90	9.32	5.33
13	1.06	1.78	10.70	5.15

资料来源：Marthaler（1967）.

表 2-7 显示，不管哪一个年龄，15 年后 Hopewood House 儿童的龋均都低于州立学校儿童。而 Hopewood House 儿童的全身健康状况与牙萌出时间和州立学校儿童基本一致。说明改变饮食与龋病密切相关，增加糖摄入可增加龋病发生。

（二）作用

1. 验证口腔疾病的病因假设　检验病因假设是队列研究的主要用途。通常一次研究只检验一种暴露因素与疾病的因果关联，如甜食与龋齿的关联；但也可同时检验一种暴露因素与多种结果之间的关联，如同时检验氟化物与氟斑牙、氟骨症等的关联。

2. 评价自我口腔卫生行为的效果　如观察一群有每天刷牙习惯人群一段时期后的龋病、牙龈炎的发病情况，与同样这段时期内没有每天刷牙习惯的人群进行比较，观察每天刷牙习惯的预防效果。

3. 描述疾病自然史　队列研究可以观察人群从暴露于某因素后，口腔疾病发生、发展，直至结局的全过程。

二、队列研究的方法

（一）确定暴露因素

队列研究中的暴露因素通常是在描述性研究和病例 – 对照研究的基础上确定的。确定暴露因素除了应该确定暴露因素的性质以外，还要包括确定暴露因素的量、暴露的持续时间和暴露的方式。

（二）确定结局

结局是指观察中出现了预期结果的事件，如发生疾病、死亡或痊愈等，或者各种观察指标的变化。确定结局必须有明确而统一的诊断标准，一般采用国际或国内统一标准。

（三）选择研究对象

包括选择暴露组和非暴露组的研究对象。选择暴露于某种危险因素的人群作为暴露组，再选择未暴露于某种危险因素的人群作为非暴露组。

1. 暴露组人群选择　选择有暴露史，目前仍在暴露中，且将在一段时间内继续暴露于某研究因素的对象。暴露人群可以是由于职业关系或其他原因暴露于某危险因素的人群，也可以是一群接触预防措施或治疗方法的人群，这些人群往往被要求流动性小、便于随访。

2. 对照组人群选择　对照组人群除暴露因素外，其他各种因素或人群的特征，如年龄、性别、职业、民族等，都应尽可能与暴露组相似。对照组常有内对照、外对照、全人群对照和多种对照等几种形式。

（四）估计样本量

队列研究的样本量可以根据：①暴露人群发病率；②非暴露人群或全人群发病率；③第一类错误概率 α（假阳性率），通常取 $\alpha = 0.01$ 或 0.05；④第二类错误概率 β，把握度为（$1-\beta$），通常取 $\beta = 0.10$ 或 0.20。这四项数值确定之后，可使用计算公式计算需要的暴露组和非暴露组人数。计算公式如下：

$$N = \frac{[Z_\alpha \times \sqrt{2 \times \overline{P} \times (1-\overline{P})} + Z_\beta \times \sqrt{P_1 \times (1-P_2) + P_2 \times (1-P_2)}]^2}{(P_1 - P_2)^2}$$

式中，P_1 为暴露人群发病率；P_2 为非暴露人群或全人群发病率；$\overline{P} = (P_1 + P_2) / 2$。$Z_\alpha$ 为 α 的标准正态差；Z_β 为 β 的标准正态差；Z_α 和 Z_β 可查正态分布百分位数表获得。

例如，为研究蔗糖与龋病的关系，开展一项以蔗糖为暴露因素的前瞻性研究。已知全人群的龋病发病率（P_2）为 10%，蔗糖暴露人群的发病率（P_1）为 20%。α 取 0.05，β 取 0.2。暴露组和非暴露组各需要多少样本人群？

此例 α 为 0.05，β 为 0.02，则 $Z_{\alpha\,(0.05)} = 1.96$，$Z_{\beta\,(0.2)} = 0.84$。

$$N = \frac{[1.96 \times \sqrt{2 \times 0.15 \times (1-0.15)} + 0.84 \times \sqrt{0.2 \times (1-0.2) + 0.1 \times (1-0.1)}]^2}{(0.2-0.1)^2} \approx 199$$

答：暴露组和非暴露组各需 199 人。

（五）收集资料

1. 收集暴露资料　暴露资料包括医疗纪录、职业史、生活习惯、工作或生活环境、生理特征及生化指标等。如吃糖情况、刷牙情况、牙面菌斑情况、接收预防措施情况等。收集方法包括查阅、询问、检验、检查等。收集暴露资料不仅需要确定暴露资料的性质，还应该知道暴露的程度。

2. 收集结局资料　通过随访收集各组人员的结局。收集结局资料的方法有直接法，即通过函件调查、访问调查、临床检查和检验等。间接法就是利用医院病历、死亡登记、疾病报告等。判断结局的标准必须在研究开始时规定，并贯彻于研究的始终。随访收集资料的时间取决于暴露因素与疾病的联系强度，越强时间越短；也与疾病的周期有关，疾病周期时间越长随访的时间越长。观察时间短可一次随访，观察时间长则需多次随访，一般慢性病的随访间隔可定为 1 ~ 2 年。

（六）资料分析

队列研究资料分析主要是计算观察期内各组发病率或死亡率，并进行比较。其次对两组之间率的差异进行统计学检验，差异有统计学意义则进一步确定暴露因素与疾病联系的强度。

1. 发病率或死亡率　队列研究计算各组发病率或死亡率，见表 2-8。

表2-8　队列研究资料归纳表

组别	病例 / 死亡	非病例	合计	发病率 / 死亡率
暴露组	a	b	$a + b = N_1$	a / N_1
非暴露组	c	d	$c + d = N_0$	c / N_0
	$a + c = m_1$	$b + d = m_0$		

队列研究所比较的发病率或死亡率即 a / N_1 与 c / N_0，如 $a / N_1 > c / N_0$，则某暴露因素与发病有联系，可能是因果联系。此时可以进一步做统计学检验，暴露组与非暴露组发病率或死亡率差异的统计学检验使用卡方检验。

2. 年发病率　队列研究的观察时间一般较长，研究对象多。因此，观察期内人口流动及失访在所难免。这样就出现对每个被观察者的观察时间长短不一的问题。因此，在计算发病率时，分子用一段时期内的发病人数，分母宜用暴露人时数（如暴露人年、暴露人月），而不直接用人数作为分母，这样算出来的结果就是年发病率。下面以暴露人年数为例来计算暴露人时数，可用下列公式计算暴露人年数。

$$L_x = I_x + (N_x - D_x - W_x) / 2$$

式中，L_x 为暴露人年数；I_x 为 x 时处的人数；N_x 为 x 时间内进入的人数；D_x 为 x 时间内发病或死亡的人数；W_x 是 x 时间内退出的人数。

例：某地采用队列研究的方法开展漱口习惯与牙龈炎相关性的研究，观察时间一年。年初开始时暴露组参加人数 2364 人，一年中陆续又有 11 人加入，有 1016 人发生牙龈炎，还有 134 人因各种原因退出研究。

这一年的暴露人年数 = 2364 +（11-1016-134）/ 2 = 1794.5

这一年的年发病率 = $\dfrac{1016}{1794.5} \times 100\% = 56.62\%$

还以上述研究为例，如果观察时间延长至两年。第二年又有88人加入研究，387人发病，20人失访，这两年的年发病率可以通过下面的方法计算。

先要计算第二年的时初人数 I_{x+1}：

$$I_{x+1} = I_x + N_x - D_x - W_x$$

本例第二年的时初人数 = 2364 + 11 - 1016 - 134 = 1225
第二年的暴露人年数 = 1225 + （88 - 387 - 20）/ 2 = 1065.5
具体研究见表2-9。

表2-9　某人群牙龈炎的队列研究表

观察时间 （年）	年初人数 （I_x）	年内进入人数 （N_x）	年内发病人数 （D_x）	年内退出人数 （W_x）	暴露人年数 （L_x）
1	2364	11	1016	134	1794.5
2	1225	88	387	20	1065.5
合计			1403		2860

这两年的年发病率 = 这两年的发病人数 ÷ 这两年的暴露人年数 × 100%
　　　　　　　　= （1016 + 387）÷ （1794.5 + 1065.5）× 100%
　　　　　　　　= 49.06%

3. 相对危险度（relative risk，RR）　相对危险度指暴露于某因素的人发生阳性结局的概率为非暴露者的倍数，是暴露组发病率（或死亡率）与非暴露组发病率（或死亡率）之比值。

$$相对危险度（RR） = \dfrac{暴露组发病率}{非暴露组发病率}$$

相对危险度的比值范围在0至∞之间。$RR = 1$，表明暴露与疾病无联系；$RR < 1$，表明其间存在负联系（提示暴露因素是保护因子）；$RR > 1$时，表明两者存在正联系（表2-10）。比值越大，联系越强。

表2-10　相对危险度与疾病联系强度关系

RR	联系强度
0.9 ~ 1.0	无
0.7 ~ 0.8	弱
0.4 ~ 0.6	中等
0.1 ~ 0.3	强
< 0.1	很强

第五节 随机对照试验
Randomized Controlled Trial

一、随机对照试验的概念和作用

（一）概念

随机对照试验（randomized controlled trial，RCT），即将试验组和对照组按随机化的原则分组后，分别给予一定的干预措施，最后比较两组试验结果，这是一种特殊的前瞻性研究。由于这种方法较好地处理了两组人群之间的混杂因子，所以结果较可靠，是临床试验的常用方法。

（二）作用

1．临床效果观察 观察口腔诊断技术、口腔治疗方法和口腔预防措施的效果是随机对照试验最主要的用途。

2．对人体不良反应评价 随机对照试验可用来评价各种口腔诊断技术、口腔治疗方法和口腔预防措施的不良反应。

3．致病原因研究 随机对照试验也常被用来进行病因研究，常用于病因论证。对试验组人群用某种危险因素实施干扰，如果试验组人群发病率高于对照组，证明这个危险因素可能就是病因。

二、随机对照试验的方法

（一）选择研究对象

根据研究目的选择研究对象，选择对象应该有统一的评价指标、统一的纳入标准和统一的排除标准。

1．评价指标 最好选择"金标准"或国际公认的指标，也可选择国内同行公认的指标。评价指标最好符合特异性、客观性、实用性、可重复性和敏感性的特点。口腔医学常用的评价指标包括各种率，如发病率、患病率、有效率等；还有各种平均数，如龋均、龋面均、平均区段数等。

2．纳入标准 纳入标准应该根据研究目的和实际情况制订。应尽可能地选择对干预措施有反应的病例作为研究对象。被选择的研究对象要有代表性，选择的病例应该体现这种疾病的特点。

3．排除标准 一些对象患有可能影响试验结果的疾病，或治疗这些疾病可能影响试验结果；一些对象对所采用的干预措施有过敏反应，或正在怀孕；另有一些对象依从性很差，不能根据试验者的要求进行干预或随访，以上这些对象应该被列入排除标准内。

（二）估计样本量

在随机对照试验开始时，应预先计算需要的样本量。同时考虑到在试验过程中会有一部分试验对象中途退出，所以还需要增加 10% 的样本量。这里仅介绍两种最常见的随机对照试验样本量计算方法。

1．两样本率比较时样本量的计算 如果所做的随机对照试验是以率的方式作为统计结果的话，可以使用下面公式计算样本量。

$$n = \frac{P_1(100-P_1) + P_2(100-P_2)}{(P_1-P_2)^2} \times f(\alpha, \beta)$$

P_1 和 P_2 是试验组和对照组的预期有效率，α 是Ⅰ类错误的概率（一般选 0.05），β 为Ⅱ类错误的概率（通常为 0.10）。由 β 计算把握度（$1-\beta$），把握度即指对计算结果有（$1-\beta$）的把握。其

中 $f(\alpha, \beta)$ 由表 2-11 查出。

　　例：在测试某种新型牙周炎抗菌制剂的效果时，试验组预期有效率能达到 30%，而使用常规抗菌制剂的对照组预期有效率为 20%，取 I 类错误概率 α 值为 0.05，II 类错误概率 β 值为 0.10，请问至少需要多少样本量才能发现这两种制剂之间效果的差别？

　　这里 P_1、P_2 分别是 30% 和 20%，$\alpha = 0.05$，$\beta = 0.10$，$1-\beta = 90\%$，查表 2-11 得到 $f(0.05, 0.10)$ = 10.5，代入公式：

$$n = \frac{30\,(100-30) + 20\,(100-20)}{(30-20)^2} \times 10.5$$

$$= 388.5$$

　　即如果两种制剂的有效率确能达到上述水平时，每组样本量达到 389 人就会有 90% 的把握发现差别。

表2-11　常用 $f(\alpha, \beta)$ 数值表

α	β			
	0.05	0.10	0.20	0.50
0.10	10.8	8.6	6.2	0.5
0.05	13.0	10.5	7.9	3.8
0.02	15.8	13.0	10.0	5.4
0.01	17.8	14.9	11.7	6.6

　　2. 两样本均数比较时样本量的计算　如果所做的随机对照临床试验是以均数的方式作为统计结果的话，可以使用两样本均数比较时样本量的计算方法。样本量 n 的计算公式如下：

$$n = \frac{2S_2}{(X_1 - X_2)} \times f(\alpha, \beta)$$

　　X_1 和 X_2 为试验组和对照组的预期均数，S 是试验组和对照组的合并标准差，α 为 I 类错误的概率（一般选 0.05），β 是 II 类错误的概率（通常为 0.10）。其中 $f(\alpha, \beta)$ 由表 2-11 查出。

　　例：在观察某种漱口液对牙菌斑的作用时，得知试验组菌斑指数预期平均值为 1.9，对照组使用另一种漱口液，菌斑指数预期平均值是 2.3，两组合并标准差为 0.5，取 I 类错误概率 α 值为 0.05，II 类错误概率 β 值为 0.10，请问至少需要多少样本量才能发现这两种漱口液之间效果的差别？

　　这里 X_1、X_2 分别是 2.3 和 1.9，$\alpha = 0.05$，$\beta = 0.10$，$S = 0.5$，$1 - \beta = 90\%$
查表得到 $f(0.05, 0.10) = 10.5$，代入公式：

$$n = \frac{2 \times 0.5^2}{(1.9 - 2.3)^2} \times 10.5$$

$$= 32.8$$

　　即如果试验组和对照组的菌斑指数平均值确为上述水平时，每组样本达到 33 人就会有 90% 的把握发现差别。

　　（三）设立对照组

　　随机对照试验的特征之一就是设立对照，设立的对照组与试验组要求来自同一个受试者群体，两组受试者基本情况相似。对照组的种类有：

1．阳性对照　以标准方法或常规方法作为对照组，以新方法或需要研究的方法作为试验组。这种对照方法的效率较高，在新疗法或新药物研究时，试验组和对照组的受试者都能得到治疗。

2．阴性对照　对照组除了试验组的研究因素没有外，其他部分均与试验组相同。如在研究含氟牙膏的防龋作用时，对照组所用的牙膏除了没有氟化物，其他成分都与试验组相同。

3．空白对照　对照组不使用任何措施。随机对照临床试验一般不采用空白对照，因为它违反盲法原则。但在某些情况下，盲法试验无法进行，如手术等，此时使用安慰剂对照没有意义，这时可以使用空白对照。

除以上这些对照方法以外，还有交叉对照、历史对照、潜在对照等方法。

（四）随机化分组

随机化分组就是将参加试验的受试者随机分配到试验组和对照组的方法。这样做的目的可以保证每一名受试者均有相同的机会被分配到试验组或对照组，并且保证一些可能影响试验结果的临床特征和影响因素在两组之间分配均衡，使两组具有可比性。随机化分组有下述几种方法。

1．完全随机化分组　先将受试者编号，再用抽签或随机数字表的方法分组。这种情况适合于一些主要干扰因素在受试者之间分布比较均匀的样本人群。

2．区段随机化分组　根据受试者进入试验的时序分为若干个区段，再对每个区段随机化分组。这种设计比较适合临床特点，根据病人陆续就医的情况，将病人按就医先后分成不同区段，然后在每区段随机分组，可提高研究效率。

3．分层随机化分组　先根据干扰因素或受试者的临床特征分层，然后再在每层随机化分组。这种情况适合于受试者之间干扰因素分布不均衡时，可以消除干扰因素对预后的影响。

（五）干预

随机对照试验的干预措施可以是新药、新诊断技术、新预防方法，也可以是各种可能的危险因素，但在干预前需要制订详细的干预方案，保证干预质量。应该遵循下述原则。

1．统一的干预方案　干预措施在设计时应该规定干预的形式、干预的程度和干预的时间。如在研究新药的疗效时，用药的剂量、剂型、给药途径、疗程等应有明确的规定。

2．保证依从性的措施　依从性指受试者服从研究者要求的程度，随机对照试验需要受试者忠实执行研究者安排，需要有保证依从性的措施。试验时选择依从性好的受试对象，减少检测次数，告知受试者试验意义取得理解，提供关怀受试者的措施等。

3．避免沾染和干扰　沾染指对照组接受了与试验组相似的治疗措施，使试验组与对照组之间效果差异缩小。干扰指试验组在接受研究措施以外，还接受了类似效果的额外措施，使试验组与对照组之间效果差异扩大。沾染和干扰可以来自研究者，也可以来自受试者。避免的措施是制订明确的沾染和干扰范围，在试验开始时向受试者和研究者明确告知，并在干预过程中监督。

（六）盲法

为了消除随机对照试验中主观因素的影响而使受试者和试验者均不知道分组情况的试验方法称为盲法。盲法又可以根据程度分为以下几种。

1．单盲　仅试验者知道分组情况，受试者不知道自己属于试验组还是对照组。这种设计虽然消除了来自受试者的主观影响，但不能去除试验者的影响，这种设计主要适用于仅仅根据受试者主诉来判断试验结果的随机对照临床试验。

2．双盲　试验者和受试者都不知道分组结果。这样可以消除试验者和受试者两方面的主观因素影响，保持试验公正客观，这是随机对照临床试验用得最多的盲法设计。

但有些随机对照试验不能采用盲法，如危重病例的研究，需要试验者和受试者知道病情的变化情况，一旦出现危险可以及时控制。

（七）确定试验周期

口腔随机对照试验需要一定的试验周期，一般应该根据试验目的决定试验的观察期限，如氟防龋效果观察，至少应持续 2 年，一般为 2 ～ 3 年。牙周病预防措施的效果观察可以持续 6 周到 18 个月。

（八）资料分析

随机对照试验的常用评价指标包括各种率，如发病率、死亡率等。还有各种平均数，如龋均、龋面均和平均区段数等。随机对照试验的统计方法非常复杂，常用的统计分析方法包括 t 检验、方差分析以及卡方检验等。

表2-12　随机对照试验资料归纳表

组别	新发 / 死亡病例	非病例	合计	发病率 / 死亡率
试验组	a	b	$a + b = N_1$	a / N_1
对照组	c	d	$c + d = N_0$	c / N_0
	$a + c = m_1$	$b + d = m_0$		

表 2-12 中试验组与对照组发病率或死亡率差异的统计学检验，应当选用卡方检验。如果试验组或对照组的组数超过两组时也使用卡方检验做统计分析。

当试验组与对照组的资料以平均数的形式出现时，要分析两组之间差异的统计学方法可以选择 t 检验。当试验组与对照组超过两组时，则选择方差分析。

第六节　口腔健康问卷调查
Questionnaire Survey for Oral Health

一、口腔健康问卷调查的概念和作用

（一）概念

口腔健康问卷调查即是以问卷提问的方式，收集口腔健康知识、观念、状况和行为方面的资料和信息，是口腔临床流行病学研究中常见的研究方式。通过问卷调查可以迅速收集各种与口腔健康相关的信息和资料，并通过统计分析得出与口腔健康相关的有用结果。

（二）作用

1．了解研究对象的基本情况　包括人口统计学方面的内容，如性别、年龄、职业、婚姻状况、文化程度等；同时也包括生活方面的内容，如家庭构成、居住形式、社区特点等。

2．了解研究对象的行为方式　了解研究对象与口腔健康相关的各种行为，包括个人口腔卫生习惯、饮食习惯和就医行为等。

3．了解研究对象口腔健康的知识和观念　口腔健康知识是指人们对口腔健康问题的了解。口腔健康观念是人们对于口腔健康的看法和态度。

4．了解口腔健康相关的生活质量　口腔健康相关的生活质量是反映口腔疾病及防治对人们的生理功能、心理功能及社会功能等方面影响的综合评估指标。

5．了解自我感觉的口腔健康状况　通过问卷调查可以获知研究对象对自己口腔健康状况的感知情况。

二、口腔健康问卷调查的方法

（一）确定调查目的

虽然口腔健康问卷调查可被广泛用于收集口腔健康知识、观念、状况和行为方面的资料和信

息，但每次调查都应该有明确的调查目的。在口腔健康状况调查时，问卷调查的目的之一是了解被调查者生活习惯、口腔卫生行为、口腔健康知识和态度等信息，以便分析这些信息与口腔健康状况的关系；在口腔卫生人力资源调查时，问卷调查的目的是了解人力资源的年龄、学历、职称、专业等信息，以便分析口腔人力资源的层次、结构、分布等情况；在口腔健康相关生活质量调查时，问卷调查常用于了解被调查者发生某个口腔疾病后生理、心理和社会功能方面的感觉情况，以便分析口腔疾病与生活质量之间的关系。

（二）设计问卷

1．问卷的类型

（1）开放型问卷：问卷中只列举问题，不设立备选答案，被调查者根据自己的情况自由回答。

（2）封闭型问卷：问卷的设计是有结构的，并按一定的提问方式和顺序进行安排，每个问题的后面附设备选答案，被调查者只能根据备选答案选择填写。

（3）混合型问卷：问卷中既附有备选答案的问题，又有开放性的问题。

2．问卷的结构　调查问卷由标题、问卷说明、问题和答案、编码以及调查者的签名组成。

（1）问卷标题：概括说明调查的主题，使被调查者对所要回答的问题有所了解。

（2）问卷说明：是指在问卷的首页上给调查对象的短信。用来说明调查者身份、调查目的、意义、内容和要求等，消除被调查者的顾虑和紧张，希望得到被调查者的真诚合作。有的问卷通常还把填答问卷的方法、要求、回收问卷的方式和时间等事项写进说明信中。

（3）问题和答案：问题和答案是问卷的主要内容。包括：①调查对象的一般情况，如年龄（出生年月）、出生地、性别、民族、家庭人口、婚姻状况、文化程度、职业、单位、收入等方面的信息；②问题和答案，是调查者最关注的内容，包括调查者所要调查的各类问题和答案。

（4）编码：为了便于计算机处理，常在每项数据后留出编码用方框，以便于编码输入。

（5）调查者签名：问卷最后需有调查者的姓名和访问日期。除匿名调查外，如有必要还可附上调查者的姓名、单位或电话等。

3．设计问题　提出问题是问卷设计中的重要环节，应科学、明确、艺术地提出每一个问题。问卷中的问题应避免诱导性或权威性，保持中立的态度。

（1）问题的数目：应根据具体的调查目的、内容，拥有的人力、财力等多种因素，设置适当的问题数目。总的来讲，回答问题的时间不宜过长，问题不宜过多，一般以30分钟左右为宜。

（2）问题的顺序：问卷中问题排列的顺序应有一定的规则，使问卷条理清晰，便于回答者思考，也便于调查后资料的整理和分析，减少拒答率。

（3）问题的语言：设计时应使用被调查者熟悉和易理解的词语。要求简洁、明了、具体、精确。一个问题不要询问两件事，避免提禁忌和敏感的问题，也不能提诱导性的问题，不要用否定形式提问。

4．设计答案　答案设计不仅关系到调查对象能否顺利回答，还关系到调查所得资料价值的大小。答案应包括所有可能的情况，不能相互重叠，与内容应协调一致，按同一标准分类，有一定排列顺序，客观划分等级。常用的答案方式有下述几种。

（1）填空式：填空式答案即在问题后面划一横线，让调查对象根据实际情况填写。

（2）二项式：这种问句的回答只分两种答案，即"是"或"不是"。

（3）列举式：即在问题之后不提供具体答案，要求调查对象自己列举出若干回答。

（4）多项选择式：对一个问题事先列出多个答案选项，让调查对象从中选择一个或几个最符合的答案。

（5）顺位式：有时研究者除了希望了解调查对象所选择的答案类别外，还希望了解他们对所选择类别的不同重视程度，此时可要求调查对象在多个答案的基础上按照重要程度不同依次列出答案。

（6）评分式：是设定一个线段的分值范围，让调查对象按自己的情况选择一个分数。

（7）矩阵式：是将同一类型的若干问题集中在一起用一个矩阵形式表达的答案方式。

（三）确定调查方式

常用的问卷调查方式有自填式问卷调查和访谈式问卷调查两类。

1．自填式问卷调查 自填式问卷调查包括送发式问卷调查和邮寄调查，前者将问卷直接发放给调查对象，当场填写后收回。后者将问卷寄送给调查对象，由调查对象填写后寄回。

2．访谈式问卷调查 访谈式问卷调查包括面对面访谈和电话调查。面对面访谈由调查员当面向调查对象询问问卷上的问题，调查对象作答，调查员记录答案。电话调查由调查员通过电话，向调查对象阅读问卷上的问题，调查对象作答，调查员记录答案。

（四）培训调查员

为保证不同的调查员采用相同的方式进行问卷调查，减少偏倚，问卷调查前应该先对问卷调查员进行培训，统一调查方法，熟悉问卷内容，掌握访谈技巧。

问卷调查的前提是给所有调查对象以相同的刺激，然后记录其反应。所以，面对面访谈时调查员必须严格遵守问卷的措词与提问的顺序。提问时应注意下述内容：调查员应持客观的态度，避免其他人在场，避免把问卷给调查对象看。当调查对象不明白提问的意思时，应该尽量按原来的表达方式放慢速度重复提问，必要时可对问题进行解释，但应避免暗示。当调查对象回答模糊，可使用探查语句，但探查必须是中立的，以免影响调查对象的回答。

（五）预调查

问卷的初稿设计好后，不能直接将它用于正式调查。需在几十人的小范围内进行试用和修改。其作用是：既可以找出问卷中存在的问题，又可以测试问卷的信度与效度。发现问卷中存在的问题和遗漏之处，选择的答案是否合适，问题的顺序是否符合逻辑等。对问卷作适当的调整和修改，使问卷更完善。

（六）质量控制

1．测量问卷的信度 是指用同一指标重复测量某项稳定特质时得到相同结果的程度。信度常用信度系数来表示，信度系数越大，表明问卷调查结果的可靠性越高。信度分析有两种，即内部一致性分析和稳定性分析。前者用折半信度、Cronbach α系数评价；后者用重测信度、复本信度等评价。

2．测量问卷的效度 效度就是正确性程度，即在多大程度上反映了想要测量的概念的真实含义。效度越高，表示测量结果越能显示测量对象的真正特征。检验效度的方法有内容效度、准则效度和建构效度等。

（七）资料分析

1．描述性分析 在问卷调查的资料分析时，最主要的统计指标是各种率。如刷牙率、吸烟率、母乳喂养率等。如果问卷调查的结果是描述性的，计算百分率就能达到目的。

2．比较性分析 问卷调查最主要的分析性统计方法是卡方检验。根据调查对象一般情况的分组，比较不同组别之间各种率的差异，应该用卡方检验进行统计分析。

3．相关性分析 口腔健康问卷调查常常与口腔健康状况调查联合进行，需要分析口腔健康状况与口腔健康知识、观念、态度和行为之间的相关性，这时可以选择使用卡方检验。

有时也根据口腔健康状况调查指标的性质，选择使用 t 检验、方差分析和卡方检验等统计方法。如：要比较不同刷牙次数与牙龈炎的相关性，根据刷牙次数分为每天一次组和每天两次组，牙龈健康状况用牙龈炎指数，这时应该用 t 检验进行分析；如果刷牙次数分为每天一次组、每天两次组和每天两次以上组，应该选择方差分析。仍举此例如果牙龈健康状况改用牙龈出血检出率，比较不同刷牙次数与牙龈出血检出率的相关性，这时应该用卡方检验。

第七节 口腔流行病学中的质量控制
The Quality Control of Oral Epidemiology

在口腔流行病学研究中，应尽量保证研究结果与客观、真实情况一致。但是，由于各种因素的影响，结果与事物的真实情况之间往往有一定的差异，即误差（error）。由于误差的存在，影响了研究结果的真实性。所以我们必须认识、估计和排除各种误差，才能确保口腔流行病学研究结论的真实、可靠。

一、机遇

（一）机遇的定义

在临床研究中，无论何种设计，都不可能在整个人群和全部病例中进行，而只能从中抽取一部分样本进行研究。因此就不可避免地产生抽样误差（random error），这种单纯由于机会引起的差异称为机遇（chance）。机遇在临床研究中广泛存在，是影响研究结果的重要原因。

影响机遇发生的重要因素是样本量，随着样本量增加，测量值会接近真实值。尽管理论上讲为尽可能减少机遇的影响，样本应越大越好，但实际上样本不能无限制地扩大。因此样本量将取决于能使机遇的影响减少到容许的接受范围内。样本量的决定因素主要为观察对象个体间的差异、允许研究结果的差异及 α 和 β 错误的可能性。

（二）机遇的控制

所有抽样研究都会产生机遇，因而机遇是不可避免的。只能通过扩大样本量，用统计学的方法将抽样误差限制在能够接受的范围之内，机遇产生的误差才能减少。

（1）根据研究目的，确定假阳性和假阴性的允许接受范围，然后确定样本量。若要限制出现假阳性和假阴性的可能性，就要采用较大的样本量进行研究。

（2）在研究实施阶段严格控制测量条件，尽量使每次测量时的各种因素保持齐同，提高研究结果的可靠性。

（3）在资料分析时，对研究结果进行统计学分析，可获得假阳性和假阴性值，并计算其95%可信限，准确地估计机遇产生的影响。

二、偏倚

（一）偏倚的定义

偏倚（bias）是指在流行病学研究中样本人群所测得的某变量值系统地偏离了目标人群中该变量的真实值，使得研究结果或推论的结果与真实情况之间出现偏差，这是由于系统误差（systematic error）造成的。它是人为造成的误差，可以发生于研究的各个阶段，应该通过一定的手段加以防止、控制或消除。

（二）偏倚的分类

按其性质分为三大类，即选择偏倚、信息偏倚和混杂偏倚。

1. 选择偏倚 选择偏倚是由于不正确地选择了研究对象组成试验组和对照组，使得两组研究对象存在除研究因素以外的其他因素分布不均衡，因而导致研究结果与真实情况之间产生差异。包括下述内容。

（1）入院率偏倚：是指在进行病例－对照研究、临床防治试验、预后判断等研究时，利用医院就诊或住院患者作为研究对象，由于入院率或就诊机会不同而导致的偏倚称为入院率偏倚。

（2）检出征候偏倚：当某一因素与某种疾病无因果联系，但因该因素能促使类似该病的症状出现，促使具有该症状的患者求医，提高了该病患者检出率，导致该因素与该病有因果联系的错误结论。

（3）现患－新发病例偏倚：现患病例与新病例对暴露情况的描述存在差异，不同现患病例与新病例构成的调查对象得出的结果就会不同，致使调查结果出现误差属于这类偏倚。

（4）易感性偏倚：在队列研究中，观察对象可能因为各种主客观因素不同，暴露于危险因素的概率不同，使得各组对所研究疾病的易感性有差易，夸大或缩小了暴露因素与疾病的关联强度，产生易感性偏倚。

（5）无应答偏倚：在流行病学研究中，那些因各种原因不回答或不能回答所提出问题的人称为无应答者。如果无应答者超过一定的比例，将会影响研究结果的真实性，由此产生的偏倚称为无应答偏倚。

（6）志愿者偏倚：志愿者的心理因素和躯体状况与非志愿者有差别，对研究的依从性可能优于一般人群，以该类人群的样本作为研究对象所获得的暴露结局会明显不同于非志愿者，由此影响结果的真实性，称为志愿者偏倚。

2．信息偏倚　指在收集资料阶段对各组所采用的测量方法不一致，使各组所获得的信息存在系统误差。可来自于研究对象、研究者本身，也可来自于测量仪器、设备、方法等，常见的信息偏倚有以下几种。

（1）因检查器械等造成的测量偏倚：在龋病、牙周病流行病学研究中，各指数的应用是基于临床检查。因此，检查器械不规范，现场工作条件差，如光线不足等，都可造成系统误差。如检查龋病和牙周病时，按 WHO 要求使用 CPI 探针与使用临床用的 5 号尖探针，结果就会不同。

（2）因调查对象引起的偏倚：在询问疾病的既往史和危险因素时，调查对象常常因时间久远，难以准确回忆而使回答不准确，这种偏倚称回忆偏倚（recall bias）。有时调查对象对询问的问题不愿意真实回答，使结果产生误差，这种偏倚称报告偏倚（reporting bias）。如在调查个人收入情况时，常常得不到真实的回答。又如在调查口腔卫生习惯时，一些没有刷牙习惯的人有时不愿实说，而使记录不真实。

（3）因检查者引起的偏倚：由于检查者的某种原因造成检查结果有误差，为检查者偏性。检查者偏性有两种：①检查者之间偏性：一个调查队伍中往往有数名检查者，当他们对同一名受检查者做口腔检查时，由于标准掌握不一致，导致结果有误差。②检查者本身偏性：指一名检查者给一名患者（或健康者）做口腔检查时，前后两次检查结果不一致。

3．混杂偏倚　在研究一个暴露因素与某疾病的关系时，由于存在一个或多个既与疾病有关系，又与暴露因素密切相关的外部因素的影响，从而掩盖或夸大了所研究的暴露因素与该疾病的联系，这种影响所带来的误差称为混杂偏倚。那些外部因素称为混杂因素，混杂因素与暴露因素和疾病都有相关性。

（三）偏倚的控制

1．选择偏倚的控制方法

（1）随机分配：采取随机分配的方法，对研究对象进行随机分组，使各组之间除研究因素以外其他各种条件都保持均衡。

（2）设立对照：在临床试验中，可设立两个或多个对照组，对照组其中之一应来自一般人群，其他对照组可以来自医院，这样既可以代表社区一般人群，又可以代表医院内不同类型的病人，以减少选择偏倚。

（3）严格诊断标准：应明确研究对象的纳入标准和排除标准，尽量选用国内外一致公认的诊断标准，并根据纳入、排除标准选择研究对象。

（4）提高应答率：应采取各种措施提高应答率，防止或减少失访，减少选择性偏倚。如果无应答率或失访率超过10%，研究结果的推论就应慎重。

2．信息偏倚的控制方法

（1）采用盲法收集资料：为消除研究者和研究对象主观因素的影响，可采用盲法，可有效地减少信息偏倚。

（2）收集客观指标的资料：应尽可能使用客观的定量指标作为诊断标准，以此减少收集资料中的系统误差。

（3）避免收集敏感信息：尽可能用一些不敏感的信息替代敏感信息。对一些年代久远难以回忆的信息也要尽可能避免搜集。

（4）培训调查员：对调查人员进行统一培训，保证其掌握一致的调查方法和统一的检查标准，并对每位检查者做标准一致性试验。常用的标准一致性试验方法是 Kappa 统计法，它的方法如下：选 15 ~ 20 名受检者，由检查者及 1 名参考检查者对受检者各做 1 次口腔检查，检查者于隔日上午再做 1 次检查，然后每个检查者的检查结果按相同牙位与参考检查者比较，观察检查者之间技术误差大小，检查者 2 次检查结果比较，观察本身诊断误差大小。Kappa 值的大小与可靠度的关系为：0.40 以下，可靠度不合格；0.41 ~ 0.60，可靠度中等；0.61 ~ 0.80，可靠度优；0.81 ~ 1.0，完全可靠。

例：选 15 名受检者，年龄为 10 ~ 15 岁，由 4 名检查者与 1 名参考检查者对 15 名受检者各做 1 次口腔检查。以 1 名检查者（检查者 A）对 4 颗第一恒磨牙检查结果为例，说明其可靠度（表 2-13）。

表2-13 15名受检者的4颗第一恒磨牙龋病检查结果

| | | 参考检查者 | | 合计 |
		龋	非龋	
检查者 A	龋	23 (a)	9 (b)	32 (p_1)
	非龋	6 (c)	22 (d)	28 (q_1)
	合计	29 (p_2)	31 (q_2)	

$$公式 \quad K（Kappa）= \frac{2(ad-bc)}{p_1 q_2 + p_2 q_1}$$

本例 $a = 23$ $d = 22$

a、d 为检查者 A 与参考检查者检查结果一致的牙数。

$$b = 9 \quad c = 6$$

b、c 为二者检查结果不一致的牙数。

$$代入公式 \quad K = \frac{2(23 \times 22 - 9 \times 6)}{32 \times 31 + 28 \times 29} = 0.5011$$

结论：检查者 A 第一恒磨牙龋病检查可靠度为中等。

检查者 A 的 Kappa 平均值应是以受检者 28 颗牙的检查结果，依次按上例计算出每颗牙的 Kappa 值，然后取其平均值。

在调查工作进行当中，负责调查质量的参考检查者应定期抽查每个检查者所查过的病人，以保证检查者始终如一地按照标准进行调查。

WHO 推荐的 Kappa 统计学原则相同，只是在计算 Kappa 值的方法表示上略有区别，简介如

表2-14。

表2-14　Kappa值计算表

检查者2	检查者1		
	正常	龋	合计
正常	a	c	$a+c$
龋	b	d	$b+d$
合计	$a+b$	$c+d$	$a+b+c+d\ (=1)$

a = 两名检查者同意为正常的牙比例
b = 检查者1认为正常而检查者2认为龋的比例
c = 检查者1认为龋而检查者2认为正常的比例
d = 两名检查者都认为是龋的比例

公式：
$$K = \frac{P_o - P_e}{1 - P_e}$$

P_o = 观察同意的比例，即 $(a+d)$
P_e = 随检查机遇可望同意的比例，即 $(a+c) \times (a+b)$ 为正常牙，$(b+d) \times (c+d)$ 为龋。

$$P_e = \frac{(a+c) \times (a+b) \times (b+d) \times (c+d)}{(a+b+c+d)^2}$$

当完全同意时，$K=1$。完全不同意时，$a+d=0$，$K=0$。K值 > 0.8，表明完全可靠。0.6 ~ 0.8一致性为优。0.4 ~ 0.6为中。

上例也可以用WHO推荐的Kappa值计算方法计算，将上例数据填入表2-15内。

表2-15　15名受检查的4颗第一恒磨牙龋病检查结果

检查者A	参考检查者		
	正常（%）	龋（%）	合计（%）
正常	22（0.37）	6（0.10）	28（0.47）
龋	9（0.15）	23（0.38）	32（0.53）
合计	31（0.52）	29（0.48）	60（1.00）

代入公式：$P_e = \dfrac{(0.37+0.10) \times (0.37+0.15) \times (0.15+0.38) \times (0.10+0.38)}{(0.37+0.15+0.10+0.38)^2}$

$$= 0.4988$$

$$P_o = 0.37 + 0.38 = 0.75$$

$$K = \frac{0.75 - 0.4988}{1 - 0.4988} = 0.5012$$

结论：检查者A第一恒磨牙龋病检查可靠度为中等。

3．混杂偏倚的控制方法

（1）限制（restriction）：是指对选择研究对象的条件加以控制。当认为某因素可能是混杂因素时，在选择研究对象时可以对此加以限制。

（2）配比：将可疑混杂因素作为配对因素，在各组之间同等分配具有混杂因素的对象，以此来消除混杂作用。

（3）随机化（randomization）：随机分配使每个研究对象有同等的机会被分配到试验组或对照组中，使各种非研究因素在各组中能均匀地分布，而不受研究者或研究对象主观愿望的影响。

（4）分层（stratification）：将混杂因素按其不同水平进行分层，使混杂因素在各层的分布均匀，消除混杂因素的影响。

三、依从性

（一）依从性的定义

依从性（compliance）是指患者执行医疗措施的程度，亦即患者执行医嘱的程度。患者依从性低，造成病情诊断困难并影响试验效果。因此，了解患者对医嘱的执行情况，分析未执行的原因，有助于提高受试者的依从性，从而提高试验的效果。

产生受试者不依从的原因众多，包括：患者不愿意做受试者而不执行医嘱；病情变化而自行改变治疗措施；因迁居离开本地而无法继续执行医嘱；执行医嘱后出现不良反应而停止执行医嘱；治疗措施过繁、费时过多而不愿执行医嘱；死亡等。

（二）提高依从性的措施

（1）使受试者充分认识研究的目的和意义，自愿参加试验。

（2）改善执行医嘱环节，事前仔细交代，必要时给予示范，执行中坚持督促，事后要求检查。

（3）保持研究者与受试者间的良好关系，增加信任度，提高受试者的依从性。

（4）给予有效的干预措施，尽量减少不良反应出现。

（5）简化各种干预措施的复杂度，方便受试者执行医嘱。

第八节　龋病流行病学
The Epidemiology of Dental Caries

龋病是人类最常见的口腔疾病，自古以来人类就有关于龋病的描述。龋病的流行情况在不同的社会经济状态下表现不同，其患病率经历了从低到高再到逐渐降低的过程。用于描述龋病流行情况和严重程度的指数很多，下面列出的是一些常用的指数。

一、龋病常用指数

记录龋病患病情况常用的指数有龋失补指数、龋均和龋面均、患龋率、龋病发病率与无龋率等，分述如下。

（一）恒牙龋、失、补指数

恒牙龋、失、补指数是检查龋病时最常用的指数，该指数是由 Klein 等于 1938 年研究龋病分布时提出的，其主要依据是牙体硬组织已形成的病变不可能再恢复为正常状态，将永远留下某种程度的历史记录。

龋、失、补指数用龋（decayed）、失（missing）、补（filled）牙数（DMF 指数，DMFT）或龋、失、补牙面数（DMFS）表示。"龋"即已龋坏尚未充填的牙；"失"指因龋丧失的牙；"补"为因龋已做填充的牙。作为个别患者统计，DMF 指数是指龋、失、补牙数或牙面数之和；而在评价某人群 DMF 指数高低时，多使用这个人群的平均 DMF 牙数或牙面数，通常称之为龋（牙）均（mean DMFT）或龋面均（mean DMFS）。

成年人因牙周病而失牙的概率较高，因而统计成年人龋失补牙数时有可能将牙周病丧失的牙也计算在内。因此，按照世界卫生组织的记录方法，检查30岁及以上者，不再区分是龋病还是牙周病导致的失牙，其失牙数按口腔内实际失牙数计。

（二）乳牙龋、失、补指数

乳牙龋、失、补指数指乳牙的龋（d）、失（m）、补（f）牙数（dmft）或龋、失、补牙面数（dmfs），龋、失、补定义与恒牙龋相同，计算因龋丧失的牙数须与生理性脱落的乳牙区分，不应以患儿或家长的回忆为依据。世界卫生组织计算失牙的标准是：9岁以下的儿童，丧失了不该脱落的乳牙，如乳磨牙或乳尖牙，即为龋失。或用龋拔补牙数（deft）或龋拔补牙面数（defs）作为乳牙龋指数。"拔"指因重度龋坏、临床无法治疗已拔除的乳牙。也可用龋补牙数（dft）或龋补牙面数（dfs）说明人群中乳牙的患龋情况。龋失补牙数和牙面数计算方法见表2-16。

表2-16　龋失补牙数和牙面数计算方法

患龋情况	DMFT/dmft	DMFS/dmfs
一颗近中𬌗面患龋的牙	D（d）= 1	D（d）= 2
一个牙面有充填体另一牙面有原发龋的牙	D（d）= 1	D（d）= 1 F（f）= 1
一个牙面上既有原发龋又有充填体的牙	D（d）= 1	D（d）= 1
一个牙上有两个牙面有充填	F（f）= 1	F（f）= 2
可疑龋	不记分	不记分
一颗龋失牙	M（m）= 1	后牙龋失 M（m）= 5 前牙龋失 M（m）= 4

（三）龋均和龋面均

龋均（mean DMFT）指受检查人群中每人口腔中平均龋、失、补牙数。龋面均（mean DMFS）指受检查人群中每人口腔中平均龋、失、补牙面数。龋均和龋面均的计算公式如下：

$$龋均 = \frac{龋、失、补牙之和}{受检人数}$$

$$龋面均 = \frac{龋、失、补牙面之和}{受检人数}$$

虽然龋均和龋面均都反映受检查人群龋病的严重程度，但两者反映人群龋病严重程度的敏感性不同。相比之下，龋面均较为敏感。一颗牙如有3个牙面患龋，用龋均计分则为1，而用龋面均计分则是3，客观上放大了计分值。

（四）龋面充填构成比

龋面充填构成比是指一组人群的龋、失、补牙面之和中已充填的龋面所占的比重，常用百分数表示。如果已充填牙面存在继发龋，此牙面仍算作龋面，不计为已充填的牙面。龋面充填构成比可用于反映地区口腔保健工作的水平，也可反映充填这些龋齿所需要的工作量。其计算公式为：

$$龋面充填构成比 = \frac{受检人群已充填牙面数}{受检人群龋、失、补牙面数之和} \times 100\%$$

（五）患龋率

患龋率（caries prevalence rate）指在调查期间某一人群中患龋病的频率，人口基数以百人计算，故常以百分数表示。患龋率主要用于龋病的流行病学研究，如比较和描述龋病的分布，探讨龋病的病因和流行因素等。计算公式如下：

$$患龋率 = \frac{患龋病人数}{受检人数} \times 100\%$$

评价患龋病状况时，必须参考龋病发病率、DMF 指数等才能作出较全面的评价。

（六）龋病发病率

龋病发病率（caries incidence rate）通常是指至少在一年时间内，某人群新发生龋病的频率。与患龋率不同的是仅指在这个特定时期内，新龋发生的频率。计算公式如下：

$$龋病发病率 = \frac{发生新龋的人数}{受检人数} \times 100\%$$

例：2005 年检查某班 15 岁学生 50 人，其中患龋病者 35 人，龋失补牙数为 $D = 70$，$M = 2$，$F = 8$；龋失补牙面数为 $D = 210$，$M = 10$，$F = 16$。2 年后再对这 50 名学生检查，发现其中 10 名学生有新的龋损，患新龋的牙数为 15，牙面数为 18，计算这班学生在 2005 年的龋均、龋面均、患龋率和 2 年后龋病发病率如下：

2005 年：　　　　　龋均 =（70 + 2 + 8）/ 50 = 1.60
　　　　　　　　　龋面均 =（210 + 10 + 16）/ 50 = 4.72
　　　　　　　　　患龋率 = 35 / 50 × 100% = 70%
2007 年：　　　　　龋病发病率 = 10 / 50 × 100% = 20%

这一指标在口腔流行病学中应用最为广泛，例如估计龋病流行强度，描述龋病的分布特点，探讨疾病发生因素、评论预防措施效果及前瞻性研究等。

（七）无龋率

无龋率（caries-free rate）指全口牙列均无龋的人数占全部受检查人数的百分率。这里的无龋人数指根据明确的诊断标准，这些人口腔中没有龋牙，没有因龋而拔除以及没有因龋而充填的牙。无龋率主要用来表示一个地区人群中某些年龄组的口腔健康水平和预防措施的成果，如 5 ~ 6 岁儿童乳牙无龋率。计算公式如下：

$$无龋率 = \frac{该年龄组全口无龋的人数}{受检年龄组人数} \times 100\%$$

二、龋病的流行特征及其影响因素

（一）龋病的流行特征

1. 地区分布（distribution of caries according to place）　世界各国龋病患病率差别悬殊，为了衡量各国或各地区居民患龋情况，世界卫生组织（World Health Organization，WHO）规定龋病的患病水平以 12 岁儿童龋均作为衡量标准（表 2-17）。

表2-17　WHO龋病流行程度的评价指标（12岁）

龋均（DMFT）	等级
0.0 ~ 1.1	很低
1.2 ~ 2.6	低
2.7 ~ 4.4	中
4.5 ~ 6.5	高
6.6 以上	很高

根据世界卫生组织公布的资料说明，当前世界上龋病分布的特点已发生了很大的变化。由于广泛实施各种预防措施，发达国家龋均及患龋率进一步下降，龋均按 WHO 标准已普遍处于中等以下水平，平均龋均已低于发展中国家。据 2000 年 WHO 公布的全球各国 12 岁儿童龋均报告，龋均排在前十位的国家全部是发展中国家。但有些发展中国家在经济发展的同时，也比较重视口腔保健和健康教育，一些以前龋均较高的国家，现在正在逐步下降，如泰国 12 岁儿童龋均 1977 年调查结果是 2.7，1994 年为 1.6。发达国家及龋均排列前 10 位国家，12 岁儿童龋均见表 2-18。

表2-18　工业发达国家与龋均排列前10位国家12岁儿童龋均

国家	调查年份	龋均	国家	调查年份	龋均
美国	1991	1.4	洪都拉斯	1987	6.4 ~ 8.3
英国	1996	1.4 ~ 1.5	秘鲁	1990	7
法国	1998	1.9	智利	1995	6.7
德国	1993—1994	2.6	马提尼克	1988	6.3
日本	1993	3.6	菲律宾	1992	6.1
意大利	1995	2.2	伯利兹	1989	6
西班牙	1998	1.2	多米尼加共和国	1986	6
加拿大	1994—1995	1.9	巴拉圭	1983	5.9
澳大利亚	1993	1.1	尼加拉瓜	1988	5.9
丹麦	1995	1.2	拉脱维亚	1998	5.7

资料来源：WHO，2000.

2003 年世界 12 岁儿童龋病分布图见彩图 2-3。

在我国，将参加 2005 年第三次全国口腔健康流行病学调查的 30 个省、市、自治区分为东、中和西三个部分，地区间的差异并不明显（表 2-19）。

表2-19　我国不同地区之间12岁年龄组人群恒牙龋均

组别	人数	D		M		F		DMFT
		均数	构成比（%）	均数	构成比（%）	均数	构成比（%）	均数
东部	6274	0.5	81.9	0.0	0.5	0.1	17.6	0.6
西部	8605	0.4	93.3	0.0	0.5	0.0	6.1	0.5
中部	8629	0.5	90.2	0.0	0.9	0.0	8.9	0.6
合计	23508	0.5	88.8	0.0	0.6	0.1	10.6	0.5

龋病在不同地区的分布与该地区的水氟含量和经济情况有一定的关系。水氟含量高的地区，患龋率较低。经济发展对我国居民的龋病流行情况产生显著的影响，在以往龋病流行病学调查中所显示的地区差别已经缩小，这也是经济发展到一定水平以后，糖类（碳水化合物）在龋病病因中所占的比重减小的原因。当一个地区经济水平较低的时候，对龋病流行起较大作用的是糖类，进食得越多，龋病患病率越高。当经济水平提高到一定程度时，影响龋病流行的主要因素是口腔卫生，此时糖类的作用明显减弱。我国第三次口腔健康流行病学调查的结果证明了这一点。

2．时间分布（distribution of caries in term of time）　从时间上看，西方发达国家在经过 20 世纪 60 年代的一个龋病高峰以后，自 20 世纪 70 年代起患龋率逐渐下降，专家们把这种下降归功于这些国家口腔预防保健工作的成功，尤其是氟化物的大规模推广。含氟牙膏和饮水氟化的广泛应用对龋病下降起重要作用。相反，一些发展中国家近20年来的经济有了快速发展，人民生活水平逐渐提高，糖的消耗量增加，但在口腔预防保健措施方面并未跟上，因而龋病患病率的上升趋势仍在继续。但在经济发展到一定阶段以后，人们对口腔保健重视程度逐渐提高，龋病的上升趋势即被控制，转而患病率逐渐下降。

3．人群分布

（1）年龄：龋病患病随年龄而变化，在人的一生之中，乳牙、年轻恒牙和老年人牙龈退缩后的恒牙易感龋病。

学龄前儿童易患龋，乳牙萌出后不久即可患龋病，以后患病率逐渐增高，在3岁左右患龋率上升较快，至5～8岁乳牙患龋率达到高峰，6岁左右恒牙开始萌出，乳牙逐渐脱落，患龋率逐渐下降（图2-4）。

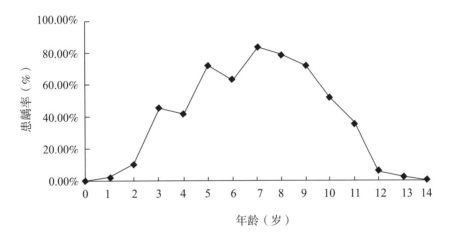

图 2-4　上海市中、小学生乳牙患龋率（1995）

但是，处于年轻期的恒牙尚未矿化完全，亦易患龋病，如第一恒磨牙，又称六龄齿，易患龋，所以12～15岁是恒牙龋病的易感时期，因此患龋率又开始上升，此时加强年轻恒牙的防龋措施十分重要。25岁以后由于牙釉质的再矿化，增强了牙对龋的抵抗力，使患龋情况趋向稳定。

进入中老年时期后，由于牙龈退缩，牙根暴露，加之个人口腔卫生较差，根面上常有牙菌斑堆积，容易引起根面龋。此时患龋率可能再次快速上升，所以50岁以后老年人的患龋情况比较严重，是继牙周病之后造成老年人失牙的又一个重要原因。

（2）性别：关于性别与龋病的关系，目前尚无明确的定论，大多数调查显示乳牙患龋率男性略高于女性，而恒牙患龋率女性略高于男性（表2-20）。1995年和2005年两次全国口腔健康流行病学调查结果显示，我国5岁儿童乳牙列患龋率男性与女性十分接近，男性儿童与女性儿童分别为76.42%和76.68%（1995年资料），66.4%和65.6%（2005年资料）。而恒牙患龋率则女性明显高于男性。根据两次全国口腔健康流行病学调查结果，每个年龄组女性患龋率均高于男性。主要由于女性在生理上发育早于男性，故女性的乳牙脱落和恒牙萌出均早于男性，即女性恒牙接触口腔环境的时间以及受到龋病侵蚀的可能均早于男性之故。

表2-20　我国30省市12～74岁年龄人群不同性别恒牙龋均和患龋率

年龄	性别	D	M	F	DMFT	患龋率（%）
12岁	男	0.4	0	0	0.5	25.4
	女	0.6	0	0.1	0.6	32.6
35～44岁	男	0.8	0.9	0.2	1.9	44.7
	女	1.4	1	0.5	2.9	66.1
65～74岁	男	2.7	8.1	0.2	11	68.6
	女	3.2	8.6	0.3	12.1	75.1

（3）城、乡：在发展中国家，一般城市居民的患龋率高于农村。这主要可能因为城市居民的饮食习惯与生活方式与农村不同，糖摄入量较多，吃甜食的频率较农村居民为高，如果口腔卫生状况仍然较差，口腔预防保健措施不力，则患龋病的可能性较大。但是在社会经济状况较好的城市地区，居民的口腔卫生习惯已经发生变化，例如，他们可以从广泛开展的口腔健康活动中受益，口腔卫生习惯逐步建立，早晚刷牙已成为生活的一部分，局部用氟被广为推行，基本口腔保健得到保障，这些预防保健措施使得这些地区的龋病状况得到了明显控制。另外，这些城市郊县地区的居民，由于预防保健措施未能与经济发展同步，因而出现了农村居民龋病患病率高于城市居民的现象。在我国目前的社会经济情况下，这种现象已变得越来越明显（表2-21）。

表2-21　我国30省市5～74岁年龄人群城乡龋均

年龄（岁）	城市龋均	乡村龋均
5（乳牙）	3.1	3.9
12	0.5	0.5
35～44	1.9	2.0
65～74	3.3	3.9

（4）民族：在一个国家内，不同民族之间患龋情况也不同，这是由于饮食习惯、人文、地理环境等不同所致。据1983年全国中小学生龋病、牙周病调查资料说明，我国少数民族中患龋率最高的是彝族（患龋率56.0%，龋均1.52），最低的是回族（患龋率18.2%，龋均0.3）。在同一省内，汉族与少数民族龋均对比，汉族高于回族、维族、哈萨克族，而朝鲜族、苗族、彝族的龋均都高于汉族。美国黑人的龋均一般低于白人，据美国1985—1986年全国成人口腔健康调查资料说明，18～64岁的平均龋均，白人为10.32，黑人为6.84。

（二）影响龋病流行的因素

以上所述地区、年龄、性别、城乡以及民族等龋病流行特征，常受到多种因素的影响，尤其表现在社会经济因素变化对龋病流行情况的影响，近几十年来世界各国社会经济的巨大变化，导致这些国家居民龋病患病情况发生很大改变。另外，人体氟摄入量与饮食习惯对龋病患病情况也有密切关系。

1. 社会经济因素　个体患龋情况受到社会经济因素很大影响。在社会层面，社会经济因素决定了为大众提供公共保健服务的程度，包括口腔公共保健服务。在家庭层面，社会经济因素会影响家庭的经济情况、父母的受教育程度、父母的健康观念以及卫生习惯等。在个体层面，前面的这些因素又影响了个体对社会所提供的口腔保健服务的利用，影响他们利用氟化物，影响他们糖摄入的量，还影响他们个人的口腔卫生习惯。这些因素的变化会改变口腔环境，最终决定是否产生龋病（图 2-5）。现在的观点认为，社会经济因素是龋病流行的重要影响因素。

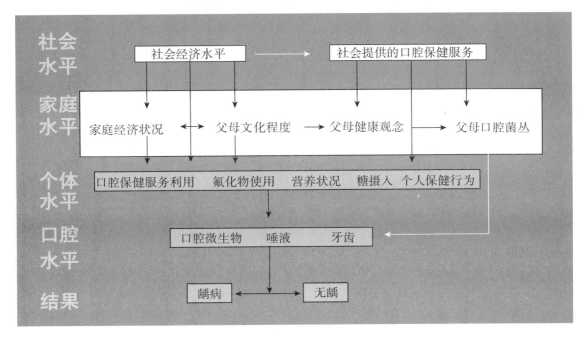

图 2-5　社会经济因素影响龋病的示意图

2. 氟摄入量　人体氟的主要来源是饮水，患龋率一般与水氟浓度呈负相关。我国 1983 年全国中小学生龋病、牙周病调查结果显示，无论在南方或北方，水氟浓度为 0.6～0.8mg/L 时，龋均及患龋率最低，氟牙症率为 10% 左右，无中度氟牙症发生；当水氟浓度高于 0.8mg/L 时，氟牙症率直线上升，低于此浓度时，龋均、患龋率上升。由此说明，我国水氟浓度 0.6～0.8mg/L 较适宜。在氟污染地区，人体氟的来源不同于非氟污染区，除水源性氟污染外，其他如燃煤引起的气源性氟污染，虽然当地的饮水氟浓度低，但龋均和患龋率却不高，居民总氟摄入主要通过呼吸及消化道，可超过最大安全限量的几倍至十几倍，重病区居民氟牙症患病率可达 90% 或以上，我国有少数地区属于这种情况。

3. 饮食习惯　流行病学研究表明，糖的摄入量、摄入频率及糖加工的形式与龋病有密切关系。最典型的例子为日本、挪威和英国在第二次世界大战中及战前、战后的调查资料，糖的消耗量和患龋率的相互联系密切。战前日本平均每人每年糖的消耗量为 15kg，6～9 岁儿童患龋率为 90%。大战期间，每人每年糖的消耗量减少到 1kg 以下，患龋率下降 50%～75%，1962 年每人每年糖的消耗量增加到 12～15kg，患龋率回升。Toverud 研究挪威的患龋情况，6～12 岁儿童每人每年糖的消耗量由战前 15kg 减少到 10kg，5 年内 7 岁儿童患龋率从 65% 降低到 35%。同时还发现，患龋率与吃糖的频率和糖加工形式有关，如加工成黏性的蜜饯食品等更易致龋。

4. 家族影响　龋病常在家族中流行，同一家族成员之间会以相似的形式传播。父亲或母亲如果是龋病易感者，他们的子女常常也是龋病易感者。这种情况究竟源于遗传基因一致还是由于生活习惯相同目前尚无定论。但有许多专家从研究两代人口腔中致龋微生物相同的发现中推测，龋病在家族之中流行很可能与生活习惯导致致龋微生物传播有关。母亲在喂养婴幼儿时，口腔中的致龋微生物被传播至她们的子女，使她们的子女具备了龋病易感性，但这种在母婴之间的传播关系在父子之间很少被发现。

第九节　牙周疾病流行病学
The Epidemiology of Periodontal Diseases

牙周病是另一类严重影响人类口腔健康的主要疾病，包括牙周炎和牙龈炎。牙周病对人体健康损害极大，是中老年人失牙的主要原因。由局部因素和全身因素共同作用，口腔卫生不良、牙菌斑、牙石积聚是牙周病主要的外部因素，机体免疫缺陷、营养不良、内分泌功能失调等造成机体抵抗力下降，也能导致牙周病发生。

牙周病在人群中流行很普遍，我国第三次口腔健康流行病学调查结果显示，我国 12 岁儿童牙龈出血患病率是 57.7%，牙石患病率为 59.0%。35 ～ 44 岁成人组的牙周袋患病率为 40.9%，牙石患病率是 97.3%。65 ～ 74 岁老年人组无牙龈出血、无牙周袋、无重度牙周附着丧失的比率仅13.6%。

用于评价牙周病的指数较多，但由于牙周病常造成牙龈、牙槽骨、牙周膜等多方面破坏，临床表现较为复杂，目前尚没有一个指数能对所有这些破坏而造成的改变提供全面的定量评价。大多数牙周病的指数依据研究者的出发点不同，对牙周组织某一部分的改变作出评定。在众多的牙周指数中，一些指数由于客观性较差、操作复杂或已有更理想的指数替代等原因已很少使用，下面仅介绍几种常用的牙周病指数。

一、牙周健康指数

（一）简化口腔卫生指数

简化口腔卫生指数（oral hygiene index-simplified，OHI-S）是 Greene 和 Vermillion 于 1964 年提出的，对其在 1960 年提出的口腔卫生指数（oral hygiene index，OHI）加以简化，使之更易操作。两者的区别在于 OHI 需检查全口 28 颗牙，评价 12 个牙面 [每个区段选择覆盖软垢、菌斑与牙石最多的 1 个唇面，1 个舌（腭）面]，而 OHI-S 只检查 6 个牙面 [16、11、26、31 的唇（颊）面，36、46 的舌面]。简化口腔卫生指数包括简化软垢指数（debris index-simplified，DI-S）和简化牙石指数（calculus index-simplified，CI-S）。简化口腔卫生指数可以用于个人，但主要用于人群口腔卫生状况评价。

1. 检查方法　检查软垢以视诊为主，根据软垢面积按标准记分，当视诊困难时，可用镰形探针自牙切缘 1/3 处向颈部轻刮，再根据软垢的面积按标准记分。检查牙石时，将探针插入牙远中面龈沟内，然后沿着龈沟向近中移动，根据牙颈部牙石的量记分。将每个牙面软垢或牙石记分相加，即为个人简化口腔卫生指数。将个人简化口腔卫生指数相加，除以受检人数，即为人群简化口腔卫生指数。

2. 记分标准

（1）简化软垢指数（图 2-6）：0 示牙面上无软垢；1 示软垢覆盖面积占牙面 1/3 以下；2 示软垢覆盖面积占牙面 1/3 与 2/3 之间；3 示软垢覆盖面积占牙面 2/3 以上。

（2）简化牙石指数（图 2-7）：0 示龈上、龈下无牙石；1 示龈上牙石覆盖面积占牙面 1/3 以下；2 示龈上牙石覆盖面积于牙面 1/3 与 2/3 之间，或牙颈部有散在龈下牙石；3 示龈上牙石覆盖面积占牙面 2/3 以上，或牙颈部有连续而厚的龈下牙石。

（二）菌斑指数

菌斑指数（plaque index，PLI）由 Silness 和 Löe 在 1964 年提出，根据牙面菌斑的厚度而不根据菌斑覆盖面积记分。用于评价口腔卫生状况和衡量牙周病防治效果。

1. 检查方法　用视诊结合探针的方法检查，检查时用探针轻划牙面，根据菌斑的量和厚度记分。菌斑指数可检查全口牙面，也可检查选定的几颗牙。每颗牙检查 4 个牙面，即近中颊面、

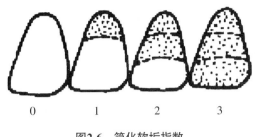

图2-6 简化软垢指数

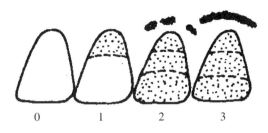

图2-7 简化牙石指数

正中颊面、远中颊面以及舌面。每颗牙的记分为 4 个牙面记分之和除以 4，个人记分为每颗牙记分之和除以受检牙数。

2. 记分标准（图 2-8） 0 示龈缘区无菌斑；1 示龈缘区的牙面有薄的菌斑，但视诊不可见，若用探针尖刮牙面可见牙菌斑；2 示在龈缘或邻面可见中等量菌斑；3 示龈沟内或龈缘区及邻面有大量软垢。

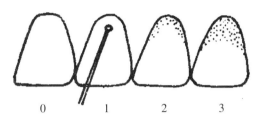

图 2-8 菌斑指数记分标准

（三）Turesky 改良的 Q-H 菌斑指数

Quigley 和 Hein 在 1962 年提出了 0 ~ 5 级的菌斑指数记分标准，提出的依据是他们认为牙颈部的菌斑对牙周组织健康关系更为密切。1970 年 Turesky 等对 Quigley 和 Hein 的这个菌斑指数作了修改，提出了更为客观的、具体明确的记分标准。

1. 检查方法 检查除第三磨牙以外的所有牙的唇舌面，也可以按照 1959 年 Ramfjord 提出的方法，只检查指定的六颗牙，即 16、21、24、36、41、44，称为 Ramfjord 指数牙。先用菌斑染色剂使菌斑染色，再根据牙面菌斑面积记分。

2. 记分标准 0 示牙面无菌斑；1 示牙颈部龈缘处有散在的点状菌斑；2 示牙颈部菌斑宽度不超过 1mm；3 示牙颈部菌斑覆盖宽度超过 1mm，但在牙面 1/3 以下；4 示菌斑覆盖面积占牙面 1/3 与 2/3 之间；5 示菌斑覆盖面积占牙面 2/3 以上（图 2-9）。

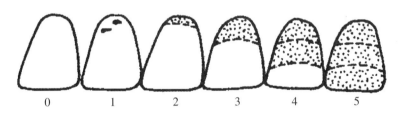

图2-9 Turesky改良的Q-H的菌斑指数

（四）牙龈指数

牙龈指数（gingival index，GI）为 Loe 和 Silness 于 1967 年修订。该指数只观察牙龈情况，检查牙龈颜色和质的改变，以及出血倾向。

1. 检查方法 检查使用钝头牙周探针，视诊结合探诊。检查全口或几颗选定的牙。须检查每颗牙周围的牙龈，将其周围牙龈分为近中唇（颊）乳头、正中唇（颊）缘、远中唇（颊）乳头和舌侧龈缘。每颗牙的记分为 4 个牙面记分的平均值，每人记分为全部受检牙记分的平均值。

2. 记分标准 0 示牙龈健康。1 示牙龈轻度炎症，牙龈颜色有轻度改变并轻度水肿，探诊不出血；2 示牙龈中等炎症，牙龈色红，水肿光亮，探诊出血；3 示牙龈严重炎症，牙龈明显红肿或有溃疡，并有自动出血倾向（图 2-10）。

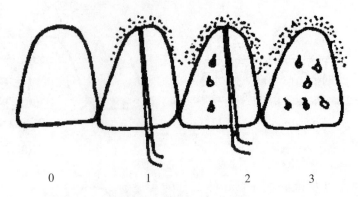

图2-10　牙龈指数记分标准（Löe和Silness，1967）

对于群体牙龈炎的流行程度，可按表2-22标准估计：

表2-22　牙龈指数与牙龈炎流行程度

牙龈指数	牙龈炎流行程度
0	无流行
0.1～1.0	轻度流行
1.1～2.0	中度流行
2.1～3.0	重度流行

（五）龈沟出血指数

龈炎患者一般都有龈沟红、肿现象，但龈沟出血则是患者龈炎活动期的表现，Mühleman 和 Son 认为根据龈沟出血情况对牙龈进行评价更能反映龈炎的活动状况。据此，1971年 Mühleman 和 Son 提出了龈沟出血指数（sulcus bleeding index，SBI）。

1. 检查方法　检查用视诊和探诊相结合的方法，所用探针为钝头牙周探针，检查时除观察牙龈颜色和形状外，还须用牙周探针轻探龈沟，观察出血情况。检查龈沟出血指数前，一般不能检查菌斑指数，因染色剂使用后，会影响龈沟出血情况辨别。

2. 记分标准　0示龈缘和龈乳头外观健康，轻探龈沟后不出血；1示龈缘和龈乳头呈轻度炎症，轻探龈沟后不出血；2示牙龈呈轻度炎症，有颜色改变，无肿胀或水肿，探诊后点状出血；3示牙龈呈中度炎症，有颜色改变和轻度水肿，探诊后出血，血溢在龈沟内；4示牙龈呈重度炎症，不但有色的改变，并且有明显肿胀，探诊后出血，血溢出龈沟；5示牙龈有色的改变，明显肿胀，有时有溃疡，探诊后出血或自动出血。

（六）牙龈出血指数

牙龈出血指数（gingival bleeding index，GBI）于1975年由 Ainamo 和 Bay 提出，认为牙龈出血情况更能反映牙龈炎的活动状况。

1. 检查方法　GBI 可以检查全部牙齿或只检查指数牙，检查采用视诊和探诊相结合的方法。检查时使用牙周探针轻探牙龈，观察出血情况。每个牙检查唇（颊）面的近中、正中、远中3点和舌（腭）正中4个点。检查牙龈出血指数前，一般不能检查菌斑指数，因染色剂使用后，会影响牙龈出血情况辨别。

2. 记分标准　0示探诊后牙龈不出血；1示探诊后可见牙龈出血。

每个受检者的记分是探查后牙龈出血部位的数目占总的检查部位数目的百分比。

（七）社区牙周指数

1987年 Ainamo 等在世界卫生组织出版的《口腔健康调查基本方法（第3版）》中采纳了他

们早先发表的社区牙周治疗需要指数（CPITN），这个指数的特点是不仅反映牙周组织的健康状况，也反映牙周的治疗需要情况，且操作简便，被世界卫生组织采纳，推荐作为牙周病流行病学调查指数。1997年口腔健康调查基本方法第4版对社区牙周治疗需要指数作了修改，取名社区牙周指数（community periodontal index，CPI）。这个指数操作简便，重复性好，适合于大规模的口腔流行病学调查。

1. 检查方法 社区牙周指数需借助特殊器械在规定的牙位上检查。

（1）检查器械：使用世界卫生组织推荐的CPI牙周探针（图2-11）。探针尖端为一小球，直径为0.5mm，在距顶端3.5～5.5mm处为黑色涂抹的区域，距顶端8.5mm和11.5mm处有两条环线。在牙周检查时CPI探针的作用是：①检查牙龈出血情况，顶端小球可避免探针头部过于尖锐而刺伤牙龈组织导致出血，而误诊为牙龈炎；

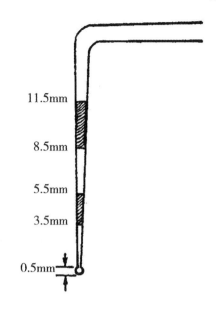

图2-11 CPI牙周探针

②探测龈下牙石；③探测牙龈沟或牙周袋的深度，探针在3.5mm和5.5mm处的刻度便于测定牙周袋深度。

（2）检查项目：CPI检查内容为牙龈出血、牙石和牙周袋深度。

（3）检查方法：以探诊为主，结合视诊。检查时将CPI探针轻缓地插入龈沟或牙周袋内，探针与牙长轴平行，紧贴牙根。沿龈沟从远中向近中移动，作上下短距离的颤动，以感觉龈下牙石。同时查看牙龈出血情况，并根据探针上的刻度观察牙周袋深度。CPI探针使用时用力不超过20g，过分用力会引起病人疼痛，有时还会刺破牙龈。

（4）检查指数牙：将口腔分为6个区段，即：

17～14	13～23	24～27
47～44	43～33	34～37

检查每个区段的指数牙，20岁以上者需检查以下10颗指数牙的牙龈出血、牙石和牙周袋情况：

17 16	11	26 27
47 46	31	36 37

20岁以下，15岁以上者，为避免第二恒磨牙萌出过程中产生的假性牙周袋，只检查6颗指数牙：

16	11	26
46	31	36

15岁以下者，因相同原因，也只检查以上6颗指数牙，并且只检查牙龈出血和牙石情况，不检查牙周袋深度。

WHO规定，每个区段内必须有2颗或2颗以上功能牙，并且无拔牙指征，该区段才做检查。成年人的后牙区段，有时缺失一颗指数牙或有拔牙指征，则只检查另一颗指数牙。如果一个区段内的指数牙全部缺失或有拔牙指征时，则检查此区段内的所有其余牙，以最重情况记分。每颗指数牙的所有龈沟或牙周袋都须检查到。每个区段两颗功能牙检查结果，以最重情况记分。以6个区段中最高的记分作为个人CPI值。

2. 记分标准 0示牙龈健康；1示龈炎，探诊后出血；2示牙石，探诊可发现牙石，但探针黑色部分全部露在龈袋外；3示早期牙周病，龈缘覆盖部分探针黑色部分，龈袋深度在4～5mm；4示晚期牙周病，探针黑色部分被龈缘完全覆盖，牙周袋深度在6mm或以上；X示除外区段（少于两颗功能牙存在）；9示无法检查（不记录）（图2-12）。

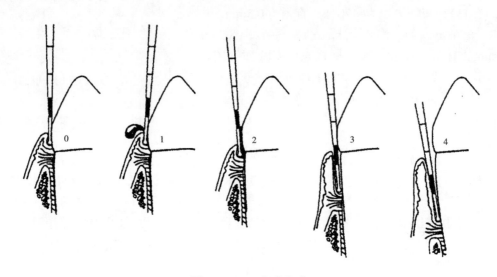

图2-12 CPI记分标准

例：①男性，成年人。用CPI标准检查其10颗指数牙的牙周组织后，结果记录为：

4	2	3
2	2	X

说明他的右上区段至少一颗牙有深牙周袋，需要复杂的牙周治疗，左上区段至少一颗牙有浅牙周袋，需要刮治，上下中区段和右下区段至少各有一颗牙有牙石，需要洁治，左下区段由于2颗功能牙已不存在，为除外区段。

②女性，12岁。用CPI标准对其6颗指数牙检查后，结果记录为：

0	1	0
1	0	1

说明她的上颌左右侧及下中区段牙周健康，不需要治疗。下颌左右侧及上中区段患牙龈炎，需要口腔健康教育，一旦建立良好口腔卫生习惯后，牙龈可以恢复健康。

以上两例个人CPI记分，前者为"4"，后者为"1"。

除了上述介绍的这些牙周健康指数以外，在口腔预防和临床医疗中还有一些指数也很常用，如牙周附着丧失指数、牙周指数等，这些指数常根据研究或调查的需要选择应用。

二、牙周疾病的流行特征及其影响因素

（一）牙周病的流行特征

1. 地区分布 龈炎或牙周炎几乎所有的国家70%以上的成人都会受到影响。过去对牙周病的理解认为发展中国家的患病率与严重程度均较高，而发达国家较低。然而20世纪80年代以来的流行病学资料显示，情况并非如此绝对。虽然一般说来牙龈炎在发展中国家更普遍，那只是因为口腔保健较差，但是牙周炎的情况就不一样。WHO全球口腔资料库的资料表明严重牙周病的患病率在发展中国家与发达国家差异不大，几乎所有的人口患病率都在7%～15%的范围内。

牙周病在不同地区的患病情况不同，与地区之间的经济状况有一定的关系。发展中国家的龈炎、牙石等的患病程度高于发达国家（表2-23），农村居民的患病程度高于城市居民。

表2-23 几个国家15～19岁年龄组牙周状况（WHO）

发展中国家			工业化国家		
国家	年	牙石平均区段数	国家	年	牙石平均区段数
越南	1993	4.6	法国	1993	1.4
印度	1990	3.2	德国	1992	3.0
纳米比亚	1991	5.0	日本	2005	0.8
苏丹	1991	5.3	英国	1991	0.6
智利	1992	1.8	芬兰	1990	0.3

在我国，农村牙周病的流行情况比城市严重，根据第三次全国口腔健康流行病学调查结果，除65～74岁组以外，12岁、35～44岁2个年龄组的牙石平均检出区段数农村均高于城市，这种情况与受检人群口腔卫生状况有关（表2-24）。我国第二次口腔健康流行病学调查曾检查了受检者的软垢情况，结果显示，12岁、15岁、35～44岁年龄组人群软垢指数记分为5的百分率，城市分别为38.56%、29.35%和29.69%，农村分别是42.95%、32.97%和44.12%。由此可见，所有年龄组软垢指数农村均高于城市。

表2-24 我国12～74岁不同年龄组城乡牙周状况（%）

年龄（岁）	牙龈出血		牙石		牙周袋	
	城	乡	城	乡	城	乡
12	53.9	61.4	55.0	63.0	—	—
35～44	71.2	83.5	96.3	98.3	39.5	42.4
65～74	64.6	71.4	89.9	87.5	52.9	51.6

2. 时间分布 20世纪60年代工业化国家的儿童、青少年龈炎的患病率相当高，如Sheiham于1969年在英国调查756名11～17岁学生，龈炎患病率高达99.7%，Mchugh于1964年在苏格兰调查2905名13岁学生，龈炎患病率为99.4%，与发展中国家目前情况类似。20世纪70年代后期，由于牙科公共卫生学的发展，人群中的牙病不但得到控制，且预防工作的开展逐年有所

提高。首先是青、少年儿童的龋病、龈炎患病情况持续下降，然后扩大到成年人。据1985年美国成年人口腔健康调查资料，检查18～19岁青少年2个象限牙齿的牙周组织，每颗牙检查2个部位，结果只有5.4%的部位患龈炎，23.7%的部位有牙石；检查3720名35～44岁的工作人员，只有5.7%的部位患龈炎，35.6%的部位有牙石，22.4%的部位有牙周附着丧失，由于美国对龋病、龈炎的预防工作已取得较大进展，目前美国牙医协会的主要精力已放在牙周病、口腔癌与艾滋病的防治研究工作上。

3. 年龄分布　牙周病患病率随年龄增长而增高。5～6岁就可能患龈炎，以后随年龄增长，部分龈炎逐渐发展成牙周炎，龈炎患病率逐渐下降，但牙周炎患病率逐渐上升。全国第三次口腔健康流行病学调查对牙周病的调查依据牙龈出血、牙石、浅牙周袋和深牙周袋记分，从结果可以看出，牙龈出血和牙石百分率从12岁开始逐渐上升，至35～44岁年龄最高，65～74岁老年人因牙缺失，牙龈出血和牙石百分率有所下降，但所有被调查人群的牙石百分率均处于很高水平。牙周袋百分率也随年龄增加，老年人最高。年龄与牙周病患病程度的关系呈现以上相同的趋势。

4. 性别分布　牙周病与性别的关系不明确，各种研究的结果不同。但多数报告为男性重于女性。

据全国第三次口腔健康流行病学调查结果，各年龄组人群牙周状况男性均差于女性。这个结果与男性口腔卫生状况较差有关，从结果看，男性的牙石百分率均高于女性，男性三个年龄组分别为60.6%、98.2%和89.9%，女性分别为57.4%、96.4%和87.5%（表2-25）。另外，牙周病在性别之间的这种分布与吸烟也有关系。据统计，我国男性吸烟人数远多于女性。

表2-25　全国12～74岁不同年龄组男女牙周健康状况百分率（%）

年龄（岁）	牙龈出血		牙石		牙周袋	
	男	女	男	女	男	女
12	57.9	57.5	60.6	57.4	—	—
35～44	76.3	78.2	98.2	96.4	46.9	35.0
65～74	68.1	68.0	89.9	87.5	56.3	48.2

5. 民族分布　不同民族牙周病的患病情况差异很大，这可能与民族之间的社会经济、环境文化、饮食卫生习惯等差异有关。据1983年全国中、小学生口腔健康调查资料，我国少数民族中龈炎患病率最低的是朝鲜族（城市20.0%，农村27.3%），最高的是彝族（城市94.7%，农村96.9%）。

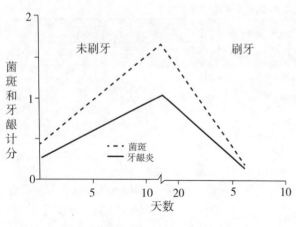

图2-13　刷牙与龈炎和菌斑的关系

（二）影响牙周病流行的因素

除以上地区、时间、年龄、性别及民族等因素外，牙周病的患病情况还受到其他因素如口腔卫生习惯、吸烟和营养的影响。

1. 口腔卫生　虽然全身健康状况会影响牙周病发病，但口腔卫生状况与牙周病有直接关系。口腔卫生好，也就是菌斑清除彻底，龈炎发病率低，牙周状况就好；反之，口腔内菌斑很多，牙石堆积，龈炎则不能避免。如果这种情况持续存在，就会引起牙周炎。口腔卫生与龈炎和菌斑的关系见图2-13。可见连续数天不刷牙，菌斑和牙龈记分迅速上升，刷牙后菌斑和牙龈记分很快下降。

2．吸烟　吸烟是牙周病的高危因素之一，吸烟者牙周病患病危险高于不吸烟者。烟瘾不大者，牙周病的危险性比不吸烟者高 2 倍，烟瘾大者其危险性高 7 倍，尤其是严重牙周炎。吸烟者牙菌斑、牙石堆积增多，牙槽骨吸收加快，牙龈炎症和牙周炎症加重。Sheiham 调查了 706 名北爱尔兰人和 2004 名英格兰人，吸烟者平均牙周指数分别为 4.33 和 3.98，不吸烟者分别为 3.56 和 3.02，说明吸烟可促进牙周病发病。从加重牙周病的严重程度看，吸烟对牙槽骨丧失、牙松动和牙周袋加深有剂量反应关系，吸烟次数越多，时间越长，牙周病越严重。

在我国，吸烟方式主要有水烟、纸烟和旱烟 3 种方式。吸水烟时烟雾通过水的过滤，降低了热量和烟雾中有毒物质对牙龈组织的刺激作用；吸纸烟时由于纸烟末端有一段过滤头，也可有一定的过滤作用；但是没有一种是安全的。吸旱烟由于缺乏对烟雾和热量的过滤，烟草中的尼古丁等有毒物质直接刺激牙龈黏膜，对牙周病的危害更大。

有研究报道，当人们吸烟史在 10 年以下时，患牙周病的概率是不吸烟者的 1.3 倍，当吸烟史为 16 ～ 20 年时，患牙周病的概率是不吸烟者 8.0 倍，这是由于牙周组织受到的破坏具有累积作用，吸烟史越长，牙周组织的患病情况越严重。

3．营养　口腔卫生状况可以影响牙周组织健康，然而也有一些人虽然长期口腔卫生差，但其牙周组织并没有明显破坏。相反，有些患者口腔卫生保持得相当好，非常注意自我口腔保健，却患有严重的牙周病。这说明除了口腔卫生状况之外，还有其他影响牙周健康的因素，例如，营养状况是影响牙周组织对致病因素抵抗力的重要条件之一。

人体需要的营养包括糖类、脂肪、蛋白质、纤维、矿物质，这些营养成分为牙周组织的代谢、修复和维持正常功能所必需。营养缺乏将造成牙周组织功能降低。蛋白质缺乏可使牙周结缔组织变性、牙槽骨疏松；还可影响抗体蛋白合成，免疫能力下降；维生素与牙周组织胶原合成有关，它们的缺乏使牙周组织创伤愈合困难。总之，营养是维持牙周组织健康的必要条件之一，营养不良可使牙周组织对口腔局部刺激因素的抵抗力降低，因而易患牙周病。

4．全身疾病　一些全身系统性疾病也是牙周疾病的影响因素。系统性疾病常伴有组织缺损和某些功能下降，或机体免疫调节能力减退。使牙周组织或易于发生炎症，或伤口难于修复，最终产生牙周疾病。在系统性疾病中比较得到公认的影响牙周组织的疾病是糖尿病。有研究表明，糖尿病患者牙周组织内一些炎症细胞活跃，炎症介质增多，使牙周组织受到破坏；同时牙周组织的修复功能也有所减弱，易于产生牙周疾病。对于这类患者，如果能够控制糖尿病的发展，就可能显著减轻牙周病的症状。

第十节　其他口腔常见疾病流行病学
The Epidemiology of Other Common Oral Diseases

一、氟牙症

氟牙症（dental fluorosis）又称斑釉牙（mottled enamel），是牙在发育期间长期接受过量的氟，使成釉细胞受到损害，造成牙釉质发育不全。首先是在我国三国时代（公元 223—262）嵇康《养生论》中的"齿居晋而黄"的描述，其后是 1901 年美国的 Eager 在意大利的那不勒斯移民团中发现的，当时称为"局部性釉质缺损"，到 20 世纪初由美国学者 Mckay 等人把斑釉牙描述为"科罗拉多棕色条纹"，从此开始了系列研究。1916 年 Mckay 与 Black 将它定名为斑釉牙。

（一）指数

1．Dean 分类法　根据牙釉质颜色、光泽和缺损的面积来确定损害的程度（彩图 2-14）。从每个人的牙列中找到受损害最重的两颗牙记分，如两牙受损程度不同，则根据较轻的一颗牙记分（表2-26）。

表2-26　Dean氟牙症分类系统标准

分类（加权）	标准
正常（0）	釉质表面光滑，有光泽，通常呈浅乳白色
可疑（0.5）	釉质半透明度有轻度改变，可从少数白纹斑点到偶见白色斑点，临床不能诊断为很轻型，而又不完全正常的情况
很轻度（1）	小的、似纸一样白色的不透明区不规则地分布在牙齿上，但不超过唇面的25%
轻度（2）	牙釉质的白色不透明区更广泛，但不超过牙面50%
中度（3）	牙齿的釉质表面有明显磨损、棕染，很不美观
重度（4）	釉质表面严重受累，发育不全明显，以至可能影响牙齿的整体外形，有几颗缺损或磨损区，棕染广泛。牙齿常有侵蚀现象

来源资料：Dean，1942.

在此对 Dean 氟牙症的分类做以下说明：

正常（彩图 2-14A）：釉质呈浅乳白色，半透明，表面平滑有光泽。在发育期因营养障碍或患病引起的釉质发育不全不能诊断为氟牙症。

可疑（彩图 2-14B）：可疑类型是牙釉质从正常到很轻型的过渡型，即不属于正常又不能划分为很轻型。釉质上的白色程度浅，有时呈云雾状。

很轻（彩图 2-14C）：釉质上的白色程度较明显，呈纸白区。经常在前磨牙或第二磨牙牙尖顶端有 1～2mm 的白色不透明区，包括尖牙尖端经常出现的小的点状白色区。

轻度（彩图 2-14D）：牙釉质上白色不透明区范围更加扩大，但覆盖面积不超过牙面的50%。

中度（图 2-14E）：釉质表面大部分受累而变色，常有细小的凹状缺损，多见于唇颊面。如发生在后牙，牙面常出现磨损，颜色改变更明显，呈黄褐色或棕色，影响美观。但此型的划分并不根据颜色改变。

重度（图 2-14F）：釉质表面全部受损，凹状缺损明显，牙冠失去正常外形且脆性增加，可因咀嚼或外力而致牙折，染色深，对美观和功能都有严重影响。

根据以上氟牙症的分类记分系统，可以换算出社区氟牙症指数（community dental fluorosis index，CFI），计算公式如下：

$$CFI = \frac{(n \times w)}{N}$$

式中，N 为总人数；n 为每一种人数；W 为每一种加权。

$$氟牙症指数（CFI）= \frac{(0.5 \times 可疑人数)+(1 \times 很轻人数)\cdots\cdots+(4 \times 重度人数)}{受检人数}$$

例如：为了解某地氟牙症流行情况，检查 110 名当地居民，结果见表 2-27。

表2-27 某地110名居民氟牙症加权记分及总和

氟牙症加权记分	人数	加权总和	氟牙症加权记分	人数	加权总和
0	50	0.0	3	5	15.0
0.5	25	12.5	4	5	20.0
1	15	15.0	合计	110	82.5
2	10	20.0			

$$氟牙症指数 = \frac{82.5}{110} = 0.75$$

氟牙症指数表示一个地区人群氟牙症的流行状况的严重程度，根据社区氟牙症指数的范围，1946年Dean把社区氟牙症指数记分作为有公共卫生意义的指征，并把氟牙症在一个地区的流行情况分为6类（表2-28）。

表2-28 Dean规定的社区氟牙症指数的公共卫生意义

公共卫生含义	氟牙症指数范围	公共卫生含义	氟牙症指数范围
阴性	0.0 ~ 0.4	中度	1.0 ~ 2.0
边缘性	0.4 ~ 0.6	重度	2.0 ~ 3.0
轻度	0.6 ~ 1.0	极重度	3.0 ~ 4.0

资料来源：Dean 等，1942.

社区氟牙症指数的公共卫生意义是：一个地区的氟牙症指数在0.0 ~ 0.4范围内，发生率 < 10%，属于正常范围。氟牙症指数在0.4 ~ 0.6之间为许可范围，很轻度 > 10%，< 35%。当指数超过0.6时，很轻度 > 35%，< 50%，中度 < 35%，即为氟牙症流行，需采取公共卫生措施，以降低氟牙症患病率。上例氟牙症指数为0.75，属轻度流行地区，应采取除氟措施。

2005年我国进行第三次全国口腔流行病学调查，采取Dean分类法检查氟牙症。所调查的30个省市12岁氟牙症指数为0.25，患病率是11.7%，均属于正常范围。

2. TF分类法 Thylstrup和Fejerskov根据组织学观察，结合临床表现，将氟牙症分为10度。本法主要用于流行病学调查，或者在临床诊断中描述氟牙症在颊舌面与咬合面的严重程度。分类诊断标准如下：

0：牙面在擦拭和吹干后，釉质的透明度正常。

1：在整个牙面可见细的白垩线，这些白垩线和釉面横纹部位相一致，有些病例的牙尖和（或）切缘可见轻微的帽状白垩区。

2：白垩线更加明显，常见相近白垩线融合形成小的云雾状白垩区，分散在牙齿表面。在牙尖和（或）切缘帽状白垩区更常见。

3：白垩线融合，在牙齿表面可见多处云雾状白垩区。在白垩区之间仍可见白垩线。

4：整个牙面呈现明显的不透明或无光泽（opacity）和白垩色（chalky white）。部分磨损或磨耗的区域白垩色较轻。

5：整个牙面呈现明显的不透明（opaque），部分有直径小于2mm的点状缺损。

6：常可见在白垩釉质中融合的小窝形成小于2mm宽度的白带。这一类包括已磨耗的唇（颊）面牙尖釉质，损害区垂直高度小于2mm。

7：最外层釉质呈不规则缺损的范围小于牙面的 1/2，其余完整釉质呈白垩色。

8：最外层釉质呈不规则缺损的范围大于牙面的 1/2，其余完整釉质呈白垩色。

9：外层釉质大部分缺损，牙体解剖形态发生改变，牙颈部常呈现堤状的白垩色釉质。

（二）流行特征

1. 地区分布　氟牙症的流行具有明显的地区性，其发病与当地水、土壤、空气中的含氟量过多密切相关，氟含量过高氟牙症则流行。氟牙症是地方性氟中毒的早期指征，饮用水是摄入氟的一个最大来源，一般认为饮用水含氟浓度 0.8 ～ 1mg/L 为适宜，超过此浓度会引起氟牙症的流行。有的地区饮用水中氟含量明显高于正常浓度，如我国的西北、华北、东北等一些地区，饮用水氟浓度普遍超过 3mg/L。在我国一些高氟煤矿区，土壤和空气中的氟含量很高，这些地区即使水氟浓度很低，但由于燃高氟煤烘烤粮食造成气源性氟污染，居民从其他途径摄入过多的氟，也会产生氟牙症，甚至氟骨症。如对三峡地区的调查资料显示，调查区人口约 447 万，氟牙症患者约 150 万，典型重病区氟牙症患病率为 90%，氟骨症为 40%。又如 1977 年湖北恩施地区防疫站调查湖北沫抚镇发现，饮用水含氟量为 0.12mg/L，由于当地居民用石煤烘烤玉米，石煤含氟量为 717.3mg/kg，玉米含氟量为 84.2mg/kg，居民食用这些烘烤过的玉米引起氟牙症。

2. 城乡分布　氟牙症在城乡居民中都可发生，但第三次全国口腔健康流行病学调查结果显示，农村患病率高于城市，12 岁组分别是城市 9.0%、农村 14.3%。城市与农村的差异，可能源于饮用水不同，城市居民以自来水为主，含氟量受到控制。农村居民饮用水较杂，如果饮用含氟量较高的深井水或河水，患病率会上升。

3. 年龄分布　胎盘对氟有一定的屏障作用，过量的氟不易通过胎盘屏障，所以乳牙较少发生氟牙症，但氟量过高则会透过胎盘屏障，乳牙也可能会患病。慢性氟中毒主要损害恒牙，6 岁以后恒牙逐渐萌出，氟牙症的患病率逐渐升高，至 12 岁左右恒牙全部萌出，造成不可逆转的危害，此后氟牙症患病率维持一个相对稳定的水平。中年以后因龋病或牙周病可能导致恒牙逐渐脱落，患病率才开始下降。

4. 性别分布　氟牙症在男女性别上未发现显著不同。第三次口腔流行病学调查显示，男女的氟牙症患病率和氟牙症指数相同，皆为 11.7%，0.25。

5. 牙位分布　Moller 等的调查报告提出受氟牙症影响最严重的是前磨牙，Murray 等调查显示受白垩釉质影响最大的是颊侧面，上颌牙所受影响为下颌牙的 2 倍，其中上中切牙受影响最大。

二、牙本质敏感

牙本质敏感（dental hypersensitivity）是指暴露的牙本质对外界刺激所产生的短而尖锐的疼痛，并且不能归因于其他特定原因引起的牙体缺损或病变。常见的外界刺激包括温度刺激、吹气刺激、机械刺激或化学刺激。牙本质敏感产生的原因有多种解释，如神经学说、牙本质纤维传导学说和流体动力学理论。流体动力学理论是目前被广泛接受的牙本质敏感病因理论。在解剖学上，牙本质敏感主要出现在牙釉质缺失、牙本质暴露之后，位于牙本质内的牙本质小管在髓腔和口腔两端暴露，小管内的液体在外界刺激下流动，压迫小管内的神经纤维产生疼痛。造成牙釉质缺失的原因很多，常见的有牙齿酸蚀、牙齿磨耗、牙颈部损伤等。还有一些原因导致的牙龈退缩、牙本质暴露也会引起牙本质敏感，如牙周病、刷牙方法不正确等。

（一）评价方法

检查牙本质敏感的方法通常采用温度测试、冷空气喷吹、探针探测和压力测试等。比较常用的方法有电子压力敏感探诊记数和 Schiff 冷空气敏感指数。

1. 电子压力敏感探诊记数　使用一台电子压力敏感探针，该仪器可以定量测定加在牙面上的压力（g）。测试敏感性时，探针接触牙颊面暴露的牙面，首先设定 10g 力量探测，随后每次增加 10g 力量，最大力量为 80g，记录敏感阈值，即受试者表明有不舒服的感觉时的压力值。探诊力的数值高说明牙敏感性水平低。

2. 冷空气吹喷敏感性评价 使用牙科综合治疗台的气枪在离开敏感牙齿 1cm 距离喷吹 1 秒，吹气温度为 19～21℃，吹气时将手指放在邻牙以避免邻牙症状影响结果的准确性。用 Schiff 冷空气敏感指数评价，计分如下：

0 = 牙及受试者对空气刺激不反应。

1 = 牙及受试者对空气刺激有反应，但不请求中止刺激。

2 = 牙及受试者对空气刺激有反应，请求中止刺激或去除刺激。

3 = 牙及受试者对空气刺激有反应，刺激导致疼痛，请求停止。

该参数低的记分表示牙齿敏感性低，反之亦然。

（二）流行特征

牙本质敏感的患病情况在不同的国家患病率不同，据国外报道成年人群的患病率为 8%～57%，好发年龄为 25～45 岁，好发部位以尖牙和前磨牙的颊侧面居多，牙周病患者好发。

1. 年龄分布 牙本质敏感的患病率根据不同年龄而不同，基本上随年龄增长而增加。根据 2008—2009 年我国对 6 个城市和 8 个城镇乡村地区牙本质敏感流行病学调查的结果，我国成年人最好发年龄是 50～60 岁，其次是 60～69 岁，患病率最低的是 20～29 岁人群（表 2-29）。

表2-29　我国6个城市和8个城镇乡村地区人群牙本质敏感流行病学调查结果

年龄（岁）	检查人数	患病人数	患病率（%）
20～29	2939	560	19.1
30～39	2913	882	30.3
40～49	3006	1035	34.4
50～59	3023	1203	39.8
60～69	2901	1057	36.4
合计	14782	4737	32.0

2. 性别分布 根据不同国家的调查，牙本质敏感好发于女性（表 2-30）。我国 2008—2009 年对 6 个城市和 8 个城镇乡村地区牙本质敏感流行病学调查的结果也显示女性牙本质敏感的患病率高于男性（表 2-31）。

表2-30　不同地区牙本质敏感的患病率（%）

地域	男性	女性
北美	31	42
欧洲	39	50
其他地区	50	54

资料来源：Graham，et al. Journal of Dental Research，Vol82，B134，2003.

表2-31　我国牙本质敏感患病情况

	调查人数	牙本质敏感	
		患病率（%）	人均敏感牙数（颗）
城市	7936	29.7	1.4
农村	6843	34.8	1.5
男性	7423	26.6	—
女性	7359	37.5	—
总	14782	32.1	1.45

3．地区分布　在地区分布方面，农村人群的患病率高于城市人群（表2-29）。这种情况可能与农村人群口腔卫生较城市人群差、牙周疾病的患病情况较为严重有关。牙周疾病导致牙龈退缩使牙颈部的牙本质暴露，牙本质敏感的现象增多。另外，也可能与农村人群的食物结构与城市人群不同有关，农村人群的食物中含粗纤维的比例较高，牙齿的磨损也会比城市人群严重。

三、口腔癌

口腔癌（oral cancer）狭义指口腔鳞癌，是发生于舌、口底、腭、牙龈、颊和牙槽黏膜的一种癌症，被列为全世界10种最常见的癌症之一。我国以舌癌、颊黏膜癌、牙龈癌、腭癌最为常见。尤其是舌癌，近年有直线上升的趋势，占口腔癌的41.8%。其次是颊癌，占口腔癌的30.2%。牙龈癌近年有下降趋势，占口腔癌的22.5%。其他如腭癌和口底癌也占一定的比例。口腔癌的发生多与不良习惯、环境因素和生物因素相关。

（一）指标

衡量口腔癌的患病情况多用患病率和发病率。一般用十万分之几来表示，如上海市1984—1986年肿瘤发病率的调查，舌癌在男性为0.5～0.6/10万，女性为0.4～0.5/10万。

（二）流行特征

1．地区分布　口腔癌在全世界都有发现，不同地区发病率不同，以东南亚地区发病率最高，如孟加拉、缅甸、柬埔寨、印度、马来西亚、尼泊尔、巴基斯坦、新加坡、斯里兰卡、泰国和越南，这与当地居民咀嚼烟草和槟榔的习惯有关。据我国2005年的调查，35～44岁人群口腔恶性肿瘤的患病率是17/10万，65～74岁人群口腔恶性肿瘤患病率为30/10万，约占全身恶性肿瘤的8.2%。台湾、海南等地也有咀嚼槟榔的习惯。

2．时间分布　不同国家和地区的口腔癌发病随时间变化而变化。印度孟买1951—1961年口腔癌死亡率呈上升趋势，斯里兰卡1941—1961年的口腔癌死亡率呈下降趋势。美国1980年口腔癌新发生数比1971年上升了近2倍。

3．年龄分布　口腔癌可发生于所有人群，成年人好发。国内发病率的高峰为40～60岁，而西方国家的发病高峰在60岁以上，但近年来，不管是我国还是西方国家，患者年龄都有增长的趋势，主要原因可能与人群的平均寿命延长有关。口腔癌的发病率随年龄的增长而升高，江苏扬州1981—1982年进行了一次口腔恶性肿瘤的普查，年龄0～70岁，共80 028人。其中30岁组恶性肿瘤的患病率为38/10万，60岁组患病率为340/10万，60岁组较30岁组增加近10倍。

4．性别分布　男女都可以发生口腔癌，但男性明显高于女性，男女比例接近2∶1。近年来这种比例在逐渐下降，女性的发病率逐渐上升，上海张陈平等对1751例口腔黏膜鳞癌的分析表明，女性患者的增长速度远远高于男性，这种现象可能与女性吸烟和饮酒人数增多有关，也可能与更多女性参加以前男性从事的工作有关。

5．种族差异　口腔癌在不同种族发病率不同。在新加坡，印度裔口腔癌发病率高于华人和马来西亚裔，这可能与咀嚼烟草的习惯有关。

四、口腔黏膜疾病

口腔黏膜疾病（oral mucosal diseases）指发生在口腔黏膜和口腔软组织的多种感染和非感染性疾病。可分为两大类，一类是原发于口腔黏膜的疾病；一类是全身性疾病在口腔的表征，主要表现为口腔黏膜损害。常见的疾病有溃疡、扁平苔藓、白斑、盘状红斑狼疮、口腔炎、舌炎等。口腔黏膜病多好发于颊、舌、唇、软腭等黏膜，也可与皮肤同时发病。2005 年按照世界卫生组织的标准，对我国居民的口腔黏膜情况做了抽样调查，发现 35 ~ 44 岁年龄人群口腔黏膜异常的患病率是 4.95%，65 ~ 74 岁年龄人群口腔黏膜异常的患病率是 7.96%，农村高于城市。

口腔黏膜病的发病原因复杂，有许多疾病的原因至今未明，有些疾病是由感染引起，有些是变态反应性疾病，也有些与内分泌紊乱有关。口腔黏膜疾病近年来有上升的趋势。下面仅介绍白斑和扁平苔藓的流行病学情况。

（一）白斑

世界卫生组织在 1979 年制定了白斑（leukoplakia）的定义，白斑指发生在口腔黏膜上的白色损害，不能擦去，在临床和组织学上不能诊断为其他疾病。在流行病学调查时，评价白斑的指标主要用患病率。例如，1978 年许国祺等对上海地区不同职业人员进行口腔黏膜健康情况调查，受检人数共 18 769 人，查出患白斑患者 1502，患病率为 8%。我国白斑病的患病率为 10.47‰，这是 1980 年全国口腔黏膜白斑和扁平苔藓协作组对全国 134 个点、134 492 人的调查结果。

从白斑的流行病学分布来看，白斑好发的年龄为 40 岁以上中年人，并随年龄增加而增高。Pindborg（1970）对 10 169 名印度人的调查显示，白斑患病高峰为 45 岁以上；我国口腔黏膜白斑和扁平苔藓协作组 1980 年的调查结果显示，好发年龄为 50 ~ 59 岁。白斑患者以男性居多，1981 年 Axell 在瑞典调查了 20 333 人，男女比例为 1.6：1；1978 年李辉奉等在武汉调查了 15 280 人，男女比例是 27：1。大量流行病学调查表明，白斑发生的部位多见于颊黏膜、上下唇等处。白斑是一种癌前病变，吸烟是引起白斑的主要危险因素，白斑有导致口腔癌的可能，癌变率为 3% ~ 6%，停止吸烟后白斑可消除。

（二）口腔扁平苔藓

扁平苔藓（lichen planus）是一种发生于皮肤和黏膜上的伴有慢性浅在性炎症的角化性病变，口腔扁平苔藓主要表现为黏膜上的白色线状、网状或环状条纹。在流行病学调查时，扁平苔藓的评价指标主要为患病率。例如，1972 年 Pindborg 在印度调查了 7639 名村民，口腔扁平苔藓患病率为 1.5%。1980 年我国口腔黏膜白斑和扁平苔藓协作组对 134 492 人进行调查，我国口腔黏膜扁平苔藓患病率为 0.51%。

口腔扁平苔藓（oral lichen planus）的流行病学分布显示，关于口腔扁平苔藓好发年龄的报道相差较大，1974 年 Silverman 报道发病年龄最小为 22 岁，最大为 80 岁；1972 年 Pindborg 的调查显示，发病年龄最小是 15 岁，最大者超过 65 岁；1980 年李辉报道最小年龄为 12 岁，最大年龄为 68 岁。但发病最多的是中年人。口腔扁平苔藓女性患者比男性略多。1982 年 Hersle 的调查显示，男女比例是 1：1.5；1983 年 Landstrom 报道，男女比例为 1：2.3。发病原因尚不清楚，严重时亦有癌变的可能。

五、牙颌异常

牙颌异常（dentofacial anomalies）指儿童在生长发育过程中，由于各种因素的影响，如不良习惯、疾病、替牙紊乱、发育异常、遗传等，导致牙列不齐、关系紊乱等。

（一）指数

由于牙颌异常种类很多，临床上使用的分类标准也较多，缺乏统一性，这些标准多适用于临床诊断，不适宜用作流行病学调查。1997年WHO根据牙颌异常不同类型，推荐采用牙美观指数，用于12岁以后的年龄组，作为流行病学调查的记分标准。现介绍如下。

1. 前牙和前磨牙缺失　这一标准包括前牙和前磨牙缺失。检查上下颌牙弓切牙、尖牙和前磨牙的缺失情况，记录缺失牙数。了解所有前牙缺失原因是否因美观原因而拔牙，如果缺牙后间隙已关闭，或该牙位恒牙未萌出乳牙仍滞留，或缺失的切牙、尖牙和前磨牙已被固定修复替代，则不能作为缺失牙记录。

2. 切牙段拥挤　两侧尖牙之间的间隙不足以容纳4颗切牙正常排列，切牙扭转或错位于牙弓之外。按以下标准记分：

0 = 不拥挤

1 = 一段拥挤

2 = 两段拥挤

对于4颗切牙排列整齐而有1颗或2颗尖牙错位的情况，则不作为切牙拥挤记录。若有疑问，以低标准记分。

3. 切牙段出现间隙　上下牙弓左右尖牙之间的间隙超过容纳4颗正常切牙的需要，则出现间隙。如果一颗或多颗切牙的邻面没有牙间接触，此段记录为切牙有间隙。对于乳牙刚脱落恒牙即将萌出而出现的间隙，不记录为切牙间隙。切牙段出现间隙按以下标准记分：0示无间隙；1示一段有间隙；2示两段有间隙。

若有疑问，以低标准记分。

4. 中切牙间隙过宽　指两颗上颌恒中切牙之间，在正常位接触点出现数毫米的间隙。可按两中切牙近中面之间最短的距离（mm）记录。

5. 上下颌前牙排列最不规则　指前牙扭转、错位排列于正常牙弓之外。用CPI探针测量最大排列相邻牙之间不规则部位的距离。测量时探针与牙面平行，与正常牙弓线垂直，探针的顶端置于最舌向突出或扭转的牙的唇面，根据CPI探针的刻度，可以估算出牙不规则的毫米数，以最短（mm）距离记分。排列不规则可以有前牙拥挤或者不拥挤，如果4颗切牙正常排列的间隙足够且仍有牙扭转或错位，按前牙排列最不规则记分，不按切牙拥挤记分。如果存在侧切牙远中面排列不规则也应记录（图2-15）。

6. 上前牙覆盖　指在正中颌位测量切牙间的水平距离。测量时，CPI探针与牙殆平面平行。测量上前牙覆盖时，测量最突出的上切牙唇–切边缘至相应下切牙唇面之间的距离；测量下前牙覆盖时，测量最突出下切牙的唇–切边缘至相应上切牙唇面之间的距离，以最接近的距离（毫米数）作为最大前牙覆盖的记分。如果所有的上颌切牙缺失或反殆，则不作为上前牙覆盖记录。对刃殆记录为0。任何下前牙向前或向唇侧突出于上前牙，即为反殆，记录为下前牙覆盖。应以最接近的毫米数记录最大的下前牙覆盖（下颌前突），或反殆。下切牙扭转造成的一部分切缘在唇侧（反殆），而另一部分在舌侧的情况不作为下前牙覆盖记录（图2-16）。

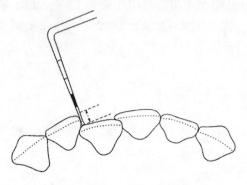

图2-15　前牙排列不规则的测量方法

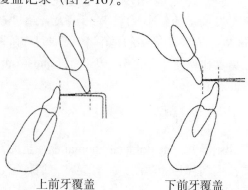

上前牙覆盖　　　　下前牙覆盖

图2-16　前牙覆盖的测量方法（下颌反殆）

7. 前牙开𬌗　指相对应的任何前牙之间出现无垂直性覆盖，可有 CPI 探针按下图表示的方法，测量开𬌗的程度，以最接近的毫米数记录对应的上下切牙缘之间最大的距离（mm）（图 2-17）。

8. 磨牙前后错位关系　通常依据上下颌第一恒磨牙的关系进行测量。如果由于一颗或两颗第一恒磨牙缺失、未完全萌出或因为广泛龋坏或充填物不能依据磨牙前后关系测量，则可测量恒尖牙和前磨牙的关系。根据咬合时左右两侧出现的偏差情况，仅以正常磨牙关系的最大偏差记分（图 2-18）。记分标准如下：0 示正常；1 示半个牙尖，下颌第一恒磨牙与正常𬌗关系相比，向近中或远中错位半个牙尖；2 示一个牙尖，下颌第一恒磨牙与正常𬌗关系相比，向近中或远中错位一个牙尖。

（二）流行特征

牙颌异常的记分标准是 WHO 在 1997 年才发布的，以往各国都以"错𬌗畸形"这个名称报告不同地区的调查情况。

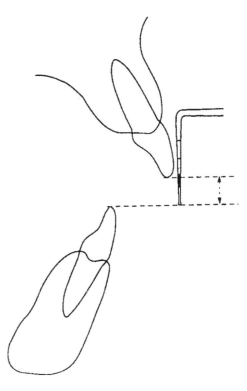

图 2-17　前牙开𬌗的测量方法

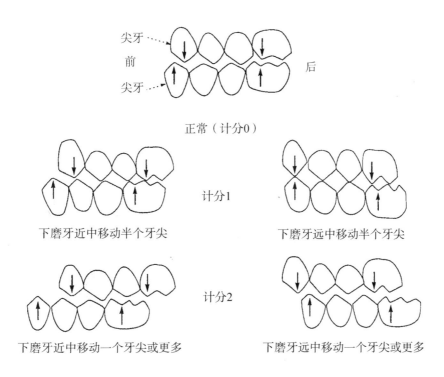

图 2-18　磨牙前后错位关系测量

1. 地区分布　由于对牙颌异常的诊断标准不同，所以各国和各地区的调查结果难以比较，患病率为 28% ~ 90%。我国 2000 年的调查资料显示，中国人牙𬌗异常的患病率为 67.82%，其中乳牙列、混合牙列和恒牙列的患病率分别是 51.84%、71.21% 和 72.97%。

2. 年龄分布　到牙全部萌出时止，错𬌗畸形的患病率随年龄而升高，乳牙期除前牙反𬌗时有发生外，患病率低，进入替牙期后，由于乳牙早失或滞留，出现恒牙早萌或替牙障碍，产生多种错𬌗，使患病率上升，导致恒牙期错𬌗畸形的患病率更高，主要原因是由于龋病替牙时间紊乱，生长发育异常，再加上口腔不良习惯等使错𬌗畸形患病率进一步升高。

3. 性别分布　错𬌗畸形在男女性别之间无显著差异，男女均可患病。

六、唇腭裂

在胚胎发育过程中，由于某种原因而使各胚突的正常发育及相互连接融合的过程受到影响，造成口腔颌面部发育畸形，产生唇腭裂（cleft lip and palate）。唇腭裂的致病原因有遗传因素（包括染色体异常和基因异常）和环境因素（包括物理因素、生物因素、母体代谢失调、感染、药物因素及化学物质等）。

（一）指标

唇腭裂包括唇裂、腭裂和唇裂合并腭裂3种类型。唇裂又分单侧唇裂和双侧唇裂。腭裂又分软腭裂、不完全性腭裂、单侧完全性腭裂和双侧完全性腭裂。它们的患病情况常用发生率或患病率来评价。如1986年四川省调查了11万多人，发现唇腭裂216人，唇腭裂发生率为0.19%。

（二）流行特征

1. 地区分布　唇腭裂可发生在不同的国家和地区，根据1986年中国出生缺陷检测协作组对我国29个省、市、自治区120多万人口的调查报告显示，我国的唇腭裂发生率较高，为0.18%，其中唇裂合并腭裂者占61.4%，单纯唇裂占30.5%，腭裂占8.2%。青海、甘肃、贵州等省发生率最高，其中青海省为0.31%，而湖南省发生率较低，为0.13%。另有一份南北方8省市的调查资料（1986—1987年）表明，30种常见先天缺陷的患病率为0.092%。其中北方为0.097%，南方为0.085%，单纯唇裂或腭裂，也有些地区差异，这种地区间的差别虽有显著性，但其差异发生的原因尚不清楚。

2. 城乡分别　在我国，唇腭裂的发生在城乡之间有显著差别，城市唇腭裂的发生率为0.17%，而农村的发生率为0.21%。这种情况可能与农村近亲婚配，妇女文化教育程度低，缺乏孕期健康意识有关。据原北京医科大学出生缺陷中心统计分析15万出生检测资料显示，唇腭裂缺陷率近亲婚配与非近亲婚配分别为0.67%与0.17%，相对危险度为3.9，即发生唇腭裂的概率高达4倍；不正当的人工流产和不科学的堕胎也可影响胎儿的发育；另外，营养缺乏也是唇腭裂发生率高的原因之一。

3. 性别分布　在唇腭裂中，男性婴儿发生率比女性婴儿高。据1986年我国对120多万围产儿的调查，男婴唇腭裂发生率为0.20%，女婴发生率为0.16%。

4. 种族分布　据美国疾病控制中心的检测资料显示：白人的唇腭裂缺陷率显著高于黑人。我国不同民族之间是否有差异尚未见正式报道。

七、牙外伤

牙外伤指牙齿受到机械力创伤，特别是打击或撞击所引起的牙体硬组织、牙髓和牙周支持组织的损伤。牙外伤可以发生于恒牙和乳牙，是造成牙齿折裂、牙齿脱落、牙髓坏死、根尖周炎、颌骨炎症的常见原因。

（一）指标

对于牙外伤的分类有许多报道，比较常用的如Andreasen分类法（2007）和WHO牙齿及口腔疾病国际分类法（1995，表2-32）。从口腔流行病学角度来看，后者较为简单客观，容易掌握，适合流行病学调查。对于牙外伤的统计方法，常用发病率和患病率进行评价。

表2-32　牙外伤的分类（WHO牙齿及口腔疾病国际分类法，1995）

牙齿折断

釉质折断

冠折未暴露

冠折暴露

根折

冠根折

多发性牙齿折断

非特异性牙齿折断

（二）流行特征

1．地区分布　从地区分布看，牙外伤的分布在我国中西部地区较高，而经济较发达的东部地区较低。据2005年全国口腔健康调查，东部地区12岁青少年自称在过去一年内有牙外伤经历者占16.4%，而中西部地区则分别为21.5%和19.5%（表2-33）。这种情况可能与东部地区学校和家庭对儿童青少年牙外伤的防护意识较强有关。

2．城乡分布　从城乡的分布情况看，牙外伤在乡村的发生略高于城市。从2005年的调查看，大部分牙外伤都发生于学校外，约占2/3，因此，对青少年校外活动时的牙齿保护应该引起更多的重视。

表2-33　12岁青少年过去12个月牙外伤的经历（%）

城乡	性别	有无牙齿外伤			牙齿外伤发生的地方	
		有过	没有	记不清	校园内	校园外
城	男	24.4	59.9	15.7	35.2	72.1
	女	13.4	67.7	18.9	23.8	79.8
	合	19.1	63.7	17.2	31.3	74.7
乡	男	25.7	53.8	20.5	34.2	70.9
	女	13.7	64.5	21.8	27.0	77.5
	合	19.8	59.1	21.1	31.8	73.1
合	男	25.1	56.8	18.2	34.7	71.4
	女	13.6	66.0	20.4	25.5	78.6
	合	19.5	61.3	19.2	31.6	73.9

资料来源：第三次全国口腔健康流行病学抽样调查，2005.

3．性别分布　在性别方面，牙外伤发生率男性远远高于女性。尤其在恒牙期，男性较女性更易发生牙外伤，男女比率约为1.3~2.3：1，原因可能是男童较女童更好动，更积极参与户外及体育运动，也更易出现暴力行为。乳牙期儿童牙外伤发生的性别差异不明显。

4．年龄分布　虽然牙外伤可以发生于各个年龄人群，但儿童及青少年是牙外伤的高发人群。乳牙牙外伤的高发人群是10~24个月的幼儿，恒牙牙外伤的高发人群是6~13岁的儿童，我国6~13岁的儿童牙外伤发生率为19.6%，与工业化国家相近。

进展与趋势

国际上，口腔流行病学起源于20世纪初，学者们用流行病学的方法发现了氟化物与斑釉牙的关系。后来美国学者 Dean 证实了饮水氟含量与斑釉牙呈正相关，与患龋率呈负相关，发现了饮水中含 1mg/L 氟化物可以预防龋病。1971 年世界卫生组织（WHO）发布了《口腔健康调查基本方法》，随后在 1977 年、1987 年和 1997 年对口腔健康调查基本方法做了 3 次修改，为世界各国开展口腔健康调查提供了统一的检查标准和方法。

在我国，1957 年原卫生部首次制定了我国的龋病、牙周病调查标准。1983 年由卫生部首次采用 WHO 的口腔健康调查基本方法，组织了我国中、小学生的口腔健康调查。1995 年在原卫生部和全国牙防组领导下，开展了第二次全国口腔健康流行病学调查，同时还调查了我国人民的口腔卫生知识、态度、习惯和观念情况。2005 年原卫生部组织开展了全国第三次口腔健康流行病学调查。2008 年和 2009 年中华口腔医学会预防口腔专业委员会在我国 6 个城市和 8 个城镇乡村地区开展成人牙本质敏感的流行病学调查。这些工作对我国预防口腔医学事业的发展起到推了动作用。

Summary

The definition, role and history of oral epidemiology are briefly introduced in this chapter. Mainly several methods of epidemiology commonly used in stomatology are dealt with, such as prevalence survey, case-control study, cohort study, randomized controlled trial and questionnaire survey for oral health. The definition and role of each method of epidemiology are introduced and the procedure and fundamentals of each method are described relatively in detail. Epidemiology of several common oral diseases is dealt with emphatically such as dental caries and periodontal disease. The usage of the indexes of dental caries and periodontal disease is introduced relatively in detail and the prevalence and factors of influences of dental caries and periodontal disease are introduced. Finally, prevalence of other common diseases such as dental fluorosis, dental sensitivity, oral cancer, oral mucosa disease, dentofacial anomalies, cleft lip and palate and tooth trauma is described.

The key points that need to be mastered in this chapter are the definition and role of oral epidemiology, epidemiology of dental caries and periodontal disease, methods of prevalence survey, case-control and cohort study. Knowledge that needs to be familiar to us includes randomized controlled trial and methods of questionnaire survey for oral health.

Definition and Terminology

口腔流行病学（**oral epidemiology**）：Oral epidemiology is a branch of epidemiology, i.e. Studying the law of the occurrence, development and distribution of oral diseases and its factors of influences among the subjects by using the principles, fundamentals and methods of epidemiology and at the same time, studying oral health and its factors of influences in order to go into the causes of oral diseases and factors of prevalence, draw up plans of oral health and select strategies for prevention and treatment and evaluate the results of service so as to lay down an excellent foundation.

现况调查（**prevalence survey**）：Prevalence survey refers to a of the related variables（factors）, diseases or health condition at a particular time point in a particular target group of people by using a census or a sampling survey, etc. so as to describe the distribution of the present diseases or health condition and the association between a particular factor and diseases.

病例-对照研究（**case-control study**）：Case-control study is a study method of selecting a group of people with a particular disease as a group of cases to compare with a group of people without such a disease as a control group and by collecting previous exposure history，measuring and comparing the differences of rate of the two groups of people previously exposed to a particular risk factor or some risk factors（or protection factors）and evaluating or detecting whether or not these factors are associated with this disease（or health effect）and what the degree of this association is.

队列研究（**cohort study**）：Cohort study is a study method of selecting a group of people who have not suffered from a disease to be studied and dividing it into an exposure group and non-exposure group based on whether or not they are exposed to the study factors. After a period of time for follow-ups the differences of the incidence or mortality of these two groups are compared so as to evaluate the association between the exposure factors and disease.

随机对照试验（**randomized controlled trial**）：After people are randomly divided into the experimental group and control group，they are respectively given intervention. Finally the results of the two groups are compared. This is a prospective study.

口腔健康问卷调查（**questionnaire survey for oral health**）：Questionnaire survey for oral health is a survey method of collecting data in respect of oral health knowledge，concepts，condition and behavior in the form of asking questions.

龋失补牙数（**DMFT**）：DMFT refers to the total of the number of the caries，missing and filled teeth.

龋失补牙面数（**DMFS**）：DMFS refers to the total of the number of caries，missing and filled tooth surfaces.

龋均（**mean DMFT**）：Mean DMFT refers to the average number of the caries，missing and filled teeth in the oral cavity of each person of the group being examined.

龋面均（**mean DMFS**）：Mean DMFS refers to the average number of the caries，missing and filled tooth surfaces in the oral cavity of each person of the group being examined.

 参考文献

1．冯希平．口腔临床流行病学．上海：世界图书出版公司，2008.

2．胡德渝．口腔预防医学．6版．北京：人民卫生出版社，2012.

3．World Health Organization. Oral health surveys：basic methods. 4th ed. Geneva：WHO，1997.

（冯希平）

第三章 口腔健康调查
Oral Health Survey

口腔健康调查（oral health survey）是口腔流行病学研究的常用方法，它是一种横断面研究，在特定时间内收集某人群口腔疾病患病频率、分布及流行规律的资料。口腔健康调查的目的是为了收集人群口腔健康状况和治疗需要的信息，监测口腔疾病患病水平及其变化的规律，了解和分析影响口腔健康的相关因素。

第一节 调查目的
Objective of Survey

明确调查目的是制订一项口腔健康调查的重要一步，有了具体明确的调查目的，才可能采取适当的方法达到这些目的。这个听起来似乎是很简单的道理，却未得到应有的重视。从已发表的流行病学调查报告中可以看出，一些研究者对自己的调查目的并非真的很清楚。

一项调查研究从初始的想法或既定的方向，开始时都仅仅是提出了问题，不足以形成一套完整的研究计划。要想开展某方面的研究工作不能仅停留在提出概念性问题的基础上，而要使问题具体化、完善化和深刻化，然后才能形成明确的科研题目。

研究目的应该是用极简练的文字表达出该项研究的核心思想与内容，使人一目了然，切忌啰嗦冗长。有时要表达的内容较多，可以使用几个单句分别表达出来。一项调查研究可以确定一个目的，也可以有多个目的。但一般而言，一项调查中不宜有太多的目的。写出研究目的后，再判断是否与构思的目标一致，是否很清楚，这些目的是否可以衡量，也就是说是否具有可操作性。

对一个特定人群开展描述性研究的目的，调查者只需阐述其需要调查的流行特征，这可能是某种疾病的状态，也可能是被调查者生理上或心理上的特征。这样的研究其目标比较简单，用简单明了的话语加以陈述，譬如"调查 X 时间内 Y 人群的龋病患病率"；或者陈述得更具体些，如"选用 CPI 指数调查 Y 人群在 X 时间内牙周疾病的患病率"。目标陈述得越具体，对制订下一步工作计划帮助越大。空泛的研究目标会令人无从着手，如"研究 Y 人群的口腔健康状况"，由于口腔健康状况包含太多的内容，缺乏可操作性。

第二节 研究人群
Study Population

流行病学研究中，确定研究人群（study population）是一个重要的步骤。如果研究对象是采用抽样方法获得，那么研究人群就是这个样本的母体，研究获得的结果仅对研究人群有效，或者说仅能代表研究人群的情况。例如，研究北京市 12 岁儿童龋病患病率，经过随机抽样获得一个有代表性的样本，那么：

$$龋病患病率 = 患有龋病人数 / 样本总人数 \times 100\%$$

这个患病率代表了北京市 12 岁年龄组的情况。同时，也可以作为与北京市地理和经济条件类似的地区该年龄组龋病患病率水平的参考值，这个扩大了的人群称为参照人群（reference population）。

一、选取研究人群

在一项研究开始筹划的早期阶段，就要事先考虑好需要选取什么样的人群作为研究人群，是随机遇到的路人呢，还是来医院就诊的患者；是幼儿园里的儿童，还是居民区的老人；等等。当调查者在开始选取研究人群时，需要考虑选取的人群是否适于达到这项研究的目的，并且具有可操作性。研究人群中的每一个体，在随机抽样中都应有机会被抽中为调查对象。否则，说明抽样方法没有做到完全随机。

二、研究人群的不同特征

在口腔健康调查中，研究人群的不同特征会影响到研究结果的有效性。

1. 自愿者　自愿参加某项研究的受检者可能在许多方面与非自愿者是有所区别的，通常对自己的健康较为关注的人易于成为健康调查的自愿者，反之，对自己的健康不关心的人一般不愿作为自愿者来参加研究，而这两类人的健康状况、健康知识和健康态度等可能有较大的差别。因此，自愿人群的研究结果一般不适用于大范围的人群。

2. 医院或诊所的患者　正在接受治疗的患者显然不能代表普通人群，也不能代表罹患相同疾病的所有患者。例如，在牙周炎患者中调查龋病的患病率会发现，由于这类患者的龈缘处容易堆积菌斑，好发邻面龋或根面龋，因而其患龋率显然高于同年龄段的普通人群；并且，这一患龋率也不能代表包括未就诊的牙周炎患者在内的所有牙周炎患者的患龋率。

3. 以行为或职业划分的人群　如吸烟者、移民或留守儿童等。当我们要选择这些人群时，要仔细考虑这些人身上隐含的某种特性，尤其是与健康有关的特性。譬如，长期吸烟的人，其身体可能会比同年龄段戒烟的人健康，这并不是因为吸烟对身体有益，而是因为戒烟的人往往是由于疾病而停止吸烟，因此，我们在考查这类人的健康状况时应注意到这一点。

如何避免这些人群的特性对调查结果的影响呢？这就要求调查样本要有好的代表性，能代表整个研究人群。在一些大规模的流行病学调查中这一点尤其重要。

三、隐含的研究人群

容易出现"隐含"研究人群的一种情况是调查中的"漏查"。在调查中探访或检查所有的研究人群或者所有的样本，通常是不可能的，尤其是在需要受检人合作的研究中，可能会出现很多不合作者。既然不能包含所有的研究人群或受检的样本，那么就有出现偏倚的可能性。例如，在幼儿园检查龋病状况时，大部分的不合作者常常是患龋较多的儿童，他们都有牙齿疼痛的经历，或者经历过口腔治疗的过程，因而，以往的这些不愉快的经历有可能使他们对口腔检查产生惧怕。如果检查中遗漏了这些不合作者，那么对最后检查的结果就会有影响，或者说，就会产生误差。为了避免这种误差的发生，应尽量提高应答率，并收集被抽取为研究对象但没有参加研究的人的特性。在调查的准备阶段时，也可把这些不合作者看作一个单独的研究人群，并且对他们采取特殊的措施，从而获得他们全部或者他们中的代表样本的信息。

在计算某种率时，罹患某种疾病或具有某种特性的人群构成了分数式中的分子，而全部的受检人群构成分数式中的分母。如果前者完全全被后者所包括，并且两者的资料都是来源于同一途径，那么结果是可靠的。但是，有时分子不被分母所包括，或者两者资料的来源不同。例如，在调查新生儿唇腭裂患病率的研究中，如果病例的人数来源于在医院接生后被诊断为唇腭裂的患儿数，而新生儿的总人数来源于当地户籍处统计出的当年新出生人口数，有可能在病例数中遗漏一些没有在大医院出生的唇腭裂患儿，也可能遗漏一些出生后没有在当年上户口的儿童，这样调查出来的唇腭裂发病率有可能会有较大的误差。

第三节　捷径调查
Pathfinder Survey

捷径调查（pathfinder survey）是为了在较短时间内了解某群体口腔健康状况，并估计在该群体中开展口腔保健工作所需的人力、物力。由于该方法只查最有代表性的指定年龄组，抽样方法经济实用，节省时间和人力，故称为捷径调查。

全国性捷径调查应包含足够多的调查点，有广泛的覆盖面；至少包括3个指定年龄或年龄组。在一个存在多种地理条件和人群分组、牙科服务结构复杂的大国，相应地需要更多的调查点，而基本原则仍是采用分层抽样方法。

在没有流行病学资料的人群中，为了初步了解该人群的患病状况，便于样本量的计算和制订工作计划，可先进行初步的小规模调查。WHO推荐先对最重要的、有代表性的1～2个年龄组少数人群进行调查，通常为12岁组加另一个年龄组，以获得少量的参考资料，以便制订计划。

WHO（1997）推荐的指标年龄/年龄组有5岁、12岁、15岁、35～44岁、65～74岁。

1．5岁　该年龄可评定乳牙列龋病的患病水平。

2．12岁　该年龄可以通过学校系统获得可靠的样本。除第三磨牙外，该年龄组学生已形成恒牙列。另外，该年龄组作为WHO全球监控龋病的年龄，可对龋病流行的趋势进行国际化比较和监测。

3．15岁　该年龄组恒牙已经萌出3～9年，此时对龋病的评定通常比12岁更有意义，还可评估青少年牙周病指征。

4．35～44岁　该年龄组是监测成人口腔健康状况的标准年龄组，反映成年人龋病和牙周病的患病状况，以及所提供口腔保健服务的效果。

5．65～74岁　该年龄组可评定老年人口腔健康状况。随着预期寿命的延长和许多国家人口老年化，这一年龄组更显得重要，所获得的资料可用于规划老年人口腔保健，并监控口腔卫生保健对该人群的效果。

捷径调查中先确定需要调查的年龄组，每个年龄组的样本数量为每个调查点取25～50个样本，具体依照口腔疾病的预测发病情况和严重性而定。

第四节　抽样方法和样本含量
Sampling Method and Sample Size

由于受到资源的限制或避免资源的浪费，流行病学研究经常采用抽样调查的方法。所谓抽样即从研究人群中，按照统计学随机抽样原则抽取部分人作为调查的对象，这个程序称之为抽样。被抽到的人群称为样本人群。由于抽样调查是用样本人群调查的结果推断总体人群的患病情况，因此，抽样必须遵循以下两个基本原则：①样本必须有好的代表性，遵循随机化原则；②样本必须足够大，因为较大的样本可以减少抽样误差，有较强说服力。

一、抽样方法

一项调查开始之前需要确定好抽样的方法，以尽量减少可能出现的误差。常用的抽样方法有简单随机抽样、系统抽样、整群抽样、分层抽样、多阶段抽样等。在一个研究中有时采用两种或两种以上的抽样方法相结合。国内报告的口腔流行病学研究样本量通常都够大，但许多研究在抽样方法方面存在缺陷，有些文章甚至没有提及抽样的方法，值得引起重视。

（一）简单随机抽样

简单随机抽样（simple random sampling）是最基本的抽样方法，也是其他抽样方法的基础。它是按照一定的方式以同等的概率来抽样。例如，想要调查某学校 1000 名 15 岁中学生的龋病患病率，拟用抽样方法调查 150 人，可先给每位小学生一个编号（0001 ~ 1000），然后利用计算机产生 150 个随机数字，即为抽中的样本。这种抽样，其方法本身简单易行，但要求在抽样前对所有的研究人群编号，工作量大，有时甚至难以做到。在个体差异大的医学研究中，利用此法抽样，样本的数量要足够大，才能较好地代表研究人群。

（二）系统抽样

系统抽样（systematic sampling）又称机械抽样。它是将抽样对象按次序编号，然后按照一定的顺序，机械地每隔若干个单位抽取一个观察单位。例如，调查医院门诊病人对医疗服务的满意度，拟对 10% 的患者进行调查，采取系统抽样的方法每隔 10 个门诊病人调查一个，可在 0 ~ 9 之间随机确定一个数（比如是 5），抽取门诊号尾数为 5 的患者进行调查，即 5 号，15 号，25 号，35 号，等等。

系统抽样比较简单，容易得到一个按比例分配的样本，适合于抽取对象本身已有某种编号顺序的人群，一般情况下，系统抽样造成的误差较小。但需要注意的是，如果抽样顺序与某因素的分布规律相吻合，就可能会得到偏倚的样本。

（三）分层抽样

分层抽样（stratified sampling）先根据某种特征将总体分成若干类型、组别或范围，统计学上称为"层"，再在每个层中用随机方式抽取调查对象，最后将每个层所有抽取的调查对象合成一个样本。常用的分层类别有居住地、年龄、性别、经济状况等，将调查人群分成若干组。例如全国口腔健康调查中，各省按经济状况抽取若干个市，在从各个市中抽取若干个区（县），即是分层随机抽样。分层随机抽样方法又有两种：若各层内所抽取的样本占研究人群的比例相同，称为等比分层随机抽样，否则为不等比。

分层抽样有以下特点：①分层时要求层内个体差异越小越好，层间差异越大越好；②由于每层均分别进行了相似的调查，层间的对比较为容易；③可以对不同层采用不同的随机抽样方法，还可以对各层做独立的分析；④为了与研究目的相适应，每层的样本大小可以调整，例如，可以从某一重要但很小的层中抽取到相对较大的样本。

（四）整群抽样

整群抽样（cluster sampling）是从 K 个群组成的总体中随机地抽取 k 个群，对被抽取的每个群中的全部观察单位进行调查。例如，研究某地中学生错𬌗畸形的患病率，从该地 28 所中学中随机抽取 4 所中学，对被抽取的 4 所中学全部中学生进行调查，即为整群抽样。如果再从被抽取的 4 所中学内各随机抽取 3 个班，对被抽取的班内全部中学生调查，就是两阶段整群抽样。

由于这种抽样方法易于组织，节省经费，并且容易控制调查质量，因而常在大规模的流行病学调查中采用。但各群间一般差异较大，因而抽样误差较大。

（五）多阶段抽样

多阶段抽样（multistage sampling）又称为多级抽样。在大规模调查时，常把抽样过程分为几个阶段，每个阶段再分别抽样，可以采用不同的抽样方法。我国第三次口腔健康流行病学调查就是采用了这种方法。

二、样本含量

确定样本量是流行病学调查中一项重要的工作。样本过大，徒然浪费人力、时间和经费；反之，样本过小，会妨碍得出预期的、有较大把握度的结果。如果笼统地问：在流行病学研究设计中，没有一种统一的计算样本大小的公式，需根据所进行的研究采用的流行病学方法种类而定。对率做抽样调查、对平均数做抽样调查、样本均数与总体均数比较、两个样本均数比较、两个率差别比较以及病例－对照研究等的样本大小都有不同的计算公式，可参阅相关统计学书籍，必要时请卫生统计学专业人员提供参考意见。在确定样本大小时，要考虑下述因素：①调查人群中，具有欲调查特征的个体所占的比例小，样本就要大；反之，样本可以小些；②调查要求的精确度（即样本标准误）越高，样本就要越大；③调查要求的把握度越大，样本就要越大；④各方面的实际条件，如资源、失访率等。

以下介绍对率做抽样调查时样本量的计算公式：

$$n = (\mu_\alpha / \delta)^2 p \, (1 - p)$$

式中，n 为所需样本大小；μ_α 为正态分布中累积概率为 $\alpha / 2$ 时的 μ 值，如 $\alpha = 0.05$ 时 $\mu_\alpha = 1.96$，$\alpha = 0.01$ 时 $\mu_\alpha = 2.58$，实际使用中通常将 μ_α 设为 2；p 为某病预期患病率；δ 为允许误差，一般取总体率可信区间宽度的一半，当将允许的误差设为 10% 的时候，$\delta = 0.1p$，余类推。

例：为了解某社区 5 岁儿童患龋情况，拟进行一次口腔健康调查；根据既往调查资料，估计该社区 5 岁儿童患龋率约为 60%，允许误差为 10%，需要调查的人数为：

$$
\begin{aligned}
n &= (\mu_\alpha / \delta)^2 p \, (1 - p) \\
&= [2/ (0.10 \times 0.60)]^2 \times 0.60 \, (1 - 0.60) \\
&= 267 \, (人)
\end{aligned}
$$

在流行病学研究中，由公式计算出来的或通过查表所获得的样本大小，仅是一个参考数值。公式中的一些数值是人为拟定或估计的，在应用时还需综合各方面的具体情况酌情加减。一项大规模的调查往往需要大量的人力、物力和时间，这要求调查者要综合考虑调查的花费与样本的功效。样本越大，抽样误差就越小，但如果允许误差减少 1 倍（即原来的 1/2），那么样本量就要增大为原来的 4 倍，这意味着必须在增加调查的准确性和控制调查所需的费用之间寻找一个合适的平衡点。

第五节　调查项目和调查表设计
Investigation Items and Design of Assessment Forms

流行病学调查工作都离不开调查表。调查表是流行病学调查中的主要工具，用以收集研究中的主要数据资料。所以，调查表设计的好坏是决定调查工作成败的关键因素之一，研究者应给予足够的重视。

一、调查项目

（一）一般性项目

无论是口腔健康状况调查表，还是口腔健康问卷调查表，通常在前面都有一般性项目，如姓名、性别、年龄或出生年月日、工作单位（或学校、班级）或住址、民族，有时还可能有家庭成员情况、配偶情况、个人的基本健康状况或某些资料档案的编号，例如门诊或住院病例号、社会保险号等。一般性项目可为研究项目提供基本资料，或供查阅核对之用。但性别、民族等也可能是今后分析的重要变量。另外，在调查中如果有 2 个或 2 个以上的检查者或问卷调查员，那么每个检查者或问卷调查员都应该有自己的编号，以便于核查和评估检查者之间的一致性。

为了便于比较和应用，对于某些一般性项目的分类和代码可以采纳国家统一的规定。职业分类和编号可参照《国家职业分类大典》的规定：国家机关、党群组织、企业、事业单位负责人（01）；专业技术人员（02）；办事人员和有关人员（03）；商业、服务业人员（04）；农、林、牧、渔、水利业生产人员（05）；生产、运输设备操作人员及有关人员（06）；军人（07）；学生（08）；其他从业人员（09）；城乡无业、失业、半失业者（10）。我国民族编码也有统一的标准，具体见表3-1。

表3-1 我国民族编号（国标）分类表

编码	民族名称	编码	民族名称	编码	民族名称	编码	民族名称
01	汉族	15	土家族	29	柯尔克孜族	43	乌孜别克族
02	蒙古族	16	哈尼族	30	土族	44	俄罗斯族
03	回族	17	哈萨克族	31	达尔族	45	鄂温克族
04	藏族	18	傣族	32	仫佬族	46	德昂族
05	维吾尔族	19	黎族	33	羌族	47	保安族
06	苗族	20	傈僳族	34	布朗族	48	裕固族
07	彝族	21	佤族	35	撒拉族	49	京族
08	壮族	22	畲族	36	毛南族	50	塔塔尔族
09	布依族	23	高山族	37	仡佬族	51	独龙族
10	朝鲜族	24	拉祜族	38	锡伯族	52	鄂伦春族
11	满族	25	水族	39	阿昌族	53	赫哲族
12	侗族	26	东乡族	40	普米族	54	门巴族
13	瑶族	27	纳西族	41	塔吉克族	55	珞巴族
14	白族	28	景颇族	42	怒族	56	基诺族

（二）口腔健康状况

在口腔健康状况调查表中，主体内容是直接反映口腔健康状况的信息，如龋病、牙周病、口腔黏膜病、氟牙症、戴义齿情况、治疗需要、口腔卫生状况等。根据调查目的和所调查的年龄组，选择适当的检查项目。为了避免在调查过程中造成混淆，可以针对不同的年龄组选用不同的调查表格。

（三）问卷调查项目

在口腔健康问卷调查表中，调查项目主要有口腔健康知识、口腔健康态度与信念、口腔卫生习惯和牙科服务使用、口腔健康生活质量等，根据研究目的选择。研究中经常需要了解研究对象的人口统计学和社会经济学资料，通常包括在问卷中。

二、调查表的设计

流行病学使用的调查表没有固定的格式，其长短、大小、内容完全取决于设计者的意图和研究的目的。因此，不存在所谓标准的调查表，开展任何一项调查研究都必须设计相应的表格。

调查表的设计应遵循一些基本原则：

（1）调查表中所使用的语言要准确、简练，表达的意思要清楚。

（2）根据调查目的，需要调查的项目每个都必不可少，不需调查的项目不要出现在表上。

（3）项目的设计必须有严密的逻辑性，特别是在选择性答案的设计中，所有可能的回答都应在表上得到反映。

（4）调查内容尽量选用客观指标。

（5）尽量获得定量的资料，减少定性的调查项目。

（6）便于计算机对数据进行处理。

世界卫生组织在《WHO口腔健康调查基本方法（第4版）》中提供了一个调查表格的样式，可供参考。但该调查表项目繁多，通常在单个调查中，极少同时检查这些项目，可根据具体研究需要删减和修改。

三、调查表的填写

所有表格都必须采用标准代码填写，以便于在计算机中整理和分析这些数据。记录的代码应在相应的空格附近，便于对照。填写数字时必须清晰，避免在数据整理时产生错误。有的数字常易混淆，如1和7，6和0，为了避免混淆和保证统计结果准确，数字应按下列方式以印刷体书写：

1 2 3 4 5 6 7 8 9 0

采用字母作代码时，例如记录乳牙牙列状况的检查结果，必须用大写字母：

A B C D E F G

如连续几个牙位的检查符号相同时，则中间可以用直线代替，但直线两侧符号必须一致。

标记牙位时，可统一按照国际牙科联盟（FDI）的标记系统，即第一位数字代表牙齿所在的象限，第二位数字代表各牙在牙列的具体位置。命名一个牙时，二位数应分开读，先读所在象限的数字，再读牙齿排列的数字。恒牙列的象项数为1～4，乳牙列为5～8。如，右上恒中切牙，记为11，读作"一一"，而不是"十一"；左下第一乳磨牙，记为74，读作"七四"，而不是"七十四"。除FDI的标记系统外，在美国还有另一种标记系统，右上第三磨牙记为01，按顺时针方向，右下第三磨牙记为32。

第六节　变量及其选择
Variables and Variables Selection

一、变量类型

被测量的特征称为变量（variable）。变量可以是计量资料（如失牙数、年收入），也可以是计数资料（如性别、是否患某种病），或者介于上述两者之间的等级资料（如菌斑指数）。当两个变量互相之间有因果关系时，可分别称为自变量（independent variable）和因变量（dependent variable），例如分析刷牙频率与菌斑指数关系时，刷牙频率可作自变量，菌斑指数是因变量。研究者正是依靠对这些变量的测量来回答所研究的问题。

主要观察的指标应具备两个条件：①符合本研究的目的，能够反映研究所需的结果；②可衡量和比较。在流行病学研究中，常采用指数来衡量疾病或其他状况，例如口腔流行病学调查中的补牙面数（dmfs）、社区牙周指数（CPI）、口腔健康相关生活质量指数等。

二、变量的选择

口腔流行病学调查中选取什么变量或者指数进行研究，取决于研究的目的。研究目的中常常会提到关键变量。研究目的越复杂，需要考查的变量就越多。也可能有一些变量不是直接的研究目的，但在研究的过程中需要被测量。所以，在选择需要纳入的变量时，应该列出所有已知与研究目的相关的变量和一些可能会影响到结果的变量，然后再依次考虑每个变量。

选择观察指标时尽量用计量资料。例如，接受教育情况可用文化程度（如小学、初中、研究生等）衡量，也可用受教育年限衡量，前者为计数资料，而后者为计量资料，因此应尽量选择后者。

流行病学研究中有时倾向于选择较为敏感的观察指标。但是应该注意，指标的敏感性越高，通常信度越低。例如，氟牙症牙面指数（TSIF）比 Dean 氟牙症指数敏感，但临床检查时 TSIF 更难取得一致。

除了这些与研究有直接关系的变量外，选择变量时还应考虑到下面变量：

（1）一般性变量：这类变量经常与被调查的人群有关，因而经常会被考虑是否要被包含在研究的计划内。这类变量有性别、年龄、种族、婚姻状况；社会阶层或者能反映社会阶层的一些特征，如职业、教育程度、收入等；居住地（例如地区、城镇/乡村）、地域的迁移性（例如出生地、迁入的时间）。

（2）描述样本人群的变量：样本人群的特性决定了研究的结果适用于多大的范围。如果比较两组人群，首先应了解他们在人口统计学方面和其他方面的相似性和不相似性；如果是抽样调查，那么样本的特性是否与其研究人群的特性一致？如果调查中有很多漏查的人，那么就应比较漏查人群的特性和受检人群的特性。这些样本人群的特性可能与研究的目的有关，也可能无关，但这些特性有助于研究过程的匹配、抽样和分组等。

第七节 数据的信度和效度
Reliability and Validity of Variables

一、信度

信度（reliability）又称可靠性或可重复性，是指信息的稳定性和一致性，当多次对同一信息进行测量时能否得到相同或近似的结果。信度高的资料不一定就是好的资料，因为可能效度不高。但是，信度低的资料肯定是不好的资料。

信度的检测可包括百分符合率、相关分析、Kappa 值等统计方法。其中，Kappa 值是较可靠和目前使用得最多的检测方法，它将一致性的实际测定与统计学上认为是偶然出现的一致性程度联系起来。Kappa 值可从任何负值至 1；Kappa 值为 0 时表明所得结果是随机的，没有任何一致性和可重复性；Kappa 值为负值表示一致性比随机结果还差；0.4 以下均为不及格，0.41～0.60 为中等，0.61～0.80 为优，0.81 以上为极可靠。对于等级资料（如社区牙周指数），可计算加权 Kappa 值。

临床检查的信度包括检查者自身的信度（intra-examiner reliability）和有多位检查者时检查者之间的信度（inter-examiner reliability）。检查者自身的信度就是同一检查者在相隔一定时间对相同患者进行检查，依据结果计算其信度；检查者之间的信度是不同的检查者对相同患者进行交叉检查，依据结果计算其信度。一般情况下，检查者自身比检查者之间较易取得一致。不同疾病状况的检查取得一致的难易程度也不一样，例如，失牙的检查容易取得一致，社区牙周指数（CPI）检查较难取得一致。

现场调查前通常需要对检查者进行培训，对检查标准进行校准（calibration），并做一致性检验。一致性检验包括检查者与参考检查者（该领域专家）的一致性检验和检查者之间的一致性检验。值得注意的是，对某一种疾病或状况所做的一致性检验结果只代表这种疾病或状况检查的信度，而与其他疾病或状况无关。例如，龋病一致性检验的结果只代表龋病检查的信度，而不能代表牙周疾病等其他疾病检查的信度。因此，当调查多种疾病或状况时，应分别计算各类检查的一致性检验结果。

（一）龋病 Kappa 值计算方法

下面以两位检查者对龋病的检查的结果（表3-2）为例，介绍龋病 Kappa 值的计算方法。

表3-2　龋病检查一致性检验

检查者B	检查者A		
	无龋	有龋	合计
无龋	a	c	$a+c$
有龋	b	d	$b+d$
合计	$a+b$	$c+d$	$a+b+c+d$ (=1)

a = 两位检查者均认为无龋的牙齿比例

b = 检查者 A 认为无龋、检查者 B 认为有龋的牙齿比例

c = 检查者 A 认为有龋、检查者 B 认为无龋的牙齿比例

d = 两个检查者均认为有龋的牙齿比例

公式为：

$$K = \frac{P_\mathrm{o} - P_\mathrm{e}}{1 - P_\mathrm{e}}$$

式中，P_o 为结果一致的比例，$P_\mathrm{o} = a + d$

P_e 预期偶然出现一致的比例：

$$P_\mathrm{e} = \frac{(a+c) \times (a+b) + (b+d) \times (c+d)}{(a+b+c+d)^2}$$

假设两位检查者检查了 20 位 15 岁学生，共 560 颗牙齿；两个检查者均认为无龋的牙齿 526 颗；检查者 A 认为无龋、检查者 B 认为有龋的牙齿 3 颗；检查者 A 认为有龋、检查者 B 认为无龋的牙齿 5 颗；两个检查者均认为有龋的牙齿 26 颗。那么：

$a = 526/560 = 0.9393$

$b = 3/560 = 0.0053$

$c = 5/560 = 0.0089$

$d = 20/560 = 0.0464$

P_o 经计算为 0.9857；P_e 经计算为 0.8986；K 经计算为 0.8590。

（二）等级资料的 Kappa 值计算

以上龋病检查的 Kappa 值是基于对龋病以"有"或"无"两种诊断来计算的，较为简单。当要测算龋病的严重程度，或是对菌斑指数、社区牙周指数或氟牙症指数等等级资料计算 Kappa 值时，就相对较为复杂。对于等级资料，还可采用加权的 Kappa 值来衡量检查的一致性。具体计算方法参阅统计书籍。

二、效度

效度（validity）也称为真实性，也就是测量的结果能否反映事物的真实情况，测量的结果越接近事物的真实情况，效度就越高。

在流行病学研究中，无论采用哪种研究方法，都必须考虑能否得到正确的结果和结论，在研究中应尽量保证研究结果与客观事实一致。但是由于各种因素的影响，对事物某一特征的测量值往往会偏离真实值，这就是误差（error）。误差包括随机误差和系统误差。随机误差又称抽样误差，它总会存在，但可以通过合理的设计、正确的抽样等使之减少。系统误差又称偏倚（bias），是在流行病学研究中样本人群所测得的某变量值系统地偏离了研究人群中该变量的真实值。研究

对象选择不当，测量仪器或器械不准确等均可导致这样的误差。重复实验和增加样本含量并不能减少系统误差，只有研究人员在拟订研究计划、选择研究对象、获取信息和资料分析等方面严加注意，方可防止偏倚或将其减少到最低限度。

第八节　调查的实施
Execution of Survey

一、组织管理工作

对于以人群为研究对象的流行病学调查，组织管理非常重要，可以决定研究的成败。它包括两个方面的工作，一方面是争取有关机构及管理人员对研究工作的支持、配合和保证；另一方面是组织管理参加研究的工作人员。

（一）与有关部门联系

开始调查之前必须做好调查的联络工作。与受检者所在机构和组织的管理人员接洽是必不可少的。可以发给管理人员相关科研资料，说明研究的目的、意义与方法，需要其协助工作，争取获得支持和合作。例如，在中、小学校开展调查之前需联系学校的校长或校医，可以熟悉学校的学期安排、儿童的受检时间以及有无检查场地等。此外，还可以了解儿童的社会经济水平、检查的适当季节和学校开展的各项健康促进和健康教育的活动。

（二）人员的组织和安排

研究人员应有严密的组织和分工安排，特别是现场工作时，严密的工作组织系统及严格的岗位分工是非常必要的。一项大规模流行病学调查的工作系统一般分为三级，第一级为课题负责人，由1～2人组成，可分为正、副职；第二级为现场负责人或协调员，可设为一到若干人，第三级为具体实施人员，包括调查员、记录员和组织人员等。

每位检查者应配备一位能很好配合的记录员。记录员应能准确领会指令和用印刷体清楚书写数字和字母。检查者应向记录员讲清调查表中数据记录的规则。记录员还需掌握代码系统中所用术语的含义，检查过程中当检查者出现明显错误或遗漏时，记录员能予以提醒。调查开始之前，记录员应通过记录数个人预检查结果进行训练。当使用电脑软件直接记录数据时，应对记录员进行专门培训。

每个检查点还应安排一个组织人员，负责维持秩序并将受检者的个人资料登记在记录表中。组织人员还应检查记录是否准确和完整，以便在调查组撤离之前及时补充遗漏的资料，还应有人员负责为检查者提供充足的消毒器械。

课题负责人之下还有另两支系统，即标本检验与资料的整理分析，各有两级人员分工进行工作。他们的关系为：下一级的逐级向上负责，进行工作汇报；上一级的逐级向下布置工作任务，实行监督检查。现场与实验室检验的结果可交给资料整理分析组，再统一进行分析。

二、预调查

预调查（pilot survey）是指在正式实施一项调查研究之前，按照设计要求，进行一次小规模的演习。它的作用是使研究者通过实践，根据业务本身及人力、物力、财力等条件来衡量计划是否可行，发现原设计中存在的问题并予以调整解决。例如，原定的样本量是否合适，调查对象的标准是否恰当，调查表中是否有模糊不清之处，调查的内容是否过多而使被调查者感到厌烦，等等。现场工作尤其要细致地考虑各方面情况，如社区负责人的支持，管理人员的配合，被调查人群的态度，乃至交通、物资供应、工作人员的生活条件等，这些因素虽然不会直接影响到调查的结果，但有可能使调查难以开展或使结果出现较大的偏倚。预调查的另一个作用是全体人员通过这样一次实战演习，使研究者能够实际地考核每一个成员，特别是新训练出来的调查员。必要时可进行人员的调整，以提高研究的质量。

总之，预调查有助于研究者发现设计中没有预料到的问题，从而能够在正式开展工作之前有最后的机会加以解决。在预调查之后，不但会发现一些问题，而且还会使研究者心中增添了把握，大大增加了实施调查的信心。因此，预调查应该成为流行病学调查研究工作中必不可少的一个步骤。

三、检查区的要求

检查区的安排要求高效和易于操作。具体安排取决于物质条件，但有一定的基本要求。调查可在适宜的建筑物内进行，如果必要，也可在室外进行。临床检查区和问卷调查区应该尽量选择在不同的空间，以免相互干扰。

（一）检查椅

受检者应在平躺体位下接受检查，调查时可携带简易的牙科检查椅或沙滩椅。儿童可躺在桌子上受检，检查者坐在其头部后方。

（二）照明

调查过程中应保持一致的照明。如果所有检查点都有供电，应配备轻型便携式检查灯，便于检查邻面龋和后牙病损。检查灯最好是蓝-白光谱的人工光源，在普通黄-红色光谱的人工光源下有时不易发现口腔组织的炎性和结构改变。如果部分调查现场没有电源，全部调查点均应采用自然光。

如果单独使用自然光，受检者应处于照明的最佳位置，椅子或桌子正对光线入口并尽可能接近，但应避免阳光直射，以防给受检者和检查者带来不适。

（三）物品的摆放和供给

放置牙科器械的桌子或平台应就近安放。调查表、硬质纤维板、夹子、铅笔、橡皮擦和记录指南、代码表等应齐备且数量充足。

（四）感染控制

检查者应戴上口罩和手套进行口腔检查。重复使用的检查器械需采用高温高压消毒。一次性器械的处理按照医疗垃圾管理办法执行。

（五）人员位置

记录人员应坐在检查者附近，以便听清指令和代码，并使检查者可看到记录是否正确。此外，记录者还可检查记分是否与被检查的牙位或区域相吻合。

如果条件允许，应对检查区进行分隔，使受检者从一处进入，另一处出去。受检者应逐个进入检查区，禁止簇拥在检查者或记录者四周。检查区内嘈杂将妨碍记录者听清检查者报出的数字，同时分散检查者和记录者的注意力。

四、调查的实施

调查实施的过程是整个研究过程中持续时间最长的阶段，出现变化和发生问题的机会也较多，其中最需要注意的是质量控制，这实质上也是管理的问题。调查实施的管理，除了要求严格遵守设计和工作规范外，最主要的就是定期检查，严把验收关。现场负责人应坚持做工作日志，每天记录检查地点、受检人数和每个调查点的有关资料。当时所做的观察和得到的印象有时会与日后调查结果的评价密切相关。如果观察当时未做清晰记录，可能造成资料遗忘或混淆。

第九节 临床检查的质量控制
Quality Control of Clinical Examination

一、检查者的选择

一项流行病学研究的可靠程度主要取决于调查者的检查质量，往往不是一两个研究设计者就能够完成的，要有一批工作态度良好又训练有素的检查者、记录员以及标本采取、检验操作、数据处理等工作人员的参加。因此，人员挑选和训练非常重要。

不同工种人员的入选，既有共同性的标准，也有特定的标准。对工作负责的态度和有较好体能是共同的要求。特定的要求有时涉及性别、文化水平、专业训练、程度等。比如，选临床检查者时，不但要具有一定业务水平，而且需对流行病学研究有一定兴趣，能耐心、认真地进行检查。

二、临床检查者和问卷调查员的培训

由一组人员承担流行病学调查时，必须对检查者和问卷调查员进行集中培训，保证临床判断和问卷调查方法的一致。只有当全体调查人员均能以一致的标准进行调查时，才能正确查找或解释各地区或组别间疾病发病情况或严重性。

尽量聘请一位曾接受过基本口腔健康调查方法学专门训练的流行病学人员作为培训员，对检查人员进行标准化培训。在系统培训的过程中，首先，由培训员讲解调查方法和要求，然后学员间进行模拟实习。达到一定程度后，由培训员做现场调查示范，再由每个学员单独地对健康人及患者进行调查。培训员在培训过程中对受训人员进行辅导、纠正、标准一致性检验，最后决定是否录用。

如仅有一名临床检查者又缺乏资深专家，检查者应首先练习对一个含不同程度病情的 10 人组进行检查。然后检查者尽可能在连续几天内或间隔 30 分钟两次检查一组含 20 个受检者的组别，以确定检查者诊断标准的一致性。这些受检者应预先挑选，使他们含有正式调查中可能会遇到的各种病况。比较两次检查的结果，检查者便能估计到诊断变异性的范围和本质。如果差异大，检查者应重新领会各种标准并且再行检查，直至达到可接受的一致性。一般情况下，要求大多数评定的一致性介于 85% ~ 95% 之间，或设定 Kappa 值的水平。

当有多位临床检查者时，必须评定每位检查者自身的信度和检查者之间的信度。当缺乏资深培训人员时，每位检查者首先应练习检查一个 10 人组。然后每位检查者独立检查同一个含 20 或更多受检者的组别并将结果相比较。如果结果间差异较大，检查者应重新召集受检者以发现诊断差异来源并由集体讨论加以统一。一组检查者能运用一个共有的标准并取得相当一致的检查结果是非常必要的。如果某些检查者的检查结果始终明显有别于其他多数人员，并难以纠正，则不能录用这些人员。

问卷调查员同样需要进行培训，使其了解调查目的和设计原则及方法，统一调查指标及填写要求，规范询问的程序和方法等。

三、调查过程中的质量控制

调查过程中，应对 5% ~ 10% 的受检者进行一次复查，内容包括所调查的各项口腔健康状况。如果是一位检查者，则由同一人进行复查，多位检查者则进行交叉复查。

由于检查者之间的差异是不可避免的，在实际调查过程中，调查质量的负责者至少做一次质量检查，即检查每次调查者查过的受检者，每次至少 25 人（调查前的标准一致检验可查 15 ~ 20

人），以便知道调查者是否始终如一地按照检查标准进行调查，如果发现任何人的技术误差过大，则该检查者应立即停止调查，重新复习标准，直到合格再进行工作。

第十节　资料的收集和处理
Collecting and Processing Data

一、资料的收集方法

流行病学研究往往需要多方面的资料，其来源主要有：①各种常规记录；②现场的询问或通讯；③体检或（和）检验等三方面。在收集资料的方法和途径上，流行病学研究者是有多种选择余地的，不必只拘一格。如能有较广的思路，掌握多方面的信息，方法灵活且得当，往往可以起到事半功倍之效。充分利用多方面的材料，既可扩大流行病学研究的领域，又可大大节省人力和资源，提高工作效率。尽管对于收集到的资料，有时难以判断其是否可靠，但倘若辅以必要的调查，或同时使用两个或多个来源的资料，以取长补短，是可行和有效的。例如，美国亚特兰大市对唇腭裂等出生缺陷的监测研究，就是同时利用了常规出生证明、医院的各种医疗记录的摘抄以及遗传咨询、检验机构的化验登记三方面资料，以互相补充和核对。

对于收集受检者有关的一些资料的手段，也不要理解成只是当面询问这一种方式。当前国内外较多地利用调查对象自己填调查表、通信调查以及电话调查等方法。有的研究者应用计算机协助电话调查，节省了人力，使较为繁琐的调查内容成为可行，并规范调查询问的程序，减少人为的偏倚。

二、数据的整理

在口腔流行病学的现场调查工作结束后，常常收集到大量的数据资料，对这些数据需要进行整理和分析后才能得到我们所需要的结果。

对流行病学调查中获得的资料进行统计学处理和分析是一项十分繁琐的工作，为了保证结果的完整性和准确性，必须在统计分析前对收集到的资料进行认真细致的整理。整理工作一般分3步。

（一）现场核对

资料收集时，首先要进行现场核对。对调查表中的每一个项目都要仔细检查，如性别、年龄等是否相符，口腔健康状况项目中是否有缺漏，有无不符合逻辑的记录。例如，在龋病的检查中，在牙冠状况一栏记录为"缺失牙"，而在根面状况一栏中却记录为"有龋"，这明显是自相矛盾的。这些不符合逻辑的错误一经发现，就要及时纠正，以保证分析结果不致发生偏差。

（二）资料录入和错误检查

资料输入到电脑，可用 Access、EpiData 等软件进行管理。资料输入时可能会有错误，样本量大的资料应进行逻辑检查，找出错误并进行核对修正，而样本量较小的资料应进行全面核对，将输入错误减到尽可能小的程度。目前已有利用扫描对整张调查表格进行数据输入的技术，在大规模调查中可以提高输入速度和减少输入错误。

（三）数据分组和频数分布

资料核对无误后，接下来就要进行分组。分组就是把调查资料按照一定的特征或程度进行归类。常按照不同区及不同人群特征，如性别、年龄、城乡、种族等分组。也可按照某种疾病的患病严重程度或类别进行分组，常见的如按照患龋牙数或错𬌗畸形的分类进行分组。资料分组后，就可以知道每组中的频数，对数据有一个初步的了解。

三、统计分析

对数据的统计分析可以采用许多不同的方法，每种方法都有其特点和适用性。因此，流行病学的分析应该是根据研究工作的性质、内容和所使用的方法类型，选择最适宜的统计分析方法。

在对所获得的数据进行统计分析时，注意要有层次地、循序渐进地进行。首先，应该做描述性的统计学工作，即计算出必要的均数、比、率，描述它们的分布、变动的趋势等，从中可以初步看出各因素之间可能存在什么样的关系，有何种差异存在。然后，采用单个因素之间对比或相关的统计学方法，分析各因素之间存在怎样的相关、相关程度有无统计学的显著性，两组数值之间差值有多大，比值有多大，其差异有无显著性等。计量资料采用参数统计方法，计数资料采用非参数统计方法。这样的分析往往已经能够较清晰地显示出数据的主要特征或不同数据之间的关系。当工作中感受到影响疾病或结果的因素较复杂，可能是多种因素的综合作用，这时有必要进行多因素分析。多因素分析的方法也有许多种，应恰当地予以选择。

数据的统计分析可以使用公式计算，但目前大多是借助于计算机统计软件计算，常用的统计分析软件有：SPSS（社会统计程序包，statistical package for social science），SAS（统计分析系统，statistical analysis system）等。由于计算机的广泛应用，多因素分析变得越来越普遍。总之，根据所收集资料的质量情况和研究目的选择各种合适的统计分析方法，使所收集的资料能得到充分、合理的分析和使用。

对数据资料进行统计分析后可以得到一定的结果，但还不是流行病学调查研究的最后结果。因为还需要将统计分析的结果结合医学生物学的知识，并运用逻辑推理的法则，做进一步的讨论。

第十一节 撰写报告
Writing a Report

任何一项流行病学调查研究工作，都必须做书面报告，包括给受检查者个人的简单报告、给社区的报告和论文。流行病学论文报告的编写没有特定的格式，基本上与一般医学论文的形式相同。包括题目、前言、材料与方法、结果、讨论、结论和参考文献等几个部分。

（一）题目的确定

论文的题目可以是研究计划中的题目，也可以是基于研究工作的结果而做些改变，以更恰当的题目取代。

（二）前言

前言是论文的开始，内容基本是研究计划中背景部分的浓缩，说明选题的依据，研究工作的意义和价值。也可对研究工作过程做简单介绍。此段文字一定要开门见山，准确、简练。

（三）材料与方法

这一段内容包括3个方面。

1. 所调查地区和人口 简要地介绍已进行调查的地理区域和人口。

2. 样本量和抽样方法 描述研究人群，样本量计算，所采用的具体抽样方法、总体样本和分组样本的大小。报告选作样本但未作调查的人数、原因和抽样时所遇到的问题。

3. 所收集资料的性质和运用的方法 描述所收集资料的种类及收集资料的方法，如访谈、电话调查或临床检查。注明数据收集的年份。如果所运用的方法是通用的，只介绍方法名称即可，或写成某某人的方法。如使用 FDI 推荐的釉质发育缺陷（DDE）的指数等。如果不是大家熟悉的方法，则需增加具体、扼要的介绍。如果是某种经过改良或创新的方法，一定要在报告中有恰当的交代，不能略去。因为往往同类型的工作得出不同的结论，究其原因就在于所用的方法上有显著的不同，对此应特别注意。

4．调查现场安排　说明所使用的设备，负责资料收集、处理等工作人员的组织、培训和经验等。报告如何使检查者们达到标准化和一致性，以及在调查中保持一致性所做的安排。

5．统计分析和计算程序　简略介绍用于将原始资料进行整理和分析的统计学方法。

6．成本分析　有些调查报告需要报告调查的费用，并提供有用的经济方面的数据。

7．结果的信度　通过调查前和调查期间的标准一致性试验，将得到反映检查者之间和检查者本身检查结果误差的数据。这些数据非常重要，应予以报告。

（四）结果

结果是调查资料经过初步整理分析后，得到的概括性的有典型意义的材料，是论文中的最主要部分，但它不是结论。讨论与结论是在结果的基础上得出来的。结果比较客观，而讨论与结论常带有作者的学术见解，写进论文中的应是结果中的精华部分，切忌不加选择地将所有的结果都堆砌在一起，要去掉可有可无的内容。

研究结果应配合表格、图片等形象手段表达出来，这样既节省篇幅，又使读者一目了然，能迅速抓住主要结果。图、表表达要清晰，具有自明性，使人不必参考正文即可理解。除了用表格、图片表达以外，还应附有必要的文字说明，对重要结果进行简要描述，是对图、表的必要补充。

（五）讨论

讨论是对结果做一定广度与深度的探讨，可使结果内容生动，又为以后的结论作铺衬，使结论在结果的事实与展开的探讨上顺理成章，一气呵成。所以讨论是论文中一个承上启下的部分。

讨论的内容可以不拘一格，但习惯上仍有常见的范围，包括：①本结果与国内外类似结果的比较，阐述二者的异同。②充分研讨与假设相一致的结果，加以深化。③同时研讨与原假设或预期结果不符合的现象，提出作者的看法或给予解释。④关于本研究的方法学的探讨。包括运用某一方法产生的问题，方法适用性的评价，得到的经验和体会。其中关于本研究结果的可靠性要给予实事求是的分析和评价，并说明理由。⑤从本研究所引出的待解决或待深化的问题，对今后研究的启示与设想。

（六）结论

如果论文的前几部分都完成得很好，结论将是水到渠成。如在结果中特别是在讨论部分出现较复杂的情况，不易形成简单、明确、统一的看法时，应将主要的结果和看法，包括矛盾的现象，实事求是地概括到结论中。结论是前几部分中主要内容的归纳，而不是全部内容的总结，要求言简意赅，表达准确，形成"点睛"之笔。

（七）参考文献

这是必不可少的，应该列出足够的篇幅，以方便同道做深入的探讨。选择文献的多少及恰当与否，也是从另一面反映文章的深度与水平。文献的编写格式和排列顺序及在文章中如何加注号码，应遵照杂志或出版社的具体规定执行。

进展与趋势

口腔流行病学是预防口腔医学的重要组成部分，口腔健康调查是口腔流行病学常用的一种横断面研究方法，可用于收集人群口腔健康状况和治疗需要的信息，监测口腔疾病患病水平及其变化的规律，了解和分析影响口腔健康的相关因素。已经完成的三次全国性口腔健康调查为口腔健康规划提供了丰富的信息。一项高质量的口腔健康调查需要有明确和有意义的研究目的，合适的样本量和规范的抽样方法，严格的质量控制，严谨的统计分析和结果报告。不断发展的流行病学理论影响到口腔流行学研究的设计。近年提出的口腔疾病指标（如 ICDAS）为口腔健康状况的评价提供了可选择的手段；问卷调查的应用越来越普遍，用于口腔健康知识、态度、行为和口腔健康相关生活质量等信息的收集。统计软件的发展允许越来越深入、复杂的统计学分析。口腔健康调查将继续发挥其重要作用。

Summary

Oral health survey provides a sound basis for estimation of the present oral health status of a population and its future needs for oral health care, which can produce reliable baseline data for development of national or regional oral health programmes and for planning oral care for appropriate numbers and types of individuals. These data also can be used for monitoring the trend of oral health diseases and for analysing the factors influencing the distribution of the diseases.

This chapter introduces the whole procedure of a oral health survey. It includes formulating the objectives of a survey, defining the study population, sampling method and calculation of sample size, defining the variables and designing assessment forms, collecting and processing data, and writing a report.

It is important for students to understand basic concepts in this chapter, knowing the route and key points of a oral health survey. Importance should be attached to how to collect the data with good reliability and validity.

Definition and Terminology

研究人群（**study population**）：The group of population to be investigated, from which all or some of whose members（sample）are chosen for survey.

参照人群（**reference population**）：If the study population is believed to be typical of a broader population to which it is possible to generalize the findings, the latter population can be termed the reference population.

捷径调查（**pathfinder survey**）：The method used is a stratified cluster sampling technique, which aims to include the most important population subgroups likely to have differing disease levels. It also proposes appropriate numbers of subjects in specific index groups in any one location. In this way, reliable and clinically relevant information for planning is obtained at minimum expense.

预调查（**pilot survey**）：A pilot, or feasibility study, is a small investigation designed to test logistics and gather information prior to a larger study, in order to improve the latter's quality and efficiency.

参考文献

1. Abramson JH. Survey methods in community medicine. New York：Churchill Livingstone，1990.

2. 林焕彩，卢展民，杨军英．口腔流行病学．广州：广东人民出版社，2005.

3. 齐小秋．第三次全国口腔健康流行病学调查报告．北京：人民卫生出版社，2008.

4. World Health Organization. Oral Health Survey：basic method. Geneva：WHO，1997.

5. 潭红专．现代流行病学．北京：人民卫生出版社，2001.

（林焕彩）

第四章　龋病预防与控制
Prevention and Control of Dental Caries

一、龋病病因学

（一）细菌学理论

1. 前期理论　自 19 世纪，多位学者对龋病与细菌关系进行研究：首选是 Erall 的细菌学说（1843）、Meller 的化学细菌学说（1890）、Cottlib 蛋白学说（1944）、Schaland 蛋白溶解螯合学说（1945）、Oanland 和 Key 三因素理论（1955—1960）及最后得到公认的 Newbrum 四因素理论（1978）。同时在上述研究的基础上，Meller 提出龋病致病菌的非特异性细菌学说（the non-specific plaque hypothesis），Meclure 又提出特异性细菌学（the specific plaque hypothesis）。到目前，公认龋病是多因素相互作用疾病，是与菌斑有关的感染性疾病，也有学者提出菌斑是龋病的致病因子。

2. 近期理论　19 世纪末 Philip 和 Marsha 等人将微生态学观点融入龋病病因理论，提出龋病是口腔微环境的改变，如酸碱度（pH）、代谢的酸性产物、唾液分泌、氧张力以及不良的口腔卫生等危险因素存在，促使滞留在牙体表面菌斑菌群失调，产酸菌比例增加，酸性产物滞留，致牙硬组织发生腐蚀性损害。因此，得出如下结论：致龋菌是口腔正常菌群（normal oral flora），是固有菌群（indigenous oral flora），是条件致病菌（opportunistic pathogens），是与菌斑相关的内源性感染。龋病属条件性疾病（conditional diseases）。

（二）牙菌斑

1. 牙菌斑概念　牙菌斑（dental plaque）是附着在牙体表面及牙周袋内的生物膜（biofilm），是口腔内微生物群体生存的形式，与口腔环境以动态平衡状态下，维持着口腔健康，起到口腔屏障作用，是机体口腔微环境内不可分割的一部分。

2. 健康菌斑（healthy dental plaque）

（1）组成：菌斑微生物群体间是有规律地结合在一起的，包括病毒、原虫、真菌、细菌，细菌为主要成分。有一定形态及结构，菌种之间有基因调控的密度感应系统，调控菌斑内密度及繁殖、代谢活动。基质有多种有机物，以葡聚糖为主要基质成分，还含有少量钙、磷等多种微量元素。不同类别菌斑的菌群组成有所差异。

（2）分类：①龈上菌斑（supragingival plaque）：菌群以革兰阳性球菌为优势菌，其次是革兰阳性杆菌、阴性球菌，阴性杆菌较少。菌群失调易患龋病（窝沟龋、邻面龋、光滑面龋）。②龈缘菌斑（gingival margin plaque）：除革兰阳性、阴性球菌外、阳性杆菌为优势菌，革兰阴性厌氧菌相对较少，随滞留时间延长，阴性厌氧杆菌有所增加，如产黑色素菌种、中间普氏菌、具核梭杆菌等。龈缘菌斑失调易患牙颈部龋、根面龋及龈炎。③龈下菌斑（subgingival plaque）：除阳性球、杆菌，阴性球菌外，革兰阴性厌氧杆菌比例较高，如牙龈卟啉单胞菌、具核梭杆菌、福赛斯杆菌及螺旋体等。龈下菌斑失调易患牙周炎。

3．致龋菌斑（cariogenic dental plaque）

（1）形成：健康菌斑菌群由于口腔微环境的改变，如频繁进食糖类，特别是蔗糖，促使产酸菌、耐酸菌比例增加。唾液分泌及缓冲力下降、口腔卫生不良、牙列牙体滞留区等危险因素均可致牙硬组织腐蚀性损害的致病菌斑。

（2）特点：①产酸菌（acid producing bacteria）、耐酸菌（tolerating bacteria）比例增加，特别是变形链球菌（*Streptococcus mutans*）、乳酸杆菌（*Lactobacillus*）增加明显。②菌斑 pH 在 5.5 ～ 4.0 以下；③糖转运快，糖分解代谢快，几分钟内酸性产物即可达到高峰，非挥发性乳酸及其他有机酸增加；④唾液缓冲力下降，当进食糖后，口腔酸性环境长时间不易恢复正常 pH。

（三）致龋菌毒性特点

1．黏附（adhesion）　黏附是致龋菌促进菌斑形成的初始作用，有多种黏附素（adhesions），与牙表面获得膜受体（receptors）结合附着牙菌斑内，发挥致龋毒性。主要致龋菌有下述几种。①变形链球菌：菌体表面抗原族（antigen Ⅰ / Ⅱ family）肽黏附蛋白、脂磷壁酸（lipoteichoic acid, LTA）葡聚糖连接蛋白（glucan binding protein, GBP）等黏附素可与获得膜受体结合。另外变形链球菌分泌的糖基转移酶（glycosyltransferas, GTF），受 gtf B、D、C 三种基因调控合成非水溶性及水溶性葡聚糖，促进菌斑形成，并构成菌斑基质成分。②乳酸杆菌具有菌体表面层蛋白、黏蛋白黏附促进蛋白（mucin adhesion promoting protein, MAPP）、胶原结合蛋白（collagen-bound protein, CBP）黏附素与表面黏膜受体结合附着。③黏性放线菌具有 Ⅰ 型、Ⅱ 型肽蛋白菌毛黏附素，与获得膜表面受体结合。同时代谢糖类、产酸，并合成葡聚糖能力，促进菌斑形成。

2．产酸（acidogenicity）　糖类经致龋菌代谢产生乳酸、乙酸、甲酸、丙酸等多种产物，其中非挥发性乳酸是主要产物，是致龋的主要原因。口腔内菌群有多种产酸菌参与脱矿再矿化过程，但并非都能致龋，致龋菌产酸持久，有完善的糖磷酸转移酶系统（phosphotransferase sugar transport system, PTS），能快速转运胞外糖到胞内代谢产酸。

3．耐酸（acid tolerance）　致龋菌在酸性环境内持续代谢糖类产酸，是重要的脱钙毒性因素。耐酸菌具有质子转移酶（proton translocation ATPaseH+/ATPase），可使 H+ 从胞膜内排出，使胞体内保持稳定 pH，因此在低 pH 状态，仍能生存。变形链球菌在 pH 4.80、黏性放线菌 pH 4.86、干酪乳酸杆菌 pH 3.81 环境中仍能代谢产酸。在菌斑 pH 5.0 环境以下多数产酸菌不能存活，存活的耐酸菌可持续进行糖代谢、产酸，发挥其脱钙作用。

（四）致龋菌种

1．变形链球菌群（*Streptococcus mutans group*）　变形链球菌群有 7 个菌种，9 个血清型（serotypes）。7 个菌种分别为：变形链球菌（*S. mutans*），含有 c、e、f、k 血清型；远缘链球菌（*S. sobrinus*），含 d、g 型；仓鼠链球菌（*S. cricetus*），含 a 型；鼠链球菌（*S. rattus*），含 b 型；道恩链球菌（*S. downei*），含 h 型；野生鼠链球菌（*S. ferus*），含 c 型；猕猴链球菌（*S. macacae*），含 c 型。前五菌种可从人口腔分离而得。各菌种详见表 4-1。

表4-1　变形链球菌群组成

菌种	血清型	G + C mol%	分离	检出率
变形链球菌（*S. mutans*）	c、e、f、k	36 ～ 38	人、猴	70% ～ 80%
远缘链球菌（*S. sobrinus*）	d、g	44 ～ 46	人、猴	10% ～ 20%
仓鼠链球菌（*S. cricetus*）	a	42 ～ 44	人、田鼠	0.1%
鼠链球菌（*S. rattus*）	b	41 ～ 43	人、大鼠	1.0%
道恩链球菌（*S. downei*）	h	41 ～ 42	人	0.5%
野生链球菌（*S. ferus*）	c	43 ～ 45	野生鼠	—
猕猴链球菌（*S. macacae*）	c	35 ～ 36	猕猴	—

变形链球菌血清型 c、e、f、k 中 c 型占绝大多数，其次是 e 型，f、k 型占很小比例。c 型是公认的世界流行型。k 型是近几年首先从患者心血管标本分离而得。

（1）人口腔菌种共同生物特征：菌体为革兰阳性球菌，呈链状，在37℃，微需氧、厌氧环境中，48小时生长，微氧生长较好。在轻唾固体培养基生长典型菌落：呈蓝灰色，不透明，不规则，质地较坚硬，龛入生长，中心有分泌糖珠，糖珠外流凸显中心凹陷。多数菌种不溶血。可发酵糖，不同菌种有不同发酵特点。各菌能利用胞外蔗糖合成细胞外多糖。

（2）主要致龋菌及毒性：变形链球菌群属致龋菌群，目前公认：变形链球菌（*S. mutans*）及远缘链球菌（*S. sobrinus*）两菌种为主要致病菌，各有不同的毒性特点。

1）变形链球菌（*S. mutans*，S. m）：耐酸，具有黏附功能和产酸功能。①黏附功能：菌体表面蛋白Ⅰ/Ⅱ又称Pac，PI为基因调控表面蛋白家族，含多个肽蛋白、氨基酸黏附素与获得膜糖蛋白、黏蛋白受体结合附着牙表面。葡聚糖结合蛋白（GBP）有三种结合蛋白（GBP-A、GBP-B、GBP-C）与获得膜表面葡聚糖受体结合。脂磷壁酸（LTA）与葡聚糖受体结合。葡糖基转移酶（GTF）：由gtfB、gtfC、gtfD基因调控三种酶GTF-I、GTF-S、GTF-SI，利用口腔内糖，特别是蔗糖，合成水溶性及水不溶性葡聚糖，起到黏附牙表面及凝聚细菌促进菌斑形成，并可构成菌斑基质及糖源。果糖基转移酶（FTF）由gtf、ftf调控的两种酶，合成水溶性及不溶性果聚糖（fructan），起到黏附及糖源作用。②产酸功能，代谢糖类产酸强而快，变形链球菌有特异性糖磷酸酶转移系统（phosphotransferase suger transport system），蔗糖转入菌体内，一部分代谢产酸，另一部分合成内多糖储备，在糖缺乏时，可继续代谢产酸。有研究证实：在糖存在下，菌斑内乳酸产物在5～7分钟达到最高峰，pH降低到临界pH（critical pH），产物有乳酸（lactic acid）、乙酸（acetic acid）、甲酸（formic acid）、丙酸（propionic acid）等。③耐酸性：致龋菌具有质子转移酶（proton translocation ATPase H⁺/ATPase），可使胞内酸H⁺从胞膜内排出，使胞内保持稳定的pH。当菌斑内糖产酸菌代谢pH降到临界pH 5.0～5.5以下，多数产酸菌不能生存，唯有耐酸菌能继续存活代谢产酸，达到持续产酸脱钙作用。致龋菌耐酸性见表4-2。

表4-2　致龋菌的耐酸性

耐酸菌	酸性产物	生长终末pH	致死pH
变形链球菌（*S. mutans*）	乳酸、乙酸、甲酸	4.3	3.0
干酪乳酸杆菌（*L. casei*）	乳酸、乙酸、甲酸、延胡索酸	3.8	2.3
黏性放线菌（*A. viscosus*）	乳酸、乙酸、甲酸、琥珀酸	4.6	3.2

2）远缘链球菌（*S. sobrinus*，S. s）：S. s在口腔内检出比变形链球菌明显少。有基因调控pAg（d血清型）、SpaA（g血清型）的菌体表面蛋白黏附素与获得膜受体结合。分泌的葡糖基转移酶合成的不溶性葡聚糖量多于水溶性葡聚糖，则凝聚及黏附力强。糖代谢产酸快、量较大，致龋性较强。

2. 乳酸杆菌（*Lactobacillus*）　菌属在人体可分离15个菌种，为革兰阳性杆菌。广泛存在人体肠道、口腔，阴道，属正常有益菌。研究证明干酪乳杆菌（*L. casei*）、嗜酸性乳杆菌（*L. acidophilus*）、发酵乳杆菌（*L. fermentum*）与龋病发生密切相关。乳杆菌有表面两种黏附素：黏蛋白黏附促进蛋白（mucin adhesion promoting protein，MAPP）及胶原结合蛋白（collagen-binding protein，CBP）与肠道、口腔及阴道黏膜受体结合，是公认的有益菌。糖代谢产酸较强，可合成葡聚糖和杂多糖。在pH 3.8的环境仍能生长。菌体附着牙表面弱，在龋病脱钙进程中起到促进作用。与窝沟、牙颈部龋有密切关系。

3. 放线菌属（*Actinomyces*）　菌属有7个菌种，为革兰阳性杆菌，菌体为多型性。厌氧、微需氧环境生长，多从龈上、龈下菌斑内分离，龈缘菌斑相对比例较高。代谢糖类产酸，可利用蔗糖合成果聚糖、杂多糖，有利菌斑形成。耐酸生长。菌体表面有Ⅰ型、Ⅱ型菌毛，Ⅰ型菌毛与获得膜富脯蛋白（proline-rich protein）、富酪蛋白（statherin）结合定植牙表面。Ⅱ型菌毛与口腔黏膜多糖基半乳糖受体结合。致龋病菌种主要是黏性放线菌（*A. viscosus*），其次是内氏放线菌（*A. naeslundii*）、溶牙放线菌（*A. odontolyticus*）。多发牙颈部及根面龋。

4. 其他相关致龋菌　参与致龋菌不仅是上述几个菌种，近些年有研究提出相关其他相关厌氧、微需氧致龋菌，如参与牙颈部、根部龋的中间普雷沃菌（*P. intermedia*）、嗜二氧化碳噬纤维菌（*Capnocytophaga*）等。

二、致龋过程

见图4-1。

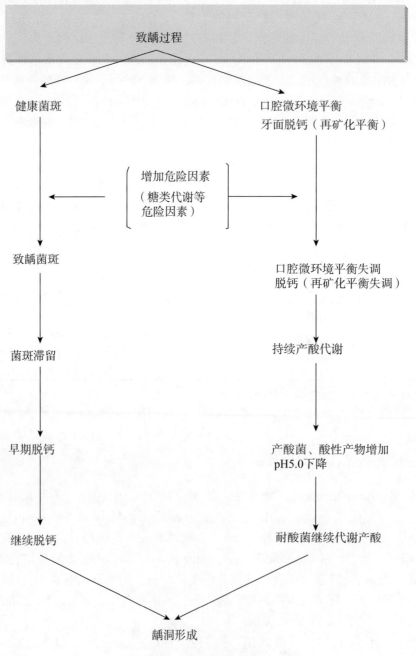

图4-1　致龋过程示意图

第二节 龋病预测与早期诊断
Prediction and Early Diagnosis of Dental Caries

在临床上，医师用口镜、探针、X 线照片比较容易检查出被检者是否患有龋病，但无法预测该患者是否具有龋活跃性。因此，寻找一种比较简单可靠的方法，判断龋病活跃性，预测人群中龋病的产生和发展，是多年来口腔医学工作者共同努力的目标。近些年来很多研究者致力于龋病高危人群的检测方法——龋病活跃性实验（caries activity test），进行预测龋病发生的研究。龋病活跃性是指一定时间内牙齿新龋的发生和现有龋坏进行性发展速度的总和，也就是患龋的易感性和倾向性。龋病发生发展有较长的过程，在这一过程中早期龋难以觉察，发展的快慢也不一致，而且是断续的，有时可终止成为静止性龋。借助龋病活跃性实验，可以掌握龋病发生与发展的规律性，对预防龋病具有重要意义。

一、实验室预测方法

Socransky 和 Newbrun 等学者认为，龋活跃性实验可用于患龋易感人群的筛选，使预防工作更有重点，有助于选择适当的预防措施和方法，有助于检测龋病的发生、发展趋势。可作为评价临床预防措施是否成功的指标，用于临床提示患者的发病程度，确定随访时间。并可用于初步筛选抗龋药物和评价抗龋药物效果的指标。有助于在临床对患者有针对性地进行口腔健康教育和口腔卫生指导，促使患者主动采用口腔卫生措施控制菌斑。同时还可作为儿童龋病治疗时选择何种修复材料的参考。

理想的龋活跃性实验的要求：①检测结果与被检对象龋患现状有相关关系；②检测结果有预测性，即与新龋的发生和已有龋患的进展有相关关系；③具有可靠性和稳定性，即实验结果相应精确，并有可重复性；④几小时或几天内能直接得到实验结果；⑤实验方法相应简单，费用低，不需要精密昂贵的仪器和复杂的操作过程；⑥检测机制符合龋病的发病机制和病因学说。

Carlos 则把所有的要求概括为应具有三个特性，即有效性、可靠性和可行性。

在日常临床和口腔公共卫生活动中，检测龋病高危人群的理想方法应该具备：①与临床的发现相一致；②重复性好；③不仅能反映目前的患龋情况，且可预测和把握今后的发展；④操作简便，对大多数人适用；⑤实验周期短，判断迅速；⑥测定值能较好体现个体特征。

人群中龋病活跃性的预测方法很多，主要有牙釉质结构、化学特性、菌斑的生化因素、流行病学等方面的研究，主要是从宿主的敏感性和口腔微生物在龋病过程中的作用两方面进行的。目前各种龋病高危人群的检测方法，没有哪一种能完全满足上述理想方法的要求，因此根据不同的检查目的，可选用相应的方法。

（一）宿主敏感性的龋病活跃性实验

这类实验以唾液和牙齿的理化特性作为判定龋病活跃性的依据。以唾液为测试因素的龋病活跃性实验较多，具有代表性的有 Fosdick 实验（1933）。其方法是收集被检者唾液，与葡萄糖混合后加入定量牙釉质粉，一定时间测量钙的溶解度。Becks 唾液流速的测量也是引起学者们关注的实验。1946 年 Dreizen 设计了唾液缓冲能力实验，检测能使唾液 pH 降低一定范围时所需乳酸的量。Dewar 实验（1950）则是在 Fosdick 实验基础上，改为检测 pH。随着现代技术的进步和分析技术的发展，一些学者也试图通过检测唾液中的溶菌酶或唾液中的分泌型 IgA 来反映龋活跃性。日本学者佐滕定雄还采用厌氧的唾液缓冲能力实验和唾液无机磷含量测定对龋病活跃性作出判定。

1. 唾液缓冲力试验 唾液缓冲力试验（Dreizen test）是在酸性条件刺激下，采集一定量的唾液，测定唾液中重碳酸盐和磷酸盐等的缓冲作用程度。即对所采集的唾液，测定它达到一定 pH 时，其酸溶液的消耗量。观察是通过有色指示剂颜色变化到达终点时，酸和碱的消耗量，以此作为唾液缓冲力的指标。

2.厌氧唾液缓冲力试验　唾液与空气接触后，常使唾液缓冲力（buffer capacity of saliva）发生变化。因此，从采集唾液直到测定均不与空气接触，即在厌氧环境下进行测定唾液的缓冲力，缓冲力低者，牙齿容易遭受龋病的损害。

3.唾液流量测定　唾液的流量具有冲刷、清洁口腔的作用，影响唾液的缓冲力和pH。唾液的分泌分为固有唾液和反射性唾液。试验是对一定条件和时间分泌的全唾液作测定。即采集固有唾液与刺激性唾液，但唾液的流量易受各种因素的影响，个体差异较大，不易求得标准值。

4.葡萄糖清除试验　测定葡萄糖在口腔内的残留时间，用以判断口腔自洁作用是否良好，口腔内环境（菌斑）等的影响。其方法通常是用10%葡萄糖10ml，漱口1分钟后吐出，经5分钟后便检测0.1%葡萄糖界限浓度，来衡量口腔一定部位（口、舌、口底）有无葡萄糖残留。从检查开始直至测得无糖质残留所需要的时间。其评价见表4-3。

表4-3　Wagner的评价标准

检出糖的时间（分钟）	龋病易感性评价
< 5	-
5 ~ 10	+
10 ~ 15	+
> 15	++

5.菌斑pH变动试验　把少量菌斑接种于含蔗糖、溴甲酚绿、溴甲酚紫等的培养基试管中，经48小时培养，菌斑内的细菌生长繁殖，分解培养其中的蔗糖产酸，培养液中的pH指示剂则产生颜色的改变，根据颜色的变化程度进行评价。

6.钙溶解试验（Fosdick test）　在唾液中，把牙釉质和葡萄糖混合，测定4小时后的钙溶出量，用于观察釉质脱钙的一种方法（表4-4）。

表4-4　Fosdick评价标准

增加的钙量（mg）	龋病易感性评价
0 ~ 5	-
5 ~ 10	+
10 ~ 20	++
20 ~ 30	+++
> 30	++++

7.S-3105试验　此法较菌斑pH变动试验在评价时间上作了改进，把评价时间缩短为30分钟。实验的组成有pH指示剂、糖、抑菌剂等，再用0.1N氢氧化钠调整pH至7。在受检者磨牙颊面，用灭菌棉签揩拭4次取样，将采集的菌斑连同棉签放入培养液中，37℃培养30分钟，肉眼观察培养液颜色的变化而评价：蓝紫色（-），紫红色（+），红色（++），淡红色（+++）。此法与pH变动实验的结果相比，更能较好反映龋病易感性情况，且简便。

（二）口腔微生物的龋病活跃性实验

20世纪30年代起，口腔医学工作者用乳杆菌评价龋活跃性，有关乳杆菌的龋活跃性实验可分为乳杆菌计数和乳杆菌产酸速率两种类型。Hardley（1933）用唾液乳杆菌计数判定龋活跃性，Snyder（1951）用乳杆菌产酸速率的比色实验判定龋活跃性，Woods（1970）设计变形链球菌筛选实验。20世纪60年代开始，对变形链球菌的研究不断进展，近20年来，学者们对以变形链球菌为主的龋病活跃性实验更感兴趣。

1. 乳杆菌计数　用唾液乳杆菌计数判定龋活跃性，方法是采集嚼石蜡的唾液，稀释后接种涂布于 pH 5.0 的乳杆菌选择性培养基琼脂平板，37℃培养 4 天，计数菌落数，用乳杆菌数量 /ml 唾液判定龋活跃性。芬兰学者 Larmas（1985）则推广使用 Dentocult 试验，即用一个可以密封的螺旋盖小瓶，瓶盖上固定有附着乳杆菌选择性培养基琼脂的塑料板，被检者唾液排入小瓶后旋紧瓶盖，培养一定时间后根据平板上菌落多少，分为四个等级判定龋活跃性。

2. 乳杆菌产酸速率的比色试验（Snyder test）　用乳杆菌产酸速率的比色试验判定龋活跃性，方法是收集早餐前嚼石蜡的刺激唾液，加入已融化盛有 Snyder 琼脂的试管中，琼脂中加有溴甲酚绿作 pH 指示剂，37℃培养，每 24 小时观察颜色改变并与空白管对照，用表 4-5 判定龋活跃性。

表4-5　Snyder试验结果

	24 小时	48 小时	72 小时
颜色	绿黄	绿黄	绿黄
龋活跃性	显著	中等	低
		继续观察	继续观察

由于 Snyder 试验有取唾液不方便，琼脂需预先融化再冷却到一定温度等缺点，学者们做了改进，Grainger（1965）设计了 Swab 试验，用棉拭子取颊侧牙菌斑，放入 Snyder 培养基培养 48 小时，测 pH 判定龋活跃性。Sims（1968）则用有刻度的接种针取唾液放入含有 0.2ml Snyder 培养基的小管中培养、观察的方法。Alban（1970）采取让被检者排唾液于盛有 Snyder 琼脂的试管表面一定时间，观察试管内琼脂由上到下颜色变黄的部位多少来判定龋活跃性。日本学者则把 Snyder 液体培养基灭菌封入安瓿，使用时切断安瓿颈部，注入被检者唾液培养，具有易携带和可以现场使用的优点，已制成商品出售。

3. 变形链球菌数量测定实验　变形链球菌与龋病的发生关系密切，有必要对唾液中变形链球菌的数量进行测定。其方法是将 MSB 培养基（在实验室国际通用的变形链球菌选择培养基）中的琼脂除去。把存留的培养基盛入试管，利用变形链球菌对试管壁的黏附性，测定细菌的半定量，即 1ml 唾液中的变形链球菌细菌数（对试管壁附着的菌落数），在 10^5 以上者为 +++，$5×10^4$ 为 ++，10^4 为 + 或 –。

4. 变形链球菌筛选试验　变形链球菌筛选试验采集混合菌斑后，用白金接种针蘸上菌斑稀释液在选择性培养基上画线，培养 72 小时后计数平板上 10 个格的变形链球菌数，分为 3 个等级。一年后复查新龋发生，发现试验结果与新龋发生呈正相关。

Woods 试验后的几年里，学者们对变形链球菌的选择性培养基作了许多研究和改进，使其对变形链球菌选择较好，抑制较少，如 MS40S、MM10B、MSB、TYC、MSFA 等培养基的使用。有的学者利用变形链球菌在选择性液体培养基管壁上黏附的特性估计唾液中变形链球菌数量，建立起 MSBB 方法，也有使用杆菌肽纸片观察其在涂布唾液的选择性琼脂平板上抑菌环的大小，对唾液中变形链球菌的多少进行估计，并判定龋活跃性。

5. 还原酶试验　有关口腔细菌的龋病活跃性实验还有利用细菌氧化还原能力的试验。这类试验都用刃天青（Resazurin）作指示剂，刃天青是一种氧化还原指示剂，Rapp（1962）设计还原酶试验，方法是把定量刃天青试剂加入到 5ml 被检对象的唾液中，培养 15 分钟后观察颜色从蓝到红到无色的改变，判定龋活跃性。日本学者中村正一等（1986）在此试验基础上，将蔗糖、抑菌剂、刃天青配制试液，用棉签采取菌斑投入试液培养 30 分钟观察颜色变化的方法判定龋活跃性。Shibuya 等则采用刃天青纸片法（Resazurin disc），用定量唾液浸湿已制备好的，含有刃天青、蔗糖和抑菌剂的纸片，再放入两张塑料膜中体温保温 15 分钟，观察颜色改变，目前已制成商品使用。

二、临床预测方法

1. 放射线诊断　近年的研究表明，诊断成人咬合面龋时，X 线片较肉眼检查提高 2% ～ 15%。目前认为，X 线检查对于咬合面龋探查仍有意义。但存在的某些缺陷需改进，如 X 线片检查邻面龋时，邻面触点的重叠影响诊断结果；此外，由于 X 线片是将牙齿的三维图像表现为二维图像，因此，某些位于颊、舌侧较表浅的脱矿可能会误被认为是邻面的深龋；而对于咬合面龋诊断的主要问题是颊侧牙体组织及舌侧的牙尖可能会掩盖正常与脱矿组织之间的放射线对比度，因此难以在 X 线片上发现咬合面龋。针对以上问题，应用放射线诊断龋病的方法有了许多改进，具体有干板放射照相技术、非直接数字成像放射照相技术、直接数字成像放射照相技术等方法。

（1）干板放射照相技术：临床研究证明干板放射照相技术对邻面龋诊断的灵敏度与传统 D 速度、E 速度 X 线片相似；对咬合面龋的灵敏度与 E 速度 X 线片相同，但干板发射照相技术的假阳性率偏高。此技术很快被放射量更低、能增强对比度的数字成像系统取代。

（2）非直接数字成像系统（indirect digital imaging）：非直接数字成像系统是将传统的 X 线片转换为数字成像，可使传统 X 线片影像密度的对比度提高，Wenzel 等的研究显示，传统方法探查到的咬合面患龋率为 50% 时，经数字成像后可探查到咬合面患龋 70%，而且假阳性诊断较少。计算机辅助分析（computer image analysis）增加了该方法龋病诊断的客观性；数字减影照相技术（subtraction radiography）可提高邻面龋的分辨，但对咬合面龋诊断的灵敏度与传统 E 速度 X 线片无差别。

（3）直接数字成像系统（direct digital imaging）：直接数字成像系统可直接获得数字影像。应用于咬合面龋诊断的直接成像系统 RVG（radio vision-graphy）的优点就在于：① X 线剂量小，是 E 速度的 0.4 倍；②有利于观察者对被检查者的控制，拍片同时可获得影像资料；③简化工作过程，是一种无污染的环保型放射线诊断方法。

2. 光纤维透照技术

（1）光纤维透照检查法（fiberoptic transillumination，FOTI）：其基本原理是：如果釉质及其下方的牙本质发生脱矿（如发生龋病等），则其局部透光性能将发生改变；利用高强度白光对牙齿进行透照时，在正常透亮的牙体组织内就会显现一块暗影，借此判断病变的存在、部位和范围。光纤维透照技术（FOTI）主要应用于邻面龋的诊断，其原理是病变牙体组织对光的散射作用比正常硬组织强，因此透过的光较正常硬组织少，该技术常用 X 线片作标准，计算出特异度及灵敏度。现普遍认为 FOTI 只是常规诊断方法的补充，不能代替 X 线片。为减少放射线损伤，有时用 FOTI 代替 X 线片来诊断邻面龋；流行病学者也认为在流行病调查时有些场所不能行 X 线片，一般用 FOTI 代替来显示龋损部位。由于后牙颊舌径较大，主要适用于前牙、咬合面牙本质龋的诊断。当牙间隙很紧，探针不能进入而怀疑邻面龋时，利用光纤维透照法可进行早期诊断。但对窝沟龋和继发龋诊断作用尚不够准确，不能代替传统检查方法。同时，釉质透光度与釉质矿化程度及均质性有关，由于部分个体牙齿矿化程度低，用此方法有局限性。光纤透照仪操作方便，价格相对低廉，便于携带，在龋病普查和筛查中可发挥巨大作用，是一种有效的辅助检查方法。

（2）数字化光纤维透照技术（digital imaging fiber-optic transillumination，DIFOTI）：是光纤维透照技术的重要进步，其原理是在光纤维透照技术的基础上，加上数字型 CCD（charge couple device，电荷耦合装置）照相机，可将获得的数字影像输入电脑中运用专门程序进行分析，检查者便可根据分析结果进行龋损的定位及诊断。体外实验的结果显示，此种方法用于诊断邻面、咬合面及光滑面的灵敏度优于传统的放射线检查。运用特殊软件对数字图像进行分析，还可以获得定量结果，利于纵向评价病损变化。DIFOTI 技术可以发现未成洞的早期龋损，相对于放射检查显示射线透射的区域通常形成龋洞，具有明显优势。无创性（放射损伤）也是其相对于放射检查的优点。

3．电阻抗龋检测技术　龋病发生时，由于脱矿釉柱间形成间隙并充满富含离子的唾液，釉质电阻大大降低，其下降程度与龋病损害的严重程度成正比。通过测量牙齿表面到髓腔的电阻值，可判断龋病发生情况。该技术称为电阻抗法（electronic resistance methods，ECM）。荷兰Lode Diagnostics BV 推出的 ECM 仪器是目前最成熟，研究应用最多的一类产品。ECM 仪器由电源、主机、检测电极、回路电极和液晶显示器构成。其检测电极为中空弧形探针，利于口内检查；中间空心结构用于气流通过。该仪器设计有 ECM 软件，用于记录患者信息，视诊检查结果以及将检测值转入计算机存储。

使用 ECM 仪器检查时需要先彻底清洁待检牙面去除菌斑、牙石等，将探针电极置于待检牙面，回路电极置于手腕或者唇颊处，形成电流回路：参考电极 - 手（50kΩ）- 体液（＜5kΩ）- 牙根端组织（＜10kΩ）- 牙髓（＜5kΩ）- 牙釉质和本质 - 测量电极。回路除牙体硬组织以外，其余部分电阻值很小且基本恒定，电阻值结果显示所测对象真实值，范围 1k ～ 10GΩ，在 10k ～ 100MΩ 范围内其误差约 1%。电阻值同组织多孔性、组织（釉质、本质）厚度、脱水状态、接触面积、体液离子浓度、温度均有关系，检测时注意控制相关因素。

根据不同需要，ECM 仪器提供 3 种不同的测量模式：①前锋测量模式：使用 7L/min 的气流，直到待检位点电阻值稳定 3 秒钟以上，即为测量值。②连续测量模式：不使用气流，显示器显示待测组织即刻电阻值。该模式方便牙面各位点的筛查。③标准测量模式：使用 5L/min 的气流，连续测定 5 秒钟后，显示器交替显示最后一秒平均电阻值（Ω）和 5 秒钟整合电阻值（Ωseconds）。该模式检查过程标准，便于横向和纵向比较。

根据探针电极同待检牙面接触方法与媒介不同，具体测量方法有点特异法及面特异法两种。前者选取合面若干个点并测量其电阻值，通过这些点的电阻值间接了解整个牙龋损状况。后者选用导电介质测量整个合面窝沟系统的电阻，判断龋病发生情况。

4．激光诱发荧光系统　激光诱发荧光系统（laser induced-fluorescence）的工作原理是：一定波长的激光照射到矿化程度不同的牙面上，可激发出不同波长的荧光。根据此原理工作的龋病诊断方法有激光荧光龋病诊断仪 Diagnodent（KaVo Ltd，Germany），定量光导荧光（quantitative light-induced fluorescence，QLF）、染色增强激光荧光系统（DELF，dye-enhanced laser fluorescence）。

（1）Diagnodent：是一种体积较小的便携式早期龋诊断仪器，操作简单。主要由三部分组成：中央处理器、探测器及传输装置（软管）。中央处理器中的激光二极管可发出限定波长的脉冲光，当遇到钙化程度不同的牙齿时，可激发出不同波长的荧光。随着因龋损导致牙齿脱矿程度的加重，激发出的荧光波长也随之增加。探测器可收集这些荧光，经中央处理器内的电子系统处理后在仪器的屏幕上以数字方式表示出来。根据其数值的大小，对照诊断标准便能确定牙齿目前的矿化状态，并能确定龋损深度。它有圆锥形和平面形两种探测器，可用于发现咬合面及光滑面的早期脱矿。该仪器的诊断结果受某些因素的影响，如牙石、菌斑等；玻璃离子、复合树脂等充填材料也会干扰测量结果，不利于继发龋的诊断；此外，牙齿湿润及干燥状态下的检查结果存在差异。Kavo 公司推出新一代产品 Diagnodent pen 其基本工作原理未有变化；不过其外形更加小巧，临床使用更加方便，同时其探测头的针状外观体积更小，适合于邻面龋病的检测。

（2）定量光导荧光龋检测仪（QLF）：牙体硬组织的荧光通常由牙本质发出，经牙釉质传导。定量光导荧光技术（quantitative light-induced fluorescence，QLF）正是以牙齿自荧光现象为基础，龋蚀脱矿的釉质的光传导性下降，牙齿所产生的荧光与釉质健康者相比较，荧光辐射减少，显示为黑色或者暗区。通过人工和天然龋的研究发现，脱矿丧失量与荧光强度减少量高度相关（$r = 0.73 \sim 0.86$）。

目前常用的 QLF 系统，其装置由两部分构成，一部分是由 CCD 微型摄像机和光源、导线及口镜共同组成的手提部分，另一部分是相连的电脑处理系统，安装有图像捕获软件和图像分析软件。氙弧灯光作为可见光光源，激发牙齿产生 290～450nm 间的荧光，通过一黄色高通透性滤光屏障，传送波长 ≥ 520nm 的荧光，由 CCD 相机摄取图像，传递到电脑显示出来，可以运用专门分析软件分析图像。QLF 分析软件通过图像重建技术，获得病损三个相关变量：Area（实际病损面积，mm^2），Δ Fmean（实际病损平均荧光丧失量，%），ΔQ（= Area × Δ Fmean，总荧光丧失量，mm^2%），分别反映病损大小和严重程度。

此外，还有其他的龋病诊断方法，如内窥镜、紫外光照射等。总之，一种理想的龋病早期诊断方法可以真正实现龋病的早期发现、早期诊断，有利于龋病的预防，为保护牙齿健康提供有效手段。但仍需要对早期龋病的诊断方法进行深入研究。

第三节　龋病的预防措施与方法
Prevention of Dental Caries

一、龋病的三级预防

（一）一级预防

1. 口腔健康促进　开展口腔健康教育，普及口腔健康知识，了解龋病发生、发展的过程，提高自我口腔保健的意识，制订营养摄取计划，养成良好的口腔卫生习惯。

2. 控制及消除龋病的危险因素　对口腔内存在的龋病危险因素，应采取适当的预防措施。在口腔医师的指导下，适当限制食糖，进行窝沟封闭防龋，合理使用氟化物进行防龋，提供口腔卫生保健用品。

（二）二级预防

早期诊断、早期治疗。定期进行口腔检查，必要时行 X 线辅助检查及其他早期龋检查方法，发现早期龋病，在检查诊断基础上做早期充填等治疗。

（三）三级预防

1. 防止龋病的并发症　对龋病因没有得到及时治疗引起的牙髓炎、根尖周炎应进行恰当的治疗，阻止炎症向牙槽骨、颌骨深部扩展，对于严重破坏的残冠残根应拔除，防止牙槽脓肿及颌面化脓感染及全身感染。对不能保留的患牙应及时拔除。

2. 恢复功能　对牙体缺损及牙列缺失者，应及时修复，恢复口腔正常功能，保持口腔健康及全身健康。

二、龋病的预防方法

龋病是多因素慢性细菌感染性疾病，龋病的预防应采取综合性的预防措施。通过早期干预脱矿过程，如氟化物的应用，促进再矿化，逆转龋损，通过窝沟封闭剂的应用，隔绝致龋因素对牙齿的侵袭，达到终止消除龋病，保存牙体的目的。同时对病人的龋病危险因素，包括龋病患病史、饮食习惯、唾液功能、窝沟形态和菌斑控制等进行评估和控制；提高牙齿的抗龋能力。早期龋病防治的技术包括：①再矿化处理；②氟化物；③窝沟封闭及预防性树脂充填；④激光龋损处理；⑤臭氧治疗；⑥抗菌斑药物氯己定等；⑦食物；⑧口腔卫生；⑨唾液；⑩口香糖等。龋病是在易感的宿主、致龋的食物、致龋的口腔菌斑和足够的时间综合作用下发生的，只要阻止和控制这些致龋因素，就能达到降低龋病发病率，基本控制龋病发生的目的。

（一）菌斑控制

细菌是致龋的主要因素，而防龋的关键环节是控制菌斑。对牙菌斑，尤其是成熟的、产酸活跃的牙菌斑的控制，是预防龋病发生的一条极为重要而有效的途径。对菌斑的控制应包括两方面的含义：菌斑数量的控制和菌斑致龋性的控制。

1．机械方法清除菌斑 机械法机械清除菌斑的方法是指用牙刷、牙膏、牙线、牙间清洁器等保健用品，清除口腔内牙菌斑。

（1）刷牙：刷牙是清除牙面菌斑的主要方法。应根据自身情况选择合适的牙刷，牙刷的刷毛和刷头应能自由、方便地到达全部牙齿的各个牙面，刷毛的软硬度应适度。刷牙的主要目的是去除暴露在口腔中的各个牙面上的软垢、菌斑。应尽可能做到餐后刷牙，并做到每天早晚各一次，每次刷牙 2 ～ 3 分钟。晚上睡前的刷牙最重要。

（2）牙线：刷牙主要去除牙面菌斑，对于两牙邻面的菌斑即使十分认真地刷牙也难以完全清除。使用牙线能够有效清除邻面牙菌斑和嵌塞的食物碎屑。

（3）漱口：餐饮后用清水或漱口液漱口，可以清除食物碎屑。方法是口含 10ml 左右的漱口液，用力鼓动口腔，30 秒后将漱口液吐出。

（4）洁牙：对于已形成的牙石靠刷牙等方法不能去除，必须通过洁牙才能去除。

2．化学方法 通过应用抗生素、酶、消毒剂等化学的方法控制菌斑，但这些制剂在去除菌斑的同时可能产生某些不良反应。因此，不提倡长期应用化学制剂控制菌斑。例如氯己定（洗必泰），是二价阳离子活性，对细菌表面有亲和力，对革兰阳性、阴性菌均有强的抑菌作用，对变形链球菌、放线菌作用显著。因氯己定可以和获得膜蛋白的酸根结合，滞留于牙表面，阻止附着。防龋制品有漱口剂、牙膏、防龋涂漆及缓释装置等。由于它是强抗菌剂，还有使舌背及牙着色的问题，因而使用范围受到限制。

3．植物提取物 主要有黄芩、厚朴、五倍子、金银花、二面针、三七及茶叶等，主要功能是分别抑制龋病、牙龈炎、牙周炎相关细菌，起到减少菌斑，减少龋病、牙龈炎发生，清新口腔的作用。不良反应少，其提取物常放入牙膏及漱口液中使用。其有效成分及作用机制有待于进一步探讨。

4．生物学方法

（1）抗菌剂：主要作用是抑制致龋菌，达到控制菌斑的作用。其使用较广泛，效果也肯定，缺点是长期使用存在耐药性及不良反应，并对口腔微生物无选择地抑制，可抑制有害菌，也抑制有益菌。所以人工合成的抗菌剂使用渐渐减少。而天然植物抗菌剂不良反应相对较少，如厚朴、五倍子、金银花、血根草、大黄、黄芩、甘草等加到漱口剂或牙膏中使用，起到减少菌斑作用。

（2）抗附着剂：这类抗附着剂有抑制吸附及解吸附（desorption）作用。如抑制菌斑黏多糖形成，阻止细菌对牙面附着。它包括：①天然植物药类：天然植物药中的甘草、五倍子、红花等可与获得膜黏蛋白中富脯酸结合，阻止细菌黏附。②酶类：如非特异性蛋白水解酶破坏细菌表面蛋白，阻止致龋菌在牙体附着。特异性葡聚糖酶可溶解致龋菌产生的葡聚糖，影响菌斑的形成。③甲壳素类：甲壳素属氨基多糖类物质，从虾蟹壳里提取甲壳素，经脱乙酰基后成为乙酰甲壳胺。可溶，可吸收，有多种衍生物，无不良反应，是人类食品添加剂，它是提高人体免疫功能等的天然物质。在防龋研究上，主要作用是凝集致龋菌，减少菌斑形成，解脱已黏附的菌斑；同时能减少乳酸量；防止口腔 pH 下降。

5．免疫方法 牙菌斑由于不断受到外界生物、物理、化学因素的干扰，其菌斑本身也不断发生适应性的改变，因此对牙菌斑中致龋菌数量、致龋能力的控制，是一项艰巨而复杂的工程。免疫方法有特异性抗原（specific antigen）和特异性抗体（specific antibody）。

（1）特异性抗原：是以主动免疫方式达到抑制致龋菌的抗原作用，其研究就是防龋疫苗的研制。

①全疫苗：全疫苗是以传统的制备方法，将变形链球菌全细胞灭活制成死菌苗或减毒全细胞的活菌苗，是多价疫苗（polyvalent vaccines）。经动物实验证明，全菌疫苗可减少动物龋的发生，

但疫苗可诱导与人心脏组织有交叉反应的抗体，导致心内膜炎的不良反应。

②亚单位疫苗（sub-unit vaccines）：疫苗利用变形链球菌致病因子 Pac 表面附着蛋白（或 Ag I/II、PI、SpaA）和萄糖基转移酶（GTase）纯化的蛋白作为抗原，制成疫苗，经动物实验证实了防龋作用。抗原纯化的疫苗克服了心脏交叉反应的不良反应，但单一抗原的抗原性较弱，需用不同途径的免疫（如鼻内、胰腺注射等）及辅以佐剂来增强其抗原性，因而也比较复杂。

③多肽疫苗（polypeptide vaccines vaccines）：多肽疫苗用变形链球菌 Pac 和 GTase 具有抗原性的核酸序列，制备出多肽抗原。它是一种单一抗原，抗原性弱。用单一抗原的片段与大分子载体结合，改变多肽结构可提高抗原性。如：Pac 分子两个肽链连接后，免疫动物后可以提高抗原性，增强抗龋效果。

④基因重组疫苗（gene recombination vaccines）：这种免疫利用基因工程技术，将变形链球菌的特异性基因片段插入无毒的质粒载体，然后送入减毒的受体细菌体内，使之对目的基因复制表达，构成基因重组疫苗。如：Iwaki（1990）用变形链球菌 Pac 基因连接到穿梭质粒 Psa3 上，转化乳链球菌，构成 Pac 基因重组乳链球菌疫苗。用这种疫苗免疫小鼠，诱导出小鼠唾液特异性 PACIgA 及血清 IgG 抗体。

⑤核酸疫苗（nucleic acid vaccines）：这是一种新型疫苗，它是将特定编码蛋白的外源基因（DNA 或 RNA）直接导入动物细胞内，诱导宿主细胞对目的基因表达的蛋白，产生免疫反应，达到防龋作用。这种疫苗的优点是：免疫性强、能激发体液和细胞免疫的持久性，制备方法简便、省力。国内外一些科学家已开始这种新疫苗的研究工作。

但是，到目前为止，在防龋疫苗的实际应用上还存在着一些主要障碍：a. 龋变形链球菌定殖在牙菌斑内，体内产生特异性抗体后再分泌到口腔，实际上不容易在口腔环境中发挥有效的免疫作用；b. 诱导变形链球菌抗体与心内膜组织有交叉反应，可引起心内膜炎的不良反应；c. 变形链球苗与口腔内其他链球菌有交叉反应性抗原，影响抗体的效价。

尽管各种疫苗在实验室中取得了较好的效果，但还需要较长时间安全性、稳定性、有效性的验证，才能用于人体临床实验。

（2）特异性抗体：是用被动免疫方法，直接在口腔内与致龋菌抗原进行免疫，达到防龋目的。

①特异性单克隆及多克隆抗体：用致龋菌的单克隆或多克隆抗原免疫动物后从动物提取特异性抗体，直接与口腔内致龋菌进行免疫反应达到防龋作用。经动物实验及受试者效果观察，证实了其防龋效果。如 Loimaranta（1997）用变形链球菌和远缘链球菌免疫牛，从初牛乳中提取了特异的 IgG，经实验观察，这种抗体可抑制两种菌的菌体糖代谢及胞外多糖的合成。Hatta（1997）用含蔗糖培养生长的变形链球菌免疫母鸡，从鸡蛋黄中获得 GTase 抗体（egg yolk antibodies，称 IgY）。经受试者用含 IgY 的液体漱口证实，口腔内变形链球菌总数下降，因而可以控制变形链球菌在口腔内定殖。

②多肽抗体（polypeptide antibody）：这种抗体是利用基因工程技术构建的疫苗免疫动物获得特异性抗体。例如，Chia（1993）用变形链球菌 GTase 含 19 个核甘酸片段 GIFC435～453 与牛血清白蛋白连接获得抗 GTFC 合成不溶性葡聚糖酶抗体，证实它能抑制变形链球菌对蔗糖的依赖性黏附。

③转基因抗体（transgenosis antibody）：这种抗体的产生是利用基因工程技术将特异性抗体分子整合到植物基因中，使转基因植物高水平表达单抗全长抗体分子。Ma（1995）将变形链球菌表面蛋白抗体的重链与轻链基因克隆一起插入 Nicotian 烟草中，用表达的抗体经受试者验证，显示龋活性下降。

特异性抗体直接作用于口腔内的致龋菌，可使致龋菌总数减少，黏附受抑制，龋发生率下降，较疫苗安全。已经有产品投放市场。

6. 其他　抗菌斑附着剂包括有茶多酚、甲壳胺等，可以放在含漱剂或牙膏内使用。这些物质除有弱的抑菌作用外，主要作用是阻止菌斑在牙表面附着。

（二）饮食指导及糖代用品

1. 饮食指导 维生素 A、D、C 的供给不足，可使牙抗龋力下降，菌斑产酸增多（维生素 K）；唾液蛋白如乳酸脱氢酶、乳铁质和溶菌酶也受到食物蛋白供给的影响；脂肪可降低菌斑的扩散性，并可减少实验动物龋的发生。食物中热量的限制和蛋白量减少使唾液腺腺体发育不良。在饮食限制方面仅将工作的重点放在"糖与龋病"上是不够的。应提供龋病预防的饮食指导服务，全面了解蛋白质、维生素、矿物质、脂肪、糖类的饮食结构与龋病的关系，并对现有饮食结构进行调查，做出评价，对存在的问题进行相应的指导。

合理进食含糖食物。适当控制对糖的摄入量，可以预防龋病。细菌产酸的总量除了与细菌总量有关外，也与底物多少有关。在龋病形成过程中还与酸在牙面上停留的时间有关。食糖后菌斑 pH 会下降使牙面釉质脱矿，根据 Stephan 曲线，菌斑产酸自然清除一般需要 30 分钟以上。如果频繁进食糖，则菌斑中的 pH 难以有恢复的时间，脱矿的时间大大多于再矿化的时间，龋齿则容易发生。所以，在减少糖摄入总量的同时，强调减少进食糖的频率更为重要。黏性含糖食物因不容易自然清除，更易致龋。为减少糖在牙面的停留时间，不应在睡前进食，并应有效清洁牙齿。此外，还应建议多食含纤维的食物，含纤维的食物，如蔬菜，除了本身不具有致龋性之外，有利于清除牙面的菌斑和存留的糖。

2. 糖代用品 限制糖的摄入或改变糖的摄入方式，可以起到减少龋病发生的作用。蔗糖的致龋性最强，但从营养及经济上考虑，目前还没有一种糖代用品可以完全替代蔗糖。限制食糖和其他形式的可被菌斑酵解的糖类，在食物中添加糖的代用品，对减少龋病的发生十分有益。

糖代用品指具有甜味作用，但其产酸慢、不产酸或少产酸，不会被细菌利用产酸的一类物质，如木糖醇、山梨醇等。现有的糖代用品，只能起到限制蔗糖食用的辅助作用。如山梨醇、甘露醇、木糖醇等可使致龋菌的葡聚糖产生减少。甜菊糖经研究证明，它除替代蔗糖作用外，本身还有抑菌作用。此外，其他新的研究和新开发的糖醇也证明有协助防龋的作用。今后糖醇类的应用将越来越广泛。

因此，应指导人们建立良好的饮食习惯，包括饮食的选择、限制进食的频率、改变食物的结构和合理应用糖的代用品等。

（三）增强宿主的抵抗力

宿主对龋病的抵抗力表现在牙本身解剖结构和理化结构的完善和机体抗龋力的提高两方面。只有全面综合地考虑，才能更有效地提高宿主的抗龋力。

1. 氟化物防龋 氟化物能够预防龋病是 20 世纪预防口腔医学对人类最伟大的贡献之一。氟化物是临床实践证明最有效的防龋制剂，其抑龋作用主要是通过局部加强牙齿结构、抑制脱矿过程和增强再矿化实现的。氟化物的应用可分为全身应用和局部应用，全身应用有饮水氟化、食盐氟化、牛奶氟化、氟片、氟滴剂等；局部应用有含氟牙膏、含氟漱口液、含氟涂料、含氟凝胶和含氟泡沫等。

2. 窝沟封闭防龋。

第四节 龋病的临床预防技术
Clinical Caries Prevention Methods

一、窝沟封闭

窝沟封闭（pit and fissure sealant）又称点隙裂沟封闭（pit and fissure sealant），是指不去除咬合面牙体组织，在其上涂布一层黏性高分子材料，保护牙釉质不受细菌及代谢产物侵蚀，达到预防龋病发展的一种有效防龋方法。当牙齿的窝沟被封闭之后，原来存在于窝沟中细菌的营养来源被断绝，这一方面起到了预防龋病发生的作用，另一方面也阻止已存在龋病的发展。

（一）窝沟封闭的适应证

决定是否采用窝沟封闭预防龋病涉及很多的因素，其中最重要的是窝沟的外观和评价。

1.窝沟封闭的适应证

（1）牙齿萌出后达到咬合平面即可作窝沟封闭，一般是萌出后4年之内。

（2）深的窝沟，特别是可以插入或卡住探针的（包括可疑龋）窝沟。

（3）患者其他牙齿，特别是对侧同名牙患龋或有患龋倾向。

乳磨牙3～4岁时，第一恒磨牙6～7岁时，第二恒磨牙11～13岁时为最适宜封闭的时间。窝沟点隙有初期龋损，咬合面有充填物但存在未作封闭的窝沟。要根据具体情况决定是否作封闭。如果临床观察属可做可不做窝沟封闭的个案时，则应毫不迟疑行窝沟封闭。

2.窝沟封闭的非适应证

（1）咬合面无深的沟裂点隙、自洁作用好。

（2）窝沟龋进入牙本质深层者。

（3）牙萌出4年以上未患龋。

（4）患者不合作，不能配合正常操作。

（5）已作充填的牙。

（二）封闭剂的组成、类型与特点

1.窝沟封闭剂的组成　封闭剂通常由合成有机高分子树脂作为主体成分，再加入定量的稀释剂、引发剂和一些辅助剂如溶剂、填料、氟化物、涂料等组成。

（1）树脂体系：通常由两部分组成，一是树脂基质，二是稀释剂。树脂基质为封闭剂的主体部分。我国研制的是双酚A型环氧树脂与甲基丙烯酸的反应产物，经红外光谱测定其在结构上与Bis-GMA类似。对封闭剂的基本要求是起始黏度要低，以便向窝沟内渗入。通常用作封闭剂主体成分的树脂，其黏度较大，需要加入一定比例的活性单体作为稀释剂，以降低黏度。用于封闭剂的单体，一般有二甲基丙烯酸三甘醇酯，癸烷丙烯酸酯、双酚A丙烯酸酯等。单体的用量越多，树脂黏度越低。但对封闭剂的黏度不能单纯依靠增加单体比例使之降低。因单体用量过多，将影响封闭剂的性能和降低固化速度。树脂与单体的重量比例，一般为5%～22%。

（2）引发体系　是封闭剂固化不可缺少的物质。目前，封闭剂固化的方法有两种，即光固化和化学固化。前者的优点在于操作者可完全控制固化时间，因封闭剂只有用一定波长的光线照射后才会固化。后者的优点不需要光照固化设备。

化学固化封闭剂的引发体系，通常由过氧化苯甲酰（benzoyl peroxide，BPO）和芳香胺如N，N二羟乙基对甲苯胺（DHPT）组成。二者分别含于封闭剂的A、B组分中。含量的多少，影响封闭剂固化的速度，含量多，固化快。固化速度还受环境温度的影响，温度高，固化快。减少含量或温度降低，则可延缓固化时间。在临床操作中，一般要求固化时间为1～2分钟。

光固化封闭剂，最早是用紫外线固化。使用的光敏活化剂是安息香醚类，如安息香甲醚、安息香乙醚等。在365nm的紫外线照射下，产生游离基引发树脂聚合。在封闭剂中的含量，一般为0.5%，经紫外线照射30～60秒，封闭剂表面能完全固化。为了使渗入到窝沟深部的封闭剂固化完全，有人主张在光引发剂中加入一定量的过氧化苯甲酰（BPO）。实验证明，窝沟深部的封闭剂，需7小时才能达到完全固化。

20世纪90年代，新出现了一类可见光固化封闭剂。其主体成分是双官能团丙烯酸酯，如Bio-GMA、二羧三乙二醇双甲基丙烯酸酯等单体。在频率380～520nm可见光照射下，光敏活化剂极快分解而使树脂聚合。这类封闭剂不仅固化很快，并且固化深度大。此频率范围的可见光，由可见光固化器内的卤素灯辐射，光强度高，均匀无闪烁。由于选用的光波在可见光的频率范围，无损伤组织的红外线和紫外线辐射，已取代紫外线固化。

2．窝沟封闭剂的类型

（1）封闭剂按固化类型可分为紫外光固化型、化学固化型和可见光固化型。Jan Kühnisch 等对 146 篇至少观察 2 年的窝沟封闭剂保留率研究的文献进行 meta 分析，得出结论：紫外光固化型封闭剂 5 年保留率为 19.3%，化学固化型封闭剂 5 年保留率为 64.7%，可见光固化型封闭剂 5 年保留率达到 83.8%。可见光固化型封闭剂操作方便，固化时间短，保留率高，在临床得到广泛使用。

（2）封闭剂按填料的比例可分为无填料型、低填料型、高填料型。填料比例越高，封闭剂越耐磨，但是黏性也相应增大，流动性减小。研究表明无填料型封闭剂的保留率较有填料封闭剂高，边缘微渗漏的发生率较有填料封闭剂低。有填料型封闭剂由于耐磨性好，所以在封闭后如咬合过高，需要调整咬合，会增加操作时间和成本。

（3）封闭剂按是否有颜色可以分为无色封闭剂和有色封闭剂。无色封闭剂的特点是美观，而有色封闭剂有利于更快、更准确地检查封闭剂的保留情况。有学者做了关于有色和无色封闭剂实用性的研究，发现在评估封闭剂保留情况时，无色封闭剂错误率为 23%，而有色封闭剂错误率只有 1%。但是，也有人认为有色封闭剂用于治疗未形成窝洞的早期龋，会妨碍医生对早期龋进展情况的观察。

（4）封闭剂按是否含氟可以分为含氟或释放氟的窝沟封闭剂和不含氟的传统封闭剂。封闭剂中的氟有两种作用方式：一种是在封闭剂中加入可溶性的氟盐，封闭后释放氟离子，另一种是将有机氟化物黏接在树脂中，氟离子通过与其他离子进行交换释放出来。但是含氟封闭剂现在还存在很大争议，有研究表明含氟封闭剂与普通不含氟封闭剂比较，保留率和龋病降低相对有效率都没有明显区别。体外研究表明：封闭剂中大部分氟都在封闭后 2 天内释放出来；同时，体内研究发现封闭后 30 分钟内唾液中氟浓度显著升高，大约 2 天后恢复到基线水平。但是含氟封闭剂的优点是被封闭的牙面釉质能吸收氟离子，不仅能抑制脱矿而且能促进再矿化，因此人们认为含氟封闭剂用于治疗白垩斑这类的早期龋比较有效。

（5）封闭剂按材料还可以分为树脂类封闭剂（resin-based fissure sealant）和玻璃离子类封闭剂（glass ionomer cement）。由于玻璃离子具有高水平的氟缓释能力及对牙面的强黏结力，近年来被用作窝沟封闭材料。通常认为能释放氟的封闭剂应该具有更强的防龋效果，但是研究表明玻璃离子封闭剂不论保留率还是龋降低相对有效率都较树脂类封闭剂差。在 2011 年的一篇窝沟封闭meta 分析的文献中，玻璃离子封闭剂的 2 年保留率为 12.3%，5 年保留率仅为 5.2%。树脂改性玻璃离子材料（resin-modified glass ionomer cement，RMGiC）的出现弥补了玻璃离子封闭剂的一些缺陷，它的强度和耐磨性更好。RMGiC 与树脂封闭剂相比，缺点为：更容易磨损，保留率较低，预防龋病的能力也更低；优点是玻璃离子不需要酸蚀，操作更简单，隔湿要求比树脂类封闭剂低。RMGiC 适用于乳牙或过渡性的窝沟封闭，比如牙齿萌出过程中的窝沟封闭，当牙齿完全萌出后还是需要替换成树脂类封闭剂。

（三）窝沟封闭的操作方法与步骤

窝沟封闭的操作可分为清洁牙面、酸蚀、冲洗和干燥、涂布封闭剂、固化、检查六个步骤。封闭是否成功，完全依赖于每一个步骤的认真操作，这是封闭剂完整保留的关键。尽管操作并不复杂，但对每一步骤及细节的注意是绝对需要的。

1．清洁牙面　首先对牙面，特别是对窝沟要作彻底清洁，以去除窝沟内的食物残屑及菌斑等。由于窝沟的解剖形态各异，深度和宽度不一，一般情况下，浅而宽的窝沟较深而窄的窝沟更易清洁。方法是在低速手机上装好锥形小毛刷或橡皮杯，蘸上适量清洁剂对牙面和窝沟来回刷洗。清洁剂可以用浮石粉或不含氟牙膏，近年来有新的研究发现使用含氟牙膏和非含氟牙膏清洁对封闭剂或复合树脂与牙面的结合强度没有影响。要注意不使用含有油质的清洁剂或过细磨料。彻底冲洗牙面后应冲洗、漱口，去除清洁剂白陶土等，再用尖锐探针清除窝沟中残余的清洁剂。

2. 酸蚀 清洁牙面后即用棉纱球隔湿，将牙面吹干后用细毛刷、小棉球或小海绵块蘸上酸蚀剂放在要封闭的牙面上。酸蚀剂可为30%～50%磷酸液或含磷酸的凝胶，酸蚀面积应为接受封闭的范围，一般为牙尖斜面的2/3。恒牙酸蚀20～30秒，乳牙酸蚀60秒。注意酸蚀过程中不要擦拭酸蚀牙面，因为这会破坏被酸蚀的牙釉面，降低黏结力。放置酸蚀剂时要注意酸的用量适当，不要溢出到口腔软组织。

一般认为凝胶对保持酸蚀区固定在某一部位较好。两种类型都应轻轻搅拌，以保证酸蚀的牙釉质表面接触到新鲜的酸。

酸蚀牙面显白垩色外观。酸蚀后无此表面应重新酸蚀。

3. 冲洗和干燥 酸蚀后用蒸馏水彻底冲洗，通常用水枪或注射器加压冲洗牙面10～15秒，边冲洗边用排唾器吸干，去除牙釉质表面的酸蚀剂和反应产物。如用含磷酸的凝胶酸蚀，冲洗时间应加倍。冲洗后立即交换干棉卷隔湿，随后用没有油和水的压缩空气吹干牙面约15秒，也可采用挥发性强的溶剂如乙醇、乙醚辅助干燥。

实践证明，使用棉卷可起到很好的隔湿，其他还可采用专门制造的三角形吸湿的纸板、橡皮障等。隔湿在很大程度上依靠患者的高度合作。

在隔湿下进行牙面干燥。隔湿是取得窝沟封闭成功的非常重要的环节。在操作中注意快速干燥，及时涂布封闭剂是很必要的。干燥后的酸蚀牙釉面，也应绝对禁止被唾液污染。因唾液中的成分易被酸蚀处理后的牙面吸收，使黏附性能下降。操作中要确保酸蚀牙面不被唾液污染，如果发生唾液污染，则应再冲洗牙面，彻底干燥后重复酸蚀30秒。

在学校开展窝沟封闭的项目，由于单位时间封闭的牙数多，最好由两人配合操作。一人准备牙齿和封闭，助手维持术区干燥。虽然一名医生亦能进行操作，但效率较两人配合操作低。

4. 调拌和涂布封闭剂 用自凝封闭剂时，每次封闭前要取等量A、B组分（分别含有引发剂和促进剂）调拌混匀。调拌时要注意掌握速度以免产生气泡，影响固化质量。自凝封闭剂固化时间一般为1～2分钟，通常调拌10～15秒，A、B组分一经混合，化学反应即刻开始，完全混匀后在45秒内即应涂布，此后自凝封闭剂进入初凝阶段，黏度增大，流动性降低，故调拌涂布要紧密配合，在初凝阶段前完成。涂布后不要再污染和搅动。术者应有很强的时间观念，掌握好时机。

光固化封闭剂不需每次涂布都作调拌，直接取出涂布在牙面上，然后使用光固化机固化。如连续封闭多个牙，注意不宜取量过多，因为光固化封闭剂在自然光下也会逐渐凝固。

涂布方法：用涂刷笔、小海绵或制造厂家的专用供应器，将封闭材料涂布在酸蚀牙面上。可以首先从深的窝沟开始涂布，注意使封闭剂渗入窝沟，使窝沟内的空气排出，防止封闭剂下面出现空隙，并放置适量的封闭材料以覆盖牙齿全部酸蚀面。在不影响咬合的情况下尽可能有一定的厚度，有时可能会有高点，但2～3天后就可被磨去。如果涂层太薄就会缺乏足够的抗压强度，容易被咬碎。

5. 固化 自凝封闭剂涂布后经1～2分钟即可自行固化。光固化封闭剂涂布后，立即用可见光源照射引发固化。照射距牙尖1mm，照射时间要根据采用的产品类型与可见光源性能决定，一般为30～60秒。照射的部位要大于封闭剂涂布的部位。照射之后应立即检查涂布的封闭剂的情况，如果发现有遗漏的部位没有涂布封闭剂，可以不必酸蚀，直接添加涂布封闭剂后再固化。如果牙面已经污染，则必须重新酸蚀，然后添加封闭剂，再使其固化。

6. 检查 封闭剂固化后，用探针进行全面检查，了解固化程度、黏结情况、有无气泡存在，寻找遗漏或未封闭的窝沟并重新封闭，观察有无过多封闭材料和是否需要去除，如发现问题及时处理。如果封闭剂没有填料可不调合，如使用含有填料的封闭剂，咬合过高，应调整咬合。可以使用大号的圆钻处理。偶尔可能发生多余的封闭剂进入邻面，此时可以使用洁牙器去除。封闭后还应定期（3 个月、半年或 1 年）复查，观察封闭剂保留情况，脱落时应重作封闭。

对封闭的儿童应作好牙位记录，以便复查。

二、预防性树脂充填

预防性树脂充填（preventive resin restoration，PRR），是近年来在封闭剂研究和应用中发展起来的一种新型保存修复方法。它的特点是只除去少量牙质，修复早期龋损，保护未预备区免患继发龋。Dr. Simonsen（1978）最早完整地提出预防性树脂充填的概念和方法，他提倡使用最小的牙钻去除窝沟龋损，然后使用窝沟封闭剂或复合树脂封闭充填龋洞，即操作时仅去除窝沟处的病变牙釉质或牙本质，根据龋损的大小，采用酸蚀技术和树脂材料充填早期的窝沟龋，并在龋面上涂一层封闭剂，这是一种窝沟封闭与窝沟龋充填相结合的预防性措施。由于不采用传统的预防性扩展，只去除龋损部位少量的龋坏组织后即用复合树脂充填龋洞，而未患龋的窝沟使用封闭剂保护。这样保留了更多的健康牙体组织，是预防早期龋进一步发展的方法。此后，有的学者在此基础上提出使用玻璃离子材料充填窝沟的小龋洞，再在其上使用树脂封闭材料。提出即使封闭剂脱落，含氟的玻璃离子还可以继续预防龋病的发生。

预防性树脂充填的优点是使用复合树脂或玻璃离子材料作为充填剂与牙釉质机械或理化性的结合，再与封闭剂化学性黏结，减少了漏隙产生的可能性。

（一）预防性树脂充填的适应证

预防性树脂充填的适应证为：①在一个完整的𬌗面，窝沟和点隙能卡住探针尖；②窝沟深在，不易使涂布的封闭剂流入窝沟基部；③深的点隙窝沟基部有患龋倾向，可能发生了龋坏；④窝沟壁呈不透明、白垩色外观，意味着要发生龋。

预防性充填适合于窝沟浅龋，深度未累及釉–牙本质界，且对牙髓没有危险性，特别适用于早期龋损，刚萌出且有深的窝沟形态的牙齿。Swift（1987）提出深窝沟且有广泛副沟或伴有小范围龋损也是适应证，但不适于大范围、深的多面龋损。需要进行邻合复面洞充填的患者禁用。

（二）预防性树脂充填的分类

基于龋损范围、深度和使用充填材料的不同，可将预防性树脂充填分为三种类型。

1. 类型 A　需用最小号圆钻去除脱矿牙釉质，用不含填料的封闭剂充填。

2. 类型 B　用小号或中号圆钻去除龋损组织，洞深基本在牙釉质内，通常用稀释的树脂材料充填。

3. 类型 C　用中号或较大圆钻去除龋坏组织，洞深已达牙本质故需垫底，涂布牙本质或牙釉质黏结剂后用复合树脂材料充填。

（三）操作方法

1. 操作步骤　预防性树脂充填除了去除窝沟龋坏组织，用手机去除点隙窝沟龋坏组织和使用黏结剂外，其操作步骤与窝沟封闭相同。

（1）圆钻大小依龋坏范围而定，不作预防性扩展。

（2）清洁牙面，彻底冲洗干燥、隔湿。

（3）C 型酸蚀前将暴露的牙本质用氢氧化钙垫底。

（4）酸蚀合面及窝洞。

（5）C 型在窝洞内涂布一层牙釉质黏结剂后用后牙复合树脂充填；B 型用稀释的树脂材料或加有填料的封闭剂充填，固化后在合面上涂布一层封闭剂；A 型仅用封闭剂涂布合面及窝洞。

（6）术后检查充填及固化，有无漏涂、咬合过高等情况。

操作中术者应特别注意避免唾液污染酸蚀后的牙釉质和保持酸蚀面绝对干燥。

2．操作要点　Simonsen（1985）将预防性树脂充填术归纳为3种类型（1、2、3型）临床操作技术，各型均有各自的要求。

（1）1型技术适于小的窝沟龋或难以明确窝沟状况者。采用1/4～1/2号球钻磨除龋坏组织，以明确窝沟情况。若龋损未累及深层牙本质，就不必像银汞充填的要求那样进行牙体预备。酸蚀后，不垫底，直接涂布封闭剂。并用探针尖将封闭剂推入预备好的小窝洞内，避免形成气泡，然后在牙合面剩余窝沟涂布封闭剂，固化。

（2）2型技术适用于龋损已累及牙本质，但仍局限于相当小的区域者，需用耐磨的后牙复合树脂修复。在除尽龋坏时，先用最小的330号金刚钻，接着用1号球钻在低速下预备，再认真检查有无潜行龋。暴露的牙本质用氢氧化钙作保护基底，酸蚀后涂黏结剂。充填复合树脂时，避免进入空气，接着在牙面剩余窝沟涂布封闭剂，固化后磨除多余的树脂和封闭剂。为使预备的小窝洞充填密合，复合树脂充填层先充填未加填料流动性好的复合树脂，再充填加填料的复合树脂。此外，上颌磨牙的远舌沟也应酸蚀涂布封闭剂。

（3）3型与2型技术差别不大，所不同的是封闭剂是作为修复整体的一部分，不像其他两型，封闭剂封闭同一牙齿表面分离的一些区域，邻近预备窝洞的发育沟是用加填料的树脂充填，邻近的窝沟都有封闭剂覆盖。

三、非创伤性修复治疗

非创伤性充填（atraumatic restorative treatment，ART）指使用手用器械清除龋坏，然后用有黏结、耐压和耐磨性能较好的新型玻璃离子材料将龋洞充填。ART具有许多优点：如不需电动牙科设备，患者易于接受，玻璃离子的化学性黏结可避免去除过多牙体组织、材料中氟离子的释放可使牙体组织再矿化以阻止龋病的发展、兼有治疗和预防效果等。该项技术得到世界卫生组织的推荐，已先后在许多国家开始使用。

（一）ART的适应证

适用于恒牙和乳牙的中小龋洞，能允许最小的挖器进入；无牙髓暴露，无可疑牙髓炎。

（二）操作方法

龋病的充填有很多方法，选择哪一种取决于很多因素，如美观、费用、操作的难易程度、患者的期望、充填体的寿命等。

1．基本材料和器械

（1）材料　玻璃离子粉、液，牙本质处理剂。

（2）器械　主要有口镜、镊子、探针、调拌纸、挖匙、牙用手斧（或称锄形器）、雕刻刀等。治疗的成功有赖于操作者掌握各种不同器械的作用和正确的使用。

2．洞型预备前的准备　将器械按以下顺序放置：口镜、探针、镊子、挖匙、牙用手斧、雕刀。

3．隔湿　隔湿失败会影响玻璃离子的黏结和凝固，所以隔湿是成功充填的重要因素。通常情况可以用棉卷隔湿，在条件好时，可以用吸唾器。棉卷一旦被唾液污染应及时更换。在关键步骤之间，如洞型预备之后更换比较好。

4．检查龋坏牙　隔湿后，为了更好地检查状况，可以用探针去除菌斑和软垢，然后用湿棉球清洁，再用干棉球擦干。找到变色的牙釉质，这些牙釉质常常由于脱矿而变得脆弱。

5．入口制备　在洞口小时，用斧形器扩大入口。将斧刃置于开口处，稍加压的情况下旋转，使脆弱的脱矿牙釉质碎裂。这样可使洞口扩大到1mm，使最小的挖器能够进入。

6．去除软化的脱矿牙本质　首先用小挖器去除釉牙本质交界处的软化牙本质。这时，常导致更多无支持的悬空牙釉质出现。用斧形器沿釉柱去除悬突。注意不需去除所有的悬突，只需去除薄弱或影响挖去软龋的牙釉质。再用挖器挖出龋坏牙本质，操作时从釉牙本质界到髓底逐步进行，近髓底的部分龋坏可保留。检查是否所有釉牙交界处的软化牙本质已被去除。然后挖去洞底的软化牙本质。处理深龋时要小心操作以避免穿髓，尽量使用大号挖器，不要用小号挖器向洞底加压。用湿棉球擦洗后再用干棉球清洁龋洞。

7. 洞及邻近沟裂的处理　为了提高牙与玻璃离子的黏结，必须用处理剂去除牙本质玷污层。可使用专为此目的设计的处理剂或玻璃离子的液体成分。后者一般是 25% ~ 40% 的聚丙烯酸、酒石酸（注：只有在玻璃离子材料的液体成分中含酸时才可作为处理液）。用棉球蘸处理剂涂在洞里和沟裂处，等待 10 ~ 15 秒，或按厂商说明的操作时间。处理时间不够会影响黏结强度。接着用棉球蘸清水清理窝洞，再用干棉球擦干。不要使用空气压力吹干，因为这会使牙面过于干燥而降低玻璃离子与牙面的化学性黏结。在此过程中隔湿很重要。如果处理后的牙被唾液或血液污染，会降低玻璃离子和牙面的化学性黏结。所以，一旦被污染后，有必要重新冲洗、清洁和处理。

8. 玻璃离子的调拌　目前几家玻璃离子的产品都有人工调拌和胶囊装的。必须依照商家的说明进行。玻璃离子的工作时间与温度有关。在寒冷的温度下，凝固缓慢。胶囊装的玻璃离子更容易使用，但价格昂贵，并且需要其他附加设备如调拌机。新开发的后牙玻璃离子材料可以有更高的粉液比，调拌比其他玻璃离子更困难。这时按下面的步骤进行：①估计充填和封闭所需的量，大的龋洞需两份粉和液。②用厂家提供的量勺取满满的一平勺粉，检查勺中的粉是否有任何一处未填满，以免粉过少，将粉置于调拌板或调拌纸的中心一侧；将粉瓶盖上，防止粉吸收水分。③小心地倾斜液体瓶使瓶口向下，避免气泡的形成。将第一滴液滴在调拌纸的一旁，因为这一滴常含有气泡，最好用作处理剂。然后在不加压的情况下，移动瓶到调拌纸中央，滴出第二滴液，这滴液一般不含气泡。然后盖好液体瓶。④将粉分成两份，并将液匀开在调拌板上约 2mm，首先加入第一份粉调拌，当粉被液完全浸透后，加入另一半粉，在允许的时间内调拌至彻底的混合。

9. 修复龋洞封闭沟裂　材料调拌好后应立即将调和的材料置于洞内，任何延误都会影响材料与牙面的化学黏结。用雕刀将材料压入洞内。如有可能，沿洞的边缘先加入调拌好的玻璃离子，尤其在悬突下，这有助于避免气泡进入修复体。同时将多余材料置于邻近的窝沟点隙处。在戴手套的食指上涂上凡士林将玻璃离子材料压入洞及沟裂处。首先颊舌向用力，然后近远中向转动手指，保证材料到达所有的合面，即"指压技术"。几秒钟后从一侧移去手指。指压技术使过多的材料被挤到合面以外，并尽快用大的挖器或雕刀去除多余的材料。在玻璃离子材料半干状态下检查和调整咬合，嘱患者 1 小时内不进食。

如一份材料不足，可先将第一份材料压入洞内。在保证隔湿下，调拌下一份材料，然后完全充填洞及沟裂处。注意在压入第一份材料时，不要用指压技术，以免凡士林成分阻止前、后两份材料的黏结。

10. 非创伤性充填（ART）用于多面洞的修复　由于 ART 方法可避免产生害怕和紧张，不愿接受传统方法治疗的患儿可以用 ART 技术作多面洞充填，在阻止龋病发展的同时建立患儿对进一步治疗的信心。多面洞的预备与单面洞类似，但还应注意以下几点：虽然乳牙不一定总是要求完全修复邻面外形，但邻面洞仍应使用树脂条及木楔保持外形进行充填。操作时应根据龋洞大小及牙齿在口腔中继续维持时间决定充填外形，在安放之前先让患者咬合以观察需要充填的程度。需要材料的多少在修复前应作好估计。如果估计不足，先将现有的材料放入洞的邻面，再一次调拌材料，完成修复。玻璃离子充填的部位应避免在边缘嵴有过大的咬合力，这个部位应进行打磨使其与对颌牙无接触。

进展与趋势

龋病是多因素感染性疾病，由于频繁的糖代谢及其相关危险因素存在，促使口腔菌群失调，产酸、耐酸菌增加，酸性产物持续产生，造成牙硬组织脱钙成龋。目前，已经有明确有效的措施预防和控制龋病的发生和发展，然而，如何实施和应用这些有效措施是口腔公共卫生领域面临的一个挑战。龋病预防的研究逐渐关注早期龋的发现、诊断和控制。不断有新的手段辅助口腔医生尽早发现龋损。

Summary

Dental Caries is multifactorial infectious disease. Due to the frequency of carbohydrates metabolism and other risk factors，make oral flora imbalance，there acid producing and acid tolerating bacteria increased，and acid product continuous increase，so the tooth surface demineralization，form the caries loss.

Dental caries is a chronic，biobehavioral disease that extends throughout the life span. Prevention of this disease in the individual can focus on increasing the ability of the host to respond to the insult，decreasing the cariogenicity of the bacterial agents，and altering the diet to be less caries promoting. To be effective，however，the dental professional should assess the caries risk of the individual and address the active etiological factors that are influenced by behavior，using a combination of clinical preventive procedures，behavioral interventions by the patient，and self-applied chemoprevention.

参考文献

1. 胡德渝. 口腔预防医学. 6 版. 北京：人民卫生出版社，2012.
2. 张震康，俞光岩. 实用口腔科学. 3 版. 北京：人民卫生出版社，2009.
3. 岳松龄. 岳松龄现代龋病学. 北京：科学技术文献出版社，2009.
4. 齐小秋. 第三次全国口腔健康流行病学调查报告. 北京：人民卫生出版社，2005.
5. 王翰章，周学东. 中华口腔科学（口内、修复卷）. 5 版. 北京：人民卫生出版社，2009.
6. Amir A，Patricia AM. Pit and Fissure Sealants in the Prevention of Dental Caries in Children and Adolescents：A Systematic Review. Clin Prac，74（2）：171-183.
7. Simonsen RJ，Neal RC. A review of the clinical application and performance of pit and fissure sealants. Aust Dent J，2011，56（1）：45-58.
8. 杨圣辉. 实用口腔微生物学. 北京：科学技术文献出版社，2008.

（杨圣辉　胡德渝）

第五章 氟化物与口腔健康
Fluoride and Oral Health

应用氟化物预防龋病是 20 世纪预防口腔医学对人类最伟大的贡献之一。半个多世纪以来，饮水氟化的实施和含氟牙膏的广泛应用，是全球范围龋齿患病上升趋势受到遏制，以及发达国家龋齿患病水平显著下降的主要原因。但是，过量摄入氟会对人体健康产生危害，必须以科学的态度全面了解和认识氟化物对预防龋病的作用和对人体健康的影响。

第一节 概 述
Overview

一、氟在自然界的分布与人体氟来源

（一）氟在自然界中的分布

氟是自然界最活泼的非金属元素，广泛分布于自然界。在岩石、土壤、水和空气以及动、植物体内，常以化合物的形式存在。氟的分布随地域不同而有差异，活火山周围、盐渍地带，氟工业区，使用含氟化肥或农药地区的土壤、水源和动、植物体内氟含量很高。通常具有生物学活性的是游离氟，但随着自然界地质、气候和化学条件的改变，如火山爆发、地震、降雨和地下水量的变化等，结合氟与游离氟可互相转化，使氟的分布发生变动。

世界各地自然水源含氟量不等，差异极大。山脚下河流和有海洋生物沉积地带的水中含氟量高。从叙利亚到约旦、埃及、利比亚、牙买加、阿尔及尔到摩纳哥这一地质带和从土耳其、伊拉克、伊朗、阿富汗到印度、泰国北部和中国这一地质带上很多地区水源中氟含量都很高。我国地下水氟含量呈北部高于南部的态势，较高的区域主要分布于东北、华北、西北和黄淮海平原中部，南部各省的高水氟区为零星分布，包括了山东、河北、河南、天津、内蒙古、新疆、山西、陕西、宁夏、江苏、安徽、吉林 12 个省份。此外，我国东南丘陵温泉分布区，地下水中氟含量也较高，一般大于 5 mg/L，最高达 35 mg/L。高氟水分布面积约 160 万平方千米，占国土面积的16.7%。我国大部分城市饮用自来水的氟含量较低，90% 以上含氟量在 0.5mg/L 以下。不同水源类型含氟量不同，海水氟含量高于江河、湖泊，井水和泉水氟含量高于沟水和塘水。

空气中一般氟含量极低，平均 0.05 $\mu g/m^3$。火山爆发、工业生产如铝厂和磷肥厂废气中氟的排放，以及生活燃煤中氟的燃烧释放，可使局部大气中的氟含量大大提高。燃煤型高氟区主要分布于云南、贵州、四川和陕西等西南地区（彩图 5-1）。

各种动植物都含有一定量的氟化物，其氟含量与其生长地区的土壤、水源和大气中的氟浓度有关。氟含量较高的动、植物食品包括海产品和茶叶。茶树具有富集周围环境中氟的作用，砖茶氟含量高于红茶，绿茶最低，这是因为茶树的茎、杆和老叶氟含量高于嫩叶含量。砖茶是一种使用茶树粗老叶片和枝条经发酵紧压而成的茶类，氟含量高达 590 ~ 708mg/kg，砖茶产区分布在我国内蒙古、西藏、四川、青海、甘肃和新疆等西部、西北部地区。开水冲泡时，约 80% 的茶氟溶入水中。

（二）人体氟来源

1．饮水　饮水是人体日常摄氟的最主要方式，约占人体氟来源的 65%。水中的氟很容易被吸收，机体从饮水中的摄氟量与水氟浓度和饮水量有关，饮水摄入量又与年龄、生活习惯和当地气温等因素有关。

2．食物　粮食、水果、蔬菜等植物食品中的氟含量受局部地区土壤、水源等生长环境的影响，具有差异。海鱼、海生植物和海盐中氟含量高。饮茶是增加摄氟的途径之一，特别是有饮用砖茶习惯的人群，是摄氟量增加的主要来源。

3．空气　虽然空气中氟不是人体氟的主要来源，但工业废气和生活燃煤在某些地区可造成空气氟污染。空气中的氟可通过呼吸道进入人体。

4．其他可能的氟来源　个人和专业使用的含氟牙科产品，如果不按推荐或规定的方法适量应用，可成为机体摄氟的来源之一。

（三）氟的总摄入量

氟的总摄入量（total fluoride intake）是指机体每天从饮水、食物、空气和含氟牙科产品等途径摄取氟量的总和。每天人体对氟的总体摄入量存在个体差异，受地域、气温和生活习惯等因素的影响。机体从各种途径摄入的、用于维持机体正常生理功能而不会对健康产生不良影响的总摄氟量，称适宜摄氟量（optimal fluoride intake）。一般认为适宜摄氟量为 0.05 ～ 0.07 mg /(kg·d)。

二、人体氟代谢

了解氟代谢对于全面认识其生物效应和氟中毒的防治是非常必要的。氟在胃部的吸收、分布和肾的排泄都是 pH 依赖性的。氟的代谢特点随饮食、环境、基因、生理和病理状况而改变。

（一）吸收

氟主要随饮水和食物通过消化道进入机体，空气中的氟可通过呼吸道在肺吸收进入血液。摄入氟的 80% ～ 90% 从消化道吸收，其中 20% ～ 25% 在胃部吸收，其余部分在小肠吸收。没有被吸收的部分将从粪便排出。氟在胃部以 HF 的形式主动扩散通过细胞膜，吸收迅速。与胃液酸度、排空速率和其他食物的存在有关，胃液酸度越大，吸收越快；排空慢会使血浆氟缓慢升高；饮食中存在能与氟结合的二价或三价阳离子时，形成不溶性氟化物，吸收会大大降低。单氟磷酸钠与氟化钠的吸收度相似，但前者比后者要慢很多，因为单氟磷酸钠首先要被酶水解，使得血浆峰值低缓。

（二）分布

1．血浆氟　摄氟后，血浆氟在 10 分钟内迅速升高，20 ～ 60 分钟达到峰值，3 ～ 11 个小时后恢复至基线水平。血浆氟以离子氟和结合氟形式存在，大部分以结合氟形式存在，但离子氟更具生物学意义。血浆离子氟不能自我平衡调节，随氟的吸收、分布和排出而变化。

2．钙化组织　体内 99% 的氟存在于钙化组织中，包括骨、牙釉质和牙本质。吸收氟的 50% 进入钙化组织，氟与骨组织的结合是可逆性的，当血浆中氟下降时骨结合氟会释放，骨氟浓度随年龄而增加，而吸收利用率与骨的发育阶段有关，处于生长发育阶段的儿童骨的摄氟能力比成人活跃得多。

氟在牙齿中的沉积主要发生在萌出前发育矿化阶段，氟含量主要决定于发育矿化过程中的结合量。饮水氟含量高的地区发育和矿化的骨和牙齿中的氟含量高于饮水氟含量低的地区。同一个体牙齿氟含量比骨骼低，乳牙氟含量低于恒牙，釉质氟含量低于牙本质。氟在釉质中的分布趋势是釉表含量较高（500 ～ 4000mg/kg），深部较低（50 ～ 100mg/kg）。而牙本质内氟的分布趋势与釉质中相反，约为 200 ～ 1500mg/kg。表层釉质磨损和酸性环境的作用会使氟的分布发生一定的改变，如磨损后釉表氟含量降低，而龋蚀使氟含量增高。

3．软组织　不到 1% 的吸收氟分布于软组织。动物实验结果发现，分布到肾脏的氟含量最高，脑部最低。

4．唾液 全身用氟后，导管唾液氟浓度是血浆浓度的 2/3，且不受流率的影响。全唾液中氟的浓度受导管氟浓度和摄食中氟含量，以及局部用含氟产品中氟含量的影响。使用含氟产品可迅速升高全唾液氟浓度 100 ～ 1000 倍，但大约在 1 小时内又迅速回落，3 ～ 6 小时恢复至基线水平。

5．菌斑 菌斑中氟以离子氟和结合氟的形式存在，含量受唾液、饮食和龈沟液中氟暴露频率和浓度的影响。氟含量为 5 ～ 10mg/kg（湿重）。

（三）排泄

健康成人 60% 的吸收氟从肾脏排出，儿童为 45%。肾排泄受肾小球滤过率、尿液 pH 和流率的影响。只有一小部分氟从汗液和粪便排出（图 5-2）。

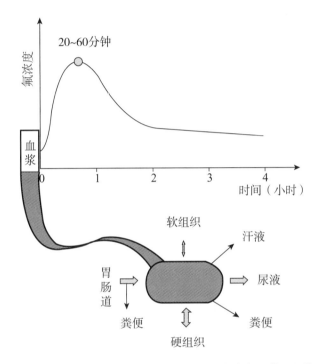

图 5-2 摄氟后血浆氟浓度随时间的变化以及氟在各机体组织的代谢

（四）影响氟代谢的因素

任何影响氟吸收和排泄的系统性、代谢性疾病和基因因素都会影响氟的去留，最终影响氟骨症和氟牙症的发病率。如饮食中钙的存在会影响氟的吸收和氟牙症的发生，国内、外都有研究表明饮用牛奶会影响氟牙症的发生率。素食饮食有提升尿液 pH 的趋势，而多肉膳食有酸化尿液的作用，从而影响氟的排泄。肾损害与釉质发育缺陷有直接的关系，肾损害儿童氟牙症程度明显高于健康儿童。高海拔低压缺氧造成酸碱失衡使尿氟排泄降低，增加了氟的存留，会加重氟的作用。另外，有动物实验和人类调查表明，某些基因会造成氟代谢的不同，从而增加个体对氟牙症的易感性。可见，氟的代谢特性受不同环境、生化、生理和病理多种因素的影响。

三、氟化物的防龋机制

氟化物主要通过局部作用发挥其抗龋效应。

（一）抑制龋病形成的脱矿过程和促进再矿化过程

龋病形成是脱矿过程和再矿化过程相互作用，最终脱矿占据优势的结果。目前认为，氟防龋的主要机制是牙齿周围溶液中的氟离子的存在具有干预龋病形成过程的作用，即抑制脱矿过程，同时促进再矿化过程，减慢了龋的进展速率。

对于脱矿过程，很多研究表明，牙齿周围溶液中的微量氟离子的存在，比釉质中大量存在结合氟更能有效减少釉质的脱矿。无论是系统用氟措施还是局部用氟措施，都可直接提高牙齿周围溶液中的氟离子浓度，如饮用氟化水，或食用氟化水和氟化食盐制作的食物、使用含氟牙膏刷牙或应用含氟漱口水漱口，唾液氟和菌斑氟浓度都维持在一个提升状态。溶液中的氟离子增加了溶液相对于牙齿矿物的饱和度，氟化磷灰石或含氟羟基磷灰石在晶体表面沉积，抑制了脱矿的进展。

另外，局部应用氟制剂，在牙齿表面或菌斑内形成氟化钙类物质（calcium-fluoride-like material），成为氟的储库。当pH降低时，释放氟离子，发挥上述作用。氟化钙的形成与制剂的pH、氟浓度、作用时间和钙离子有关，pH越低，氟浓度越高，作用时间越长，局部钙离子浓度越高，形成的氟化钙的量越多。

对于再矿化过程，牙齿周围溶液中有氟离子存在时，由于氟化羟基磷灰石或氟化磷灰石的溶解性很低，在pH较低的情况下即可优先于其他矿物盐沉积析出，修复脱矿的组织。

（二）氟对微生物的作用

体外细胞培养研究证明，氟对变形链球菌和乳杆菌的糖代谢过程有抑制作用，因为氟对烯醇化酶有抑制作用。但体内氟浓度太低，尚没有氟通过这种抗菌作用而产生防龋效果的证据。用氟措施对细菌黏附和菌斑组成的影响方面的研究，存在实验结果不一致的问题。因此，目前认为氟通过影响菌斑而发挥的抗龋作用是很微弱的。

（三）影响牙齿的形态结构

有学者认为在牙齿发育期间摄入适量氟化物，可以使牙尖圆钝、沟裂变浅。这种形态改变可以使牙齿易于自洁，抵抗力增强。

因此，氟防龋主要的作用方式是牙齿萌出后游离氟的局部作用，而不是牙齿萌出前形成的结合氟的作用，亦是目前认为氟防龋的主要机制。

四、氟化物的其他生理作用

适量氟能维持机体正常钙、磷代谢，有助于硬组织的矿化过程，摄入不足时，能使钙、磷代谢的酶活性下降。流行病学调查显示，低氟地区居民的骨密度降低，骨质疏松比高氟区多见。临床上应用氟化物治疗软骨和骨质疏松有一定效果。氟可加速实验性骨折的愈合。

氟与生殖功能有关，小鼠饮食中缺氟可引起生殖功能障碍。氟能抑制胆碱酯酶对乙酰胆碱的水解作用，提高神经肌肉接头处兴奋的传导性，使神经兴奋性增强。氟可促进动物对铁的吸收，对造血功能有促进作用。

第二节　氟化物防龋的全身应用
Systemic Use of Fluoride

氟化物的全身应用是机体通过消化道摄入氟化物，虽然目前有氟化物自动供给（automatic administration of fluoride）提法取代氟化物的全身应用之说，但仍然是通过消化道将氟化物摄入机体，经胃肠道吸收进入血液循环，然后传输至牙齿及唾液等组织，达到预防龋病的目的。所以，本节我们仍然沿用氟化物的全身应用。具体使用何种氟化物全身应用的方法依循证医学的证据确定。

一、饮水氟化

饮水氟化（water fluoridization）是将饮用水的氟浓度调整到最适宜的水氟浓度，以达到既能防止龋病的发生，又不引起氟牙症的流行。饮水氟化有自来水氟化、学校饮水氟化和家庭饮水氟化。饮水氟化已得到全球150多个科学和卫生组织的认可，如世界卫生组织（WHO）、国际牙科联盟（FDI）、国际牙科研究协会（IADR）等。

为了达到防龋的目的，在低氟区将社区供水的氟浓度调整到适宜浓度即为自来水氟化。实施过程中，水厂要有严格的管理和检测系统，能确保饮水氟浓度达到并保持在预定的标准范围内。投加的氟化物有氟硅酸（H_2SiF_6）、氟硅酸钠（Na_2SiF_6）和氟化钠（NaF）等。如果是氟硅酸和氟化钠，用液体投加法，如果是氟硅酸钠，则用固体投加法。根据当地原水氟浓度、气候以及供水量定量投加，每天取水样做常规监测和记录。

（一）饮水氟化的历史

1916 年，Mckay 和 Black 经过流行病学和组织病理学调查后首次报道了氟牙症，1928 年 Mckay 指出氟牙症患者患龋率并不高。20 世纪 30 年代早期，Churchill、Smith 相继报道了氟牙症与水氟的关系。1938 年美国学者 Dean 在经过约 40 年的调查研究后发现，水氟含量高是引起氟牙症的主要原因，同时发现饮水氟浓度与龋病的患病呈负相关。随后 Dean 开展的一系列流行病学研究，证实了提高水氟浓度可以降低龋病的患病率，当饮水氟浓度由 0.1mg/L 上升到 1.0mg/L 时，人群中的龋均由 7 降到 3.5。当饮水中的含氟浓度继续增加到 2.6mg/L，龋均继续下降，但非常有限；然而，随着水氟浓度的增加，氟牙症的患病率也在增加。当水氟浓度在 1.0mg/L 时，轻度氟牙症的患病率可达 20%。并显示当水氟浓度为 1mg/L 时有着最佳的防龋效果和最少量的氟牙症（图 5-3）。

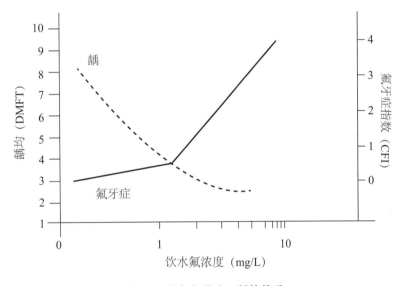

图 5-3 氟与氟牙症、龋的关系

1945 年 1 月世界上首次在 Grand Rapids（Michigan）的自来水系统中加入了适量氟，使水氟浓度达到 1mg/L。此后相继在 Newburgh（New York）、Brantford（Ontario）、Sheboygan（Wisconsin）开展了自来水氟化。1995 年 9 月美国已有 1 万个社区、1 亿 3 千 2 百万人口饮用氟化水，2000 年饮用氟化水人口达到 1 亿 6 千 2 百万，占美国总人口的 65.8%。此时全世界约 40 个国家或地区开展了自来水氟化，如中国香港、新加坡、澳大利亚、加拿大、爱尔兰、马来西亚、新西兰等，其中中国香港、新加坡 100% 的人口饮用氟化水。

我国于 1965 年在广州市开始实施自来水氟化，加氟标准平均为 0.8mg/L，1975 年改为 0.7mg/L；1974 年在原广东省东莞县莞城镇实行自来水氟化，平均加氟浓度为 0.6mg/L，没有出现氟牙症，龋病患病率显著下降。由于在广州曾一度出现氟牙症流行，1983 年被迫停止自来水氟化。

（二）饮水氟化的原则

在预防龋病和预防氟牙症之间确实存在着一个可供选择的既安全又有效的饮水氟浓度范围。因人体氟的来源是多方面的，环境条件和生活方式不同，则人体氟的来源也不同，故在进行人工饮水加氟时，应综合考虑，不能单纯以饮水自然氟含量为依据，应参考当地龋病患病水平和氟牙症指数才能对饮水氟化的效果、安全性、可行性做出初步评价。

刘大维等认为自来水加氟应在 Dean 规定的原则基础上补充并遵循：①饮水的适宜氟浓度一般应保持在 0.7 ~ 1mg/L 之内；②如果饮水含量在 0.5mg/L 以下，在考虑加氟前，应首先调查该地区氟牙症的流行情况。如果氟牙症指数在 0.6 以上，则无加氟的必要；③饮水氟含量在 0.5mg/L 以下，氟牙症指数低于 0.6 时，可结合龋病的发病情况决定；应以 15 岁儿童的龋均为标准，如果龋均超过 1，可酌情适当增加饮水氟含量，如龋均很低，则可考虑其他预防措施；④饮水氟含量超过 1.5mg/L，则应采取措施消除过量的氟，但饮水氟含量在 1.5mg/L 以下，而氟牙症指数超过 1 时，应找出原因，采取措施，减少氟的摄入量；⑤饮水含氟量应按季节、气温的变化进行调整；⑥自来水加氟需要严格的管理和检测系统，保证安全有效。

（三）饮水氟化的评价

50 多年来的实践证明：饮水氟化是一种安全、有效、经济、公平又简单易行、值得推荐的社区防龋措施。

第一，饮水氟化的安全性已得到充分肯定。半个多世纪以来人们已经对自来水氟化的安全性做了广泛和系统的研究，结论是氟化到适宜浓度的自来水对人类安全没有任何威胁，即不致癌、不致畸、不致冠状动脉粥样硬化性心脏病（冠心病）和不助长衰老等。

第二，饮水氟化的防龋效果非常显著。主要表现为龋的减少和龋病进展的减慢。饮用氟化水时间越早效果越好，饮用氟化水时间越长效果越好；饮用氟化水对恒牙的防龋效果优于乳牙，这可能与胎盘的部分屏障作用及乳牙牙冠与组织液接触时间较短有关；氟对光滑面龋的预防效果优于点隙窝沟龋。

Mc Donagh 通过系统文献回顾分析，表明饮水氟化可使龋病患病率降低 15%，减少 2.23 个龋失补牙面；Truman 等学者发现饮用氟化水，可使龋病的患病率减少 30% ~ 50%。20 世纪 90 年代报告的饮水氟化防龋效果比过去稍低，这主要是由于含氟牙膏的广泛使用和龋病患病状况的变化所致。

第三，与其他方法相比，饮水氟化的费用低廉。美国、瑞士、英国和德国用于饮水氟化的费用平均每人每年只有 0.04 ~ 0.3 美元。

第四，饮水氟化具有初级卫生保健要求的公平性。饮水氟化具有突出的公共卫生特征。一旦得到实施，不管个人的经济状况、文化水平、自觉程度及口腔卫生服务的资源如何，都可平等地享用。

第五，简单易行。当饮水氟化开始后，只需少数人管理，即可使众多的人受益。

第六，因龋病的减少，社区人群龋齿治疗费用降低，国家社会医疗福利支出下降，随之生活质量提高，社会文明进步。

饮水氟化的不足之处：①可引起轻度氟牙症的患病率升高。尽管大多数学者认为这种轻度的氟牙症不影响美观，但仍有人对此表示忧虑；②人群应用的氟化水的量仅占氟化水总量的 2% ~ 3%，这样可能会造成氟的浪费以及环境中氟的污染；③需要通过立法程序，增加了实施的难度。

二、食盐氟化

食盐氟化（salt fluoridation）是调整食盐的氟浓度并以食盐作为载体，将氟化物加入食品中，以达到适量供氟、预防龋病的目的。瑞士是世界上最早研究和应用食盐氟化预防龋病的国家。到目前为止，世界已有 20 多个国家应用氟化食盐防龋。我国湖北武汉曾进行过临床试验研究。

（一）食盐氟化的应用

食盐氟化适用于没有开展饮水氟化或没有自来水的低氟区。不同国家或地区由于饮食习惯的不同，人群对盐的摄入量也不尽相同，因此，在选用食盐氟化时，其含氟量也有所不同，一般为

90 ～ 350mg/kg。

在瑞士，1946 年正在研究食盐加碘的 Wespi 博士获悉 Dean 在美国饮水氟化的研究后，开始了食盐氟化的研究。1948 年 Rheinsalinen 盐业公司与之合作为规模生产氟化食盐进行了实验研究与探索。Zurich 于 1955 年开始在人群中使用 90mg/kg 氟化食盐，在 1962 年调查时发现，家庭使用氟化食盐的儿童，其患龋率有轻度的降低。1962 年国家卫生专业委员会建议除实行饮水氟化的 Basel 市外普遍实施食盐氟化，使 22 个洲的氟化食盐市场占有率达到 60% ～ 75%。1970 年开始提高食盐含氟量到 250mg/L 浓度（按成年人摄入食盐 8 ～ 10g 计算）的防龋研究，Glarus 于 1974 年开始应用 250mg/kg 氟化食盐，1981 年瑞士医学会推荐袋状氟化食盐的氟浓度应统一为 250mg/L。1983 年调查时发现，14 岁儿童龋均与对照组比较降低了 53% 左右。Vaud 的 1985 年调查结果表明，在用氟化食盐 15 年后的 20 岁入伍新兵中，龋面均为 11.6，龋均为 7.1，而未开展防龋措施地区新兵的龋面均为 21.2，龋均为 11.3。

哥伦比亚 1964—1972 年进行了为期 8 年的 200mg/kg 氟化食盐的临床试验，结果显示 8 岁儿童 DMFT 明显下降，其中 200mg/kg 氟化钠食盐可降低 61%，200mg/kg 氟化钙食盐可降低 72%。

Toth 1978 年报道了匈牙利应用 250mg/kg 氟化食盐 10 年后，儿童乳牙及恒牙龋齿的患病情况，对照组龋均在 10 年间变化不大，而试验组龋均得到明显控制，其中 4 ～ 6 岁组龋均由 5.35 下降到 2.80，7 ～ 11 岁组龋均由 3.62 下降到 1.45，12 ～ 14 岁组 DMFT 由 6.60 下降到 3.65；同时也发现应用氟化食盐越早，对第一恒磨牙的防龋效果越好。

武汉大学口腔医学院在进行了食盐氟化可行性实验研究以后，于 1988 年开始在幼儿园实施 200 ～ 250mg/kg 食盐氟化的临床观察，并分别于 1990、1994 年报道了食盐氟化的防龋效果。结果表明，应用氟化食盐 3 年后，乳牙新生龋均降低 50% 左右，第一恒磨牙龋均也有明显下降，这提示 200 ～ 250mg/kg 氟化食盐在我国低氟区也有推广应用的前景。

（二）食盐氟化的评价

实施食盐氟化除了具有饮水氟化类似的效果外，还有一些饮水氟化所没有的优点，主要包括：①覆盖人群广泛，不受地区条件限制，可大规模地生产和供应；②不需要设备完好的供水系统；③与饮水氟化相比，减少了氟的浪费；④生产和控制方法简单，费用较低；⑤每个家庭可自由选择，无心理上的压力。

氟化食盐的不足之处在于：①防龋效果与大众接受程度和范围有关，因此，氟化食盐的推广需要加强对大众的宣传和教育；②难以精确控制每一个体的耗盐量，特别是对幼儿，存在着摄盐量过少而达不到良好的防龋效果；③食盐摄取量在不同地区与不同人群之间差异很大，WHO 推荐每人每天 6g 摄入量，我国全国平均为 13.2g，北方地区可高达 20g 以上，这对氟化食盐氟含量的确定带来一定困难；④氟化食盐的销售范围难以控制，如果进入高氟或适氟地区会造成危害。

三、牛奶氟化

牛奶氟化（milk fluoridation）是将适量的氟化物添加到牛奶之中，使牛奶达到所需要的氟化物浓度。

（一）牛奶氟化的应用

氟化牛奶可以不同形式生产，如液体奶和奶粉。用于牛奶氟化的氟化物有氟化钠、氟化钙、单氟磷酸钠和硅氟。牛奶是一种氟化物的良好载体，又属于非致龋食品，牛奶氟化是将适量的氟化物加入牛奶或奶粉中，氟化物不改变牛奶的味道、性质和消毒工艺，牛奶中氟的生物活性几乎不受影响，牛奶氟化经不同加工方法处理后氟离子浓度有所变化：5mg/L 氟化牛奶经巴氏消毒（84℃ 4 秒）后 4℃保存 3 天，氟离子浓度仍为 5mg/L（100%）；经超高温消毒（140℃ 4 秒）后氟离子浓度为 4.40mg/L（88%），而且可以维持 3 个月之久；制成奶粉储存 2 个月后氟离子浓度为 4.65mg/L（93%）（Phillips 1991）。

20 世纪 50 年代瑞士儿科专家 Ziegler 就提出牛奶氟化防龋的设想。美国学者 Russoff 于 1960 年首次报告了氟化奶防龋的临床试验效果，1986 年 WHO 与英国 Borrow 基金会（BDMF）共同建立了国际牛奶氟化防龋社区试验项目在十几个国家和地区进行，开展了一系列的研究。依据不同年龄儿童饮奶量的不同，牛奶氟化的剂量在 2 ～ 5mg/L，儿童摄氟量为 0.4 ～ 1.0mg/d。文献中尚未见到引起氟牙症的报告。

（二）牛奶氟化的评价

牛奶氟化预防龋齿是 WHO 推荐的一种可供选择的全身用氟措施，它与饮水氟化和食盐氟化一样，安全、有效和经济，只是氟的生物利用率略低于饮水氟化（80% 左右）。

研究表明：每天用氟化牛奶可降低乳牙龋 40% ～ 53%，可降低恒牙龋 44% ～ 89%。我国北京已开展了社区牛奶氟化的试点工作，两年结果显示降低乳牙新生龋 33%。氟化牛奶防龋效果还需做更多的研究。

四、氟片

氟片（fluoride tablet）是由氟化钠或酸性氟磷酸盐加香料、赋形剂、甜味剂制成的片剂。

（一）氟片的应用

口服氟片适用于低氟区没有实施任何全身用氟防龋措施的儿童，特别是龋齿高危或易感儿童。目前推荐的有 0.25mg 和 0.5mg 两种不同的含氟量，由口腔科医师开处方后方可服用，每次处方氟化钠总剂量不得超过 120mg。应用剂量与当地饮水氟浓度和儿童年龄有关。

2008 年美国儿童牙科学会（AAPD）推荐的不同年龄儿童的日需供氟标准剂量见表 5-1。

表5-1　儿童每日供氟剂量表（mg/d）

年龄（岁）	饮水氟浓度（mg/L）	
	< 0.3	0.3 ～ 0.6
0 ～ 0.5	0	0
0.5 ～ 3	0.25	0
3 ～ 6	0.50	0.25
6 ～ 16	1.00	0.50

注：在上述年龄范围内，如饮水氟浓度 > 0.6mg/L，则不推荐使用氟片。

（二）注意事项和评价

1. 注意事项　氟片一般不宜吞服，口服氟片时，应先将片剂嚼碎或含化并布满整个口腔，使它兼有局部作用，以增加效果。服用后嘱半个小时内不漱口，不进食。家庭服用氟片，需要家长的高度重视和积极配合，医生要向家长和儿童讲清每日服用的剂量和用法，家长要认真监督儿童服用。在学校和幼儿园服用氟片，要有专人负责实施和监督，才能长期坚持。

2. 评价　口服氟片可有效降低龋病的患病率，同时具有成本低廉、方法简单以及能精确控制氟的摄入量的优点。但由于家长易忘记、怕麻烦等因素，致使不易长期坚持。因此，作为一项公共卫生措施，氟片的应用是有限的。

系统回顾分析表明：口服氟片对乳牙龋的预防效果不明显；而对学龄儿童的恒牙龋预防效果较肯定（龋面均降低 20% ～ 70.5%）。

第三节　氟化物防龋的局部应用
Topical Application of Fluoride

局部用氟是采用不同方法将氟化物直接用于牙的表面，目的是抑制牙表面的溶解脱矿和促进再矿化，以提高牙齿的抗龋力。

局部用氟的途径包括含氟牙膏、氟水漱口、含氟凝胶、含氟泡沫与含氟涂料等。其中含氟牙膏可由个人自己使用，氟水漱口需要在学校医务人员的帮助和督促下使用，含氟凝胶、含氟泡沫与含氟涂料等通常由口腔专业人员实施。个人应用的氟浓度较低，比较安全。

局部用氟的范围较广，既适用于未实施全身用氟的低氟区或适氟地区，也可与全身用氟联合使用，以增强其防龋效果。局部用氟适用于大多数人群，尤其多用于儿童和青少年。大量的研究证实，局部用氟防龋方法安全、有效并且方便，局部用氟一般能降低患龋率20%～40%，已经成为广泛使用的防龋措施。氟化物局部应用的防龋效果略低于全身应用效果，且局部用氟只对已萌出的牙起作用，对新萌出牙的效果明显好于萌出已久的牙。

一、含氟牙膏

含氟牙膏（fluoride toothpastes）是指含有氟化物的牙膏。用于含氟牙膏的氟化物有氟化钠、单氟磷酸钠及氟化亚锡等。

含氟牙膏是世界上应用最广泛的局部用氟防龋方法，也是容易学习和掌握的自我口腔保健方法和公共卫生措施，适用于低氟和适氟地区的各年龄组人群。目前发达国家市场上的牙膏90%以上是含氟牙膏。

（一）主要的含氟牙膏及特点

1. 氟化钠（sodium fluoride）牙膏　氟化钠是首先在牙膏中采用的一种"离子"型氟化物。早期氟化钠牙膏中氟化钠的浓度是0.22%，由于氟化钠与牙膏中的碳酸钙、磷酸钙等摩擦剂不相容，使氟离子失去活性，防龋效果不明显。经过对磨料进行了合理选择后，如选用丙烯酸塑料或焦磷酸钙、二氧化硅作磨料，证明其防龋效果是肯定的，可降低患龋率11%～38%。新的氟化钠牙膏中氟化钠的浓度为0.24%（含0.11%氟），遇水即刻释放出氟离子。氟化钠牙膏的pH接近中性，一般比较稳定，没有使牙染色的缺点。

2. 单氟磷酸钠（sodium monoflurophosphate，SMFP）牙膏　是一种共价型氟化物牙膏，含单氟磷酸钠（Na_2PO_3F）的浓度为0.76%，单氟磷酸钠相当于含0.1%氟。主要特点是：①单氟磷酸钠与多种摩擦剂如不溶性偏磷酸、无水磷酸二钙、二水合磷酸二钙、三氧化铝、二氧化硅及磷酸钙等摩擦剂的相容性好。②含单氟磷酸钠牙膏对牙不染色，pH接近中性且比较稳定，对人无不良反应。24项临床试验结果显示单氟磷酸钠可降低龋15%～42%。3项研究结果表明，单氟磷酸钠对乳牙龋也有很好的预防作用（23%～67%）。

3. 氟化亚锡（stannous fluoride）牙膏　氟化亚锡具有内在抗菌作用，抗龋作用及牙本质脱敏作用。1956年美国首先报道氟化亚锡防龋效果好，于是开始生产和使用氟化亚锡牙膏。具有代表性的产品是0.4%氟化亚锡牙膏，摩擦剂为与氟化亚锡有较好的相溶性的焦磷酸钙，临床防龋效果良好。1964年得到美国牙医学会（ADA）认可，是第一个得到认可的含氟牙膏。氟化亚锡在溶液中水解和氧化失去氟离子，有效期短，由于其化学反应性与不稳定性，以及牙染色和金属味道的缺点，被其他含氟牙膏所取代。

氟化亚锡的功效能否在牙膏中充分发挥取决于氟化亚锡与牙膏中其他成分的相容性。通过复合螯合技术可使亚锡离子在牙膏的储运过程中得以有效稳定在牙膏中，而在刷牙过程中又可以快速释放出来。同时复合螯合技术可稳定亚锡的大分子，对抗氟化亚锡牙膏原来的染色问题。使用芳香剂能有效掩盖亚锡的金属味。

4. 氟化胺牙膏　氟化胺作为一种有机氟化物，具有特殊的分子结构，氟离子与一种有机脂肪酸胺结合。氟化胺牙膏的摩擦剂为不溶性偏磷酸钙或硫酸钡。Mühlemenn 等人（1957）实验研究表明在减少牙釉质溶解度方面氟化胺比无机物具有优越性。氟化胺是典型的表面活性剂，使用氟化胺牙膏能使氟快速分布于牙表面，增加氟的沉积与牙釉质对氟的摄取，增强牙釉质的抗酸能力并促进再矿化。Marthaler（1965）发表的 3 年临床试验研究结果显示，使用氟化胺牙膏可使龋下降 30%。

（二）含氟牙膏的使用和防龋效果

6 岁以上的儿童和成人，每天用含氟浓度高于 1000mg/kg 的牙膏刷牙 2 次，每次用量约 1g，可达到有效的预防效果。3 ~ 6 岁的儿童，每次牙膏用量约为"豌豆"大小（约 0.5g），同时，应在家长监督与指导下使用，以免儿童过多地吞咽牙膏。

50 多年以来，大量的临床试验结果表明，含氟牙膏的防龋效果是肯定的。各种含氟牙膏的防龋效果没有显著性差异。系统评价显示：用含氟牙膏刷牙可使龋病患病率下降 24%。许多专家的共识是含氟牙膏在世界范围内的广泛应用是使龋病患病水平持续下降的主要原因之一。

在北京完成的含氟牙膏防龋临床试验，1334 名 3 ~ 6 岁儿童分为试验组和对照组，在 24 所幼儿园的老师监督下应用 0.243%（1100mg/L）氟化钠牙膏和空白对照牙膏早晚刷牙两次，每次用黄豆大小膏体（用量约 0.48g），2 年后试验组与对照组相比龋面均减少 20.7%。值得一提的是在试验的同时进行了尿氟安全监测，结果显示开始刷牙后尿氟排量试验组比对照组高出 40%，一个月后至 2 年结束时两组儿童的刷牙后尿氟排量没有显著性差异，说明幼儿园老师监督学龄前儿童刷牙和控制牙膏用量的方法是可以解决学龄前儿童应用含氟牙膏刷牙预防龋齿可能引起摄入氟安全性问题。

（三）含氟牙膏防龋效果的影响因素

1. 牙膏的摩擦剂系统　具有防龋作用的游离氟离子在牙膏中的含量及稳定状态依赖于所用摩擦剂的种类。含氟化钠牙膏不能使用碳酸钙或磷酸钙做摩擦剂，但与单氟磷酸钠相容；氟化亚锡应避免与磷酸氢钙配方，但氟化亚锡 - 偏磷酸盐，氟化钠 - 二氧化硅具有好的相容性。

2. 牙膏的含氟浓度　目前大多数牙膏含氟量为 1000 ~ 1100mg/kg，系统文献回顾分析表明：牙膏中的含氟浓度与防龋效果间存在着剂量 - 效应关系，氟浓度低的牙膏较含氟 1000mg/kg 牙膏的防龋效果差，而含氟 1500mg/kg 的牙膏防龋效果较含氟 1000mg/kg 的牙膏好。

3. 基线水平　含氟牙膏的防龋效果与人群中患龋（龋面均）的基线水平呈正相关，即基线水平越高，防龋效果越显著。

4. 在专业人员的指导下使用可获得较高的防龋效果。

单因素 meta 回归分析显示龋面均数的变化与龋损基线水平明显相关，与使用的氟化物浓度或应用特点明显相关，与饮水是否加氟或使用其他加氟措施无明显相关；与牙膏的使用频率及方式（即受监督或不受监督）、退出干预措施的时间等明显相关，与研究持续时间或研究的分配方式（即随机或半随机）无关。

由于含氟牙膏的使用方法简便、易于被接受，效果显著、无不良反应，是值得大力推广的一种理想的自我口腔保健措施。

二、含氟漱口液

含氟漱口液（fluoride mouth rinse）是指用中性或酸性氟化钠、氟化亚锡、氟化铵等配成的漱口液。氟化钠漱口液因价格便宜和味道易于接受最为常用。使用含氟漱口液是简便易行、经济有效的局部用氟措施。氟水漱口液适用于低氟或适氟地区的学龄儿童和其他龋齿易感人群，特别适合纳入学校口腔保健和家庭口腔保健，在老师和家长的监督下进行。氟水漱口要防止误吞，学龄前儿童最好不用。

（一）种类及使用

1．0.2%NaF（900F⁻ mg/L）溶液　每周使用一次。适用于学校或幼儿园的防龋项目，需要在老师或专业人员的监督下使用。

2．0.05%（230F⁻ mg/L）NaF溶液　每天使用一次。可由患者在家使用，患儿需在家长的监督下使用。

3．含漱　使用漱口水时，根据儿童的年龄，用量筒或注射器取5ml或10ml配好的溶液于漱口杯中，5～6岁儿童每次用5ml，6岁以上儿童每次用10ml，嘱儿童将溶液含入口中，鼓漱1分钟后吐出，半小时内不进食或漱口。

4．适用范围　含氟漱口液适用于居住在中等或高发龋地区的人群；对龋活跃性较高或易感人群、牙齿正畸戴固定矫治器者以及一些不能实行口腔自我健康护理的残疾患者，均可推荐使用。含氟漱口液在龋病低发地区使用效果不明显或不值得推荐应用。

（二）防龋效果

Marinho对34项符合要求的临床试验结果进行了系统评价，结果表明使用氟水漱口可获得26%的防龋效果。

（三）评价

实践证明，氟水漱口是一种使用方便、容易掌握，价格较低、适用性广（低氟区及适氟区的多种人群均可使用）的口腔公共卫生措施之一，尤其适用于学校儿童的龋病预防。

对于某些特殊人群应用氟化物漱口液能收到良好的防龋效果，如经放射治疗或手术治疗等造成涎腺功能减退，唾液分泌减少的患者；配戴正畸矫治器或可摘义齿造成菌斑堆积的患者；保持口腔卫生有障碍的残疾人；牙龈萎缩，根面龋易感的老年人；猛性龋患者等。各种氟化物漱口液要用塑料容器包装以保证有效氟浓度的稳定。

三、含氟涂料

含氟涂料（fluoride varnish）是一种加入了氟化物的有机溶液，将其涂布于牙齿表面，可预防龋病。它具有在牙面停留时间长、提高釉质表面摄取氟能力等优点。

（一）含氟涂料的类型

常见的含氟涂料产品有Duraphat（含2.26%F）和Fluor Protector（含0.1% F），还有一些产品如Duraflor（2.26% F）、Carex（1.8% F）、Bifluoridl2（2.71% F）等。

1．Duraphat　以一种天然树脂（松香）为基质，含5%氟化钠，溶于乙醇，氟离子浓度为2.26%，Duraphat是一种黄褐色、凝胶状黏稠的涂料。

2．Fluor Protector　以合成的、多氨基甲酸乙酯为基础的透明树脂，二氟硅烷（0.9%湿重）溶于乙酸乙酯和丙酸异戊酯溶液中，氟离子浓度为0.1%，Fluor Protector是一种无色、流动性较强的液体，凝固后呈透明状。

（二）含氟涂料的使用

含氟涂料的应用始于20世纪60年代，1964年Schmidt首次提出使用一种高氟浓度的涂料，作为局部用氟的防龋制剂，之后在欧洲得到广泛应用，并取得良好的防龋效果。2012年我国中西部地区学龄前儿童龋病预防试点项目中使用了含氟涂料。

使用含氟涂料非常简单，但操作必须严格按步骤进行。①清洁牙面：首先用低速慢钻带动橡皮杯蘸清洁剂或抛光膏清洁牙齿表面，也可让患者自己用牙刷刷牙彻底清洁牙齿表面。②隔湿和干燥：用棉卷进行隔湿，用气枪吹干或用棉球檫牙面。③涂含氟涂料：涂Duraphat时用小刷子或棉签将涂料直接涂抹于牙齿上，并可借助牙线将涂料带到邻面；涂Fluor Protector可用小刷子或带钝针头的注射器将涂料直接涂抹于牙齿上。④固化：涂料可以很快在口腔内的潮湿环境中凝固；

⑤医嘱：要求患者最好在 2 ~ 4 小时内不进食，当晚不刷牙，以保证涂料与牙齿表面的最大接触，不脱落。涂膜一般保持 24 ~ 48 小时。嘱患者于治疗后 4 小时内进流食或松软食品，不要咀嚼过硬的食物，当晚不能刷牙、使用牙线以及其他口腔卫生保健措施。

含氟涂料需定期使用，一般情况下一年两次。对高危人群，最有效的方法是每年用 4 次。

（三）防龋效果

含氟涂料的防龋效果可达 38%，且不仅可预防光滑面龋，对邻面龋和窝沟点隙龋也有一定的预防作用。许多临床试验也证实了含氟涂料的防龋功效，到目前为止，大多数研究都用于儿童。1979 年，Holm 等在瑞典进行了一项 2 年的临床研究，对 3 岁的儿童每半年使用一次 Duraphat，相对于对照组，实验组的新增龋均下降了 44%。含氟涂料还可用于预防窝沟点隙龋、成人继发龋、正畸患者龋等。国内有报道在口腔正畸治疗时，在托槽黏着后立即在托槽周围的牙面上涂布含氟涂料，以后每 3 个月用一次，对预防正畸治疗中产生的牙釉质脱矿或龋坏有效。

Petersson 等人对 1966—2003 年 8 月之间发表的专业性使用含氟涂料措施预防龋病效果的文献进行了系统评价。在 302 篇文献中有 24 篇报告因采用随机化、使用安慰剂对照而被选中。在这些研究中，安慰剂对照组没有采用其他治疗或处理，2 年内没有使用其他氟化物措施处理。结果证明使用含氟涂料对恒牙龋病有一定的预防效果。采用含氟涂料用于乳牙和成人后牙的防龋效果为 30%（0 ~ 69%）。

2005 年 Bravo 等评价了窝沟封闭和含氟涂料 Duraphat 对恒牙咬合面龋的防龋效果，与空白对照组比较，涂布含氟涂料 Duraphat 组和窝沟封闭组 4 年的儿童龋发病率分别减少 43.9% 和 76.3%；停止应用含氟涂料 Duraphat 5 年，9 年后龋发病率减少 27.3%，而窝沟封闭 9 年后儿童龋发病率减少 65.4%；结果表明涂布含氟涂料 Duraphat 对咬合面的防龋效果逊于窝沟封闭。2006 年 Weintroub 等将含氟涂料 Duraphat 用于 6 ~ 44 个月的婴幼儿，2 年的防龋效果为 52% ~ 92%，对照组儿童乳牙龋发病率是每年 2 次使用含氟涂料 Duraphat 试验组儿童的 3.77 倍。

（四）评价

含氟涂料有下述优点：①含氟浓度高。由于所需剂量少，减少了被吞咽的危险。因此，涂料中可含较高的氟浓度。②快速凝固并黏附到牙齿表面。这样不但提高了釉质表面的氟化物浓度，而且延长了氟化物与釉质表面的接触时间。③操作简单，需时少。由于潮湿的表面能促进涂料的凝固，因此，无需严格的干燥牙面；每例患者仅需 3 ~ 5 分钟。④少有恶心、呕吐等不适反应，患者易于接受。含氟涂料的临床试验研究中几乎没有报道有关患者对含氟涂料的接受性或可能的不良反应的信息，因此，这方面仍然需要进一步研究，特别是高质量且包含评估潜在不良反应的试验研究十分重要。

使用 Duraphat 的缺点在于涂布后可导致牙齿短暂的变色，刷牙可使其恢复正常；少数患者可对其产生接触性过敏；牙龈出血者禁用。

四、含氟凝胶与含氟泡沫

含氟凝胶（fluoride gel）和含氟泡沫（fluoride foam）是两种供口腔专业人员使用的局部用氟措施，均使用酸性磷酸氟。

（一）含氟凝胶

氟化凝胶是一种局部用氟的防龋方法，从 20 世纪 70 年代开始，在美国、加拿大以及一些欧洲国家，氟化凝胶已经被广泛应用于牙科临床和以学校为基础的口腔健康促进项目中。

1. 氟化凝胶的成分和浓度 含氟凝胶有不同的含氟浓度。个人自我保健使用 0.5%（5000mg/L）的 acidulated phosphofluorlde 凝胶、NaF 凝胶以及 0.1%（1000mg/L）的 SnF_2 凝胶；供专业人员使用的 APF 凝胶的含氟浓度为 1.23%（12 300mg/L）。

2. 适应证 氟化凝胶适用于下列人群：①高度易感光滑面龋危险的人群；②高度易感根面

龋危险的人群；③正畸患者、头颈部放疗患者或口干症患者；④恒磨牙需要封闭但不能做封闭的儿童。

3. 应用频率和使用方法

（1）应用频率：含氟凝胶一般第一年每季度使用一次，以后每半年使用一次。

（2）使用方法：供个人使用的凝胶可以放置在托盘内使用或直接用于刷牙。由专业人员采用含氟凝胶适用于医院和牙科诊所，如用于学校，在牙科医师监督指导下，由经过培训的卫生人员来操作。专业应用氟化凝胶的应用程序包括：①选择合适的泡沫托盘：将托盘试置于儿童口中，观察托盘的大小是否适合儿童的牙列，如果不适合，操作者应修剪托盘，使托盘大小和牙列相一致。②将氟化凝胶置于上下托盘，每个托盘内的凝胶要适量，一般来说将氟凝胶置于托盘的边缘下 2mm 时量较适合，此时既能覆盖全部牙齿，又能避免凝胶过多，溢出托盘。③在临床应用时，应该空压干燥牙面，但不需要对牙面进行预清洁。④将含有氟化凝胶的上下托盘应分别轻柔放入儿童口中，嘱其轻咬使凝胶布满整个牙面和牙间隙。⑤在治疗过程中，要求儿童身体应坐直，最好使用吸唾装置吸出凝胶和唾液的混合物；如果没有吸唾装置，头应该向前、向下使口内混合液流入到可回收的塑料治疗盘中，以减少儿童对氟化凝胶的吞咽。⑥氟化凝胶与牙列必须接触 4 分钟后取出托盘，嘱儿童吐出残留的凝胶或取出托盘后拭去黏附在牙面上和牙间隙里的凝胶。⑦治疗后半小时不要漱口、喝水和进食。

4. 含氟凝胶的防龋效果及评价 对使用含氟凝胶防龋的 23 项临床试验研究进行系统评价，表明使用含氟凝胶的防龋效果为 28%（95%CI = 19% ～ 37%）。含氟凝胶的优点有：①用托盘放置含氟凝胶一次可以处理全口牙；②操作简单；③花费时间少；④可被大多数儿童接受。其缺点有：①对胃肠道有刺激，可引起恶心和呕吐反应；②使用之后血浆及尿氟浓度较高；③操作过程中需使用吸唾装置。

专业人员与个人使用的含氟凝胶现在都较少用作公共卫生措施，因为价格较贵，操作较难。自我使用的含氟凝胶主要用于高度易感龋病的患者以及头颈部放射治疗患者以及患口干综合征的猖獗龋患者。

（二）含氟泡沫

含氟泡沫是一种富含氟离子的泡沫。含氟泡沫的含氟浓度和 pH 与含氟凝胶相同，但由于是泡沫，使用量少于凝胶。虽然含氟泡沫的用量只有含氟凝胶的 1/5 ～ 1/4，但它们对提高釉质中氟离子含量的效果却是相近的。含氟泡沫较中性氟化钠凝胶中的氟更易吸收，含氟泡沫的防龋效果可达 24%。

含氟泡沫使用方法与注意事项同含氟凝胶（见前）。

目前认为，含氟泡沫与含氟凝胶的防龋效果接近，使用方法相同，但含氟泡沫的使用量及患者的暴露量少于凝胶，其可能成为含氟凝胶的替代产品。

关于氟化泡沫对儿童乳恒牙的防龋作用的临床研究较少。2005 年武汉大学口腔医学院进行了 2 项整群随机、安慰剂对照、双盲的 1.23% 氟化泡沫预防乳、恒牙的临床研究。其中 1 项课题是 392 名 3 ～ 4 岁幼儿园儿童每年 2 次应用氟化泡沫，每次 4 分钟，2 年后与对照组相比，试验组儿童乳牙新生龋齿减少 24.2%；试验组儿童乳牙邻面新生龋齿比对照组减少 36.8%。另一项研究是针对 6 ～ 7 岁的学龄儿童，观察氟化凝胶和泡沫对第一恒磨牙防龋效果，结果显示，2 年后试验组儿童第一恒磨牙光滑面的新生龋齿比对照组儿童减少 41%，并且证实氟化泡沫、氟化凝胶均对光滑面龋有明显的预防作用。

五、结论

（一）氟化凝胶、氟化泡沫和含氟涂料的比较

1. 氟化凝胶（泡沫）和含氟涂料是否适宜于低龋人群的防龋存在一些争议。一部分学者认

为低龋活性的人群不可能从专业人员局部用氟防龋治疗中获益。但 Marinho 等采用 meta 分析评价了使用氟化凝胶和含氟涂料的防龋效果，结果表明氟化凝胶和含氟涂料的防龋作用并不取决于基线龋的水平，提示低龋活性的人群也可能从使用氟化凝胶中获益。另外，许多高龋活性儿童可能很少去医院进行专业的局部用氟治疗，故专业人员局部用氟应该是构成社区公共口腔健康促进项目的一部分。

2．氟化凝胶（泡沫）和含氟涂料均能有效预防乳、恒牙龋的发生。Seppa 等在一项 3 年的随机对照试验中比较了氟化凝胶和含氟涂料对 12 ～ 13 岁儿童恒牙龋的预防作用，结果表明氟化凝胶和含氟涂料的防龋作用效果相似。

3．从临床应用方式而言，氟化凝胶（泡沫）和含氟涂料操作方法比较简单，均可由牙科卫生士、牙科助手或护士进行临床操作；患者对含氟涂料的接受性高于氟化凝胶（泡沫），且含氟涂料操作时间亦少于含氟凝胶（泡沫）。在专业人员使用局部用氟措施后，关于患者对氟摄入的危险性方面，氟化凝胶的危险性最大，其次是氟化泡沫，含氟涂料最低。但从成本考虑，含氟涂料的费用高于氟化凝胶（泡沫）。

（二）专业人员使用的局部用氟措施须遵循的原则

1．专业人员使用的局部用氟措施能有效预防乳、恒牙龋的发生，推荐用于社区儿童乳、恒牙的预防，但不推荐在有适宜饮水氟化社区的低龋活性的人群使用。6 岁以下儿童不能使用含氟凝胶防龋。

2．从成本 - 效益考虑，专业人员使用的局部用氟措施并不是口腔临床工作中常规应用的一种预防项目。在临床上应用时，必须首先对个体龋敏感性进行评估，针对不同的个体制订防龋措施。

3．专业人员使用的局部用氟措施的频率取决于患者对龋的敏感性，从成本 - 效益考虑，一般推荐每半年应用 1 次。

4．在专业人员使用局部用氟措施时，对牙面预清洁并不是一项不可缺少的步骤。

5．含氟凝胶和泡沫在口腔内应用 4 分钟才能发挥最大的防龋作用。

6．在专业人员使用的局部用氟措施过程中，必须严格监控，尽量减少患者对氟的摄入。专业人员对学龄前儿童局部用氟后，需要至少观察 30 分钟后才能准许儿童离开牙科诊室。

7．高浓度的含氟涂料具有明显的抗牙本质敏感的作用，应用后再结合使用抗敏感牙膏能取得更好的抗牙本质敏感效果。

第四节　氟化物防龋的安全性
Safety of Fluoride in Caries Control

一、氟化物的毒性作用

任何物质过量摄入都会造成不良反应，包括水、氧气和食盐等。适宜剂量的氟可维持人体生理作用的需要，过量摄入会导致急、慢性氟中毒，甚至死亡。

（一）急性氟中毒

1．临床症状　短时间内摄入超过可能中毒剂量的氟，可导致急性不良反应。可能中毒剂量（probably toxic dose，PTD）是指可能引起严重的、危及生命的症状和体征，需要立即处理和住院治疗的最小剂量，一般认为是 5mg F/kg 体重（相当于 11mg NaF /kg 体重）。但低于此剂量并不意味着无害。发生急性中毒时，摄入剂量通常不得而知，危及生命的中毒通常由临床症状和体征来判断。急性氟中毒的主要症状为恶心、呕吐、腹痛、腹泻、抽搐，甚至昏迷，通常在 4 小时内死亡。发病机制主要是因为氟在胃部快速吸收产生细胞毒性作用，抑制细胞酶，以及氟与钙结合，使血钙降低，影响神经活动。

2．处理原则　减少氟从消化道的吸收、增加尿排泄和维持生命体征。因氟在消化道以氟化氢的形式很快被吸收，应立即催吐，使用钙、铝制剂，立即就地口服1%氯化钙或葡萄糖酸钙，或饮用大量牛奶来代替。同时通知医院做好救治准备，争取抢救时机。应测定血清氟、pH及血钙和血钾。静脉滴注葡萄糖酸钙，以防低钙血症，给予葡萄糖以免血钾过高。给予钙剂，给予乳酸钠、碳酸氢钠，碱化尿液，增加尿量，使更多的氟排出体外，必要时进行吸氧，人工呼吸，持续治疗至生命体征得到恢复，以及血液指标正常后至少24～48小时。

3．急性中毒的氟来源及预防　以往，急性氟中毒多为误服意外事件。饮用氟水不会造成急性中毒，但有因为人为或机械故障造成水源加氟过量而发生的急性中毒事件。目前，一次性过量摄入导致上述危及生命的急性中毒事件已经很少发生。但应注意幼儿由于牙科产品一次性过量摄入，而出现急性中毒症状的病例发生。表5-2列出了各种含氟产品含氟量、日常用量和可能中毒剂量的关系。个人或家庭使用的含氟产品，按照规定的方法和量使用，不会有急性中毒发生，但应防止幼儿刷牙时吞咽过量高氟浓度的牙膏，以及误服含氟漱口水，而出现急性中毒症状，故应注意含氟产品的使用和存放。幼儿使用较低氟浓度的牙膏，需在家长监督下刷牙，尽量避免吞咽牙膏泡沫；6岁以下儿童不使用含氟漱口水。家庭中含氟产品的放置应远离儿童；使用儿童保护瓶盖；包装容器上应附贴警示标签，以防误服。另外，专业人员应用氟胶和氟化泡沫时，应严格遵守操作规则：①使用最少量覆盖牙齿；②每个托盘用量不超过2ml；③坐直前倾防吞咽；④用吸唾器；⑤完成后吐30秒。由于氟胶或泡沫的pH很低，50%的氟以HF的形式存在，即使少量吞入，也极易引起胃黏膜的损伤，导致恶心和呕吐等急性中毒症状的发生。普通大众不能擅自使用，以免发生危险。目前最常见的摄入来源就是含氟牙科产品，不过相对于这些产品每天的使用频率，急性中毒是极其少见的。无论是意外或有意摄入，了解摄入剂量与中毒症状和体征、救治处理原则、可能的氟源和避免的措施，都是专业人员必须了解的。

表5-2　各种含氟牙科产品氟含量、日常使用量与"可能中毒剂量"的关系

产品种类	氟化物及其含量		氟浓度（%）	日常用量及其含氟量		达到"可能中毒剂量"的使用量	
	氟化物	含量（%）		日常用量	含氟量	10kg儿童	20kg儿童
牙膏	氟化钠	0.22	0.10	1 g	1.0 mg	50 g	100 g
	单氟磷酸钠	0.76	0.10	1 g	1.0 mg	50 g	100 g
	单氟磷酸钠	1.14	0.15	1 g	1.5 mg	33 g	66 g
漱口水	氟化钠	0.05	0.023	10 ml	2.3 mg	215 ml	430 ml
	氟化钠	0.20	0.091	10 ml	9.1 mg	55 ml	110 ml
	氟化亚锡	0.40	0.097	10 ml	9.7 mg	50 ml	100 ml
专业人员	氟化钠（APF）	2.72	1.23	5 ml	61.5 mg	4 ml	8 ml
用胶体或溶液	氟化亚锡	8.0	1.94	1 ml	19.4 mg	2.5 ml	5 ml
氟片	0.25 mg F			1 片／天	0.25 mg	200 片	400 片
	0.50 mg F			1 片／天	0.50 mg	100 片	200 片
	1.00 mg F			1 片／天	1.00 mg	50 片	100 片

（引自：GM Whitford，F Ekstrand. Fluoride toxicity. In Jan Ekstrand，Ole Fejerskor，Leon M. Silverstone. Fluoride in Dentistry. 2nd ed. Copenhagen：Manksgard，1996.）

（二）慢性氟中毒

机体长期摄入超过适宜量的氟可导致慢性氟中毒。根据氟来源的不同，慢性氟中毒可分为

地方性氟中毒和工业性氟中毒。地方性氟中毒是在特定的地理环境中发生的一种生物地球化学性疾病，是人体在自然条件下，通过饮水、空气或食物等介质，摄入过量氟造成慢性蓄积而导致的以氟骨症和氟牙症为主要特征的慢性全身性疾病。地方性氟中毒又可分为饮水型氟中毒、生活燃煤污染型氟中毒和饮茶型氟中毒。氟牙症和氟骨症的发生率和程度与氟暴露的程度密切相关。轻病区饮水氟含量大于 1mg/L，总摄氟量大于 3.5mg，中度病区饮水氟含量大于 2mg/L，总摄氟量大于 5.0mg，重病区饮水氟含量大于 4mg/L，总摄氟量大于 7.0mg。生活燃煤污染型氟中毒是指某些地区居民以高氟煤为生活燃料，煤燃烧时释放出大量氟，污染室内空气和烘烤的粮食和蔬菜等。机体长期进食被污染的粮食和蔬菜，吸入被污染的空气，摄入过量的氟，引起氟中毒。

工业氟中毒是指冶金、化肥或火电厂等工业生产中，从萤石、磷灰石及煤炭等矿物原料加工过程中释放的氟，污染周围大气、水源和土壤。氟及氟化物主要以气体及粉尘形态经呼吸道和消化道进入体内，氢氟酸则可经完整的皮肤少量吸收。

慢性氟中毒的临床表现是氟牙症、氟骨症，以及神经系统、骨骼肌和肾等非骨相损害。

预防慢性氟中毒的措施包括：寻找更换适宜氟浓度的水源和对高氟水源进行除氟；改良燃煤炉灶，降低室内空气氟水平；制订砖茶含氟量标准，开展低氟茶树品种的栽培和砖茶生产工艺；做好工业生产的防护管理。

二、氟牙症

氟牙症，又称斑釉症，是慢性氟中毒在牙齿的表现。1916 年首先在美国发现，并于 1931 年证明与水源中高氟浓度有关。随后，Dean 等人对美国 20 多个城市进行了调查，发现随饮水氟浓度的增加，氟牙症指数和严重程度加重。氟牙症发生的机制是牙齿在发育过程中（通常在 6 岁以前），通过全身途径摄入超过适宜范围的氟化物，导致牙齿的矿化障碍，造成釉质颜色改变，或伴有牙齿形态缺损。6 岁以后，牙齿发育完成，即使摄入超过适宜范围的氟化物也不会发生氟牙症。我国大部分地区都有轻重不同的氟牙症流行，主要与这些地区地下水中氟含量较高有关。其中较重的流行区包括，黑龙江的安达、肇东，北京市小汤山，陕西定边、大荔，山东博兴，山西太原、临猗，贵州毕节，四川彭水、兴文等地。

（一）临床特点

氟牙症多发生在恒牙，乳牙较少。这是因为乳牙釉质发育主要在胚胎期和哺乳期，胚胎期只有极少量氟通过胎盘，母乳氟含量也很低。

患氟牙症牙数的多少取决于牙齿发育矿化时期在高氟区生活时间的长短，出生至出生后在高氟区居住多年，可使全口牙受侵害。如 2 岁前生活在高氟区，以后迁移至非高氟区，恒牙氟牙症可仅累及前牙和第一恒磨牙，如果 6 ～ 7 岁以后再迁入高氟区，则不会出现氟牙症。

典型表现为轻者白垩或黄褐色着色，重者造成牙釉质发育不全或釉质缺损。受损牙釉质可出现白色斑纹，甚至整个牙呈白垩样，有的牙出现黄褐色色染，严重者出现牙实质性缺损以至牙失去整体外形，其严重程度取决于过量摄入氟的程度。

（二）鉴别诊断

氟牙症流行情况调查数据对于氟防龋措施的实施和安全应用都非常重要，其诊断应与以下釉质异常相鉴别。

1. 釉质发育不全　釉质发育不全患者牙白垩色斑的周界比较明确，且其纹线与釉质的生长发育线相吻合；氟牙症患者牙的斑块是散在的云雾状，周界不明确，与生长发育线不吻合。釉质发育不全可发生在单颗牙或一组牙；而氟牙症发生在多颗牙，以上前牙多见。氟牙症患者有高氟区的生活史。

2. 四环素牙　患者牙釉质表面有光泽，但由于牙本质中沉积了一种四环素正磷酸钙螯合物，使整个牙变暗，呈黄褐色，患者在牙齿的生长发育期有四环素类药物的服用史。

（三）防治

1. 氟牙症的预防　在过去的几十年中，氟化物的广泛应用大大降低了龋的发生和患病率。然而，很多研究发现，在饮水氟化和非氟化区轻度氟牙症的发生也在同时增加。20世纪中期，普遍认为氟在牙齿发育过程中结合入釉质中发挥作用，因此，以防龋目的应用氟时发生氟牙症是不可避免的。20世纪80年代，氟在液态环境中干预脱矿和再矿化龋病形成过程的防龋机制被广泛接受，因而人们认识到氟防龋作用的发挥不依赖于氟的大量摄入。因而，开始关注和控制对牙齿健康和美观产生影响的氟牙症的发生。氟牙症的预防应特别关注儿童牙齿发育时期，特别是前牙发育矿化时期的摄氟来源、摄氟量和持续的时间。

（1）牙齿发育矿化关键期：恒中切牙从3～4月开始矿化，至4～5岁时完成。牙齿釉质发育包括四个阶段：分泌前期、分泌期、转变期和成熟期。每个期对氟的易感性不同。釉质发育成熟早期阶段对慢性过量氟的摄入是最敏感的。在成熟早期，氟在晶体中的结合影响了釉原蛋白的降解，釉原蛋白的存留影响了晶体的生长，造成釉质的矿化障碍；同时氟又可促进矿物的沉积，是斑釉牙过矿化条带形成的原因。很多研究认为，3岁以前监测氟的摄入是上颌恒前牙氟牙症预防的关键时期。在危险期，任何氟源的摄入都可能造成氟牙症的发生。

（2）氟牙症发生的危险因素及预防措施：氟牙症在地氟病流行地区发生之外，其发生的危险因素还有其他来源，如饮水氟化，使用含氟牙膏、氟补品，以及用氟水冲调婴儿食品等。

在地氟病流行地区，氟牙症的预防依赖于地下水和环境的降氟治理，以及饮茶等生活习惯的改变。牙齿发育期儿童应更换水源，避免饮用高氟茶水。

在饮水氟化区，应做好水氟浓度的调节和监测。近年的研究表明，在欧洲、北美饮水氟化地区，氟牙症发生率与饮水氟浓度存在剂量－效应关系。而且，随着含氟牙科产品的广泛应用，摄氟来源增多，氟牙症的发生呈上升趋势。美国健康和人类服务处依据饮水氟化的防龋效果、摄氟来源的增加、氟牙症的发生趋势，以及由于空调的使用使得饮水量受气温影响减小等因素，提出更改水氟浓度标准的建议，由原来的0.7～1.2mg/L，改为0.7mg/L的全国标准。其他国家和地区如加拿大、新加坡、爱尔兰、中国香港和越南也将标准下调。另外氟化区制作的饮食，以及使用氟化区饮水冲调婴儿食品也是氟化区氟摄入的间接来源。因此，冲调婴儿或幼儿食品的水氟浓度应在0.5mg/L以下，可以使用标示为低氟或无氟的瓶装水。

使用含氟牙膏刷牙开始的时间和使用的量是氟牙症发生的重要因素。研究发现，无论在饮水氟化还是非氟化区，氟牙症的患病率和程度都与儿童早期使用含氟牙膏有关。学龄前儿童吞咽反射功能尚未完善，年龄越小，刷牙时吞咽摄入的含氟牙膏越多。因此，幼儿应用含氟牙膏，应综合考虑患龋的危险与氟牙症的发生。生活在氟化区的3岁以下低龋危幼小儿童，推荐使用低于500mg/L的牙膏刷牙。其他情况应使用1000mg/L以上的牙膏刷牙，刷牙时牙膏用量应不超过豌豆大小，并在成人监督下，尽可能将牙膏泡沫吐干净，减少吞咽。

总之，氟牙症的预防应在牙齿发育矿化期将总摄氟量控制在适宜摄氟量范围内。

2. 氟牙症的治疗　氟牙症的治疗是有限的，极轻度的氟牙症，可采用漂白方法使釉面的颜色均匀一致，中度氟牙症可进行微磨，结合复合树脂或贴面修复，对于更严重的病例，可进行全冠修复。

三、合理、安全应用氟化物防龋的原则

（一）合理应用

对氟的代谢过程、药物动力学、毒理学的了解，以及氟化物防龋机制的深入理解是合理、有效应用氟化物防龋的基础。应在控制和减少氟的摄入，将其不良反应降低至最低程度的前提下，最大程度发挥其抗龋效果。

1. 氟化物防龋的主要机制是病变部位存在游离氟离子，抑制矿物溶解的脱矿过程和促进矿

物沉积的再矿化过程。因此，无论从个人、专业还是公共卫生的角度，都应遵循低浓度、高频率使用氟化物的原则。通过局部反复接触，以维持口腔液体中有效氟离子浓度。如推广使用含氟牙膏刷牙，开展饮水氟化和食盐氟化的公共措施。

2．一种公共卫生项目的采用，应根据不同地区的经济发展状况、受教育水平、龋患率和龋发生情况、人群分布、口腔卫生状况、牙科资源、生活习惯以及是否存在其他氟暴露方式等综合考虑。采用任何一种氟防龋措施，都应以能在全社会推广、有效、简便、价廉为原则，这种方法应得到了严格的临床和实验研究的验证，易于操作和掌握，并且符合国家经济发展与绝大多数人的经济承受能力。

3．不存在哪种用氟方式是最好的，但应考虑最好的效价比。如对于已经实施饮水氟化和推广使用含氟牙膏的低、中度龋患儿童，增加使用氟水漱口项目，其成本效益不高。但在没有其他任何氟防龋措施的高龋患儿童中进行氟水漱口，会取得较高的成本效益。

4．在某一地区，只能采用一种全身用氟的方法。饮水氟浓度调节的原则应为既能达到很好的防龋效果，又不会造成氟牙症的流行。不能饮水氟化的地区，可以考虑食盐氟化，但要研究控制加入量，以通过正常饮食摄入的方式取得效果。氟片不用于6岁以下的儿童，不用于孕妇预防乳牙龋，应采用含化或咀嚼后吞咽的使用方式，强化局部作用。

5．使用含氟牙膏刷牙是最简便、易于接受的局部用氟方式，但应注意儿童使用时，是氟牙症的一个危险因素，应受到家长的监督并控制使用量。儿童应用牙膏的氟浓度应考虑儿童的年龄、龋患情况和存在其他氟暴露的可能性。低于600mg/L的效果不如标准1000mg/L的效果，但低氟牙膏适于7岁以前低龋患儿童使用，特别是生活在氟化区的儿童。其他儿童应使用含氟高一些的牙膏。提倡每天刷牙两次，特别是睡前刷牙更重要。不提倡刷牙后用大量水漱口。依此可得到最大效果，而将不利影响降至最小。此外，在饮水氟含量过高，有地氟病流行的地区，不需要使用含氟牙膏，但从高氟区迁至低氟区后，应使用含氟牙膏刷牙。龋患率高时，可在学校考虑应用含氟溶液漱口，对龋易感病人也可推荐每天常规使用。专业人员使用的氟涂漆、氟胶，特别推荐用于高龋危病人使用，口腔专业人员综合分析个体的龋易感状况，有针对性选择不同剂型和浓度的氟化物，每年使用4次可提高防龋效果。

（二）安全应用

1．安全用氟的原则　氟化物防龋安全应用的原则应为，既能预防龋病的发生，又能避免因人体过量摄入引起任何急、慢性不良反应。

2．控制总摄氟量在安全范围内　因为增加使用任何一种氟防龋措施都有可能增加过多摄氟的危险。任何一种氟防龋措施实施前，牙科公共卫生管理人员都应该明确目标人群的总摄氟量，以及根据现有氟暴露和龋患状况评估其成本效价比。平衡考虑患极轻度和轻度氟牙症与龋病治疗的投入。实施后，在开展系统氟防龋项目的社区，应同时进行防龋效果的评估和安全性的定期监测，包括人体总摄氟量的监测、环境氟监测、用氟剂量监测，以及氟牙症患病水平监测和尿氟监测等。更准确地确定器官中氟水平和预测推断临床疾病发生的可能。

人体摄氟来源广泛，由于饮食习惯和文化的差异，从饮食中摄入的氟不易控制，总摄氟量的确定存在困难。在过去十几年中，人们对氟暴露生物指标（biomarker of exposure of fluoride）进行了研究。氟暴露的生物指标的主要价值是判断和监测生物可溶性氟的摄入不足和过量，包括即时氟暴露生物指标、近期氟暴露生物指标和过往氟暴露生物指标。即时生物指标用来评价目前或最近氟暴露的情况，而过往生物指标用于评价慢性氟暴露的情况。许多研究分析了血浆、唾液、骨表面和汗液、乳汁，以及尿液与氟暴露的相关性，结果表明，日尿氟排泄量作为人群即时氟暴露的生物指标是可行的，但这些指标都不适合对个体氟牙症预测，但有可能在流行病学调查中发挥作用。

尿氟监测是比较简便易行和行之有效的用氟监测方法，由于摄氟的时间和量不同，一天中尿排泄率有很大变化，留尿时间应达到 24 小时，最好连续监测 48 小时，来计算摄氟量是否安全适宜。

氟牙症患病水平的监测，应注意在同一地区和同一项目的基线调查和后期评估使用相同的氟牙症指数，检查者之间应进行标准一致性检验。

3. 饮水氟化的安全性　半个多世纪以来，人们已经对饮水氟化的安全性做了广泛和系统的研究，包括天然氟区和人工氟化区的健康、疾病和死亡率统计，尸体解剖，以及氟的代谢和毒理学等方面。结论是适宜浓度的氟化水对人类安全没有任何威胁，不致癌、不致畸、不加速衰老，与肾、骨、心血管、神经、免疫等多种器官、系统疾病没有联系。饮水加氟法是一种迄今为止世界上最有效、最经济、最易行的公共卫生措施。因此，安全实施饮水加氟措施应做好水氟浓度的监测和加氟过程的监管工作。应保障适宜的加氟设备，以及操作人员的培训，既不能因为加氟量不足造成防龋效果不佳，更不能加氟过量，发生急性中毒或慢性氟牙症的增加。我国广州市在 20 世纪 60 年代实施的饮水氟化，主要因为管理不善，水氟浓度没有得到很好的控制，造成氟牙症的一度流行，最终被迫停止。

4. 含氟牙膏的安全性　含氟牙膏在世界范围内的广泛应用是龋病大幅度下降的主要原因之一，特别是在发达的工业化国家。自 20 世纪 90 年代以来，WHO 的专家呼吁并推荐在发展中国家促进含氟牙膏的使用，作为整个公共卫生措施的一个组成部分，以促进全人类的口腔健康。含氟牙膏作为局部使用，很少被机体吸收，因而是安全的，正常使用不存在急性氟中毒的可能。但对于 6 岁以下的儿童，因吞咽反射尚不健全，在刷牙时有时会吞咽部分牙膏，所以建议：①使用低浓度儿童含氟牙膏；②减少每次牙膏的用量，只用豌豆粒大小；③成人监督，减少儿童的吞咽。

国际牙科研究会在氟化物的有效性和安全性方面的研究已经超过 70 年，已经有充分的证据证明使用适量氟化物的安全性及其预防龋病的有效性，并认为应用氟化物预防龋病是目前世界范围内最有效的促进人们口腔健康的方法。

（三）应注意的问题

1. 氟防龋的局限性　由于龋病是多因素疾病，应采取综合的预防措施。应用氟化物防龋的同时，应控制菌斑和口腔卫生、控制食糖频率、做好窝沟封闭等预防工作。2004 年 WHO 提出了降低龋病和氟牙症的建议：提倡低糖饮食；在过量氟摄入的国家，特别是有中度和重度氟牙症或氟骨症流行的地区，水氟浓度应控制在 1.5mg/L 以下；在耗糖量较高或正在增加的地区，应加强氟化物应用；在发展中国家应不遗余力地开展应用支付得起的含氟牙膏，免除牙膏生产的税赋。

2. 多层面开展氟化物防龋　龋病的控制需要从社区、专业人员和个体不同层面的共同努力。氟对口腔健康影响的研究已进行约一百年，通过最初对水氟与龋病和氟牙症关系的研究，随后对含氟牙膏、含氟漱口水、饮水氟化和其他公共卫生措施的开展和评价，以及近些年对于这些措施的总结和回顾，不断积累经验，从多层面开展有效的氟化物防龋工作。

3. 我国氟化物防龋现况　我国在短期内实施饮水加氟的可能性很小。目前的医疗卫生体制以治疗为主，预防措施少，口腔专业人员局部用氟非常有限。但现在政府正加大初期口腔卫生保健的投入，专业用氟受到重视，北京等一些城市已经开始由政府组织针对学龄前儿童免费的专业局部用氟项目。自 20 世纪 90 年代初至今，我国含氟牙膏的生产和销售迅速增加。含氟牙膏的防龋效果在我国已有研究被证实，但含氟牙膏的使用主要集中在城市和经济比较发达的地区，农村边远地区使用率还很低。另外，学龄前儿童，规律刷牙的比例低，接触含氟牙膏的机会较少，而我国学龄前儿童的乳牙龋坏又非常严重，迫切需要采取有针对性的健康教育和促进项目，使大众对氟化物有正确的认识，并养成良好的口腔卫生习惯。

另外，氟化物应用的反对者经常片面强调用氟过量的危害，误导大众，造成恐慌。对上述合理用氟和安全用氟原则的了解，有助于我们消除大众对用氟的疑虑，达到最大程度发挥氟防龋的优势，同时将其不良作用降至最低程度的目的。

小结

应用氟化物预防龋病是20世纪预防口腔医学对人类最伟大的贡献之一。氟化物防龋主要是通过降低釉质的溶解、抑制釉质脱矿和促进再矿化而发挥效应。

氟化物预防龋病主要有全身应用和局部应用两种方式。

氟化物全身应用是机体通过消化道摄入氟化物，经胃肠道吸收进入血液循环，然后传输至牙齿及唾液等组织，达到预防龋病的目的。全身应用的方法包括饮水氟化、食盐氟化、牛奶氟化、氟片，具体使用何种氟化物的全身应用的方法依循证医学的证据确定。

局部用氟是采用不同方法将氟化物直接用于牙的表面。局部用氟的途径包括含氟牙膏、含氟漱口液、含氟凝胶、含氟泡沫与含氟涂料等。其中含氟牙膏、含氟漱口液可由个人使用；含氟凝胶、含氟泡沫与含氟涂料等通常由口腔专业人员在社区和临床实施。

氟化物过量摄入会造成不良反应，导致急、慢氟中毒，氟牙症。氟化物防龋安全应用的原则是既能预防龋病的发生，又避免过量摄入氟化物引起的不良反应。

Summary

As it's contributed to a dramatic decline in dental caries and prevent tooth decay, the application of fluoride has been cited as one of the greatest achievement to human in preventive dentistry. The mechanisms of fluoride to reduce and prevent tooth decay work mainly in three ways: ① being ingested and incorporated into the enamel to decrease the dissolution of enamel; ② inhibiting demineralization of enamel after tooth eruption; ③ promoting remineralization, combines with inhibiting glycolysis in microorganisms, thereby hindering the ability of bacteria to metabolize carbohydrates and produce acid.

The systematic use and topical application of fluoride are two main ways to provide greater protection against caries.

Systemic fluoride is ingested, or taken into the body during consumption of foods or beverages, in order to incorporate into the enamel structure during tooth development to reduce and prevent tooth decay. It contains water fluoridation, salt fluoridation, milk fluoridation and fluoride tablet. The choice of the application of systemic fluoride depends on evidence of evidence-based medicine.

The term topical fluoride therapy refers to the use of systems containing relatively large concentrations of fluoride that are applied locally, or topically to erupted tooth surfaces to prevent the formation of dental caries. This term encompasses the use of fluoride rinses and toothpastes which could be used by individuals at home; and fluoride gels, foams, and varnishes, which must be applied in various manners in clinic and communities by professionals.

The inappropriate use of fluoride might cause the side effects of acute and chronic fluorine toxicity, or dental fluorosis. The principle of the application of fluoride is to achieve the appropriate balance between maximum caries-preventive benefit and minimal risk of its side effects.

进展与趋势

　　科学、合理应用氟化物防龋的原则是，既能预防龋病的发生，又避免因人体过量摄入引起任何急、慢性不良反应。因此，如何提高氟的抗龋效应，在控制和减少氟的摄入，将其不良反应降至最低程度的前提下，最大程度发挥其抗龋效果，仍是基础研究和应用研究的主要方向。对氟化物主要通过局部作用发挥防龋机制的深入认识，使防龋措施更加提倡低浓度、局部反复应用的使用方式。氟防龋措施的开展与评价，更加注重于龋危和防龋效果与氟牙症发生的综合考虑，探讨更加客观反映人体摄氟总量的指标，如日尿氟排泄量作为即时氟暴露生物指标的研究。探寻和推荐更加简便易行的局部用氟方式，如推荐和呼吁更多的人使用支付得起的含氟牙膏刷牙。更加强调氟与减少食糖和菌斑控制综合防龋的必要性。

Definition and Terminology

　　氟的总摄入量（total fluoride intake）：The amount of fluoride intake from all sources, such as water, foods and other beverages, dentifrice, and other fluoride containing agents.

　　适宜摄氟量（optimal fluoride intake）：The amount of fluoride intake from all sources, such as water, foods and other beverages, dentifrice, and other fluoride containing agents, which may have no adverse effect for young children.

　　可能中毒剂量（probably toxic dose，PTD）：The threshold dose that could cause serious or life-threatening systemic signs and symptoms and that should trigger immediate emergency treatment and hospitalization.

　　氟化物的全身应用（systemic use of fluoride）：Systemic fluoride is ingested, or taken into the body during consumption of foods or beverages, in order to incorporate into the enamel structure during tooth development to reduce and prevent tooth decay.

　　饮水氟化（water fluoridation）：The American Dental Association（ADA）officially defines water fluoridation as the adjustment of the natural fluoride concentration of fluoride-deficient water supplies of the recommended level for optimal dental health.

　　食盐氟化（salt fluoridation）：A process to add fluoride to table salt to provide primary benefits of dental-caries prevention to their populations.

　　牛奶氟化（milk fluoridation）：A process to add fluoride to milk to provide primary benefits of dental-caries prevention to their populations.

　　局部用氟（topical application of fluoride）：The term topical fluoride therapy refers to the use of systems containing relatively large concentrations of fluoride that are applied locally, or topically to erupted tooth surfaces to prevent the formation of dental caries. This term encompasses the use of fluoride rinses, dentifrices, pastes, gels, foams, and varnishes, which are applied in various manners.

　　含氟涂料（fluoride varnish）：A solution contain fluoride, for applying in the surface of tooth to prevent tooth from decay.

　　氟化泡沫（fluoride foam）：A foam contains acidulated phosphate fluoride or sodium fluoride, used in oral cavity to prevent caries.

　　氟化凝胶（fluoride gel）：A gel contains acidulated phosphate fluoride or sodium fluoride, used in oral cavity to prevent caries.

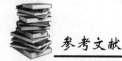

参考文献

1. Harris NO，Garcia-Godoy F，Nathe CN. Primary preventive dentistry. 7th ed. New Jersey：Pearson Education，2009.

2. Buzalaf MAR. Fluoride and the oral environment. Monographs in oral science. Geneva：Karger，2011.

3. Centers for Discase Control and Prevention.Recommendations for using fluoride to prevent and control dental caries in the United States.MMWR Recomm Rep，2001，50（RR-14）：1.

4. Fawell J，Bailey K，Chilton J，et al. Fluoride in drinking-water. World Health Organization. UK：TJ International（Ltd），Padstow，Cornwall，2006.

5. Hellwig E. Lennon AM. Systermic versus topical fluoride. Caries Res，2004，38：258.

6. Oulis CJ，Raadal M，Martens L. Guidelines on the use of fluoride in children：an EAPD policy document. EJPD，2000，1：7.

7. Espelid I. Caries preventive effect of fluoride in milk，salt and tablets：a literature review. Eur Arch Paediatr Dent，2009，10：149.

8. Marinho VC，Higgins JP，Sheiham A，et al. Fluoride toothpastes for preventing dental caries in children and adolescents. Cochrane Database System Rev，2003，1.

9. Beltran-Aguilar ED，Goldstein JW，Lockwood SA. Fluoride varnish：a review of their clinical use，cario-static mechanism，efficacy and safety. JADA，2000，131：589.

10. Hawkins R，Noble J，Locker D，et al. A comparison of the costs and patient acceptability of professionally applied topical fluoride foam and varnish. J Public Health Dent，2004，64：106.

11. Petersson L，Twetman S，Dahlgren H，et al. Professional fluoride varnish treatment for caries control：a systematic review of clinical trials. Acta Odontol Scand，2004，62：170.

12. Petersen PE，Lennon MA. Effective use of fluorides for the prevention of dental caries in the 21st century：the WHO approach. Community Dent Oral Epidemiol，2004，32：319-321.

13. Lussi A，Hellwig E，Klimek J. Fluorides - mode of action and recommendations for use. Schweiz Monatsschr Zahnmed，2012，122：1030-1042.

14. 胡德渝. 口腔预防医学. 6版. 北京：人民卫生出版社，2012.

（台保军　王晓灵）

第六章　牙周病的预防
Prevention of Periodontal Diseases

第一节　牙周病的概念和流行病学特点
The Concept and the Epidemiologic Characteristics of Periodontal Diseases

---

一、牙周病的概念

牙周病是指发生在牙周组织（牙龈、牙周膜、牙槽骨）病变的总称。牙周病又分为牙龈病和牙周炎两大类。

牙龈病（gingival diseases）是指发生在牙龈的疾病。从临床的角度可分为慢性边缘性龈炎（chronic marginal gingivitis）、增生性龈炎（hyperplastic gingivitis）、妊娠性龈炎（pregnancy gingivitis）、青春期龈炎（puberty gingivitis）、急性坏死性溃疡性龈炎（acute necrotizing ulcerative gingivitis）、牙龈瘤（epulis）等。

牙周炎（periodontitis）是指发生在牙周组织以牙周附着丧失形成牙周袋为主要病理特点的疾病。从临床的角度分为成人慢性牙周炎（chronic adult periodontitis，CAP）、青少年牙周炎（juvenile periodontitis，JP）、快速进展型牙周炎（rapidly progressive periodontitis，RPP）、青春前期牙周炎（prepubertal periodontitis，PPP），伴有全身疾病的牙周炎（periodontitis associated systemic diseases）等。

牙周疾病是一种牙周组织缓慢进行的慢性炎症过程。从公共卫生的角度，牙周病的预防主要是针对慢性缘龈炎和成人慢性牙周炎。这是因为一方面这两种疾病都有明确的病因即慢性炎症，因此有比较有效的预防和控制的方法。另一方面这两种疾病患病率最高，构成了牙周病各种类型的大部分。

二、牙周病的流行情况

有关牙周病流行情况的调查资料很多，有代表性的是我国分别于 1983 年、1995 年和 2005 年完成的全国口腔健康流行病学调查。1983 年的调查显示我国 7、9、12、15、17 五个年龄组的中小学生牙龈炎患病率城市为 63.93%，农村 69.68%；牙结石患病率城市为 41.87%，农村 52.21%。1995 年的调查显示，6 个区段牙周健康的人数很少，12 岁组占受检人数的 24.96%，15 岁为 15.95%，18 岁为 22.75%，35 ～ 44 岁为 2.02%，65 ～ 74 岁为 0.33%。牙结石检出率较高，12 岁为 24.96%，15 岁为 67.91%，18 岁为 78.95%，35 ～ 44 岁为 94.15%，65 ～ 74 岁为 77.46%。2005 年的调查显示，牙龈出血检出率和牙石检出率在不同的年龄组分别为，12 岁组为 57.7% 和 59.0%，35 ～ 44 岁组为 77.3% 和 97.3%，65 ～ 74 岁组为 68.0% 和 88.7%。可见各年龄组口腔卫生状况不良，提示良好口腔卫生习惯的建立仍是口腔健康促进的重要内容。从牙周病的患病率可以看出，牙周病是影响口腔健康的最常见的口腔慢性疾病之一。牙周病，尤其是慢性牙周炎早期没有明显感觉，容易被忽视。因此，牙周病是成年人丧失牙齿的主要原因，据北京大学口腔医学院的统计，门诊拔牙病例中有 1/3 是牙周病。

第二节　牙周病病因及其毒性因素
Etiology of Periodontal Disease and Toxic Effect

一、牙周病细菌学理论

（一）特异性菌斑学说

20世纪70年代以 Loesche 等人提出各类牙周病是由特异性病原菌引起。以侵袭性牙周炎病菌伴放线放线杆菌（*Actinobacillus actinomycetem comitans*，*Aa*）为证。至于其他类型的牙周病的病原菌尚无定论。

（二）非特异性菌斑学说

20世纪50年代 Willer 首先提出牙周病是由菌斑内多个菌种的共同效应引起。该观点至今仍得到一些学者支持。

（三）菌斑生态学说

对牙周病细菌学的生态理论自20世纪80年代兴起，认为牙周病是与菌斑有关的感染性疾病，是口腔菌群与宿主平衡失调所致，致病菌属正常菌群，是条件致病菌。但对菌斑生物膜的生态致病作用上还存在两种差异观点：

1. 菌斑始动论　牙周炎症开始于菌斑，开始于致病菌，多数认可菌斑是始动因子，口腔局部危险因素是促进，全身是易感反应。

2. 菌斑失调论　由于菌斑生物膜菌群生存环境的改变，促使健康生物膜菌群失调，健康生物膜转变成致病生物膜，相关致病菌种数量及比例变化增加，毒素增加，造成易感牙周组织的炎症破坏。这个观点对调节菌群失调防治牙周病提供了新思路。

二、龈下菌斑生物膜

健康生物膜（healthy biofilm）：菌群属正常菌群（oral normal flora）或称固有菌群（indigenous flora）栖息于龈沟内，在健康状态下，口腔、机体及菌群之间保持和谐的平衡关系，维持着牙周健康。菌斑分附着和非附着菌斑。附着菌斑包括菌群是龈缘菌斑的延续，以革兰阳性球菌、杆菌为多数，少数阴性厌氧菌；非附着菌斑以革兰阴性兼性、专性厌氧菌为主。

致病生物膜（pathogenic biofilm）：由于菌群生存环境的改变，如口腔卫生不良、吸烟、不合理膳食及各种原因的龈缘菌斑滞留及宿主易感等危险因素，致健康菌斑菌群平衡失调（dysbacteriosis），相关菌数量及比例增加，致病毒性物质增多致牙周组织炎症发生，初期是牙龈炎症，继续可发展为牙周炎。失衡菌群特点如下：①总厌氧菌数量明显增加。②条件致病菌（opportunistic pathogen）如牙龈卟啉单胞菌（*Porphyromonas gingivalis*，*Pg*）、中间普雷沃菌（*Prevotella intermedia*，*Pi*）、具核梭杆菌（*Fusobacterium nucleatum*，*Fn*）、福赛斯坦纳菌（*Tannerella forsythia*，*Tf*）等菌比例增加。自轻度龈炎患者菌数开始增加，待牙周炎症进行时，菌数明显增加。③龈下活动菌种数增加，如齿密螺旋体、月形单胞菌等。④毒性物质增加如：各种蛋白酶，内毒素及代谢物质等，可致牙周组织炎症性破坏。

长期患慢性牙周炎患者的龈下活跃的致病菌可通过吸入及牙周组织到血管内进入呼吸道、心血管、泌尿生殖道及皮下组织，可致全身系统器官的感染。

三、致病菌种

（一）牙龈卟啉单胞菌

牙龈卟啉单胞菌（*Porphyromonas gingivalis*，*Pg*）是卟啉单胞菌属5个菌种之一，革兰阴性球杆菌，无芽孢厌氧菌，属正常菌群。菌落为墨黑色，圆形光滑突起菌落，无芽孢专性厌氧菌，氯化血红素、维生素 K 是其营养生长因子。在健康儿童及成年人可检出，在龈炎、牙周炎进行期数量明显增加。毒性作用如下：

1．荚膜（capsule） 较厚的荚膜，有抗吞噬作用。

2．黏附素（adhesin） 早期侵袭牙周组织的毒性因子。

（1）菌毛（fimbriae）：含有 fimA 基因调控的多肽菌毛素，可和龈袋上皮、牙表面及获得性薄膜多种蛋白受体结合定植，也能与多菌种共聚参与菌斑形成。

（2）血细胞凝集素（haemagglutinin）：目前有 hagA、B、C、D、E 基因调控的五种凝集素分子，凝集红血胞及其他菌种。

（3）细胞外膜泡（extracellular vesicles，ECV）：牙龈卟啉单胞菌细胞分泌外膜泡样结构，直径约 50nm，与牙龈细胞、龈下细菌凝集，附着龈壁上皮，并能携带蛋白酶、内毒素等毒性物质侵入牙周组织，造成损害。

3．蛋白酶（proteinase）

（1）胰蛋白样酶（trypsin-like proteinases）：包括精氨酸半胱氨酸蛋白酶（arginine-specific proteinases）和赖氨酸半胱氨酸酶（lysine-specific cysteine proteinases）。两种酶可水解免疫球蛋白及补体，激活金属蛋白酶，降解牙周组织细胞蛋白，起到破坏组织作用。

（2）胶原酶（collagenase）：溶解牙周组织中的胶原蛋白。

4．内毒素（endotoxin） 也称脂多糖（lipopolysaccharides，LPS），可诱导巨噬细胞及成纤维细胞产生炎性因子，刺激宿主细胞分泌胶原酶，增加氧代谢，激活破骨细胞增殖，促使骨吸收。

5．溶血素（haemolysin） 与血细胞凝集素配合，凝集红细胞后，溶血，吸收红细胞的血红素。

6．代谢产物（metabolin） 细菌代谢产生甲酸、乙酸及异戊酸等有机酸，硫化物毒性产物刺激牙周组织。

（一）中间普雷沃菌

中间普雷沃菌（Prevotella intermedia，Pi）是普雷沃菌属中黑色素菌群中一个菌种，为革兰阴性杆菌，在厌氧环境生长，氯化血红素、维生素 K 是其生长因子。发酵糖，产生乙酸、琥珀酸。蛋白酶分解肽蛋白，产生硫化物。有凝血及溶血作用。

中间普雷沃菌在健康龈缘及龈下菌斑可检出，妊娠龈炎、慢性牙龈炎、牙周炎患者菌数比例增加。

（二）具核梭杆菌

具核梭杆菌（Fusobacterium nucleatum，Fn）是梭形杆菌属 4 个菌种之一，这个菌种有三个亚种，在牙周袋内检出最多的是具核梭形杆菌的亚种（Fusobacterium nucleatum subsp）。菌体为革兰阴性长梭形杆菌，菌落圆形，中央突起，半透明。厌氧生长，多数不分解糖，蛋白酶分解多种氨基酸产生丁酸、乙酸、琥珀酸等有机酸及硫化物异味的气体。菌体有多种黏附素及受体，可和多种菌种结合，促进菌斑形成。在健康菌斑内可检出，当患慢性牙龈炎、牙周炎时数量明显增加。

（三）福赛斯坦纳菌

福赛斯坦纳菌（Tannerella forsythia，TF）是坦纳菌属内口腔常分离的菌种，为革兰阴性梭形杆菌，菌落圆形、粉红色斑点样。是无芽孢厌氧菌，宿主龈袋内多种菌如具核梭形杆菌、血链菌、中间普雷沃菌等对福赛斯坦纳菌有刺激生长作用。代谢产物有乙酸、丁酸异戊酸、丙酸及苯乙酸等。牙周炎症时，数量明显增加。

（四）密螺旋体属

密螺旋体属（Treponema denticola，Td）在口腔龈袋内常分离有：齿垢密螺旋体（T. denticola）、奋森螺旋体（T. vincentii）。菌体为原生质柱状体，呈螺旋状，有内外胞膜、菌体两端有菌毛（或称轴丝），可旋转滚动运动。不分解糖，精氨酸蛋白酶分解蛋白产生有机酸，硫化物等。黏附龈黏膜细胞及成纤维细胞。

公认：齿垢密螺旋体为慢性牙周炎致病菌，奋森螺旋体为坏死性龈口炎的致病菌。

（五）伴放线放线杆菌

伴放线放线杆菌（*Actinobacillus actinomycetem comitans*）Aa 为放线杆菌属菌种，革兰阴性球杆菌，呈对呈簇，菌落为干性小菌落，典型为星状形菌落。在含有 5% ～ 10%CO_2 的空气、微需氧及厌氧环境生长。

酵解糖，不分解蛋白。有多种毒性因素：主要分泌杀灭白细胞、单核细胞的白细胞毒，其次有菌毛、外膜蛋白、膜泡及内毒素。在健康龈袋检出较少，牙周炎症期检出增加，突出在侵袭性牙周炎检出及数量明显增加，公认是牙周致病菌。

四、毒性作用

1．牙周组织损害（periodontal tissue damage）

（1）早期侵袭：致病菌荚膜可抗免疫细胞吞噬。菌毛及细胞外膜泡的表面黏附素可与龈袋上皮受体结合定植，同时与其他菌凝聚，促进龈下菌斑堆积。

（2）突破屏障：致病菌刺激牙周组织 T 淋巴细胞（T-lymphocytes）释放细胞因子白细胞介素 -1（interleukin，IL-1）炎症初期的关键因子。多个致病菌如：牙龈卟啉单胞菌、中间普雷沃菌、奋森螺旋体、福赛斯坦纳菌等分泌蛋白酶，特别是牙龈卟啉单胞菌的胰蛋白酶，分解龈组织及龈沟内蛋白，降解宿主免疫球蛋白，破坏牙周屏障。独有的白细胞毒素（leukotoxin，LTX）杀灭白细胞和单核细胞。牙龈卟啉单胞菌等革兰阴性厌氧致病菌的细胞外膜泡携带毒性物质（内毒素、蛋白酶）突破上皮屏障，进入组织内释放毒素，破坏组织。

（3）破坏局部组织：牙龈卟啉单胞菌的胰蛋白酶降解组织细胞，分解蛋白是早期毒性因素，其他菌蛋白酶也起到降解牙周细胞蛋白作用。内毒素诱导细胞产生胶原酶减少组织胶原蛋白数量，诱导巨噬细胞、成纤维细胞产生细胞因子刺激破骨反应，刺激多形核白细胞堆积，释放金属蛋白酶（clateut matrix metalloproteinases，MMPs）降解组织内胶原蛋白、纤维结合蛋白及粘连蛋白。牙龈卟啉单胞菌、中间普雷沃菌的凝血素（hemagglutination）和溶血素（hemolysins）凝集红血细胞、溶解红细胞。最终造成牙周附着断裂，组织破坏萎缩，牙槽骨吸收，牙根外露损害。

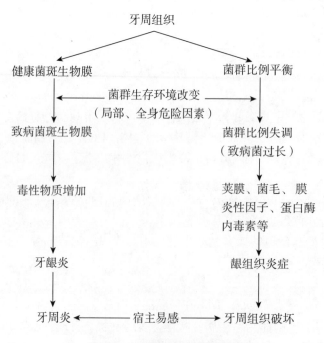

图 6-1　牙周病生态细菌学简图

2．伴发系统疾病　过长的致病菌通过吞咽进入消化道可伴发慢性胃炎；吸入呼吸道可发生肺部炎症；从破坏的局部组织进入心血管系统、泌尿生殖系统、皮肤等造成器官相应炎症损害。

第三节　牙周病的危险因素
The Risk Factors of Periodontal Diseases

牙周病的病因是多因素的。包括局部因素和全身因素。在局部因素当中牙菌斑是始动因素（见第二节），此外还有一些因素有利于牙菌斑的聚集而不利于牙菌斑的清除，称之为局部促进因素。全身因素则降低了机体的抵抗力或增加了机体对牙菌斑细菌的敏感性，从而促进牙周病的发生和发展。牙周病的危险因素是指能影响牙周病发生和发展的，可以改变的一些因素。通过干预而改变这些因素，可以降低牙周病发生和发展的可能性。目前牙周病比较明确的危险因素有口腔卫生、吸烟和某些全身性疾病如糖尿病等。

一、局部危险因素

牙石（dental calculus）、𬌗创伤（occlusal traumatism）、食物嵌塞（food impaction）、牙列拥挤和错𬌗畸形（dental crowding and malocclusion）、不良修复体（faulty restoration）等，有利于牙菌斑的黏附或不利于牙菌斑的清除，或造成对牙周组织的损伤，使牙周组织容易受到细菌的感染，因而对于牙周病的发生和发展起到促进作用。

二、全身危险因素

1．全身影响因素　牙菌斑的致病性还与宿主对菌斑细菌的敏感性和宿主的防御功能有密切的关系。易感的宿主以及某些能增加宿主易感性降低宿主抵抗力的因素也是影响牙周病发生、发展的重要因素，例如某些内分泌异常（hormonal factors）、营养不良（malnutrition）、血液疾患（hematologic diseases）、药物（medicament）、放射线（X-rays）、精神紧张（mental stress）、增龄性变化（aging）、遗传因素（hereditary factors）、宿主的免疫炎症反应（immunity inflammatory reaction）等。在这方面比较熟知的像糖尿病患者往往伴有牙周炎，维生素 C 缺乏时牙龈出血，白血病或贫血时伴有牙龈病，经常服用苯妥英钠会发生牙龈增生和牙龈瘤，放射性牙周炎，遗传性掌趾角化牙周综合征，艾滋病性牙周炎等都说明全身因素对牙周健康的影响。

值得指出的是，近十几年来，口腔医学研究进展还进一步揭示了牙周炎对全身健康的影响。牙周感染性菌血症可使机体产生相关抗体及凝集素，使血小板凝集形成血栓。此外，感染细菌的毒素激活单核细胞 / 成纤维细胞产生前列腺素 E_2、肿瘤坏死因子、白介素 -1 等，可以损伤血管内皮细胞，使血管内膜胆固醇沉积，从而诱发心肌梗死和冠心病发作。有报告称，有牙周感染者发生冠心病的概率为牙周健康者的 1.4 倍，发生脑卒中的概率为牙周健康者的 2.1 倍。患重症牙周炎的孕妇发生早产或娩出低出生体重儿的危险率为牙周健康孕妇的 7.5 倍。

2．糖尿病　糖尿病与牙周病的密切关系已是口腔界的共识。目前公认糖尿病是牙周病的危险因素之一，而且牙周病和糖尿病之间具有双向影响的关系。原白求恩医科大学狄强等人进行了"四氧嘧啶致大白鼠糖尿病对牙周组织影响的实验研究"，得出结论：①菌斑和创伤是牙周疾病的致病因素；②糖尿病可大大促进牙周疾病的发生和发展。

糖尿病促使牙周病发生和发展的机制可能是白细胞趋化和吞噬功能缺陷、组织内血管基膜的改变、胶原合成减少、骨基质形成减少以及免疫调解能力下降所致。而牙周感染会增加血清糖化（glycosylation）末端产物，使糖尿病的代谢控制复杂化。因此，控制糖尿病是保持牙周健康的有效措施，而有效的控制糖尿病患者的牙周感染又是控制糖尿病的重要手段。

三、社会行为危险因素

1. 口腔卫生　口腔卫生的好坏实质上反映的是牙菌斑的多少，因此，口腔卫生与牙周病有着密切的关系。一项研究显示，26～30 岁的成年人，口腔卫生好的牙槽骨吸收 14%，而口腔卫生不好的牙槽骨吸收 25%。41～45 岁的成年人，口腔卫生好的牙槽骨吸收 22%，而口腔卫生不好的牙槽骨吸收 40%。

2. 吸烟　许多研究都证明吸烟与牙周病的发生、发展有密切的关系。一项在泰国进行的关于吸烟与牙周健康状况关系的研究，研究对象为泰国清迈 124 名男性（35～44 岁）。根据牙周健康状况分为病例组，61 人，CPITN = 3 或 4；对照组，63 人，CPITN < 3。根据问卷调查分为：吸烟者、不吸烟者和曾吸烟者。结果：病例组中 90% 为吸烟或曾吸烟者，对照组中 61% 为吸烟或曾吸烟者；吸烟组比不吸烟组有较高的牙周袋率和较高的 CPITN 为 3 或 4 的平均区段数（$p < 0.001$）；牙周疾病的严重程度直接与开始吸烟的年龄（$p < 0.05$）、吸烟的时间（$p < 0.001$）以及吸烟的数量（$p < 0.05$）有关。结论：吸烟是牙周破坏的一项重要的高危因素。

吸烟导致和加重牙周病的机制尚不明了，一般认为是因为吸烟影响牙周组织血液循环、影响体液免疫、细胞免疫和炎症过程，尤其是削弱口腔中性粒细胞的趋化性和吞噬功能。吸烟者一般口腔卫生较差，容易使牙菌斑附着并形成牙石也是加重牙周病的一个因素。

根据牙周病的病因与危险因素的理论，预防牙周病的策略应以保持口腔卫生为基础，彻底清除牙菌斑，采取戒烟和提高全身健康水平，积极治疗和控制糖尿病等全身性疾病的综合方法。

第四节　牙周病的预防和控制
Prevention and Control of Periodontal Diseases

一、牙周病的三级预防

牙周病的预防和控制应遵循三级预防的原则。一期预防是指牙周病损发生之前，应进行口腔卫生指导并采取有效刷牙自我清除牙菌斑。另外还要定期接受预防性洁治术，通过专业手段帮助彻底清除牙菌斑。二级预防是指当发生牙龈炎或早期牙周病时，在一级预防的基础上还应该进行洁治彻底清除牙结石。三级预防是指当牙周病变发展到牙周病晚期时，在二级预防的基础上还应进行刮治或其他牙周手术，通过牙周治疗手段控制牙周病的发展。

二、自我口腔保健措施

预防牙周病的基本原则应该是一生中不断地彻底地清除牙菌斑，通过有效刷牙和应用牙线等工具来清除牙菌斑是自我口腔保健预防和控制牙周病最主要的方法。

1. 有效刷牙　有效刷牙是指采用适当的方法最大限度地清除牙菌斑但又不损伤牙齿和牙龈。刷牙的目的是去除菌斑、牙面的食物残渣、软垢，按摩牙龈组织并作为牙膏的载体。刷牙效果取决于三个因素：刷牙方式、刷牙频率和持续时间，以及牙刷的设计。其中，前两个因素最重要，因为采用好的刷牙方法并增加刷牙的时间可以更有效地去除菌斑。

（1）刷牙方法：学者们提出了许多的刷牙方法，这些方法每种都涉及水平法、垂直法（Leonard 法）、旋转法（改良 Charters 法）和颤动法（Stillman 法）的不同方式的组合（表 6-1）。

表6-1　刷牙方法

方法	刷毛的位置	动作	效果
水平法	与牙面成 90°	水平方向的拉动	龈上清洁 牙龈按摩
Fones 法（圆弧法）	与牙面成 90°	在牙面和牙龈上面画大圈	龈上清洁
Leonard 法（垂直法）	与牙面成 90°	垂直拉动	龈上清洁 牙龈按摩
Smith-Bell 法	在殆平面	齿龈方向横扫	龈上清洁
滚动刷法	刷毛尖端接触牙龈	殆面方向扫动	龈上清洁
Stillman 法（颤动法）	向根尖方向呈 45°，部分在龈缘，部分在牙间隙	颤动	牙龈按摩
改良 Charters 法（旋转法）	向根尖方向呈 90°	殆面方向扫动，环形颤动	牙龈按摩 邻面清洁
改良 Bass 法（水平颤动拂刷法）	与根尖呈 45°，在龈沟中	殆面方向扫动	龈上清洁

表 6-1 中所描述的刷牙方法可以用来清除唇面、舌面和咬合面的菌斑，但对于邻面效果较差。只有改良 Bass 刷牙法可以有效地清洁龈沟，而改良 Charters 刷牙法对于清洁固定矫治器很有用。

刷牙可以导致牙龈组织的创伤，这取决于不同的刷牙方法。采用水平刷牙的患者，过度的压力和牙膏中的摩擦剂会导致牙龈退缩和牙体组织的损伤。使用 Fones 和 Leonard 刷牙法，压力过大也可以引起牙龈的创伤，而且牙刷的滚动可以损伤膜龈联合部和牙槽黏膜。如果已经出现了损伤，医生应该帮助患者调整其刷牙方法避免进一步的损伤。

如果有规律的使用，所有的刷牙方法都是有效的。如果患者可以有效清除菌斑而不导致创伤，那么应该继续使用原来的刷牙方法。

（2）牙刷的设计：不同设计的手动牙刷因为刷牙时间、刷牙方式和压力以及存留牙齿的数目和形状的不同，其临床优点、缺点很难评价。然而，软刷毛和较小的刷头可以更好地清洁邻面，长的牙刷柄可以更舒适把握并改善使用者的依从性。最近出现的新型的带角度或复合平面（取代了水平）的刷毛牙刷可以更有效地到达邻面区域，并更有效地去除菌斑。

电动牙刷在去除菌斑，减轻牙龈炎症，减轻对牙龈的损伤，减少细菌的黏附和生存，减少着色方面优于手动牙刷。另外，电动牙刷可以有效地去除邻面牙菌斑，这种牙菌斑积聚迅速，并且难以用人工刷牙方法去除。最近，许多低成本的使用电池的电动牙刷已问世。

（3）刷牙步骤：常规的刷牙模式应该是避免漏掉任何一个区域，理想的刷牙时间是 3 分钟。尽管刷牙可能导致牙龈创伤，不刷牙所带来的问题要比不适宜的刷牙技术造成的创伤更为严重。最后，需强调彻底刷牙和合适的刷牙频率较刷牙方法更加重要。

2．应用菌斑显示剂评价菌斑控制的效果　由于牙菌斑是薄而无色的，紧密地附着在牙齿表面，正常情况下肉眼不易看清，只有通过特殊的染色才能显示出来而被肉眼所辨认。常用的菌斑显示剂用中性品红和四碘荧光素钠制成溶液或片剂。使用时将菌斑显示液滴布在，或用棉球轻轻涂布在牙的颊舌面，如果是菌斑显示片，则将其嚼碎，然后用舌尖舔至牙的各个面，让菌斑显示剂均匀地涂布在牙表面。通常染色后的菌斑呈现红色。

用菌斑显示剂显示菌斑可以用来评价菌斑控制的效果，可用以下公式计算菌斑百分率。

$$菌斑百分率 = \frac{有菌斑牙面总数}{受检牙面总数} \times 100\%$$

$$受检牙面数 = 受检牙总数 \times 4$$

评价：10%或少于10%可认为菌斑控制良好，20%以下认为菌斑基本被控制。

3．掌握判断牙龈是否健康的标准　牙龈出血是牙龈炎的早期表现，也是自我判断牙龈炎的标准。如果发生牙龈出血，应使用软毛保健牙刷进行有效刷牙。一般来说，经过一周认真刷牙，一旦牙菌斑得到有效清除，牙龈出血就会得到控制。

北京大学口腔医学院的孟焕新等曾做过"牙周探诊出血的组织学和细菌学背景"的研究，研究对象为牙周健康者8例，边缘性龈炎12例，青少年牙周炎5例，成人牙周炎15例共40例。采用探诊出血指数（BI），改良Mazza法分6级：0＝牙龈健康，外观正常；1＝龈炎有颜色改变无探诊出血；2＝探诊点状出血；3＝出血流满龈沟但不溢出龈沟；4＝出血溢出龈沟；5＝牙龈自发出血。结果：① BI与牙龈结缔组织的炎症程度密切相关，BI值高说明炎症程度重；②探诊出血是龈炎早期指征；③出血病损的龈下螺旋体和能动菌比例显著高于不出血病损，BI值与此菌呈正相关。

4．定期检查，接受教育，发现疾病，及时治疗　要养成每半年或一年到医院作一次口腔检查的习惯，做到无病早防、有病早治。

5．增加营养，增强体质，积极治疗和控制全身疾病　牙菌斑无时无刻不附着在牙面，清洁过的牙齿1～2个小时后就会有新的菌斑形成。虽然菌斑是牙周病的始动因素，但并不是只要有菌斑存在就会发生牙周病。现代研究认为，易感的宿主以及某些能增加宿主易感性的因素对于牙周病的发生和发展也是十分重要的。一方面是菌斑中细菌的致病作用和某些增加这种致病性的全身疾病，另一方面宿主自身的免疫功能始终都在对抗着这种致病作用，这两方面的作用处于平衡状态或增强宿主的健康状态牙龈健康就能得以维护。

6．认识吸烟对牙周健康的影响，远离烟草。

三、专业口腔保健措施

预防牙周病的发生和发展，维护牙周健康还必须寻求口腔专业人员的帮助，做到自我保健与专业保健相结合。发达国家取得的牙周病防治的成绩就是建立在群众自我口腔保健的基础上，政府为大众提供了许多专业保健措施。防治牙周病的专业保健措施包括：

1．通过预防性洁治（dental prophylaxis）机械性清除牙菌斑　个人清除牙菌斑的能力和效果是有限的，牙齿的有些部位如邻面、最后一颗磨牙的远中面等是很难清洁干净的。预防性洁治就是口腔专业人员用专业的口腔器械帮助受检者彻底地清除牙菌斑。通常是用特制的牙齿邻面清洁器或牙线先清除牙齿邻面菌斑，然后用橡皮杯蘸上打磨膏清洁牙齿的光滑面。经过这样的专业处理就能彻底地清除牙菌斑。

2．通过洁治清除牙石（calculus removal by scaling）　牙石是一种沉积于牙面或修复体表面的钙化或正在钙化的菌斑及软垢，由唾液或龈沟液中的钙盐逐渐沉积而成，形成后不易去除。去除龈上牙石的方法叫洁治（supragingival scaling），去除龈下牙石的方法叫刮治（subgingival scaling）。洁治属于牙周病群体防治的公共卫生措施范畴，而刮治则属于临床牙周病治疗的一种方法。洁治有手用器械洁治和超声波洁治两种方法。近年来又有喷沙洁牙等新的方法问世。洁治应该定期进行，还有一点需要强调的是，洁治或刮治后一定要坚持有效的刷牙来进行维护，有效刷牙结合定期洁治才能维护牙龈健康。

3．去除促进牙周疾病发生的局部因素如食物嵌塞、创伤、不良修复体、错殆畸形等。

四、药物方法

在机械性控制菌斑的基础上，配合化学制剂可有效地控制菌斑，达到预防和治疗牙周病的目的。化学制剂必须依靠一些载体，如含漱剂、牙膏、口香糖、牙周袋冲洗液、缓释装置等才能被传递到牙周局部，起到控制菌斑的作用。常用控制菌斑的化学制剂有下述几种。

（一）氯己定

氯己定又称洗必泰（Hibitane），化学名称为双氯苯双胍己烷，系二价阳离子表面活性剂，常以葡萄糖酸洗必泰（Chlorhexidine Gluconate）的形式使用。氯己定能较好地抑制龈上菌斑形成和控制龈炎，平均达到60%。使用0.12%或0.2%氯己定液含漱，每天2次，每次10ml，每次1分钟，可减少菌斑45%～61%，牙龈炎可减少27%～67%。氯己定主要用于局部含漱、涂擦和冲洗，也可用含氯己定的凝胶或牙膏刷牙以及用氯己定涂料封闭窝沟。

氯己定抗菌斑的作用机制是：①减少唾液中能吸附到牙面上的细菌数量：氯己定吸附到细菌表面，与细菌细胞壁的阴离子作用，增加了细胞壁的通透性，从而使氯己定容易进入细胞内，使胞浆沉淀而杀灭细菌，从而使吸附到牙面上的细菌数量减少；②氯己定与唾液酸性糖蛋白的酸性基团结合，从而封闭唾液糖蛋白的酸性基团，使唾液糖蛋白对牙面的吸附能力减弱，抑制获得性膜和菌斑的形成；③氯己定与牙面釉质结合，覆盖了牙面，因而阻碍了唾液细菌对牙面的吸附；④氯己定与Ca^{2+}竞争，取代Ca^{2+}与唾液中凝集细菌的酸性凝集因子作用，并使之沉淀，从而改变了菌斑细菌的内聚力，抑制了细菌的聚积和对牙面的吸附。

氯己定的不良反应表现为：①使牙、修复体或舌背上发生染色，特别是树脂类修复体的周围和牙面龈1/3处，易染成棕黄色；染色沉积在牙表面，不透入牙内，可通过打磨、刷牙或其他机械方法去除；②氯己定味苦，必须在其中加入调味剂；③对口腔黏膜有轻度的刺激作用。

（二）酚类化合物

酚类化合物又称香精油（Essential Oils）主要为麝香草酚、薄荷醇和甲基水杨酸盐混合而成的抗菌制剂，主要用作漱口剂。其代表商品是Listerine（26.9%乙醇溶液，pH5.0），能清除菌斑中的内毒素，可明显降低菌斑的毒性。

（三）其他

亦可应用甲硝唑（灭滴灵）含漱。此外，还有季铵化合物、氟化亚锡、三氯羟苯醚等药物。也可局部或全身应用抗生素如四环素、红霉素、螺旋霉素等。

五、预防策略

根据牙周病的病因与危险因素的理论，预防牙周病的策略应以保持口腔卫生为基础，彻底清除牙菌斑，采取戒烟和提高全身健康水平，积极治疗和控制糖尿病等全身性疾病的综合方法。

进展与趋势

牙周病是口腔的两大疾病之一，我国成人的患病率高达80%～90%。其中牙周炎是成人失牙的主要原因。近年来医学研究发现牙周炎不仅累及牙周组织，而且严重危害人们的全身健康，是糖尿病和心脑血管疾病、呼吸系统、消化系统疾病发病的危险因素，并与妊娠早产低体重儿有密切关系；而系统性疾病如糖尿病、骨质疏松症等也会增加患牙周炎的风险，并影响牙周治疗的效果。可见口腔疾病，尤其是牙周病与全身疾病有着密切关系，相关的研究进展不仅有助于牙周病的防治，而且也有助于全身疾病（相关的慢性疾病）的防治。

Summary

Periodontal diseases are diseases induced by biofilm (dental plaque), and they are also endogenous infection. The reason is the presence risk factors make dental plaque survival environment change, dysbacteriosis, pathogenic bacteria and toxin increase, resulting in the periodontal tissue inflammation damage. In addition to the dental plaque, there are other risk factors accelerate the occurrence of periodontal diseases; these risk factors include local and systemic factors and behavioral factors in society. The prevention of periodontal diseases also includes three stages of prevention, i.e. primary prevention, secondary prevention and tertiary prevention. Specific measures are oral health self-care, professional oral health care, drug prevention methods and so on. According to the theory of the etiology and risk factors of periodontal diseases, the strategy of periodontal disease prevention should put in oral hygiene maintenance as its foundation thorough plaque removal and adoption of comprehensive measures including no-smoking, physical exercises actively and treatment or control diabetes. There is a close relationship between periodontal diseases and systemic diseases. For this reason, it will bring us more in-depth understanding of periodontal diseases, and provide a new revelation for the prevention and the control of this disease.

Definition and Terminology

牙周疾病（**periodontal disease**）：Periodontal diseases are diseases induced by biofilm (dental plaque). The mildest form of periodontal disease is characterized by slight inflammatory changes of the gingiva surrounding the teeth. The severest form is a massive loss of tooth-supporting structures, including alveolar bone, and subsequent tooth loss.

牙龈炎（**gingivitis**）：Early periodontal disease that is limited to the gingiva is referred to as gingivitis. It usually can be reversed by the use of primary preventive measures.

牙周炎（**periodontitis**）：Periodontal disease that affects the tooth-supporting structures and alveolar bone is referred to as **periodontitis**. Damage caused by periodontitis usually is not reversible with primary preventive measures; however, these procedures aid in the control of periodontitis.

牙周病的三级预防（**three stages of prevention for periodontal disease**）：Three stages of prevention for periodontal diseases include primary prevention, secondary prevention and tertiary prevention.

一级预防（**primary prevention**）：This strategy targets a subset of the total population deemed to be at risk for periodontal diseases for a variety of reasons.

二级预防（**second prevention**）：This strategy targets individuals showing early danger signs of periodontal diseases, such as bleeding gingiva.

三级预防（**tertiary prevention**）：This strategy provides supportive and rehabilitative services to maximize the quality of life.

自我口腔保健（**oral health self-care**）：Self-care includes all activities and decisions made by an individual in relation to the prevention，diagnosis，and treatment of personal ill health，and the maintenance or control of chronic conditions. This concept，as applied to care of the oral cavity，is referred to as oral health self-care. The term is used in place of earlier terms such as personal plaque control and oral physiotherapy to emphasize the client's responsibility for their preventive oral health decisions and practices. It is the most important approach to prevent and control periodontal diseases，and it is also the way of removal plaque including brushing teeth effectively，using dental floss and toothpick.

专业口腔保健（**professional oral health care**）：It may include assessments，diagnoses，preventive oral prophylaxis，therapeutic scaling and root planning，periodontal debridement，education and counseling，preventive and therapeutic modalities，and supportive periodontal therapy.

 参考文献

1．Zijnge V，Ammann T，Thurnheer T，et al. Subgingival biofilm structure. Front Oral Bio，2012，15：1-16.

2．Zhang SM，Tian F，Huang QF，et al. Bacterial diversity of subgingival plaque in 6 healthy Chinese individuals. Exp Ther Med，2011，2（5）：1023-1029.

3．Seneviratne CJ，Zhang CF，Samaranayake LP. Dental plaque biofilm in oral health disease. Chin J Dent Res，2011，14（2）：87-94.

4．杨圣辉，实用口腔微生物学. 北京：科学技术文献出版社，2008，44-78.

5．吕绳漪，时清，杨圣辉. 青春期龈炎患者牙周可疑致病菌的检测. 中华口腔医学杂志，2008，43（12）：737-740.

6．Loe HE，Theilade E. Jensen SB. Experimental gingivitis in man. J Periodontal，1975，46：10-26.

7．Arnim SS. The use of disclosing agents for measuring tooth cleanliness. J Periodontal，1963，34：227-245.

8．Cynthia M. Pine. Community oral health. London：Buttermrth-Heinemann，1997.

9．Axelsson P. Diagnosis and risk prediction of periodontal diseases. Chicago：Quintessence Books，2002.

10．Salvi GE，kandylaki M，Troerdle A，et al. Experimental gingivals intype I diabetics：a controlled clinical and microbiological study. J Clin Periodontol，2005，32（3）：310-316.

11．李晓，栾庆先. 牙周病与心血管疾病的相关性研究. 国外医学口腔医学分册，2005，32（4）：308-310.

12．王左敏，司燕，张菁，等. 牙周炎与慢性阻塞性肺疾病关系的初步研究. 实用口腔医学杂志，2009，25（4）：497-500.

13．胡文杰，曹采方，孟焕新，等. 幽门螺杆菌在口腔中的特征性分布. 中国微生态学杂志，2004，16（2）：93-95.

14. 沙月琴，黄振，和璐，等. 孕妇牙周炎与新生儿早产低体重的关联. 北京大学学报（医学版），2009，41（1）：117-120.

15. 张岱尊，钟德钰，王吉波，等. 类风湿性关节炎患者牙周骨丧失程度的临床研究. 实用口腔医学杂志，2005，21（3）：415-417.

16. Slots J, Kamiml JJ, Sugm C. The herpesvinis-porphymmons gingivitis periodontitis axis. J Periodontal Res，2003，38（3）：318-320.

17. van den Broek AM, Feenstra L, de Batt C. A review of the current literature on aetiology and measurement methods of halitosis. J Dentistry，2007，35：627-635.

18. Loesche WJ, Kazor C. Microbiology and treatment of halitosis. Periodontal，2002，28：256-279.

（徐　韬　杨圣辉　郑树国）

第七章　自我口腔保健方法
Methods of Self Oral Health Care

自我口腔保健在预防口腔疾病和维护人们口腔健康方面所占的地位越来越重要。研究表明，在自我保健、专业保健、社会保健三类卫生保健中，自我保健是最有潜力、最有前景的一个卫生保健领域。

第一节　漱口与漱口液
Mouth-rinsing and Mouth-rinsing Solutions

漱口（mouth-rinsing）是最常用的清洁口腔的方法，一般漱口用清洁水或淡盐水含漱。为了辅助预防和控制口腔疾病，常用加入某些药物的溶液作为漱口剂（mouth-rinsing solutions）。饭后漱口可去除口腔内的食物残渣，保持口腔清洁，但漱口不能代替刷牙，使用含某些药物成分的漱口液虽能抑制菌斑的生长但不能替代刷牙对菌斑的机械性清除作用，只能作为刷牙之外的日常口腔护理辅助手段。

一、漱口方法

漱口时将少量漱口液含入口内，紧闭嘴唇，上下牙稍微张开，使液体通过牙间隙区轻轻加压，然后鼓动两颊及唇部，使溶液能在口腔内充分地接触牙面、牙龈及黏膜表面，同时运动舌，使漱口水能自由地接触牙面与牙间隙区。利用水力前后左右，反复几次冲洗滞留在口腔各处的碎屑和食物残渣，然后将漱口水吐出。

二、漱口液的种类和作用

为了辅助预防和控制口腔疾病，常用加入某些药物的溶液作为漱口液，根据加入药物的不同，漱口液具有如下作用。

1. 防龋作用　含有氟化物的漱口液，如0.05%～0.2%氟化钠含漱液，每天或每周使用一次具有明确的防龋效果。

2. 抑菌作用　含有某些药物如精油、三氯生、茶多酚、西吡氯铵等的漱口液具有抑制牙菌斑、减轻牙龈炎的作用。

3. 止痛作用　含0.5%普鲁卡因的漱口液对于口腔溃疡等引发的疼痛有止痛作用。

4. 美白作用　含焦磷酸盐、六偏磷酸钠、过氧化氢的漱口液有抑制色素沉着、美白牙齿的作用。

三、应用漱口液的注意事项

1. 漱口时间　通常为饭后漱口，可清除食物碎屑，清新口气，每次含漱2～4口即可。口腔黏膜溃疡，或牙周洁治和牙周手术前后，用药物漱口液含漱1分钟，每小时含漱1～2次，每次连续含漱漱口液2口即可。

2．每次用量　漱口的效果与漱口液用量、含漱力量、鼓漱的次数有关。应根据口腔大小含入适量的漱口液，用力鼓漱，才能有效地清除口腔内的食物残渣或异物，达到含漱的目的。通常含漱一次用量为 5 ～ 10ml。

3．注意问题　有的药物漱口液只用于牙周洁治和手术后，不作为日常口腔护理用品，不能用于长期漱口。当口腔疾病痊愈后，就应停止使用，以免引起口腔内正常菌群失调和产生抗药性。

第二节　牙刷与刷牙
Toothbrushes and Toothbrushing

刷牙（toothbrushing）是去除牙菌斑、软垢和食物残渣，保持口腔清洁的重要自我口腔保健方法。近几十年来，牙刷、牙膏、刷牙方法以及与刷牙有关的观念与行为问题，已成为口腔医学研究的重要课题。与其他口腔卫生措施相比，刷牙适合于所有人群，因而具有普遍的公共卫生意义。

一、牙刷

牙刷（toothbrush）是刷牙的工具，随着时代的发展，牙刷也在不断变化改进。牙刷包括手动牙刷和电动牙刷。针对不同年龄和口腔具体情况的人群，牙刷的设计有各种各样，如儿童和成年人使用的牙刷大小不同；牙周组织的健康状况不同，使用的牙刷刷毛软、硬程度要有一定区别。根据刷头形状，刷毛排列的不同，牙刷又可分为通用型与特异型两大类。通用型牙刷以直柄为宜，刷毛软硬适度，排列平齐，毛束排列不宜过多，一般为 10 ～ 12 束长，3 ～ 4 束宽，各束之间要有一定间距（图 7-1）。特异型牙刷是为了适应口腔的特殊情况和特殊目的而设计的，特异型牙刷除刷头形状、刷毛的排列形式各有不同（平面形、波浪形、半球形、中凹形）（图 7-2）外，刷柄的设计也不尽相同。市场上特异型牙刷越来越多，作为普通家庭用口腔护理工具，越来越受到欢迎。

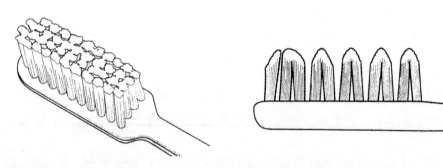

图 7-1　牙刷刷头的形状

合格牙刷具有以下特点：①刷头小，以便在口腔内（特别是口腔后部）转动自如；②刷毛排列合理，一般为 10 ～ 12 束长，3 ～ 4 束宽，各束之间有一定间距，既有利于有效清除牙菌斑，又使牙刷本身容易清洗；③刷毛较软，刷毛长度适当，平头牙刷的刷毛顶端磨圆钝，避免牙刷对牙齿和牙龈的损伤；④牙刷柄长度、宽度适中，并具有防滑设计，使握持方便、感觉舒适。

（一）刷头的设计
刷头的设计包括刷头的形状和刷毛两部分的设计。

1．刷头的形状和大小　传统的牙刷刷头是长圆形或长方形，新型的刷头设计成多种样式，如钻石形、菱形、小长方形、小圆形等。刷头的形状和大小应设计成便于刷头进入口腔内难刷部位。

2．刷毛的设计　刷毛多为尼龙丝，优点是细软、吸水性差、回弹力好、易洗涤和干燥、无味。刷毛的硬度由以下几个方面来确定：①刷毛的种类和类型；②刷毛的直径和长度；③毛束的

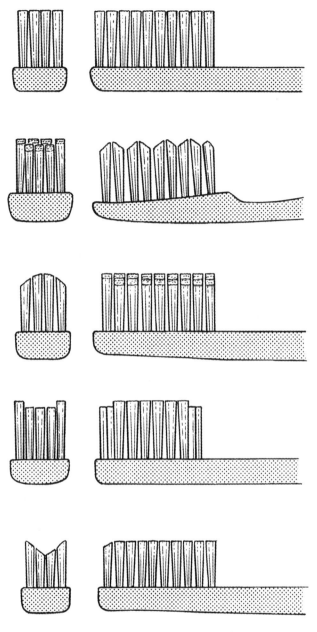

图 7-2　牙刷刷毛的排列形式

多少和植毛孔径的大小；④每束刷毛的数目和弹性。刷毛太硬容易造成牙龈损伤；刷毛太软又会影响刷牙的效率。中、软刷毛柔韧易弯，并能进入龈缘以下和牙间隙清除菌斑。有的牙刷采用刷毛局部处理来减低刷毛的硬度并保持刷牙效率，如刷毛末端逐渐变细。有的牙刷采用末端分叉的刷毛，这样既增加接触面积又降低刷毛硬度。为了增强牙刷的各种功效，新型的牙刷在刷毛表面也增加了各种处理。如通过在刷毛表面增加纹理或微结构来增加刷毛侧面的摩擦性；通过双股纤维扭在一起的刷毛也可增加刷毛侧面的摩擦力。其他刷毛的改进包括增加特殊毛束，如末端动力刷毛（刷头末端长于其他刷毛的一簇或一组刷毛），用来清洁后牙的远中或大的牙缝；牙龈按摩软条，帮助温和按摩牙龈；交叉型斜向相交刷毛能够深入并清洁牙齿邻间隙，清洁难刷部位。还有的将牙刷头背面设计出颗粒或纹理，成为舌苔清洁器，帮助清洁舌苔，达到全面清洁效果。

（二）刷柄的设计

刷柄材料目前多用塑料制品。刷柄应有足够的硬度、强度、能负担刷牙时所用的力量，不易弯曲与折断，防潮，不吸收水分，易干燥。刷柄应有适当的长度与宽度，还要符合人体工程学特点，便于握持，不易滑脱或转动。很多牙刷刷柄上尤其是在握持接触部位运用软胶材料，增加与手的摩擦力，使之不易滑脱和转动。刷柄整个的形状设计，尤其颈部的角度设计也很大程度上考虑人体工程学原理，使之更易深入口腔，全面清洁。

（三）电动牙刷

随着科学技术的发展，除了手动牙刷之外，设计了具有特殊功能的电动牙刷，使用自动机械装置来提高刷牙效率。20 世纪 60 年代开始，电动牙刷开始进入美国市场，当时的电动牙刷只是单纯的模仿手动刷牙的前后运动方式。研究显示初期设计的电动牙刷并不比手动牙刷更有效，所以曾经一度出现过电动牙刷只适合残疾人以及手灵活性受限的人的看法。20 世纪 80 年代以后，电动牙刷在运动形式和运动频率上都进行了不断改进，出现了单向转动、相对转动、左右摆动和钟摆式旋转等运动形式。也有的将几种运动形式相结合，如钟摆式旋转加上脉冲式震动，形成三维运动形式。电动牙刷的运动频率也得到了大幅度提高。先进的充电型电动牙刷已达到每分钟几千次的转动和几万次的震动。且电动牙刷也越来越智能化，如通过内部的芯片连同无线传输技术实现多种刷牙模式的转换、刷牙时间和刷牙压力等的提醒等。

电动牙刷普遍采用干电池或充电电池驱动，使用方便。随着技术的进步，电动牙刷刷头的设计也得以不断改进，除了更好地清洁牙菌斑，电动牙刷还具有更好的清洁色斑的功效。临床研究表明，电动牙刷优于手动牙刷，一些关于电动牙刷与手动牙刷比较的临床试验结果表明，采用左右转动的电动牙刷、声波电动牙刷都比手动牙刷在去除牙菌斑和减轻牙龈炎方面更有效。此外，系统评价也得出"使用电动牙刷不会比使用手动牙刷造成更大的损伤"的结果。对当前手动牙刷无法达到理想刷牙效果的患者，应该鼓励适当选择电动牙刷以提高刷牙效率，保证口腔清洁效果。

（四）牙刷的选择

影响个人选择牙刷的因素包括一个人用牙刷去除牙面菌斑而又不损伤口腔中软硬组织结构的能力，手的灵巧性以及按刷牙操作程序进行的意愿和能力，牙龈与牙周的健康状况与解剖特点，牙错位与拥挤程度，个人爱好，医生的推荐和指导等。选择牙刷的基本原则是：①刷头小；②刷毛硬度为中度或软毛；③刷柄易把握；④适合儿童生长发育的不同时期的阶段牙刷。已经掌握正确刷牙方法并养成良好刷牙习惯的人可根据自己的喜好选择。具体来说：

（1）一般人可选择中毛或软毛，刷毛末端充分磨圆的牙刷，这样的牙刷在保证清洁力的同时对牙齿牙龈更加柔和，在刷牙过程中不易造成伤害。

（2）对于不能掌握正确刷牙方法的人，特别是喜欢采用横刷法的人，可适当选择更高效和特殊设计的牙刷，如交叉刷毛的牙刷或合适的电动牙刷。

（3）对于不能养成良好刷牙习惯的人，可配合使用计时器、菌斑显色剂等工具或推荐使用带有智能向导的电动牙刷。

（4）对于舌苔多的人可选择带有舌苔清洁器的牙刷，能帮助清除舌苔，可减轻和预防口臭。

还有很多特异型的牙刷是针对口腔内的特殊解剖情况或修复体而设计的，如正畸牙刷、牙缝刷和义齿刷，可以根据具体情况选择几种牙刷组合使用，以最大限度帮助控制牙菌斑，维护口腔健康或延长修复体的使用寿命。

儿童在不同年龄段，其口腔环境有不同的特点，建议根据不同年龄段的需求有针对性地选择阶段性儿童牙刷。0.5 ~ 1 岁：乳牙萌出阶段，基本是父母给孩子刷牙，可以从指套型牙刷开始，用宽柄软毛的儿童牙刷，利于成人握持，刷头周围最好是软胶的。2 ~ 4 岁：乳牙阶段，儿童开始学着自己刷牙，因此设计要能够引起孩子的刷牙兴趣并适合儿童握持、不滑的卡通牙刷柄。同时选择小头软毛的牙刷。5 ~ 7 岁的儿童开始萌出第一恒磨牙，所以应该使用末端刷毛长的牙刷，这样更有利于清洁萌出过程中的第一恒磨牙。8 岁以上的儿童进入混合牙列时期，口腔清洁难度加大，可选择交叉刷毛和有末端动力刷毛的特殊设计。

（五）牙刷的保管

刷牙后，牙刷毛间往往黏附口腔中的食物残渣，同时，也有许多细菌附着在上面。因此，要用清水多次冲洗牙刷，并将刷毛上的水分甩干，置于通风处充分干燥。牙刷应每人一把以防止交叉感染。尼龙牙刷不可浸泡在沸水中，更不能用煮沸法消毒，因为刷毛受高热易弯曲变形，牙刷用旧后刷毛卷曲不仅失去清洁作用且会擦伤牙龈，应及时更换。1991年开始出现一种带颜色显示刷毛的牙刷。这种刷毛通常为蓝色，在使用过程中，其上半部分会逐渐褪色，当刷毛颜色退掉一半时（通常是每天刷牙2次，每次刷牙3分钟，持续3个月时），即提醒使用者需要更换新牙刷。临床试验结果表明，使用3个月后，刷毛会有一定程度的弯曲，清洁效率会下降，不能带来预期的口腔清洁效果。

二、牙膏

牙膏（toothpaste）是辅助刷牙的一种制剂，可增强刷牙的摩擦力，帮助去除食物残屑、软垢和牙菌斑，有助于消除或减轻口腔异味，使口气清新。如果在牙膏膏体中加入某些有效成分，如氟化物、抗菌药物、控制牙石和抗牙本质敏感的化学物质，则分别具有防龋、抑制牙菌斑、抑制牙石形成和抗牙本质敏感的作用。成人每次刷牙只需用大约1g（长度约1cm）的膏体即可。目前我国市场上出现的牙膏大致可以分为普通牙膏、功效牙膏两大类。

（一）牙膏的基本成分和作用

牙膏的基本成分包括摩擦剂、洁净剂、润湿剂、胶黏剂、防腐剂、甜味剂、芳香剂、色素和水（表7-1）。另外，根据不同的目的加入一些有保健作用的制剂。

1. 摩擦剂（abrasive system） 通过刷牙时的机械摩擦作用，摩擦剂可帮助清洁与磨光牙面，使牙面清洁、光滑、发亮，去除色素沉着、菌斑。理想的摩擦剂清洁能力强，对牙面无损伤，提供高度磨光，能防止色素再沉着。摩擦剂约占牙膏含量的20%～40%。常用的摩擦剂有碳酸钙、焦磷酸钙、磷酸氢钙、氢氧化铝、二氧化硅、硅酸盐等。

表7-1 普通牙膏的基本成分和作用

结构成分	代表性原料	百分比	主要功能
摩擦剂	碳酸钙、磷酸钙、不溶性偏磷酸钠、焦磷酸钙、二氧化硅等	20%～40%	与牙刷配合，通过摩擦作用，磨光使牙面光洁，有助于清除牙菌斑及外源性色素沉着
洁净剂（表面活性剂）	十二醇硫酸钠、月桂醇硫酸酯钠盐、月桂酰肌氨酸钠、蔗糖脂肪酸酯	1%～2%	降低表面张力，增进洁净效果，浸松牙面附着物，使残屑乳化和悬浮，发泡利于除去食物残屑，抑菌作用
湿润剂	甘油、山梨醇、丙二醇	20%～40%	维持一定湿度使呈膏状，防止空气中脱水，延迟变干，分散或溶解其他制剂，有助于制得防腐稳定的膏体
胶黏剂	羧甲基纤维素、钠或镁铝硅酸盐复合体	1%～2%	稳定膏体，避免水分同固相成分分层
芳香剂	薄荷、薄荷油、左旋香芹酮、丁子香酚、水杨酸甲酯等	＜2%	改善口感和味道，减轻口臭，口腔留下愉快、清新、凉快感觉
防腐剂	异氢氧安息香、对羟基苯甲酸酯类、三氯羟苯醚	0.1%～0.5%	防止膏体变质，膏体硬化，抑菌作用，增加牙膏稳定性
水	蒸馏水、去离子水	20%～40%	作为溶媒、介质，溶解作用

2．洁净剂（detergents） 又称发泡剂（foaming agents）或表面活化剂（surfactants），约占1%～2%。它可以降低表面张力，穿通与松解表面沉积物与色素，乳化软垢，刷牙时易被清除，以及有助于产生许多人喜欢的发泡作用。最早使用的洁净剂是肥皂。现在多用合成洁净剂，如月桂醇硫酸钠、n-十二烷基氨酸钠、椰子单酸甘油酯磺酸钠。

3．湿润剂（humectants） 占20%～40%。作用是保持湿润，防止接触空气而硬化并使剂型保持稳定，常用的有甘油、聚乙二醇和山梨醇，这些制剂需做防腐处理，以防止微生物生长。

4．胶黏剂（binders，thickeners） 约占1%～2%，作用是防止在贮存期间固体与液体成分分离，保持均质性，常用有机亲水胶体，如羧甲基纤维素钠及合成纤维素衍生物，有机胶体需防腐，以阻止微生物生长。

5．防腐剂（preservatives） 作用是防止细菌生长，延长贮存期限，并使其他成分相容，常用乙醇、苯甲酸盐（Benzoates）、二氯化酚（Dichlorinated Phenols）及三氯羟苯醚（Triclosan）。

6．甜味剂（sweetening agents） 提供易为人们接受的调味剂，常用人造无致龋性甜味剂。此外还有芳香剂（flavoring agents）和色素等，这些成分最多约2%，水分作为溶媒，约占20%～40%。

牙膏配方的基本成分及其相互之间的相容性和稳定性决定了牙膏的基本作用，即在刷牙时作为刷牙的辅助剂，牙膏的作用可分为物理作用、化学作用、生物学作用等。①物理作用：指牙膏摩擦剂在牙刷的配合下，机械地刷除牙齿表面附着物如食物残渣、牙菌斑和牙垢。②化学作用：是洁净剂在刷牙过程中发泡、乳化、吸附牙面及口腔内污垢，使黏附物产生溶解、分解、中和等作用而达到清洁目的。③生物学作用：主要是抑菌作用，口腔内存在很多细菌，其中不少是致病细菌，通过牙膏中有效组分可抑制口腔细菌的生长，抑制牙菌斑的形成从而维护口腔卫生。

（二）功效牙膏

仅通过机械性方法是很难彻底去除牙菌斑的，因此，20世纪70年代以来提出了在牙膏中加入一定的抗菌剂。虽然有大量的抗菌剂存在，但只有很少数与牙膏配方相容且能在牙面停留较久。功效牙膏是这一类牙膏的统称。在国外，一般称为预防性或治疗性牙膏（prophylactic or therapeutic dentifrices），既有预防或辅助治疗功效的牙膏，还有处方与非处方药物牙膏之分。这些有特殊功效成分的药物或化学制剂都应是安全和无明显不良反应的。美国牙医学会牙科治疗委员会负责对所有用于口腔疾病的诊断、治疗和预防的药品与化学品进行调查和评价，包括牙膏与漱口液，按其安全性与效果分为接受、暂时接受和不予接受三类，并制订了接受指南，如1988年接受《含氟牙膏标准》和1986年制订并于1994年修正的接受《控制菌斑与龈炎的化学治疗产品标准》都规定了临床试验的设计标准和效果评价标准。现在经过修订的新标准要求提供临床研究报告，同时提供实验研究报告，包括产品研究、效果与安全性研究。目前对于游离氟或可溶氟含量超过500mg/L的牙膏，无需提供实验室和临床证明，即可得到防龋功效的认可。当前，牙膏中除加入有明显防龋效果的氟化物外，其他加入的药物或化学制剂有氯己定、三氯羟苯醚，可溶性焦磷酸盐、枸橼酸钠、氯化锶、硝酸钾、氟化亚锡及少数中草药提取物等，研究证明这些成分都具有各自的功效。

1．含氟牙膏 见第五章《氟化物与口腔健康》。

2．抑制牙菌斑与减轻牙龈炎症功效牙膏 指产品通过化学成分的作用抑制牙菌斑或减轻牙龈的红肿、出血等炎症表现的作用。目前，很多牙膏类产品中添加了抗菌成分或其他生物制剂，宣传具有抗牙菌斑和减轻牙龈炎症的功效，虽然日常使用这些产品不是治疗牙龈炎的方法，但具有帮助减轻或抑制牙龈炎症的作用。国际上曾对含有三氯生（Triclosan）、西比氯胺（CPC）和氯己定（洗必泰）抗菌成分，宣称具有控制菌斑和牙龈炎功效的牙膏或漱口水进行了大量临床试验研究，国内也进行过类似研究。研究结果表明，一些添加化学成分的药物牙膏，确有抗牙菌斑和减轻牙龈炎症的功效。

3．抗牙本质敏感牙膏 市场上的抗牙本质敏感牙膏主要通过两种机制缓解牙本质敏感。一类作用于神经细胞外部，通过去极化抑制神经疼痛信号传导而减轻外部刺激带来的痛觉。这一类以可溶性钾盐为主，如硝酸钾和氯化钾。1992 年，美国食品与药品管理局将含 5% 硝酸钾的含氟牙膏列为甲级产品系列，这标志着它具有安全性和有效性。然而，大多数含钾牙膏都被要求标识：**除非医师建议，否则不要连续使用超过 4 周**。这是因为钾离子会使痛觉神经麻木，可能会延误其他口腔问题的发现和治疗。另一类抗牙本质敏感牙膏通过堵塞暴露的牙本质小管口阻隔外界刺激而减轻牙本质敏感。这一类常见的有氟化亚锡或其他亚锡盐类、乙酸锶、复方氨基酸注射液、磷硅酸钙钠和精氨酸等。在刷牙时能在暴露的牙本质表面形成沉淀物封闭开放的牙本质小管，阻隔外界冷、热、酸、甜的刺激，从而减轻或预防敏感。同时，形成的保护层有很好的耐酸性，可以避免日常酸性饮料导致的牙本质敏感复发。

4．增白牙膏 牙着色通常分为外源性着色和内源性着色。外源性着色主要来源于日常饮食或吸烟带来的颜色。如茶、咖啡、红酒等饮料里的有色化合物如丹宁酸和多元酚等聚合物，香烟、果浆里的深色素都会吸附在牙釉质表面，遮盖了牙釉质并降低其透明度而使牙染色。内源性着色是有色物质沉积在釉质下的牙本质上，使牙齿外观发黄，有时还包括其他不良色泽。内源性着色主要来源于四环素和饮水中的过量氟。增白牙膏主要通过摩擦剂和化学制剂发挥美白作用，以去除外源性色素为主。摩擦剂在刷牙时通过摩擦作用能有效去除牙外源性着色，从而清洁洁白牙齿。一些增白牙膏中增加了摩擦剂的含量或摩擦系数，许多化学制剂被用来作为有效去除外源性着色的途径，如表面活性剂、化学螯合剂和酶类。它们的有效性已经被证实。目前大量使用的是磷酸钙表面活性构建物（CPSAB），包括焦磷酸盐和多聚磷酸盐（polyphosphate），又称六偏磷酸钠（hexametaphosphate）。焦磷酸盐和多聚磷酸盐的作用机制是：它们与牙面和牙石中的磷酸钙类钙盐有较强的亲和力，在吸附的同时，它能促进牙面原有的含色素成分的膜蛋白解除吸附作用，从而分解软化色斑，带来美白效果。多聚磷酸盐具有高分子量和长链的特点，与牙面的亲和力更强，安全有效性更高。针对内源性色素，目前主要使用的是过氧化物成分，如过氧化氢或过氧化脲等。这些产品需要在临床医生的指导下使用。

5．中草药牙膏 中草药牙膏品种较多，是一个值得研究的重要领域。有些中草药牙膏经实验室抑菌实验，证实其有一定的抑菌作用，但是往往缺乏临床试验研究的直接证据来进一步证实其功效，其作用机制也不十分清楚，因此，需要开展深入研究。这类研究需要有较好的临床研究设计，进行多中心的研究，才能对其功效与安全性做出客观评价，至于作用机制的探讨则是一个长期的问题。

目前，含氟牙膏和含有其他活性成分的功效牙膏已在世界范围内广泛应用，几乎完全取代了普通牙膏。现在工业化国家生产和销售的含氟牙膏已占市场份额的 80% ~ 90%。含某些广谱抗菌药物和化学制剂的牙膏对减少菌斑、龈炎与牙石形成，增进牙周健康起到积极作用。但长期应用应注意不影响口腔微生物的生态平衡，不使微生物产生抗药性，不使酵母菌落过度生长，或外源性微生物寄居于口腔内。因此，微生物学、化学、药物动力学方面的研究资料以及临床研究资料都必须能提供充分的科学证据来支持并指导功效牙膏的应用。一般消费者对牙膏的选择常考虑它的功效、香型、价格、外观、特质、发泡、摩擦剂、清洁能力、清新爽口以及品牌。但最重要的还是其功效与安全性、专业人员与机构的认可程度，其次是香型的可接受程度和价格的可承担程度。

三、刷牙方法

刷牙是控制菌斑的基本方法，刷牙的目的在于清除牙面和牙间隙的菌斑、软垢与食物残屑，减少口腔细菌和其他有害物质，减少菌斑的堆积，防止牙石的形成。但是，如果刷牙方法不适当，不但达不到刷牙的目的，反而会引起各种不良后果。不适当的方法引起的软组织损伤，最常见的是牙龈组织的萎缩，引起牙体硬组织的损伤多为磨损及颈部楔状缺损，并由此引起的牙颈部敏感。

刷牙方法很多，每一种方法都有它的特点，然而，没有一种刷牙方法能适合所有人。人们习惯应用的拉锯式横刷法弊病较多，但若改进，也可变成一种较好的刷牙方法。任何一种好的刷牙方法应简单易学、去除菌斑效果好、不损伤牙体和牙周组织。

人们能否正确地掌握刷牙方法，首先取决于他们的态度和认识水平，其次在很大程度上取决于手的技能。虽然每个人刷牙的动作有巧拙之分，但只要认真练习并给予适当指导，一般人都能做到正确、有效地使用牙刷去除菌斑。儿童处于发育阶段，手的灵巧性受限，刷牙动作缺乏灵活性，难以掌握复杂的刷牙技巧，应首先传授比较简单的刷牙方法。至于伤残人士，由于生活自理能力差，可能需要应用特殊设计的牙刷，方便握持，或使用电动牙刷。这里介绍两种主要的刷牙方法。

（一）水平颤动拂刷法

水平颤动拂刷法是改良 Bass 刷牙法，是一种有效清除龈沟内和牙面菌斑的刷牙方法。水平颤动主要是去除牙颈部及龈沟内的菌斑，拂刷主要是清除唇（颊）舌（腭）面的菌斑。

具体操作要领为：

（1）将刷头放置于牙颈部，刷毛指向牙根方向（上颌牙向上，下颌牙向下），与牙长轴大约呈 45°，轻微加压，使刷毛部分进入牙龈沟内，部分置于牙龈上。

（2）从后牙颊侧以 2～3 颗牙为一组开始刷牙，用短距离水平颤动的动作在同一个部位数次往返，然后将牙刷向牙冠方向转动，拂刷颊面。刷完第一个部位之后，将牙刷移至下一组 2～3 颗牙的位置重新放置，注意与前一部位保持有重叠的区域，继续刷下一部位，按顺序刷完上下牙齿的唇（颊）面。

（3）用同样的方法刷后牙舌（腭）侧。

（4）刷上前牙舌面时，将刷头竖放在牙面上，使前部刷毛接触龈缘，自上而下拂刷。刷下前牙舌面时，自下而上拂刷。

（5）刷咬合面时，刷毛指向咬合面，稍用力作前后短距离来回刷（图 7-3）。

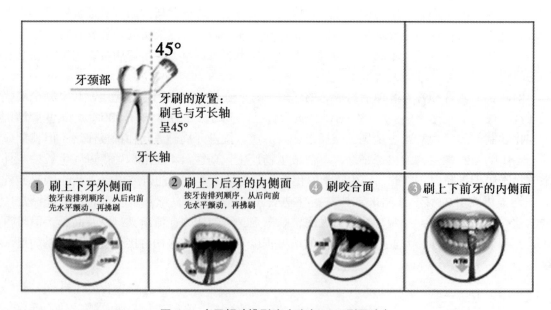

图 7-3　水平颤动拂刷法（改良 Bass 刷牙法）

（二）圆弧刷牙法

圆弧刷牙法，又称 Fones 法刷牙法（图 7-4），这种方法最易为年幼儿童学习理解和掌握。

刷牙要领：是在闭口的情况下，牙刷进入颊间隙，刷毛轻度接触上颌最后磨牙的牙龈区，用较快、较宽的圆弧动作，很少的压力从上颌牙龈拖拉至下颌牙龈。前牙切缘对切缘接触，作连续的圆弧形颤动，舌侧面与腭侧面需往返颤动，由上颌牙弓到下颌牙弓。

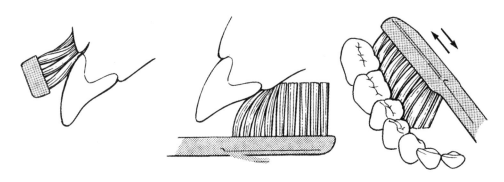

图 7-4　圆弧刷牙法

四、刷牙的注意事项

刷牙的方法很多，每个人的刷牙方法也不尽相同，刷牙时多是几种刷牙方法结合使用。如果把各种刷牙方法的动作加以分解，就可以看出，大多数方法中都包括有旋转、拂刷与颤动 3 种基本动作。这些基本动作有助于使牙刷刷毛能到达每个牙面或牙龈部位，以轻柔的压力振动牙菌斑使其从牙面松脱，然后通过拂刷与擦洗达到清除牙菌斑的作用。因此，只要经过适当的训练，这些刷牙方法一般都可以收到较好的效果。

当一些口腔异常情况发生时，如急性口腔炎症、创伤或牙周手术后、拔牙后、牙修复后，或急性期坏死性溃疡性龈炎等，只要可能，应鼓励患者刷牙，以便减少感染的可能，促进创口愈合。长期坚持有效去除牙菌斑是维护口腔健康的基础。

1．刷牙的顺序　为保证刷牙时不遗漏某些部位，建议按照一定的顺序刷牙做到面面刷到。每次牙刷放置的设定位置一般占 1 ~ 3 颗牙面的距离，每个部位至少刷 5 ~ 10 次，然后移至下一个邻牙刷牙位置，两个刷牙位置之间均应有重叠，下颌牙唇颊侧一般约 9 个刷牙位，舌侧为 11 个。

2．刷牙的时间　有临床研究显示，人们感觉自己刷牙的时间通常比他们实际的刷牙时间长。根据多个调查结果，普通人群平均每次刷牙的时间是 30 ~ 60 秒。而临床研究也显示，人们在刷牙的初始两分钟内，牙菌斑去除量超过 80%，2 分钟后刷牙效率明显降低。所以，普通人群建议每次刷牙时间至少为 2 分钟。

3．刷牙的次数　刷牙清除牙菌斑数小时后，菌斑可以在清洁的牙面上重新附着，不断形成，特别是夜间入睡后，唾液分泌减少，口腔自洁作用差，细菌更易生长。研究表明，无论采用何种牙膏刷牙，在采用已经习惯的刷牙方法刷牙后 8 小时，牙面残留的菌斑均已重新恢复到刷牙前的水平。说明刷牙 8 小时之后需要再次刷牙。菌斑不受干扰的时间越长，菌斑致病的可能性就越大。因此，每天至少要刷牙两次，晚上睡前刷牙更重要。

4．难刷的部位　刷牙时，有些部位常被忽视，如上、下颌最后一颗牙的远中面和邻近无牙区的牙面，上颌牙的腭面和下颌牙的舌面，排列不齐的牙，异位萌出的牙等。这些部位容易被忽视或牙刷难以达到，在刷牙时都应给予特殊的关照，需要补充一些刷牙动作或需要用牙线或牙间刷加以补充。口腔清洁应包括舌面，清洁舌面可减少口腔食物残渣与微生物数量，延迟菌斑形成与总菌斑沉积，有助于整个口腔清洁。可用牙刷刷洗清洁舌面，也可用刮舌板。

第三节　牙间隙清洁
Interdental Cleaning

牙与牙之间的间隙称为邻间隙或牙间隙，牙间隙最易滞留菌斑和软垢。刷牙时刷毛难以进入邻间隙或不能完全伸入牙间隙，如果在每天刷牙的同时，能够配合使用牙线或牙间刷等帮助清洁牙间隙，可更有效地清除牙菌斑。

一、牙线

牙线（dental floss）有助于邻面间隙或牙龈乳头处的清洁，特别适合于平的或凸的牙面。近年来把牙线的作用与刷牙同等看待，目前在欧美各国被广泛使用。研究表明使用牙线可更好地清除牙间隙内的食物残渣和邻面菌斑，值得提倡使用。

二、牙签

牙签（toothpick）是用来剔除嵌塞在牙间隙内的食物碎屑和软垢的工具，适用于牙龈退缩，根面暴露，邻面间隙较大的部位（图7-5）。使用牙签时应避免用力过大而损伤牙龈，加重牙龈退缩和增大牙间隙。

三、牙间刷

牙间刷（interdental brush）状似小型的试管刷，为单束毛刷，有多种大小不同的形态和型号，较小型的牙间刷一般会插上手柄，以便于握持使用（图7-6）。主要用于清除刷牙难以达到的邻面牙菌斑。例如清除邻面菌斑与食物残渣、矫正器、固定修复体、种植牙、牙周夹板、缺隙保持器以及其他常规牙刷难以达到的部位，如前磨牙邻面凹陷处，不论牙线或牙刷都无法清洁，可选用形态适当的牙间刷清除分叉、凹陷的根面，第三磨牙远中面等部位的牙菌斑。当牙排列整齐时，口腔内有复杂的修复体或牙龈萎缩、根分叉暴露时，可用特制的牙间刷清除邻间污垢，其效果优于牙线。

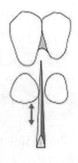 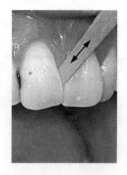 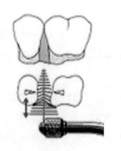 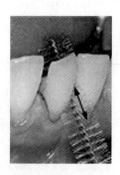

图7-5　牙签牙间隙清洁法　　　　　　图7-6　牙间刷牙间隙清洁法

四、电动冲牙器

电动冲牙器是近年开发的一种口腔清洁用具。冲牙器可帮助去除牙间隙部位的食物残渣和软垢，如大的邻间隙、正畸患者的弓丝与托槽间、大型固定修复体的组织面等。同时，冲牙器还可通过高压水流进入龈下，帮助阻断龈下菌斑的定植与繁殖。有的冲牙器带有专门的进气孔，使冲出的水柱中富含微气泡，对邻间隙和牙周袋等位置的厌氧菌起到抑制作用。冲牙器通过泵体对水加压，产生直线型或螺旋形的高压水柱。设计精巧的喷嘴可使这种高压脉冲水柱毫无障碍地冲刷到口腔任何部位，包括牙刷、牙线、牙签不易达到的牙缝和牙龈深处。在用餐后只要冲洗 1～3 分钟，就可以把牙缝里的食物残渣碎屑冲干净。冲牙器的高压脉冲水流产生的冲击是一种柔性的刺激，这样的水流可能还有按摩牙龈的作用。

第四节 无糖口香糖
Sugar-free Chewing Gum

研究证实口香糖影响早期龋损的进展，使用蔗糖口香糖菌斑 pH 值下降，而使用无糖口香糖（sugar-free chewing gum），pH 不会降低到 5.7 以下。该效果主要归因于咀嚼无糖口香糖能刺激涎腺分泌唾液，可以减少菌斑细菌产酸，起到缓冲作用，同时，可以减少食物残渣、菌斑并促进早期龋的再矿化。

许多研究资料还显示，多元糖醇如木糖醇、山梨醇、麦芽糖醇口香糖能降低菌斑的聚集和不增加龋的发生。还有研究认为，这类糖醇本身不被细菌代谢或很少代谢，在一定条件下有阻止糖酵解产酸的作用，使刺激涎腺分泌的作用更大或阻止菌斑形成，影响代谢的作用更大，还需要更多的研究进一步考证。

对菌斑 pH 而言，咀嚼口香糖的刺激特别是咀嚼无糖口香糖可对菌斑 pH 产生影响，它可提高唾液中 Ca^{2+}、PO_4^{3-}、F^-、OH^- 等的浓度，有利于牙的再矿化，提高早期已被部分溶解的牙釉质晶体的再矿化能力。

近年来，对无糖口香糖的各种研究不断在进行。一些研究已经证实了无糖口香糖对龋病风险因素的预防价值；并得到了包括欧洲食品安全局（European Food Safety Authority，EFSA）专家组在内的政府机构的认可，认为无糖口香糖有助于中和菌斑的酸，维持牙齿矿化及可能减少口干症。

还有一些研究将口香糖作为载体，加入一些添加剂，试图达到有助于预防龋病和辅助治疗牙周病的作用。这些添加剂包括氟、酶、植物提取物、磷酸盐和钙盐等。这类口香糖添加剂的功能正在研究之中，一些研究也得到了有益的结果，例如 2008 年澳大利亚新西兰食品标准（Food Standards Australia New Zealand，FSANZ）正式批准了口香糖中添加钙，并认为有助于牙釉质表层下的再矿化而有益牙的健康。

进展与趋势

自我口腔保健是维护个人口腔健康最主要的手段。自我口腔保健的内容是每个人都需要掌握的口腔保健知识和技能，是健康教育和大众科普宣传中常用的知识。随着科技进步和学科发展，自我口腔保健的手段和技能越来越丰富，然而，最基本的自我口腔保健内容始终是菌斑控制。机械性控制菌斑的工具包括刷牙、使用牙线和牙间刷。这方面的研究更倾向于细化的、有针对性的清洁工具。设计更加人性化，使用更加方便，清除菌斑效果更好，同时能够控制成本。牙膏除辅助牙刷清除牙菌斑外，更主要是将氟化物带入口腔，发挥氟化物的防龋功效。此外，还有不同功效成分的牙膏也为消费者提供了多种选择。发展趋势是研发多功能合一、低成本、能够有效控制各种口腔问题的牙膏产品。

随着糖消耗量的增加，无糖食品和无糖口香糖为人们提供了更多的选择。无糖口香糖刺激唾液分泌，减少细菌产酸，其低致龋性或不致龋性，使其在满足人们需求的同时有益于口腔健康。

Summary

Toothbrushes are the primary instruments used for oral hygiene care. There are many different types of toothbrushes, manual and electric toothbrushes. Each has various designs of the handle, the head, and the bristle. These variations all have unique benefits.

The several different toothbrushing methods can remove plaque efficiently, depending on the patient and the anatomy of the oral cavity. Any method that is taught should be effective and used routinely, and should not damage hard or soft tissues, or cause the excessive tooth wear. Before initiating effective toothbrushing, it is necessary to select the appropriate toothbrush for the patient; create individual goals for toothbrushing and explain the need for good oral hygiene; teach a technique or combination of brushing methods that are necessary to achieve established goals.

The self-use of dentifrices and mouth-rinses is providing to be an important preventive dental health measure. Dentifrices, mouth-rinses, and chewing gums can be categorized as either cosmetic or therapeutic. Cosmetic products have been traditionally used to remove debris, provide a pleasant mouth feel, and temporarily reduce halitosis. Recently, some ingredients have been added to temporarily inhibit oral bactena reproduction, or to prevent or moderate some disease process in the mouth.

The widespread use of therapeutic fluoride dentifrices and mouth-rinses is credited with helping to reduce the worldwide prevalence of dental decay. Other agents are now being used to solve other oral-health problems.

Definition and Terminology

刷牙法（bass）：The Bass method is acceptable for all patients. This method is effective in removing gingiva groove and dental plague. The toothbrush bristles are angled apically at a 45-degree angle to the long axis of the tooth. The filaments are then gently placed subgingivally into the sulcus. With very light pressure, please keep the bristles in the sulcus. After several vibrations, the bristles are removed from the sulcus, and the brush is repositioned on the next 2 or 3 teeth.

牙膏（dentifrices）：A dentifrices is a mixture used on the tooth in conjunction with a toothbrush.

漱口（mouthrinsing）：Mouthrinsing is used to flush food debris from the oral cavity, to freshen breath, or if fluoridated, to deposit fluoride on the teeth.

参考文献

1. Bass CC. An effective method of personal oral hygiene. Part 2.J Louisiana State Med Soc，1954，106：100-112.

2. Khocht A，Simon G，Person P，et al. Gingival recession in relation to history of hard toothbrush use. J Periodontal，1993，64：393-396.

3. Sharma NC et al. A Clinical Evaluation of the Plaque Removal Efficacy of Five Manual Toothbrushes. J Clin Dent，2010，21：8-12.

4. 李刚，宋超峰，杭大磊，等. 刷牙后菌斑再生长的临床评价. 广东牙病防治杂志，2004，12（3）：195-196.

5. Goyal CR，Sharma NC，Qaqish JG，et al. Efficacy of a novel brush head in the comparison of two power toothbrushes on removal of plaque and naturally occurring extrinsic stain. J Dent，2005，33（1）：37-43.

6. 李箐，胡德渝. 咀嚼口香糖和龋病. 上海口腔医学. 2003，12（6）：208-211.

（荣文笙 台保军）

第八章　口腔癌及其他口腔疾病的预防
Prevention of Oral Cancer and Other Oral Diseases

第一节　口腔癌的流行病学及相关致病因素
Epidemiology and Factors Related to Oral Cancer

一、口腔癌的流行病学

口腔癌（oral cancer）是指涉及口腔，主要是口腔黏膜的恶性肿瘤。口腔癌狭义的概念是指口腔鳞癌。它是发生于舌、口底、腭、牙龈、颊和牙槽黏膜的一种癌症。唇癌、涎腺恶性肿瘤、口咽癌也可以包括在口腔癌之中。

（一）发病率

衡量口腔癌的患病情况多用发病率（incidence）。发病率是指在特定时间内（通常是一年）某一特定人群新发生口腔癌的人数，常用十万分之几来表示。有关口腔癌的流行病学的资料不是很理想，很多国家没有做过这方面的调查，有些资料不是全国性的，而是某些地区的。

口腔癌在全世界都有发现，不同地区的发病率不同。不同的国家，不同的肿瘤和发病率有很大差别。Global Cancer Statistics 2008 年数据显示，广义的口腔癌（头颈部恶性肿瘤）的发病率较高，位居全身恶性肿瘤的第六位，其中狭义的口腔癌位于第 12 位。多数国家口腔癌发病率为 1/10 万～10/10 万，个别国家达到 15/10 万～30/10 万。总体来看，发展中国家的发病率高于发达国家，地域上从高到低排序为：亚洲、北美、欧洲、南美。据估算，全球每年口咽部恶性肿瘤的发病例数为 50 万。吸烟、过度饮酒、不良饮食习惯、感染等是口腔癌的危险因素，其中 90% 以上归因为过度烟酒，而咀嚼槟榔是少数国家和地区高发口腔癌的主因。在我国，目前尚无很精确的全国性的口腔癌发病率或患病率的资料，仅以下地区的数据作为参考。上海市肿瘤所流行病学教研室数据显示，头颈部恶性肿瘤的发病率为男性 11.8/10 万，女性 8.4/10 万；口腔、唾液腺癌的发病率为男性 1.9/10 万，女性 1.6/10 万。在患病率方面，新疆维吾尔自治区口腔颌面部肿瘤的发病率为 8.10/10 万；广州市的调查结果显示，口腔癌的患病率为 1.06/10 万～1.09/10 万。我国的口腔颌面部癌瘤无论发病率或患病率均不高，实际上目前还不能提供确切的统计数据，但由于我国人口众多，患者的绝对数量并不少。

发病可能与嚼烟和吸烟有关。几十年来很明确的口腔癌的最好发地区是南亚，口腔癌与鼻咽癌的最好发地区是东南亚。在印度、孟加拉国、巴基斯坦和斯里兰卡，口腔癌是最常见的癌症，占全部癌症的 1/3。

（二）年龄分布

全世界范围内口腔癌的发生都随着年龄的增加而增加。国内统计资料显示 40～60 岁为发病的最高峰，而西方国家则多发生于 60 岁以上，其发病的最高峰值比我国约大 10 岁。但在 20 世纪 70 年代后期，特别是 20 世纪 80 年代以来，无论在西方国家还是我国，在患病年龄上均有逐渐增长的趋势（个别癌瘤除外），其主要原因可能与整个人群平均寿命的延长有关。然而，在世界上口腔癌的高发地区，许多口腔癌患者是 35 岁以下的，这源于大量地滥用各种形式的烟草。

此外，在过去的二三十年里西方国家口腔癌的发病率有明显上升，特别是在年轻男性中，这种趋势还在持续。

（三）性别分布

男女都可以发生口腔癌，但男性比女性更容易患口腔癌，国内统计男女构成比约为 2 : 1，主要原因是男性更多地吸烟和大量饮酒，而吸烟和大量饮酒又是口腔癌的最重要的危险因素。工业化国家中男性口腔癌患者是女性的 2 ~ 3 倍。

近年来口腔癌的发病在女性中有明显增加的趋势。原上海第二医科大学的统计资料表明，口腔鳞癌女性患者的增长速度远大于男性患者：1960—1965 年间男女患者之比为 2.82 : 1，而 1993—2002 年间男女患者之比缩小至 1.70 : 1。美国在 20 世纪 50 年代的调查显示男女患口腔癌的比率是 6 : 1。而美国癌症协会公布的 2007 年的美国口腔癌数据，男性新发病例 24 180 人，女性 10 180 人，男女之比约为 2 : 1，女性增加的速度明显快于男性。口咽部癌症患者中，男性发病率约为女性的 2 倍。女性发病增加的原因可能是吸烟和饮酒的人数上升了；也可能与女性更多地参加原本为男性所从事的工作有关；口腔癌多见于 65 岁以上的人群，而 65 岁以上人群中女性比男性多 20%。

（四）部位差异

在我国，以舌癌、颊黏膜癌、牙龈癌、腭癌、上颌窦癌等为常见，唇癌较少见。在北美，舌癌是最常见的口腔癌，依好发部位不同由高到低依次为舌癌、口底癌、牙龈癌、颊癌，而唇癌，特别是颜面皮肤癌较少见。美国 1985—1996 年间确诊的口腔癌中有 30% 发生在舌，其次是唇癌和口底癌，与其他发达国家类似。但在发展中国家，因为生活习惯的差异，情况有所不同，例如，在印度颊癌是最常见的口腔癌。口腔癌的好发部位与地区、气候、种族、生活习惯等均有一定关系。

（五）种族差异

口腔癌在不同种族的发病率不同，如在新加坡，印度裔口腔癌的发病率高于华裔和马来西亚裔。非洲裔美国人与白人男性的癌症发病率显著不同，除与某些习惯有关外，也涉及种族易感性、社会、经济、文化等因素。

民族和种族因素对于口腔癌发病率的影响很难量化。在不同种族之间确实出现了发病率和死亡率的显著不同，但是导致这种不同的原因仍旧不明。可能因素包括不同种族间的基因差异和生活习惯的区别。随着基因组计划的完成和深入，以及肿瘤分子生物学的进展，我们对于基因编码的认识正在逐渐加深，导致各种癌症出现的基因型改变将最终被发现。但在此之前，人们仍会将上述口腔癌发病率和死亡率的差异归结于生活习惯和环境因素的不同。试图发现不同民族和种族间因生活习惯差异而造成的影响是极为困难的。有学者将非洲裔美国人群中较高的口腔癌发病率主要归因于吸烟和饮酒，但同时表示如果仅仅考虑来自吸烟和饮酒的影响，发病率并不应该达到如此高的程度。他们猜想，不同民族和种族间在乙醇摄入量、环境暴露程度和疾病易感性上存在实质性差异。其他研究人员同样将白人和黑人间发病率的差异主要归因于吸烟和饮酒，但是他们考虑到白人摄入更多的果蔬及维生素 C，并且认为这同样是导致不同发病率的原因。此外，少数民族往往生活在环境污染地区，可能因此暴露于更多的致癌的危险因素之中。对于拉丁裔和西班牙裔人群的研究相对较少。居住于美国不同地区的拉丁裔人群中，口腔癌发病率差异确实存在，提示行为、文化、基因和家庭易感性等因素可能对疾病的发生造成影响。拉丁裔人群的口腔癌患病率低于其他民族和种族。然而，一项研究中显示，居住在纽约的西班牙裔美国男人（主要是波多黎各人后代），他们的发病率和死亡率要远高于生活于美国其他地区的西班牙裔美国男人和非西班牙裔美国白色男人。若要对这种现象进行解释，需要进一步对基因、环境和其他相关的民族、种族因素进行研究。

（六）死亡率

全世界每年因为各种癌症死亡的人数超过 200 万。在美国每年因癌症死亡的超过 55 万人，其中口咽癌导致的将近 1 万人。黑人口腔癌的生存率低于白人，可能因为黑人的社会经济地位较低，以及黑人中吸烟饮酒的广泛流行。亚洲人和西班牙人口腔癌的发病率和死亡率都低于白人和黑人。不同的死亡率说明了口腔癌发病的不同，差异是种族、文化和环境因素共同造成的。

据美国癌症协会预测，2008 年将新增口咽部癌症患者 35 130 人，死亡 7590 人。2007 年的口咽部癌症患者中，预计男性死亡人数 5180 人、女性 2370 人，死亡率同样约为 2：1。口腔癌死亡率在种族间和少数民族群体中的分布并不协调。死亡率是指在特定人群中，每年每 100 000 人口中因该病死亡的病例数。SEER（Surveillance, Epidemiology, and End Results Program）项目 1995—2001 年的研究结果显示，口咽部癌症在白人男性和女性中的死亡率分别为 3.8 人 /100 000 人次和 1.5 人 /100 000 人次。这一数据在美国非裔男性和女性中分别为 6.8 人 /100 000 人次和 1.7 人 /100 000 人次。白人女性和黑人女性的比例较为相似，而黑人男性的死亡率要明显高于白人男性。亚太岛民男女性口腔癌死亡率分别为 3.6 和 1.4，美洲印第安人为 3.2 和 1.4，拉丁裔美国人为 2.8 和 0.8。

导致这种不协调分布的原因很复杂，而且这些因素往往混杂在一起，使得我们更难以对其进行分析。简单地说，"混杂在一起的因素"就是指两个或以上的因素同时对一种情况产生影响，而此时单个因素的独立作用仍旧尚未得知。无法获得常规医疗和口腔保健可能导致疾病诊疗延误，发现时已处于晚期。少数民族群体难以获得口腔癌筛查。此外，高危人群往往更倾向于向内科医生，而不是向口腔医生等专业人员寻求帮助。缺乏对于口腔癌体征和症状的有意识关注以及不能得到定期的口腔癌筛查，是导致口腔癌诊疗延误的重要原因。

二、口腔癌的行为特征

症状是指机体的结构、功能或感觉由正常状态发生的改变，而体征是指在检查过程中发现的异常。症状是患者对于疾病过程的主观感受；体征则是对患者状况的客观观察指标。口腔癌的最常见体征和症状见表 8-1。

表8-1　口腔癌的可能的症状和体征

两周内未愈合的黏膜溃疡
两周内未愈合的红色或白色斑块病损
口腔持续的疼痛
口腔软组织出现持续的肿块或增厚
咽部持续的疼痛或异样感
咀嚼或吞咽困难或疼痛
下颌或舌运动困难
舌或口腔其他部位出现麻木
下颌肿胀导致义齿不适
颌骨或涉及的牙齿周围出现疼痛，牙齿松动
声音嘶哑或改变
耳部疼痛但无听力丧失
开口受限
抗生素治疗后颈部肿块没有消退

口腔癌本质上分为两种——癌瘤和肉瘤，癌瘤源自上皮；肉瘤源自肌肉、神经、血管或结缔组织。早期的口腔癌瘤有特殊的生长特征：①明显的表面区别——上皮角化不全；②肿瘤沿着小

涎腺导管生长；③横向癌化；④多中心口内起源；⑤多样的口外恶性肿瘤。鳞状细胞癌在晚期癌瘤中心变硬或形成溃疡，而疼痛是晚期的症状。涎腺肿瘤生长缓慢，常为无症状的肿胀，很少有溃疡。肉瘤生长快速，最常侵犯下颌骨，破坏骨组织或造成骨硬化。肉瘤患者一般较年轻，当瘤体直径超过 2cm 时，淋巴结常受累。肿胀、疼痛、一个或多个牙齿松动是口腔癌的常见表现。此外，口腔恶性肿瘤患者，特别是口底癌的老年患者一般都伴有口腔败血症、营养不良、体重下降、贫血、蛋白质缺乏、维生素缺乏、支气管肺炎、肺气肿、慢性气管炎、动脉硬化等疾病。只有不到 1% 的口腔癌是从其他部位的肿瘤转移到口腔的。

三、口腔癌的癌前病变

虽然口腔癌在开始的时候常有外观上的变化，但在临床上也有许多可以确定的癌前病变，这些病变是可以检查出来的。提高对口腔癌前病变的认识有助于降低口腔癌的发病率和死亡率。最常见的口腔癌前病变有白斑（leukoplakia）、红斑（erythroplakia）。扁平苔藓和口腔黏膜下纤维性变也可以发生癌变。这些病变的患病率在不同的地区和国家不同。虽然不是所有的口腔癌患者在患病前都有明显的黏膜变化，但是白斑等癌前病变还是为预防口腔癌提供了机会。

黏膜白斑、红斑和红白斑被认为是癌前病变。白斑是指位于黏膜上的白色斑点，不能被刮擦掉也不能被诊断为其他疾病。这一名称仅表述了该种疾病的临床诊断特点，而非组织学检查结果。其恶化风险由多种因素共同决定，如白斑类型、是否伴有发育不良、生活方式、基因型等。红斑恶变的风险要高于白斑。一项研究中显示，在 257 名白斑患者中，15.7% 出现恶变；对于伴有发育不良的白斑患者，36.4% 发展为癌。伴有发育不良的上皮损害应予以手术切除。尽管如此，复发仍很常见。Lumerman 和其他研究人员发现，在 65 名行切除术的患者中仅 4 人（6.2%）发生恶变；而对于 91 名未行切除者，这一比例高达 15.4%（14 人）。此外，上述 65 名患者中，53 人（81.6%）未复发，8 人（12.3%）复发；在 91 人组中，仅有 16 人（17.6%）未经治疗出现好转。对于好转的患者应建议他们继续停止吸食包括无烟烟草在内的各种烟草制品。研究人员提示维生素 A 和博来霉素（Bleomycin）可能对红斑有预防作用，能够降低其恶变风险或抑制其复发。然而，实验结果尚未完善，仍需进一步验证。

下列情况要引起高度的重视：①白色病变中有红斑的成分；②镜下有异常增生；③临床表现为增生的疣状白斑；④镜下可见伴有白色念珠菌感染的白斑；⑤不吸烟的白斑病人；⑥疼痛或有不适的感觉（白斑病人通常是没有症状的）；⑦红色病变（增生性红斑、红斑）。这些情况可能意味着上皮已经有了异常增生或癌变。

口腔扁平苔藓的病因不清，目前认为是一种免疫性疾病，主要发生在成年人，发病的平均年龄约为 50 岁，30 岁以下的人群很少见，女性多发，大约是男性的 2 倍。口腔扁平苔藓可以存在于口腔内的任何部位，但是，颊黏膜是其最常发生的部位。不同的研究显示口腔扁平苔藓的恶变率为 0.4% ~ 5.6%。扁平苔藓是损害口腔黏膜的常见皮肤疾病。长久以来，人们对口腔扁平苔藓是否会恶变争论不休。大多数的争论来源于对于口腔扁平苔藓与其他非扁平苔藓类损害，如接触性苔藓样变的鉴别诊断。对于口腔医师来说，在疾病的诊断上，仔细认真的后续检查比组织学检查结果更为重要。许多研究人员指出，扁平苔藓患者罹患口腔癌的风险要高于普通人群。扁平苔藓恶变的可能性较低，但是应该被视为癌前病变。医师需要安排患者进行定期复诊和检查，必要时可进行活检。

口腔黏膜下纤维性变的患病率很低，但是其恶变率较高，印度的大量研究显示 15 年内口腔黏膜下纤维性变的恶变率可以高达 7%。

四、口腔癌的相关致病因素

在肿瘤学领域，疾病处理理念已经由"治疗为主"转化为"预防为主"。心血管领域亦然——学者们充分研究那些可能的致病因素，以确定它们是否导致疾病的发生；专家们则深入浅出地向大众讲解心血管疾病预防办法。这种试图发现致病因素以预防癌症的重要转变，非常值得口腔专业人员借鉴。

口腔暴露于大量食入和吸入的物质之中，这就可能增加了患癌风险。大量的可能促进口腔癌发生、发展的因素增加了我们确定致病因素的难度。患者易感性、环境因素以及暴露于致病因素之中都对口腔癌症的发展构成影响。其中，致癌的主要因素包括吸烟、过度饮酒和年龄增长。在美国，吸烟是导致口腔癌的重要原因。口腔癌多发于 40 ～ 45 岁以上人群。然而，近期的研究发现，在未暴露于明显致病因素中的年轻人中口腔癌发病率在逐渐上升。人乳头瘤病毒感染可能是导致这种现象的原因之一。其他的危险因素包括摄入果蔬过少、接受过量阳光照射（唇癌）以及生活方式问题。随着年龄的增长，来自环境中的污染、吸烟及饮酒等不良生活方式、病毒感染、营养不良和食物、饮料中的化学物质的累积将会引起机体细胞水平的改变，从而导致癌症的发生。导致口腔癌的确切病因不清楚，根据以往的研究，口腔癌的发生可能与下述的多种因素有关。

（一）烟草

烟草的烟雾中含有 4000 多种化合物，一支香烟燃烧产生大约 500mg 的气体和微粒，其中的 1 ～ 35mg 是焦油（芳烃），而焦油中含有最强的致癌物质。吸烟（smoking）是全世界流行的能导致多种严重疾病的重大健康问题。大量的流行病学研究已经证实吸烟和口腔癌有密切关系，口腔癌患者中吸烟的比例是非口腔癌人群的 2 倍多。在美国，由吸烟导致的癌症占癌症总数的 30%、口腔癌的 75%。1995—1999 年，它已经导致 75% 的口腔癌患者死亡。美国癌症协会稍早一些的全国调查结果显示吸烟者和戒烟者的相对危险度分别为 27.5% 和 8.8%；对于女性，这一数据分别为 5.6% 和 2.9%。目前，美国癌症协会指出 90% 的口腔癌患者吸食烟草。吸烟者的患病率是非吸烟者的 6 倍。此外，癌症治愈后再次吸烟的患者中，复发病例数达 37%；彻底戒烟者复发率仅为 6%。美国加州大学旧金山分校对 403 名口腔癌和咽癌患者平均追踪观察了 5.1 年，发现 72% 的患者吸烟，而且 58% 的患者每天吸烟超过 20 支，说明吸烟者是口腔癌的高危人群。

另外，吸烟还可以加重再次发生原发口腔癌（second primary cancer）的危险性。一项研究观察了 203 名口腔癌和咽喉癌的患者，这些患者都是癌症根治了 3 年以上的，其中 120 名患者继续吸烟，120 人中有 37% 发生了再发性原发癌；而 81 名不吸烟或已经戒烟的病人中只有 6% 发生了再发性原发癌。许多实验室研究显示从烟草产品中分离出的一些碳氢化合物可以导致动物的颊黏膜癌。这些致癌物质中的苯并芘与核蛋白结合，是致突变和致癌的主要原因。

（二）烟斗、雪茄、鼻烟和无烟烟草

口腔癌与使用烟草之间的关系不仅仅有纸烟，还包括雪茄、烟斗、无烟烟草等。已经从烟斗、雪茄和无烟烟草中分离出了致癌物质，虽然对这些形式的烟草与口腔癌关系的研究不如纸烟的广泛，但已有的研究显示烟斗、雪茄和无烟烟草与口腔癌有密切关系。烟斗会诱发唇癌。美近年来烟斗产品的生产和消费都有所下降，而抽雪茄和小雪茄的人数上升了，在美国每年消费约 500 万支雪茄，比过去的 5 年中抽雪茄的人数增加了 50%。吸食雪茄已经被认定是导致口咽部癌症的直接因素。研究显示抽雪茄可增加患心脏病、肺病以及口腔癌、喉癌、食管癌、肺癌的患病风险。部分原因是雪茄中焦油、尼古丁、一氧化碳含量较纸烟高许多。如果雪茄是用烟叶包装，这些物质的含量和危险性更高。1 支雪茄中焦油和尼古丁的含量相当于 10 ～ 20 支纸烟的含量。要特别关注吸鼻烟和咀嚼烟草的致癌危险性。据估计有超过 1200 万的美国人使用无烟烟草，其中 21 岁以下的青少年有 300 万。无烟烟草的致癌作用与长期使用有关。使用无烟烟草最常引起的口腔问题是牙龈萎缩、过度角化和着色。无烟烟草被认为将唇颊侧黏膜、牙龈的患癌风险增加了 50 倍。在美国的东南部，妇女常常吸鼻烟或嚼烟，她们口腔癌的发病率和死亡率都高。已经知道鼻烟和嚼烟中的不燃物亚硝胺是主要致癌物质，其他致癌物质的含量少。在撒丁岛、委内瑞拉和哥伦比亚等国家和地区，一些人将小雪茄或卷烟叶的燃烧端放入口腔吸，叫做倒吸烟。在倒

吸烟流行的地区，腭癌的发生率高。

（三）嚼槟榔

印度、斯里兰卡、巴基斯坦、孟加拉国、缅甸、泰国、柬埔寨、马来西亚、新加坡、印度尼西亚、菲律宾、新几内亚、中国内地和中国台湾等国家和地区有嚼槟榔的习惯，这些国家和地区口腔癌的发病率高。在印度，口腔癌占了全部癌症的15%～65%，是印度南部最常见的癌症。不同地区槟榔的制作不同，有的地区直接咀嚼槟榔子，有的地区将槟榔子与石灰混合后再嚼，在印度是用槟榔叶包裹槟榔子、烟草、熟石灰和香料后咀嚼。

（四）饮酒

不吸烟但过度饮酒（不考虑具体酒精类型）人群患口腔癌的相对危险度为2.2。这种危险度是与剂量相关的，日均摄入量超过4杯时风险达到最高。目前尚未发现酒精类型对于口腔癌发病率的影响。美国癌症协会认为75%～80%的口腔癌患者饮酒。既吸烟又饮酒会使情况严重恶化。过度吸烟且饮酒者的口腔癌患病可能性是那些有节制者的100倍。

研究表明大量饮酒是发生口腔癌的重要因素，一项调查显示543名男性口腔癌患者中有1/3的人每天喝超过7盎司的威士忌酒，对照组的这一比例是12%。另一项调查发现，108名舌癌患者中有44%的患者以及68名口底癌、腭癌、扁桃体癌患者中有59%的患者有明确的酒精性肝硬化。饮酒导致口腔癌的途径有以下几种，包括局部和全身作用：①酒精的脱水作用使口腔黏膜对酒精饮料中的致癌物质（亚硝胺、碳氢化合物）更敏感；②酒精的即刻代谢产物是乙醛，乙醛可以损害细胞，饮中等量的白酒后唾液中就有相当量的乙醛形成；③在酒精依赖患者常患有酒精性肝病，肝病降低了肝对致癌物质的解毒作用；④酒精的能量高，大量饮酒后常常影响人的食欲，从而影响了人体对营养物质的摄取，加之酒精使肝的代谢能力降低，影响了营养物质的吸收。⑤酒精会对视黄酸产生抑制作用，而后者能够阻碍癌症的发展。酒精的局部毒性作用还会导致细胞的过度增殖。因此，长期大量饮酒导致营养缺乏，而营养缺乏显著降低了机体对癌症的抵抗力。大多数大量饮酒的人同时又吸烟，吸烟和饮酒的协同作用更增加了患口腔癌的危险性，这已被许多研究证实。

（五）营养

饮食和血清中维生素A含量低与口腔癌和口腔癌前病变有关，这是基于维生素A缺乏与过度角化的关系，以及在口腔癌高发的国家维生素A的摄入量低。维生素A（类胡萝卜素）是有效的抗氧化剂，能控制细胞的自由基，而极不稳定的细胞自由基能导致变异和癌瘤的发生。维生素C有助于阻断亚硝酸盐向亚硝胺的转化，但是没有证据表明口腔癌患者缺乏维生素C，或者补充维生素C有助于预防口腔癌。维生素E也是一种抗氧化的维生素，但是缺乏维生素E或补充维生素E既不增加患口腔癌的危险性也不降低患口腔癌的危险性。缺铁性贫血是Plummer-Vinson综合征的部分表现，其他表现还包括吞咽困难、舌炎、黏膜萎缩。Plummer-Vinson综合征与增加发生舌癌的危险性有关，但是口腔癌患者并未表现缺铁。营养在口腔癌患者的治疗和恢复中起着重要作用。营养不良和非正常的体重下降与并发感染、恶病质和预后差有关，而营养丰富的饮食利于肿瘤的控制和预后。

（六）病毒

能感染口腔组织又具有潜在致瘤作用的病毒有两种：疱疹病毒（Herpesvirus）和人乳头瘤病毒（human papilloma virus）。感染人体组织的单纯疱疹病毒有8种，其中的HHV-2、HHV-3、HHV-5、HHV-7与口腔癌没有关系，而单纯疱疹病毒1、EB病毒、人疱疹病毒6和人疱疹病毒8可能在口腔癌的形成中起一些作用。目前已确定的人乳头瘤病毒（HPV）有90多种，感染人体的黏膜和皮肤。其中的HPV-16和HPV-18可能在口腔癌前病变的恶变过程中起作用，被认为是口腔癌的危险因素。

在美国，人乳头瘤病毒（HPV）是最常见的性传播疾病。超过70%的性生活活跃男女感染了生殖器人乳头状瘤病毒。至今，已发现80余种HPV亚型，不同类型的病毒可侵袭身体不同区域。HPV-16和HPV-18与口腔癌和95%的宫颈癌相关。HPV-16、HPV-18和HPV-31均可通过性途径传播。这几类亚型不会像其他亚型一样产生疣样病损，但可以导致黏膜和皮肤上皮癌变。

过去的10年里，45岁以下白人中舌部和扁桃体区域的鳞状细胞癌发病率出现上升。这项数据很有意义，因为根据SEER 1973—2001年的数据显示，美国人发生于身体其他部位的鳞状细胞癌数量基本不变或者出现下降。在北欧国家，年轻男性的舌部鳞状上皮癌发病率增加了5倍，年轻女性增加了6倍、老年人增加了2倍。头颈部鳞状细胞癌，尤其在那些累及扁桃体的病例中，往往伴有HPV-16和HPV-18感染。许多口腔癌组织中可检出HPV-16（检出率15%～25%）。由于未感染HPV-16的口腔癌病损数目较多，HPV与其发病的具体关系尚不明确。

（七）局部因素

长期以来，临床医生注意到不良的口腔卫生、牙列状况差（例如锐利的牙尖或边缘嵴，不良的修复体等）与口腔癌有关系。在化学物质致癌的动物实验中，黏膜有创伤及反复刺激的部位容易发生癌变。许多口腔癌患者癌瘤发生的部位有折断牙齿、义齿卡环或不合适的义齿边缘等慢性创伤刺激。有研究显示这些局部刺激本身并不是口腔癌的危险因素，在有其他危险因素存在的时候，局部刺激造成的慢性溃疡可能促进癌瘤的发生。

（八）太阳辐射

阳光照射是已知的唇癌危险因素。长期的过量紫外线照射会导致光化性唇炎。它属于癌前病变，多发于下唇。光化性唇炎往往会发展为鳞状细胞癌。光化性唇炎多发于体毛丰富的人群，尤其是男士。这可能由于男性从事较多户外工作导致；同时，女性的化妆品也为其自身提供了一定保护的作用。光化性唇炎少见于深肤色人群。唇癌发病率正在逐渐下降，可能与人们认识到阳光照射的危害并更多地应用遮光剂有关。

（九）其他

1．免疫缺陷　HIV阳性患者中最常见的口腔恶性肿瘤是卡波西肉瘤。毛样白斑在上述患者中同样常见，但它既非癌前病变也不存在发育不良。

2．大麻　大麻在口腔癌中的作用尚不清楚。然而，许多研究显示长期食用大麻与头颈部癌症相关。多种因素可能共同参与这一过程，实际致病情况仍然不明。我们需要后续实验证明大麻（或者与其他因素一起）是否具有致病作用。

第二节　口腔癌的早期检查、诊断和预防
Detection and Diagnosis of Oral Cancer and Its Prevention

一、定期检查与早期诊断

（一）病史

了解和评价患者现在和过去的生活习惯是就诊（初诊和复诊）内容的重要组成部分。关于烟草的评估应包括烟的类型、吸烟数目、频率、烟龄，有关戒烟方面应包括已使用的戒烟方法、现在所处戒烟的阶段。同样对酒精的评估也类似于对烟草的评估，包括饮酒类型、数量、频率、饮酒年限和戒酒的情况。因此，在病史采集中，饮酒和吸烟是很重要的一个方面。根据病史，作为口腔专业人员应当充分问询患者饮酒和吸烟状况并建议其戒酒或减量，以及戒烟。

（二）口腔癌的筛检

口腔癌的筛检步骤见表8-2。

表8-2 口腔癌的筛检步骤

1. 通过视诊评估患者的头、面、颈、耳、眼是否对称、增生、肿胀、干燥或粗糙质硬、有无病损、颜色改变
2. 触诊淋巴结检查其是否有大小、硬度、活动度的改变
3. 观察唇的张闭，注意其颜色、质地，以及存在于上下唇红缘处（皮肤和唇红交界处）的病损。触诊其是否有硬度和增生变化
4. 通过将下唇牵拉离开牙齿评估唇黏膜和唇系带状况。[a] 检查是否有颜色、质地或肿胀变化
5. 检查触诊颊黏膜
6. 检查触诊牙龈
7. 观察舌背部（上面）看是否有肿胀、溃疡、假膜、舌乳头（小突起）或者色形质的变化。用纱布将舌尖部夹住，将舌体轻轻牵出口腔，牵拉至一侧全面检查右侧舌缘，然后至另一侧检查左侧舌缘。触诊舌体检查是否有增生
8. 上抬舌体，检查口底是否有颜色、质地变化或者肿胀、溃疡。双手合诊触诊舌下腺区，一手食指位于口内，另一手指尖抵于口外颏下
9. 患者头后仰，观察软硬腭。用口镜反光，嘱患者舌体向前伸或向下以看到口咽部，包括咽前后柱。[b] 观察有无颜色、质地改变，有无肿胀、溃疡。触诊硬腭，注意不要刺激患者咽反射，以免引起恶心

a：唇系带是使唇部附着于牙龈的黏膜皱襞。

b：咽前后柱是包绕腭扁桃体前后部的薄层组织。

　　大众、媒体很少涉及口腔癌的话题，而且大众对于口腔癌的危险因素、症状和筛检的了解很少。口腔癌筛查的基本技能包括临床检查，即"进行头颈部和口内检查"，病史获得即"获得内科、口腔、社会心理、生活习惯等方面的病史"这两个方面。筛查不是仅粗略的检查一下软组织，还包括扪诊头颈部淋巴结，而且这也是检查的重要一部分，尤其是不要忘记扪诊胸锁乳突肌区域的颈浅和颈深淋巴结。这样检查出的病损往往处于口腔癌的更早期阶段。检查的步骤详见表8-2。有关口腔癌的筛查尚没有一个专业学会推荐具体的检查频率和筛检人群，但是建议定期就诊、健康咨询和癌症筛查，以便早期发现和诊断。就诊时应根据不同年龄和性别进行传统的癌症筛检。健康咨询包括关于戒烟、饮食、运动以及了解癌症筛查的意义等这些方面的内容。

　　美国癌症协会强调一般的定期检查为筛检和咨询，从而为早期发现提供了契机。口腔癌的筛检还应该包括在常规的定期全身体检中，特别对于口腔癌高风险人群，如重度吸烟、酗酒者。如果医生把口腔癌的筛检作为全身临床检查的一部分，更多的癌症患者就会被早期发现。

　　舌腹侧缘和口底是口腔癌最多发的区域。口腔癌的临床表现多种多样，恶性肿瘤通常不易与良性病损区分。因此，深入了解口腔癌的临床表现还应借助口腔病理学检查。

（三）辅助检查

　　活检是诊断口腔癌的唯一确诊方法，然而，近年来其他的一些辅助检查也有助于确诊。脱落细胞学、刷拭活检、免疫印迹、甲苯胺蓝染色均是常用的辅助检查方法。活检的类型包括细针吸取活检、穿刺、手术切取活检。目前，很多新的诊断方法正在研究中，尤其是利用DNA的分子生物学技术。

　　1. 甲苯胺蓝　甲苯胺蓝用于辅助识别早期口腔癌。其通过结合DNA使细胞核异染。将细胞或组织染成不同的颜色，提供了更简易的组织样本检测方式。一些研究已证实了甲苯胺蓝的可靠性。Epstein等通过大量研究发现在癌或原位癌的检查中甲苯胺蓝比单一的临床检查灵敏度更高，他们没有发现过多的假阳性结果。

　　甲苯胺蓝的使用仍存在一些问题，其能被炎症细胞和异常细胞吸收。由于炎症细胞通常存在于病损表面，因而有可能产生假阳性的结果而受到质疑。但这种辅助检测方法有助于确定病损范围。

　　2. 脱落细胞学检查和刷拭活检　脱落细胞学检查需在显微镜下观察组织细胞，细胞分散在

载玻片上，固定、染色。由于超过90%的口腔癌来源于上皮组织，脱落细胞学检查为病损是否需要进行活检提供有效的筛检。脱落细胞学检查也用于良性病变和其他不可活检的病损，通常在患者不同意活检的情况下进行。

刷拭活检是一项简易的口腔癌筛检的微创新技术；该技术在确定病损是否需要切取活检或病理学检查有很广阔的应用前景。刷拭活检适用于一般的、未表现出恶性的小范围白色和红色病变。其不可替代切片活检，但可用于识别潜在的癌前病变。刷拭活检应由专业医生实施并送至专业的试验室进行分析。如操作得当，可获得复层鳞状上皮的全部三层样本，这些样本包含了来源于这三层的细胞。研究和评价脱落细胞学的分子标记物从而评估细胞学的进展，将有助于确定治疗方案。

3. 化学发光法　机体组织在特定波长的光源下发出波长更长的光，即荧光。由于正常健康组织和癌前病损或癌损组织的荧光不同，该方法有助于癌症的检出。不同的细胞成分使它们发射不同的光。检查者用简单的手持仪器即可评估口腔组织正常与否。化学发光系统为直接在白炽灯下检查提供了帮助。

有报道显示化学发光法在突显白色和白/红色病损上优于仅有红色病损的区域。目前各种化学发光仪器应用于口腔领域，包括 Zila 公司出品的 ViziLite Plus。ViziLite Plus 系统包括了化学发光仪、1% 的醋酸溶液、一种甲苯胺蓝溶液。

病损组织往往表现明显的亮白色而不是正常组织的蓝色，这是因为病损部位由于密度增加的核内容物和异常细胞内的线粒体基质对光线的反射。相反，正常上皮组织受到照射时，会将光线吸收而变暗。

多中心研究表明 ViziLite 仪器的应用提高了临床医生识别传统光源下不可见病损的能力，这种仪器更适合作为一种筛检工具帮助临床医生更易注意到可疑病损。

VELscope 是一种临床医生用于观察口腔组织变化的手持仪器。异常组织显现出的不规则暗区凸显于周围健康组织的绿色荧光区域。VELscope 系统无需患者含漱溶液。Lane 等的一项调查显示该系统在区分正常组织和重度异常增生组织、原位癌、浸润癌上显示出 98% 的灵敏度和 100% 的特异度。该仪器已被推荐作为辅助口腔癌筛检、指导活检、确定癌损范围的工具。

此外，影像学检查在大型的公共卫生疾病筛检中也是很重要的一个手段，尤其是在可视条件下筛检病损加强癌损的早期确诊。

最后，需要强调的是，如果出现了表 8-1 所列出的症状和体征，就要引起高度重视，尽快进行进一步的检查。无论用何种检查方法，只要在检查中发现有可疑病例都需要做活组织的病理检查。口腔癌是否确诊依赖于活组织切片检查的结果。

二、口腔癌的预防

目前的口腔癌的治疗，多是"癌后治疗"，即在癌症形成之后。如果能在癌症形成之前，通过发现细胞形态的某些前驱性变化或通过某些生化标志物的发现，在癌前阶段进行干预，将会收到良好的效果，真正达到预防的目的。可见口腔癌的预防非常重要，它也包括三级预防的内容。

（一）初级预防

初级预防（primary prevention）以病因预防为主，针对致病因素采取预防措施，防患于未然。除去病因是最好的预防方法。口腔癌的初级预防就是不接触或者减少接触口腔癌的危险因素，同时避免精神过度紧张和抑郁，保持乐观的态度。口腔癌的主要危险因素详见本章的第一节。总之，使用烟草、大量饮酒和不良饮食习惯等危险因素的作用可以解释大多数的口腔癌病例。即使已经有了口腔癌前病变，如果减少对烟酒的依赖，这些癌前病变发生恶变的机会就会减少。因此，对公众进行健康教育和健康促进，以减少口腔癌的发生，就变得十分必要和迫切。

在初级预防中，戒除烟草是一个非常重要的内容。因为，烟草在口腔癌的发生中起着非常重要的作用，所以停止使用烟草是预防口腔癌的基础，同时也促进了全身的健康。终止烟草最简单的方法就是不吸烟，但是因为烟草中的尼古丁有成瘾性，使得戒烟很难。目前药物疗法对戒烟有一定的帮助，药物疗法有：①尼古丁替代疗法，是用其他途径来源的尼古丁代替烟草中的尼古丁。最普遍使用的是皮肤贴，能够稳定地释放定量的尼古丁。其他的还有鼻用喷雾剂、雾化吸入器、口香糖等方式。②服用药物，一些抗抑郁药有效果。应用最广泛的是 Bupropion（Zyban），Bupropion 具有多巴胺能和去甲肾上腺素的特性。药物治疗有许多不良反应，包括口干、过敏、失眠和行为改变。用药物疗法的同时，对吸烟者进行健康教育效果更好。

（二）二级预防

二级预防（secondary prevention）又可以称为三早预防，即早期发现、早期诊断、早期治疗。疾病处于早期阶段，及时采取适当的治疗措施，阻止病理过程的进展，尽可能达到完全康复，以提高治愈率。

口腔癌二级预防的关键是早期筛查出口腔癌和潜在恶性病变的存在。对于表 8-3 提到的口腔癌的症状和体征应引起患者和专业人员的警惕；另外，对于暴露于危险因素的人群也应重点关注。二级预防中一方面是口腔癌的筛查，此外，还应注意要及时处理癌前病变。

按照 WHO 的建议（1972），关于癌前病变（precancerous lesion）的定义是：一种已有形态学上改变的组织，它较其外观相应正常的组织具有更大的癌变可能。因此，及时处理癌前病损是预防和阻断发生口腔癌的重要环节。口腔最常见的癌前病损是白斑和红斑。口腔黏膜白斑被认为是最常见的癌前病损之一，白斑的癌变率文献报道不一。有不少研究指出，红斑的癌变风险比白斑更严重，因此应引起口腔医师的重视。口腔常见的癌前状态有口腔扁平苔藓、口腔黏膜下纤维性变、盘状红斑狼疮、上皮过角化、先天性角化不良以及梅毒、着色性干皮病等。对于糜烂型及萎缩型的扁平苔藓，尤其是久治不愈者，应引起注意。

对疾病的筛查必须非常精确，遵循已经建立的原则。口腔癌符合其中的部分而不是全部的标准。对口腔癌进行筛查的基本原理是基于这样的事实，即口腔癌在早期没有症状，局限，经常有白斑、红斑等潜在恶性病变的存在，而这些癌前病变能够通过简单的口腔黏膜检查发现。

（三）加强对大众的教育

公众的保健意识很重要，但很遗憾，公众还没有普及口腔癌的相关知识。下面的研究可以很明显地说明这一点。Cruz 等在一项口腔癌筛检项目中调查了 803 名成人，311 名（39%）参与者表示听说过口腔癌的检查，但仅有 99 名（12%）表示曾有过一次相关检查。3/4（608 名）参与者知道吸烟是口腔癌的危险因素，但仅有 1/4（204 名）知道大量饮酒是口腔癌的危险因素，同样也仅有 204 名（25%）参与者知道过多的日晒是唇癌的危险因素。可见对公众教育、劝告筛查等要想取得成功，卫生保健工作者面临着相当大的困难。鉴于公众可以从媒体和出版物上获得的口腔癌的相关知识匮乏，公众对口腔癌的预防意识不强也就不足为怪了。

因此，保健人员可以借助各种专业学术团体和组织的支持，通过多种大众媒体对不同的人群，采取多种形式进行口腔癌的健康教育，提高公众对口腔癌的警惕性和自我保健意识。口腔保健人员应尽量在初诊和复查时向所有患者常规提供全面的口腔癌筛检。对于部分少数人，口腔癌的筛检需在舒适轻松的环境下进行。在口腔癌的健康教育和促进中，口腔专业人员要在其中要起到主导作用。

在健康促进活动中关注文化差异是至关重要的。不同的文化背景对疾病和健康有着独特的见解。因此，在设计健康教育和促进项目时，应评估影响易感人群的因素，如宗教、种族、母语、教育背景、文化程度等，这些因素均影响保健知识的获得、对疾病的反映、就医行为和对医疗保健工作者的信任等。社会习俗和规范，例如与不同年龄和性别的人群接触、亲密的空间距离、可接受的行为以及眼神交流等，均可能成为潜在的交流障碍。在开始进行健康教育和促进项目之前应充分考虑这些因素。

（四）口咽癌的公共卫生筛检

如果可能，在各级的医疗和保健机构中，尤其是基层机构，可将口腔癌筛检作为公共卫生服务免费提供，尤其对于筛查高风险人群尤为重要，如一次性口镜、手提照明灯、手电筒使检查在任何场所都很容易开展。同时健康教育方面则需给大众提供更多的信息。

口腔癌的筛查应在高发人群或易感人群中进行普查，不能盲目进行，以获取最大的效益。发现有疑似患者后，再进一步检查，以确定是否有口腔癌，并对发现的早期患者给予治疗。口腔癌的筛检不仅能做到早期发现、及时治疗，还可为探索口腔癌的发病情况和发生原因积累资料，为口腔癌的预防采取更有效的措施。口腔专业人员在日常的工作中应对口腔癌始终保持高度的警惕性。

第三节　其他口腔疾病的预防
The Prevention of Other Oral Diseases

一、错𬌗畸形的预防

错𬌗畸形是指在儿童生长发育过程中由于先天的遗传因素或后天的环境因素，导致的牙、颌骨、颅面的畸形。由于调查标准的不同，错𬌗畸形的患病率在国内外的报告中差异较大。

（一）危险因素

1．遗传因素　错𬌗畸形，具有多基因的遗传特性，表现为家族的遗传倾向。以往的研究发现，在颅面生长发育中，遗传对部分颌骨的发育起重要的作用，而对牙弓和咬𬌗关系的影响相对较低。前牙的覆盖主要受到环境因素的影响。错𬌗畸形的遗传因素来源于种族的演化和个体的发育。

2．环境因素　儿童生长发育过程中，造成错𬌗畸形的环境因素可分为先天因素和后天因素。先天因素是指在胎儿出生前，由于母体、发育、营养、疾病、外伤等原因导致的错𬌗畸形；而后天因素是指出生以后，由于各种全身和局部因素造成的错𬌗畸形。主要包括以下几个方面。

（1）龋齿：在我国，乳牙龋的患病状况非常严重，且治疗率很低，因此，龋往往造成牙齿的邻面间隙丧失导致牙弓长度变短，导致乳牙早失以致间隙严重丧失，还可导致继承恒牙的发育和萌出出现异常，因此龋病是引起错𬌗畸形的重要因素之一。同时，乳磨牙因龋早失会引起咀嚼功能低下，颌骨长期得不到足够咀嚼力的生理性刺激，颌骨以及面部的咀嚼肌群发育不足，导致面发育畸形。而恒牙早失也会引起颜面以及牙列发育的畸形。所以，从预防错𬌗畸形的角度出发，也应大力提倡龋齿的预防。

（2）不良口腔习惯：研究显示，因不良口腔习惯造成的错𬌗畸形约占各类错𬌗畸形的1/4。错𬌗畸形的发生及其程度与不良习惯的作用频率、持续时间和强度等因素有关。了解不良习惯形成的原因，有助于及时改正不良习惯，防止畸形发生，阻断错𬌗畸形进一步发展。口腔不良习惯包括吮吸习惯、咬物习惯、唇习惯、舌习惯、偏侧咀嚼习惯等。

1）吮吸习惯：吮吸习惯有两种，一种是营养性吮吸习惯，指的是婴儿从母乳、奶瓶喂养中得到必需的营养物质；另一种是非营养性吮吸习惯，即对手指、安慰奶嘴、玩具等的吮吸，呼吸时不停止，不引起吞咽动作。这里主要指的是作为口腔不良习惯之一的非营养性吮吸习惯。

在吮指、吮吸安慰奶嘴或玩具等习惯造成牙颌畸形的严重程度过程中，吮吸习惯持续的时间较施加在牙齿上的力量大小更为重要。如果儿童每次吮吸的力量都非常大，但每次持续的时间都非常短，所造成的畸形程度不会很严重；相反，如果儿童每次吮吸的持续时间都超过 6 个小时，或者在睡觉时整个晚上都在吮吸，将造成更为严重的畸形。

吮吸习惯的不良影响主要表现为：①牙𬌗面发育异常，导致前牙浅覆𬌗、深覆盖，前牙开殆，尖牙和磨牙的 Angle Ⅱ 类关系；上颌牙弓狭窄、下颌牙弓增宽而引起的后牙反殆。吮吸习惯对咬合关系的影响与类型、频率及持续时间有关。②有吮指习惯的儿童可能发生手指的感染、肿胀、变形。③吮吸等不良口腔习惯可以引起颞下颌关节的症状。

2）咬物习惯：咬物习惯是指重复地用牙齿啃咬手指甲、衣角、被角、铅笔等物品。咬物是儿童常见的不良习惯，其中最常见的为咬指甲。大多数时候，咬物习惯在小于 3 岁的儿童中并不常见，在 4～6 岁的儿童中开始增多，在 7～10 岁的儿童中发生率较为稳定，16 岁以后开始下降。

咬物习惯被认为是吮吸习惯的延续，3 岁以后的儿童会逐渐放弃吮吸习惯而转为咬物习惯。咬物习惯的影响主要表现在对牙殆面的影响：咬物时的力量会造成前牙的局部开殆、牙齿的磨损、前牙的隐裂、上牙唇倾、下牙舌倾，并会加速牙根吸收、造成牙龈炎症和牙龈退缩。

3）唇习惯：唇习惯是指将上唇或下唇唇红黏膜及皮肤置于上下牙列之间或咬住的习惯。唇习惯在儿童不良习惯中的发生率较高。胡役兰等对 426 名学龄前儿童（2～6 岁）的调查中，唇习惯发生率为 3.52%，而 Andrija 等对 1025 名替牙期儿童（6～11 岁）的调查研究中，咬唇及咬颊的发生率为 18.42%。与乳牙列相比，混合牙列时期唇习惯的发生率更高。

唇习惯的影响主要表现为：①咬下唇往往造成上前牙唇倾，出现牙间隙；下前牙排列不齐，覆殆覆盖增大。咬上唇时，则会造成上前牙舌倾，排列拥挤，下前牙间隙及下颌骨前突，严重者形成反殆，面中部凹陷。②唇部常有齿痕，易发生唇炎或咬伤。③还会引起面部疼痛及大张口受限。

4）舌习惯：舌习惯是指在息止状态或发音、吞咽时，舌经常向前伸出置于上下牙列之间或顶着上下前牙。广义的舌习惯包括伸舌、吐舌、异常吞咽、幼稚型吞咽、婴儿型吞咽。由于诊断标准和检查方法不同，文献报道的舌习惯的患病率不尽相同。

研究表明，吐舌习惯的发生率随着年龄的增长而变化，而以混合牙列期最为多见。Hanson 的纵向研究表明，伸吐舌习惯发生率从 6～7 岁的 51.7% 下降至 11～12 岁的 38.9%，而到了 17～18 岁时又有上升的趋势，为 41.4%。吐舌习惯的发生存在性别差异。往往女性的发生率要高于男性。

舌习惯在错殆畸形形成的病因机制中起重要作用。由于舌位于固有口腔中，舌动作和姿势所产生的异常作用力主要作用于牙列的舌侧面或咬合面而形成牙齿的唇颊向错位、牙间隙增大或开殆畸形或加重原有的错殆畸形。

5）偏侧咀嚼习惯：儿童常因一侧后牙有严重龋坏不能咬合，或有乳磨牙滞留不能咬合，或乳磨牙以及恒磨牙的早失，或有严重的牙错位而没有咬合关系等，无法用该侧进行正常咀嚼，只能用健侧咀嚼食物，久之就形成偏侧咀嚼习惯。长期下去往往导致面部偏斜，多表现为下颌向废用侧偏斜。

（3）口腔功能异常：口周咀嚼肌在行使其正常功能的同时带来功能性刺激，对牙、殆、颌、面的正常发育起重要的促进作用。异常的口颌系统功能，将影响颌面部的正常生长发育，引起错殆畸形。

1）吮吸功能：人工喂养尤其是奶瓶喂养，常因姿势不正确，或奶嘴不适等因素，使婴儿下颌前伸不足或前伸过度，造成错殆畸形。目前乳牙列常见的前牙反殆，大多都有不良喂养姿势的人工喂养史。

2）呼吸功能异常：影响气道，尤其是上呼吸道通畅的疾病，如慢性鼻炎、鼻窦炎、鼻甲肥大、鼻中隔充血、腺样体肥大及鼻肿瘤等，往往会影响正常的鼻呼吸，迫使以口呼吸代替鼻呼吸，常可引起上颌前突、腭盖高拱等错殆畸形。

3）其他：如异常吞咽等也会影响面颌的正常发育。

（4）外伤：颌骨外伤，尤其在儿童时期的髁突骨折，往往会对髁突产生影响，引起髁突生长发育异常，进而引起颜面的畸形。

（5）肌功能异常：常指肌肉的过度收缩等异常，如在斜颈患者，一侧颈部肌肉，尤其是胸锁乳突肌的强直性收缩，结果使头部歪斜，生长受限导致面部不对称。

（6）全身系统性的疾病：因全身是一个统一的整体，有些全身疾病会影响面颌的发育，出现错𬌗畸形，如佝偻病等。

（二）预防

1. 围生期的预防　围生期是指开始妊娠到出生后 42 天这一段时期，母体的全身状况对胎儿全身和颌面部的生长发育都有重要影响。因此，要注意均衡膳食，避免疾病的发生，避免导致全身状况紊乱的危险因素。同时也要注意围生期的口腔保健，维持一个健康的口腔状态，避免因不良的口腔状况对胎儿发育、出生状况以及新生儿口腔状况的影响。出生状况与颌面部的发育密切相关，因此，要尽量避免出生时各种对面颌部发育不良的危险因素。

2. 婴儿期的预防　关键是要养成良好、正确和规律的喂养习惯，同时也要养成良好的口腔卫生清洁习惯。一方面预防龋齿的发生，避免因龋导致的对面颌发育的影响，另一方面避免因不良的喂养习惯导致的面颌的异常发育。需特别强调：①提倡母乳喂养；②人工喂养时应注意哺乳姿势和选择正确的奶瓶和奶嘴，防止不良喂养姿势导致的错𬌗畸形；③不应忽视开始萌出第一颗牙齿时的首次口腔检查和咨询，不能忽视良好口腔卫生清洁习惯的养成，这对预防龋齿，避免因龋导致的错𬌗畸形，具有重要的意义。

3. 幼儿期的预防　幼儿期是孩子行为能力逐渐加强的时期，也是饮食种类逐渐丰富的时期，这一时期关键是要养成良好的饮食习惯和口腔卫生习惯。一方面，避免因不良饮食习惯导致的龋齿，避免因龋导致的错𬌗畸形，因此科学吃糖和甜食就变得十分重要。另一方面，要注意良好口腔卫生习惯的形成，避免龋齿的发生，特别要强调家长在幼儿期口腔卫生习惯养成和维持中的重要作用。此外，随着饮食种类的增多，要注意咀嚼功能的培养和训练，避免过软的饮食，使颌骨受到良好的刺激，为牙颌的正常发育奠定基础。最后，还应注意避免对潜在的不良口腔习惯的引导，以免 3 岁以后变成不良的口腔习惯，影响牙颌的发育。

4. 学龄前期的预防　积极开展口腔健康教育，使儿童、家长和老师知道哪些行为对牙和面部的发育有利，哪些不利，了解基本的预防知识，提高对早期预防错𬌗畸形的认识，纠正不良习惯，如吮吸习惯、咬物习惯、唇习惯、舌习惯、偏侧咀嚼习惯等。此外，要注意咀嚼功能的训练，儿童的食物应有一定的硬度，以充分发挥咀嚼功能，促进牙颌系统正常发育。最后，要注意良好的口腔卫生习惯和饮食习惯的养成，早期预防龋病，注意定期检查，及时充填治疗，恢复乳牙外形，以免破坏邻接关系，同时避免因严重龋或外伤导致的乳牙早失，保持乳牙列的健康完整，以利咀嚼系统发挥正常的功能。

5. 替牙期的早期干预

（1）乳牙早失的早期干预：注意间隙的保持，避免间隙丧失，避免牙弓长度的减少，另外，也不要忽视咬合功能的恢复。对于间隙丧失明显者，有时根据情况还要考虑间隙的开展，之后再进行间隙的保持，这要结合临床的具体情况。

（2）恒牙早失的早期干预：要根据牙齿的发育情况，牙列的发育情况，综合考虑是保持间隙为以后的修复做准备，还是利用替牙期的牙齿发育来关闭间隙，无论采取哪种治疗方案，目的都是避免错𬌗畸形的发生。

（3）乳牙滞留：一般情况下，应拔除滞留乳牙，避免继承恒牙萌出异常，导致错𬌗畸形的发生。但有时，滞留的乳牙下方，继承恒牙出现阻生，这时应根据牙齿的发育情况综合考虑是观察、导萌，还是拔除。有时，在滞留乳牙的下方，出现继承恒牙的先天缺失，这时应根据牙列发育情况，滞留乳牙的牙根情况综合考虑，有时保留滞留的乳牙，继续行使功能也是一种极佳的治疗方案。

（4）恒牙早萌：目前不主张阻萌的治疗。只是因牙齿早萌，处于年轻恒牙时期，矿化程度较低，要避免龋齿的发生。此外，早萌的牙齿，有时会出现位置和萌出方向异常，要根据牙列和牙齿的发育情况，综合考虑是否进行早期矫正治疗。

（5）恒牙萌出顺序异常：恒牙萌出的顺序比萌出的时间更为重要，对正常建𬌗有很大的影响，正常的恒牙萌出顺序有利于利用替牙间隙使上下颌磨牙调整到中性关系，建立良好的尖窝锁结。乳牙龋导致的根尖周围炎、乳牙外伤、乳牙根吸收异常、乳牙滞留、乳牙根与牙槽骨粘连，以及某些发育异常的因素等均可引起乳、恒牙替换时间紊乱，临床上应注意消除这些因素，必要时采取间隙保持、早期矫正等方式，防止和矫正恒牙萌出顺序异常导致的错𬌗畸形。

（6）额外牙：又叫多生牙，多好发于上前牙区，常常导致上前牙的萌出异常。因此，正确的处理多生牙，是预防错𬌗畸形的一个重要方面。临床上的处理原则是，主要是通过检查，看多生牙是否影响该区域正常牙齿的发育和萌出。如果影响，则考虑尽快拔除，使多生牙的影响降至最小，如果不影响，则可以定期观察。

（7）恒牙的阻生：因为乳牙的外伤、因龋导致的根尖周炎、额外牙以及一些原发性的因素，往往导致混合牙列时期恒牙的阻生，导致错𬌗畸形的发生。这时应综合考虑牙齿的发育情况、间隙情况、咬合情况等，进行完善的检查，以决定是否进行早期导萌，是否拔除，是否观察，避免或减少错𬌗畸形的发生。

（8）上唇系带附着异常：异常的上唇系带为粗大的、无弹力的纤维带，位于上中切牙之间与腭乳头相连，深嵌入腭中缝。此时，由于唇的功能活动妨碍了上中切牙靠拢，从而形成上中切牙间隙，可结合外科手术用矫治器关闭中切牙间隙。

（9）其他：恒牙的粘连、牙瘤等这些异常也可以影响正常牙列和咬合关系的形成。可根据全面的检查和设计，用正畸结合外科的方法来处理，避免对咬合产生的严重影响。

二、牙外伤的预防

牙外伤（traumatic dental injury）是指牙齿受急剧创伤，特别是打击或撞击所引起的牙体硬组织、牙髓或牙周组织发生急性损伤的一种疾病。这些损伤可单独发生在上述的一种组织，也可同时涉及上述的多种组织。在口腔，牙外伤主要表现为前牙外伤。

据报道，英国18岁以下的人群，其中1/4都有过牙外伤的经历。我国6～13岁的儿童牙外伤发生率为19.6%。从外伤年龄看，好发年龄多为8～10岁；从外伤部位看，好发部位以上前牙最为多见，约占整个前牙外伤的97.1%。乳牙外伤多好发于1.5～2.5岁的儿童。乳牙外伤的患病率，因不同的文献报道不同，为4%～35%之间。乳牙外伤好发于上中切牙，尤其是上颌前突的孩子是正常孩子的2～3倍。在恒牙期，男性较女性更易发生牙外伤，而乳牙期儿童牙外伤发生的性别差异不明显。

牙外伤的损伤类型，受累牙的牙位、数目以及严重程度因为年龄和产生损伤的原因不同而有所差异。恒牙牙外伤最常见的类型是牙釉质折断或牙本质折断却未造成牙髓暴露的简单冠折，乳牙牙外伤最常见的类型是半脱位。任何类型的牙外伤，最好发的牙位是上颌中切牙，其次是上颌侧切牙或下颌中切牙。大部分人只有单颗牙受累，两侧牙齿牙外伤的发生率没有明显的差别。

（一）危险因素

导致牙外伤的原因有很多，任何程度的机械外力直接或间接作用于牙齿都可以造成牙体硬组织或牙周组织的损伤。随着户外活动的剧增，牙外伤越来越普遍。导致牙外伤的危险因素首先是安全意识缺乏，其次是具体的因素，如意外的摔倒和碰撞、交通事故、体育运动等。

1. 安全意识缺乏　目前，全社会对牙外伤的认识尚不足，包括家长、老师和儿童自身，也包括学校、幼儿园、运动场馆及公共环境的工作人员，可以说整个社会都存在这种现象。只有发生了牙外伤后，才意识到缺乏安全意识的严重后果。可见提高安全意识、防患于未然的重要性。

2．具体因素

1）摔倒（falls）和碰撞（collisions）：摔倒、碰撞以及物体撞击到牙齿是发生牙外伤最常见的原因。对于学龄前及学龄期儿童，无意识牙外伤最常发生于家中及附近的地区。危险的周围环境和过度拥挤的环境，更易使人摔倒，发生碰撞从而产生牙外伤。

2）交通意外伤害（traffic accidents）：包括行走时被交通工具撞伤，或骑自行车、驾驶汽车时发生意外，造成牙及颌面部的复合伤。15岁以下儿童由于骑自行车引起的面部外伤中有31%伴有牙外伤。戴头盔骑车虽可降低面部及颅脑损伤风险，但仍然有较高的牙外伤风险，因为头盔不能很好地保护面下部和下颌。

3）运动损伤（sport injuries）：体育运动是发生牙外伤的主要原因之一。它受运动的类型、运动的场地、运动员的年龄和性别、运动的规模、体育竞赛的水平、防护用具的使用、是否有教练和牙科医生提供指导等因素影响。

4）其他：还包括暴力行为；某些特殊的行为因素，如有很多人经常把牙当成是工具，从而造成牙的损伤等。

（二）预防

近年来，创伤已严重威胁人类健康和生存质量。而牙外伤的发病率明显高于颌面部的其他组织和器官。由于受伤者绝大多数为青少年，外伤会严重影响咀嚼、语言、形象、心理等多种功能，如不及时、有效地救治将会遗留严重的后果。因此，提高公众对牙外伤的意识显得十分重要。

1．增强安全意识　预防牙外伤，首先要提高公众，特别是学校和幼儿园的老师、学龄前儿童和学龄儿童，以及儿童家长对牙外伤的认知水平，增强防护意识。应加强学校的安全教育，加强牙外伤的宣传，尤其是预防和应急处理的宣传，提高学生的自我保护意识。运动中应掌握动作要领，遵守一定的运动规则和规律，有条件的地方应积极采取防护措施，同时危险的运动应佩戴防护器具。教育学生避免暴力行为，遵守交通规则，以减少牙外伤的发生。教师、家长和校（园）医院医生，甚至儿童自己都应了解牙外伤应急处理的基本常识，以利于牙外伤后的应急处置。

2．营造安全环境　玩耍和好动是孩子的天性，为了减少孩子的牙外伤，学龄前儿童家中尽量布置一个安全的活动区域，清除可能造成创伤的坚硬物饰，放置缓冲性强的物品。在易发生牙外伤的地点，如学校、道路、运动和游戏场所，尽可能进行草坪建设，或其他软化地面的方法；同时尽量减少不规则的小台阶或意外的障碍物。体育设施和游乐设施应提高安全性能。加强对专用校车的管理，避免拥挤；公交汽车上应设置专用扶手；同时考虑公共场所无障碍设施的建设。政府有关部门在改善交通道路和机动车质量的基础上，加强道路管理，对雨雪后的道路应及时清理，还应提高全民法律意识，严格遵守交通法规，以减少创伤的发生。

3．佩戴防护牙托　青少年在激烈、对抗性较强的体育运动和游戏中，口腔颌面部受伤的概率很高，易形成运动性牙外伤，最易受累的牙是上颌中切牙。身体接触类运动项目受伤的风险高于非接触类项目，因此应提倡青少年参加体育运动时佩带防护牙托，以减少牙外伤的发生。

防护牙托是一种弹性类似夹板状的减震装置，多用乙烯-醋酸乙烯酯共聚物（ethylene-vinyl acetate，EVA）制作而成。防护牙托的作用是：①保护牙齿和口内其他组织，如牙龈、颊和唇；②防止颌骨骨折，特别是保护颞下颌关节；③预防外力对颅脑的冲击伤害，降低脑震荡发生的可能；④增强运动员的安全感。

防护牙托主要分为3类：①预成类，是固位及防护效果欠佳的成品防护牙托；②口内成型类，是具有一定固位及防护功能的半成品防护牙托；③个别制作类，是由牙医根据患者的牙齿模型进行加工制作的防护牙托，其固位及防护效果最佳，是目前应用较多的一种类型，见图8-1。

4．矫正错𬌗畸形　上颌前突和前牙深覆盖与牙外伤密切相关，程度越严重发生牙外伤的可能性越大。因此，对伴有上颌前突和前牙深覆盖的错𬌗畸形，应尽快矫正，避免因此而导致牙外

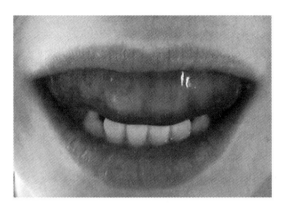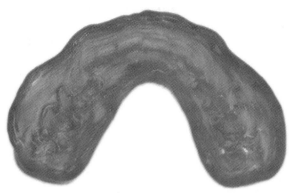

图 8-1 防护牙托

伤的意外发生。有时在混合牙列的早期，就建议开始干预这些错𬌗畸形。

5. 全脱位牙和其他外伤的应急处理 无论在家里、公共场所还是学校和幼儿园，如果发生全脱位，如果具备了即刻再植的条件，就尽量即刻再植，这样就提高了脱位牙存活的成功率。如果不具备即刻再植的条件，可以立即将全脱位的牙放入（按优先顺序）生理盐水、冷藏的鲜牛奶、常温的鲜牛奶、患儿父母的口腔中，尽快到医院就诊，进行再植。如果是冠折，在可能的情况下，尽量找到折断的冠片，最好是在非干燥（可以参照全脱位牙齿的保存条件，但没有全脱位那么严格）的条件下储存尽快到医院就诊，医生会根据外伤的具体情况，看是否能进行断冠粘接。此外，无论发生何种类型的外伤，都应来医院尽快就诊，因为就诊的时间越及时，外伤的预后越好。

进展与趋势

（一）口腔癌的预防

有关口腔癌的研究，在治疗方面有了很大的进步，在预防方面也是如此，尤其是在肿瘤的早期预测方面。随着分子生物学和蛋白研究技术方面的进展，目前有关生物标记物的研究是一个热点，尤其是有关口腔癌生物标记物的研究。除了传统的通过外周血进行检测的手段外，针对口腔癌，唾液中的生物标记物的检测尤其更有大规模广泛应用的价值和意义。根据目前研究的进展，在不久的将来，也许通过唾液中生物标记物的检测，可以达到对口腔癌早期预测的目的。

（二）错𬌗畸形的预防

从小养成良好的习惯，行使口腔的正常功能，对维持正常牙列和咬合关系的形成，避免错𬌗畸形具有重要的意义。目前有关早期预防错𬌗畸形的口腔用品已开始应用于临床，如一些预成的肌功能训练器，对形成正确的口腔软组织功能，进而形成正常的牙列和咬合关系，为最终达到预防错𬌗畸形的发生中起到关键的作用。此外，混合牙列是一个特殊时期，针对这一时期的阻断性矫正也是目前比较倾向的预防错𬌗畸形的重要手段之一。

（三）牙外伤的预防

随着牙齿（牙髓、牙周膜、牙囊）干细胞及细胞生物学、分子生物学方面的研究进展，口腔科医护人员对牙外伤预后及其并发症的发生机制有了更深入的认识，通过临床处理技术的改进，对预防和减少牙外伤及其并发症的发生有了更多进展。此外，各种新型材料防护用品的应用，也使得牙外伤的预防具有更为广阔的发展前景。

Summary

Cancer refers to a variety of malignant neoplasms that occur throughout the body. Oral cancers can be defined in various ways. In this chapter, they will be defined according to the primary anatomic structures. Oral cancer affects the oral cavity (mouth) and the oropharynx, which is the part of the pharynx (throat) located at the back of the mouth. In the epidemiology of oral cancer, we describe its incidence, age distribution, gender distribution, site difference, ethnic difference and mortality. The most common signs and symptoms of oral cancer are also listed in this chapter. The potentially malignant oral epithelial lesions should cause our vigilance. The oncology field has started to shift from a treatment-oriented philosophy toward a prevention-oriented philosophy. For this reason, the study on the risk factors of oral cancer is very important. According to reports in the include, risk factors for oral cancer include tobacco, betel chewing, alcohol drinking, nutrition, viruses, topical factors, actinic radiation (ultraviolet light) exposure and so on. For the prevention of oral cancer, it is very necessary to make an early detection and an early diagnosis for this disease. To get the detection and diagnosis of initial stage in oral cancer, there were mainly three parts, i.e. health history, oral cancer screening and examination, and Screening and diagnostic aids (including toluidine blue, exfoliative cytology and brush biopsy, chemiluminescence and so on). For the purpose of preventing the oral cancer, we should focus on primary prevention, secondary prevention, education to the public, and public health screening for oral cancer.

In the part of prevention for malocclusion and dental trauma, we are based on thorough understanding of risk factors of these diseases, emphasis on preventive measures that should be taken.

Definition and Terminology

口腔癌（**oral cancer**）：Cancer refers to a variety of malignant neoplasms that occur throughout the body. Oral cancers can be defined in various ways. In this chapter, they will be defined according to the primary anatomic structures. Oral cancer affects the oral cavity (mouth) and the oropharynx, which is the part of the pharynx (throat) located at the back of the mouth.

发病率（**incidence rates**）：Incidence rates refer to the number of new cases of a disease in a specified population during 1 year per 100000 individuals.

死亡率（**mortality rate**）：Mortality rate refers to the number of deaths in a specified population during 1 year per 100000 individuals.

症状（**symptom**）：A symptom is a change from the normal in a body structure, function, or sensation. A symptom is experienced by the patient, therefore, it is a subjective indication of disease.

体征（**sign**）：A sign is any abnormality that is discoverable on examination of the patient. Because a sign is observable, it is an objective indication of disease.

甲苯胺蓝［**toluidine blue（tolonium chloride）**］：Tolonium chloride is used to aid in early recognition of oral cancers. It is a metachromatic dye that acts as a nuclear stain by binding to DNA；a metachromatic dye stains different components of cells or tissues in different colors，allowing easier examination of tissue samples.

防护牙托（**mouth guard**）：Mouth guard is a removable oral appliance that protects the hard and soft tissues of the oral cavity and brain during contact sports；the appliance is sometimes referred to as a mouth protector. Mouthguards protect tissues by absorbing energy during an impact，thus decreasing the likelihood of trauma to the oral cavity and brain.

 参考文献

1. 胡德渝. 口腔预防医学. 6 版. 北京：人民卫生出版社，2012.

2. 张志愿，俞光岩. 口腔颌面外科学. 北京：人民卫生出版社，2012.

3. 葛立宏. 儿童口腔医学. 北京：人民卫生出版社，2012.

4. 卞金有. 预防口腔医学. 北京：北京大学医学出版社，2006.

5. 马军，郑树国. 儿童口腔疾病防治 - 学校健康教育指导手册. 北京：人民卫生出版社，2012.

6. Harris，Norman O. Primary preventive dentistry. 7th edition，New Jersey：Pearson Education，2009.

（郑树国）

第九章 口腔健康教育与口腔健康促进
Oral Health Education and Oral Health Promotion

由于现代科学的发展和医学模式的转变，口腔健康教育与口腔健康促进（oral health education and oral health promotion）在预防口腔医学领域的重要性越来越受到重视。口腔健康教育与口腔健康促进就是通过政府部门的重视和动员全社会的力量，营造有益于口腔健康的环境，传播口腔健康的信息，提高人们口腔健康的意识和自我口腔保健的能力，改变不健康的行为和生活方式，从而达到提高全民口腔健康水平，预防和控制口腔疾病，增进全身健康的目的。

第一节 口腔健康教育的概念
The Conception of Oral Health Education

一、健康与口腔健康

随着人类社会的不断进步和医学事业的不断发展，人们对健康的认识也逐步深入。在古代英语中，健康有健壮（hale）、结实（sound）和完整（whole）的意思，或健康就是无病、无残、无伤。这种对健康的认识早在20世纪30年代就被健康意味着"结实的体格和完善的功能，并充分发挥着作用"所取代。1978年世界卫生组织在"阿拉木图宣言"中指出，"健康不仅仅是没有疾病或不虚弱，而是身心健康和社会幸福的完美状态（Health is a state of complete physical，mental，and social well-being and not merely the absence of disease or infirmity）。"这个健康的概念反映了人类生命活动的生物、心理、社会三个相互联系的基本方面，扩大了医学的着眼点，从而更进一步认识到除生物因素影响健康外，尚有多种因素，如环境因素（自然环境与社会环境）、社会所能提供的保健设施、个体与群体的生活方式等。

口腔健康是人体健康的组成部分。1965年，WHO指出："牙齿健康是牙齿、牙周组织、口腔邻近部位及颌面部均无组织结构与功能性异常。"1981年WHO制定的口腔健康标准是"牙齿清洁、无龋洞、无疼痛感，牙龈颜色正常、无出血现象（Teeth clean no caries cavities，no pains，gingiva with normal colure and no sign of bleeding）"。口腔健康的概念可以不同，但下述三项内容是不能缺少的：具有良好的口腔卫生、健全的口腔功能以及没有口腔疾病。

二、健康教育与口腔健康教育

（一）健康教育

世界卫生组织（WHO）1981年提出健康教育的定义是："健康教育的目的是帮助并鼓励人们有达到健康状态的愿望；知道怎样做才能达到这样的目的，促进每个人或集体努力做好本身应做的一切；并知道在必要时如何寻求适当的帮助。"

健康教育是通过有计划、有组织、有系统的教育活动促使公众自觉地采取有利于健康的行为和生活方式，预防和控制疾病、促进健康。健康教育的目标是帮助人们寻求能够达到最佳健康状态的行为方式和生活方式，指导人们如何避免亚健康状态、疾病和意外事故的发生。健康教育的目的是帮助人们理解健康的重要意义和与行为方式和生活方式的关系，以便做出有益于健康的选择并成为其自觉的行为实践。健康教育的本质是教育人们能够对自己的健康负责并对周围的人有一定的影响。

健康教育是一门自然科学和社会科学相互渗透的交叉学科,它吸收了医学、教育学、行为学、心理学、社会学、传播学、美学等多种学科的内容而成为尚在发展中的一门综合性学科。

(二)口腔健康教育

口腔健康教育是健康教育的一个分支,是通过有效的口腔健康教育计划或教育活动调动人们的积极性,通过行为矫正、口腔健康咨询、信息传播等,以达到建立口腔健康的行为。口腔健康教育本身不能成为一个预防项目,而是口腔预防项目的重要组成部分。它是让人们理解和接受各种口腔预防措施所采取的教育步骤。

口腔健康教育是为了增长人们的健康知识,理解、接受并能付诸实践。口腔健康教育是口腔公共卫生工作的基础,是推行口腔预防措施、实现自我口腔保健、促进口腔健康所必需的。

口腔健康是全身健康的组成部分,口腔健康与全身健康关系密切,口腔健康影响着全身健康,因此口腔健康教育应纳入健康教育之中,以增加公众的口腔健康知识,提高他们的口腔保健意识,强化人们的口腔健康行为,从而促进全身健康。

每项口腔卫生保健服务都应包括口腔健康教育,例如,在学校开展有效刷牙去除菌斑项目,应该配合有关刷牙的健康教育,如刷牙的目的、含氟牙膏与保健牙刷的使用、有效清除牙菌斑的方法等。另外,通过刷牙前后菌斑染色的自我检查,可以加深学生的理解和认识,提高教育效果。没有相应的口腔健康教育,口腔健康促进项目则难以持久与深化。其他如窝沟封闭、氟涂漆预防项目等都应有相应的口腔健康教育内容。

口腔健康教育也是临床医疗服务的组成部分。由于患者渴望得到与自身有关的保健知识,加上对医务人员的高度信任,诊室椅旁的健康教育一般都能收到满意的效果。所以医生在进行检查、诊断、治疗与康复过程中都应尽可能地针对病情进行必要的健康教育。

(三)未来发展趋势

口腔健康教育和口腔健康促进要面向未来,要适应社会的发展,要满足城乡居民提高健康水平的需求。因此,口腔健康教育和口腔健康促进面临新的机遇和挑战。

1.更新观念 更新或转变观念是改变行为和实施口腔保健措施的思想基础。要重视个人、家庭和社会各阶层的口腔健康教育和口腔健康促进,做到全民参与。健康教育和健康促进绝不单纯是口腔预防保健人员的事情,要有"大卫生"的观念,争取政策和资源的支持,努力形成政府主导、社会支持、公众参与的健康教育与健康促进的大联盟。

2.应对人口老龄化 我国已和许多发达国家一样进入了老龄化社会,不同的是社会经济发展存在巨大差异,所产生的一系列口腔健康问题引起了社会的日益关注。由于历史的原因,人口老化是一个不可抗拒的发展过程,但我们可以通过口腔健康教育和口腔健康促进降低口腔疾病的发病率和患病率,提高老年人的口腔健康水平。

3.常见口腔疾病的健康教育 不良的生活方式或不良的口腔行为习惯可以导致口腔疾病,除了龋病和牙周病外,口腔癌(包括癌前病变)和艾滋病口腔表现的发病情况呈现上升趋势。必须强化健康教育力度,借鉴国内外的先进经验,提高口腔健康教育和口腔健康促进的质量和水平。

4.加强管理研究 管理研究的主要内容是口腔健康教育和口腔健康促进的发展规律,主要任务是研究新的理论、技术和方法;研究有利于口腔健康教育和口腔健康促进的政策和环境;研究国内外的经验与成果,并推广和应用。

第二节　口腔健康教育的策略、任务与方法
The Strategy，Mission and Method of Oral Health Education

一、口腔健康教育的策略

口腔健康教育既有自然科学的属性，也有社会科学的特点。应把握其思想性、群众性、艺术性及实用性的原则，具体有以下三个方面。

（一）口腔健康是全身健康的组成部分

口腔健康教育应纳入健康教育之中，过去健康教育很少涉及口腔健康教育，卫生保健人员普遍缺乏口腔保健的基本知识，因此城乡社区人群的口腔健康基本知识十分贫乏。为提高口腔健康从单纯治疗型向综合保健型转变打下基础，在国家或地方的健康目标中，都应包括口腔健康目标。国家或地方综合性的保健规划中，特别是社区卫生保健项目中应明确规定包括口腔保健项目。

对制定口腔保健有关规定和制度的人员、参与项目的人员都应进行健康教育，使他们能积极地参加和介入到口腔健康促进项目中。

（二）口腔健康教育信息的科学应用

口腔健康教育信息应强调准确和严谨，应体现最新科学研究成果，对目标人群与口腔疾病有较强的针对性。特别是大众传媒在传播口腔健康信息时应慎重，防止不准确的信息误传。例如，有篇《对六龄齿的保护》的科普文章，虽然指出"六龄齿"的解剖特点是咬合面的窝沟容易积存菌斑，但又写到"六龄齿萌出后常因刷牙不认真而发生龋坏。"这就给读者一个错误信息，即彻底地、认真地刷牙就可以预防第一恒磨牙的龋坏。而事实上，单靠刷牙是达不到预防龋坏的目的。因为牙刷毛不能进入窝沟清除菌斑。最好的预防方法是在第一恒磨牙萌出后尽早做窝沟封闭；同时建议使用氟化物来预防牙的平滑面龋，这样就能比较全面地预防第一恒磨牙龋坏。

（三）口腔健康教育的针对性

口腔健康教育和指导应适合当地文化、教育、经济发展状况与人群患病情况，使口腔健康教育做到切实可行和有针对性。健康教育不仅仅传播信息，还要考虑影响健康行为的心理、社会和文化因素，传统的观念与习惯，个人或群体对口腔健康的要求、兴趣等，以确定相应的口腔保健内容与教育方法。

二、口腔健康教育的任务

口腔健康教育的任务主要有以下 5 个方面：

（1）提高社会人群口腔预防保健的知识水平。改变不卫生、不文明的旧观念，建立口腔健康行为，不断提高生活质量，促进全民族的口腔健康。

（2）深化口腔健康教育内容。扩大教育面。增加卫生、医疗人员的口腔预防知识，强化口腔健康教育意识，提高口腔健康教育的能力。

（3）引起社会各方人员对口腔健康问题的关注，为寻求口腔预防保健资源做准备。

（4）争取各级行政领导与卫生行政领导的支持，以便合理分配有限的资源。制定相关方针、政策，推动防治方案顺利进行。

（5）传递最新的科学信息，积极配合新的口腔保健措施的应用与推广。

三、口腔健康教育的方法

针对不同情况，口腔健康教育一般采取四种方法。

（一）个别交谈

口腔专业人员就口腔健康问题与预防保健问题与就诊患者、单位领导、儿童家长、社区保健人员等进行交谈、讨论。由于此方式是双向的信息交流，交谈的针对性强，讨论比较深入，效果好。例如，患者就医时的椅旁教育，不只是医生单向传授知识，而是有问有答的交流。在交谈中，医生或保健人员应该是他们的良师益友，而不是以教育者自居。口腔健康教育就是要帮助人们在口腔健康方面学会自助，在掌握有关知识后自觉地去实践。

（二）组织小型讨论会

小型讨论会有社区座谈会、专家研讨会、专题讨论会、听取群众意见会等。参加者除口腔专业人员、决策者之外，应广泛吸收不同阶层的群众。如果要推广某项口腔保健的新技术，应组织讨论此项目的可行性、推广价值、成本效益，公众接受的可能性以及科学性等，这种会议要注意吸收不同观点的专业人员与媒体参加。如果在学校开展某项口腔保健项目，应该请校长、教师、家长与学生代表共同参加讨论。各种小型讨论会既是健康教育的方式，也是调查研究的方式。

（三）借助大众传播媒介

通过报刊、杂志、电视、电影、广播、网络、街头展板与宣传橱窗等传播口腔健康信息，反复强化公众已有的口腔卫生知识，干预不健康的行为如爱吃零食、不刷牙等不健康行为。大众传媒的优点是覆盖面大，能较快地吸引公众注意力，使之集中到有待解决的口腔健康问题上来。20多年来的全国爱牙日活动中，通过发挥大众传播媒介的作用，不同宣传主题的口腔健康教育活动都取得了良好效果。

（四）组织社区活动

城市街道、农村乡镇和社会团体与单位（企业、学校、机关）的有组织活动，使人们提高对口腔健康的认识，引起兴趣，产生强烈的口腔健康愿望，强化口腔健康服务资源的利用。通常是进行口腔健康调查，了解对口腔健康的需求，为制订计划打下基础，在制订计划过程中有意识地对不同层次的人进行教育，以增强目标人群对实施教育计划的责任感。

每种方法都有其优缺点，且不能互相取代。根据不同的情况选择不同的方法，才能收到较好的效果。

第三节　口腔健康教育的计划、实施和评价
The Planning, Implementation and Evaluation of Oral Health Education

一、口腔健康教育的计划

（一）口腔健康教育计划的基本模式

Precede-Proceed 模式是 20 世纪 70 年代提出、90 年代改进，应用广泛、发展完善的规划制定模式，也是能综合应用各种行为改变理论来取得最大干预效果的组织框架。在教育诊断与评价中，Precede 计划模式立足于诱发强化与增强能力的动机。已广泛用于健康教育干预。

Precede-Proceed 模式的理论原则，一是绝大多数持久性的健康行为改变在性质上都是自愿的，二是强调环境因素在影响健康和健康行为方面的重要作用。应用该模式可以帮助健康教育工作者通过一系列的诊断步骤，考虑到影响目标人群健康和健康行为的个体和环境。打算采用 Precede 是指导健康教育者进行的最有效的干预。应用流行病学、社会心理学与教育学，以及管理研究的知识，健康教育者能够达到一种理想的干预。

（二）口腔健康教育计划的基本步骤

口腔健康教育对口腔保健计划的实施起到推动与加强作用。计划实施是为了保证目标的实现，因此设计要全面、严谨。设计时要考虑以下步骤：

1．确定与口腔健康有关的问题　明确问题之所在和确定问题的性质是基础，可以从五个方面发现问题：①调查有关的社会问题（如个人收入、文化教育率与教育水平等）；②分析流行病学调查资料和病案材料（如发病率、患病率、有关口腔健康问题的分布和范围）；③确定有关的文化背景和社会行为问题（如目标人群的一般状况资料；关于自我保健措施与疾病症状的知识，态度与实践等）；④确定口腔健康教育的问题；⑤确定有关口腔健康的管理问题。

2．制定口腔健康教育的目标　在问题确定之后就是制定目标，口腔健康教育要针对具体要求通过共同努力来达到。口腔健康教育应该有自身可以达到的目标。在短期内，总目标不容易达到，而具体目标则比较实际，可以检查评估。

3．选择实现目标的策略　选择口腔健康教育的策略时应遵循下述三项内容。

（1）确定目标：因为一种策略的基本目的是促进接受者达到具体的目标。在目标确定之后，将选择最适当的策略。在任何情况下，需清楚学习什么内容。

（2）选择策略：在决定学习什么之后，就是使用什么样的策略方法来推动学习。

（3）应用方法：决定接受者的适当活动，确定教学方法，教学行为以及需要的详细资料，提供者与学习者一起来学习。

二、口腔健康教育的实施

（一）口腔健康教育方法

可以通过以下方法实施口腔健康教育：

（1）提供学习机会，学会如何确定和分析口腔健康及其相关问题。

（2）使口腔健康信息容易达到社区的每个人，为健康与口腔健康教育提供时间与空间。

（3）推荐可供选择的解决办法。这些办法适合于那些已经经过提供者与接受者或社区，共同努力确定的口腔健康及其有关问题。

（4）强调进行有效交流的重要性，教育者与被教育者的双向交流比单向交流效果更好。

（5）把目标变成简单的，可以理解，可实现的和可以接受的口号或海报，在社区监督执行。当几个口腔健康问题同时存在时，帮助人们学会如何确定重点。

（6）为各年龄组或特殊人群，特别是高危人群准备口腔健康教育手册或宣传册。

（7）模拟或示范个人与家庭口腔保健的适宜技术。

（8）建立个人与社区参与监督过程的标准与方法。

（9）在口腔健康教育项目中监督口腔健康教育内容取得的效果。

（10）在口腔卫生保健项目中建立与其他相关单位的合作。

（11）口腔健康教育项目应该是社区卫生发展项目的一部分。

（12）随访与复查。

（二）"健康口腔，幸福家庭"项目活动

原卫生部疾病预防控制局在"全民健康生活方式行动"和全国慢性非传染性疾病综合防控示范区创建平台上，开展了为期三年的"健康口腔，幸福家庭"项目（2011—2013）。

项目主要开展以下活动：

（1）开展以社区为基础的全人群口腔健康教育，定期开展口腔健康讲座、义诊，通过宣传栏介绍口腔健康知识。

（2）每年在全国"爱牙日"期间，组织开展主题宣传活动。

（3）开展宣传倡导，促进逐步建立居民定期口腔健康检查制度。

（4）在全民健康生活方式行动示范创建工作中增加口腔健康内容。在示范社区的创建工作中，逐步开展口腔健康示范家庭创建工作。

（5）逐步建立社区口腔卫生服务工作机制。结合各地情况，因地制宜建立社区口腔卫生工作

机制，探讨口腔疾病危险因素和家庭干预模式。

三、口腔健康教育的评价

评价是口腔健康教育的一部分，是了解教育信息是否得到有效传递，是否被受教育者接收和理解并采取了某些行动，是对教育结果的一个价值判断。对口腔健康教育的评价有三方面，即是否完成了项目所提出的目标，项目的设计与执行是否合理有效，以及项目的投入与效益（社会效益与经济效益）。

（一）评价的步骤和方法

（1）在口腔健康教育之前了解个人与社区的口腔健康需要与兴趣，收集、分析、整理行为流行病学的基线资料。

（2）在教育期间，了解项目进展情况，获取反馈信息，适当调整现行项目。

（3）在教育之后评价教育的效果，重新发展和改进教育项目。

（4）评价方法可通过书面测试、自我评价、个别访谈来实行，在对收集的资料进行统计学分析后，做出总结报告，最后得出结论。

（二）评价的基本内容

1．口腔健康意识的变化 口腔健康意识是人们对有关口腔健康问题的一种思维、感觉和心理上的综合反应，一般体现在对口腔健康问题察觉后的反应，如对口腔医疗保健的需求。

2．口腔健康知识的变化 口腔健康知识是促进行为改变不可缺少的因素，是对口腔健康信息学习的过程，而知识是行为的基础与动力。可采取问卷调查的方法来了解目标人群掌握知识的程度。

3．对口腔健康问题所持态度的变化 态度是行为改变的准备状态，是对人、对事、对物的心理与感情倾向，态度的固有性质是对人、对事、对物的评价，因此常用语义区分量表法，选一对反义词来判断，多用"喜欢、不喜欢""热爱、不热爱""相信、不相信"。例如，用牙科审美指数（dental aesthetic index，DAI）来调查人们对错𬌗畸形的态度。这种方法可以对口腔健康教育项目、预防措施、口腔健康教育者的工作等做出评价、观察群体态度的变化。

4．口腔健康行为的变化 行为是对知道并相信的东西付诸行动，行为的动力来自信念，信念是相信某种现象或物体是真实的，坚信口腔健康科学知识的人，无疑会促进健康行为的形成。但知而不行的现象也普遍存在，说明从知到行之间有着十分复杂的心理变化，受着多种因素的影响，实际体现了人们价值观的自相矛盾，帮助受教育者认识这种情况，促进愿望与行为一致是一项重要的健康教育任务，也是健康教育的难点所在。

观察行为的变化，一般多采用选择式、填空式、答题式的问卷进行调查，设计问卷时应注意准确性，以免统计分析时造成困难，例如，在问刷牙时，不要设计"天天刷、经常刷、偶尔刷、不刷"。因为天天刷与经常刷的界限不清，偶尔刷与不刷也无区别。所以可设计为"每天早晚1次，每天早上1次，每天晚上1次，每周2～3次，每月1～2次，不刷"，这样对刷牙行为调查较为准确。问卷调查的抽样方法均应遵照流行病学调查原则，如果目标人群文化水平低，可采取个别访问式调查，然后由调查员代笔。

第四节 口腔健康促进的概念
The Conception of Oral Health Promotion

一、健康促进与口腔健康促进

（一）健康促进

WHO（1984）指出，健康促进是指"为改善环境使之适合于保护健康或使行为有利于健康所采取的各种行政干预、经济支持和组织保证等措施。"健康教育、健康保护和疾病预防是健康促进的三个核心组成部分。健康促进的发展过程和工作内容表明健康促进是包括健康教育及一切有益于人类健康的政策、法规、环境及组织的集成，成为国家卫生服务的重要组成部分。健康促进的领域主要有下述5个方面。

1. 制定健康的公共政策　健康促进不仅仅是卫生部门的职责，而是各级政府和社会各界共同参与，目的是有利于人们更容易作出健康的选择。

2. 创建支持性环境　通过公共政策的制定，创造健康、安全、舒适的生活和工作环境。全面系统地评价社会环境对健康的影响，以保证社会环境和自然环境有利于健康的发展。

3. 强化社区行动　社区成员有权利决定自己的需求和实现自己的目标，因此，提高自身健康水平的主导力量是自己。充分发挥社区的作用，调动一切积极因素，有效地参与健康教育计划的制订、执行和评价，帮助社区成员认识自身的健康问题并提出解决的办法。

4. 调整卫生服务方向　卫生服务的责任应该由个人、所在单位、社会团体、卫生专业人员、医疗保健机构、工商机构和政府共同承担，建立有利于健康促进的医疗保健服务体系。

5. 发展个人技能　通过健康教育和提供健康信息帮助人们提高选择健康的技能，自觉的保护自身健康和生活环境，有准备和有能力的应对人生不同时期可能出现的健康问题，并很好地预防和控制慢性疾病和意外伤害。

（二）口腔健康促进

口腔健康促进是健康促进的组成部分。包括保证和维护口腔健康必需的条例、制度与法律等。也包括专业人员建议与协助有关职能部门将有限的资源合理分配，支持把口腔预防保健措施纳入发展计划、财政预算和组织培训等工作。

口腔健康促进有很多具体的预防和干预措施，例如，调整自来水含氟浓度和推荐含氟牙膏的应用以及推广使用窝沟封闭、控制含糖食品、采用糖代用品等。在社区开展有指导的口腔卫生措施并提供符合标准的口腔保健用品也属于口腔健康促进范围。

口腔健康促进是从组织上、经济上创造必要条件，并保证社区群体和个体得到适宜的预防和干预措施。一般来说，在口腔健康促进中起到决定性作用的是职权部门和决策人；而具体工作的医务人员则主要在实施社区适宜技术和有效预防方法以及指导人们口腔健康行为方面起主导作用，在实际工作中两者相辅相成，相互促进，缺一不可。

二、口腔健康促进的进展

（一）国际上的进展

2005年9月在英国召开的第八届世界预防牙医学大会（WCPD）通过了"利物浦宣言"——促进21世纪口腔健康的倡议行动，希望各国到2020年都应加强9个领域的口腔健康工作，包括清洁饮用水，适宜的环境设施，健康饮食与良好营养，适量用氟防龋，促进健康的生活方式，减少危险因素，利用学校平台，强调初级口腔卫生保健，增强老年人口腔健康，制定口腔健康政策，支持公共卫生研究以及建立健康信息系统。

世界牙科联盟（FDI）2007年的特别目标是促进口腔健康。联合世界卫生组织和世界健康专业者联盟，通过预防和教育在全球范围开展口腔健康促进。如以"吸烟还是口腔健康"为题推动各国的戒烟行动；提倡氟化物是预防龋齿的最好和最经济的方法；以及避免由于口腔疾病导致全身性疾病。

（二）国内的进展

自1989年9月20日设立第一个全国爱牙日以来，每年9月20日都要围绕一个中心主题开展全国范围内的口腔健康教育和口腔健康促进活动。2004年的爱牙日以"口腔健康与生命质量"为主题，开展了为期两年的"促进口腔健康，提高生命质量"科学大讲堂活动。以口腔健康教育巡讲专家深入社区举办大型系列讲座的形式，与听众面对面互动交流。同时配合媒体的宣传报道扩大影响。

自 2007 年起，中华口腔医学会将全国爱牙日活动的主题确定为"口腔健康促进——面向西部，面向儿童"。以系列口腔健康教育与促进活动、西部口腔医学人才培养、口腔医疗保健网络建设等方面的内容为重点，在我国西部各省市自治区依次启动。

第五节　口腔健康促进的组成、任务与途径
The Constitute，Assignment and Channel of Oral Health Promotion

一、口腔健康促进的组成

口腔健康促进是由口腔健康教育、口腔健康保护和口腔疾病预防三部分组成。每个组成部分在个体、群体和社区口腔健康促进中都具有重要作用，三者相互联系和相互促进。

1．口腔健康教育　口腔健康教育是口腔健康促进的核心组成部分，是一个过程而不是一个结果，与一级预防（primary prevention）、二级预防和三级预防均有关。

2．口腔健康保护　口腔健康保护包括司法和财政控制、其他法规和政策，目的在于促进健康和预防疾病。它的使命是减少人们受到环境危害、不安全或不健康行为危害的可能性。口腔健康保护为人们的口腔健康选择提供了保证。

3．口腔疾病预防　口腔疾病预防在口腔健康促进中起着重要作用。口腔健康促进应以口腔疾病的一级预防为基础。一级预防是在疾病发生前所进行的预防工作，以便阻止疾病的发生。这也是口腔健康促进的主要任务。

口腔健康促进主要涉及 7 个领域：①预防；②生活方式；③预防性政策；④决策者教育；⑤健康教育；⑥健康保护；⑦政策支持。

实施有效的口腔预防措施必须以口腔健康教育为基础，口腔健康教育是口腔健康促进中必不可少的一部分，可以增加人们的健康知识，理解并实践相关的口腔预防措施。卫生行政领导在口腔健康促进中起着决定性的作用，各级医务人员则主要在有效的预防方法和口腔健康行为指导方面起主导作用，两者在实际工作中相辅相成，相互促进，缺一不可。

二、口腔健康促进的途径

口腔健康促进的途径遵循预防口腔医学的三大途径如下。

1．全民途径　在社区中开展口腔健康促进活动时，选择一种预防措施使得该社区所有人群都能从中获益。例如自来水氟化防龋，龋病是一种影响大多数人的疾病，通过调整自来水中氟的浓度达到适宜水平改变社区人们生活的环境，使社区中每个人能从自来水氟化项目中获得预防龋病的益处。

2．共同危险因素控制途径　许多不利于健康的因素，如不健康的饮食习惯、卫生习惯、吸烟、酿酒以及压力等不仅是口腔健康的危险因素，也是其他慢性病的危险因素，因此需要口腔专业人员与全体医务人员一起通过采取控制和改变这些共同危险因素的方法，促进人们的口腔健康和全身健康。

3．高危人群途径　人群中每个个体发生龋病的危险性是不同的，龋病的高危人群对整个人群的口腔健康影响较大，因此，在开展口腔健康促进活动时，选择针对龋病高危人群的预防措施和方法，预防和控制高危人群的龋病，从而提高整个人群的口腔健康状况。例如对有深窝沟的适龄儿童开展窝沟封闭预防龋齿。

三、口腔健康促进的任务

口腔健康促进的任务主要有以下 5 个方面。

（1）制定危险因素预防政策，包括对相关的科学研究给予更多的支持，加强口腔信息监测系统建设，改善各地网络信息连通渠道。

（2）制定有效的、有相关部门承诺的政策，预防有上升趋势的口腔健康高危险因素，如 2011 年原卫生部公布修订后的《公共场所卫生管理条例实施细则》中新增加了"室内公共场所禁止吸烟"等规定。

（3）加强国际、国内和各级部门间的合作，增强控制口腔危险因素的能力，提高公众对口腔健康的认知程度和口腔疾病预防意识。

（4）在口腔健康促进行动中协调政府、社会团体和个人的行动。

（5）组织社区口腔健康促进示范项目，尤其关注社会弱势群体、儿童和老年人。

第六节　口腔健康促进的计划、实施和评价
The Planning，Implementation and Evaluation of Oral Health Promotion

一、口腔健康促进的计划

口腔健康促进一般是以包括一系列活动的项目方式开展的，而任何口腔健康教育与口腔健康促进项目或规划都包括计划、实施和评价三个相关组成部分。

（一）确立口腔健康促进目标

目标（objective）是在预定的计划时间内可以实现的和可以衡量的尺度，它的制定是建立在大量的调查研究基础上的。口腔健康目标（oral health objective）一般包括改进健康状况的目标，减少危险因素的目标，改进服务与防护的目标和提高公众及专业人员认识的目标。如患龋率、含氟牙膏使用率、口腔健康知识知晓率等。

目标是计划的核心，目标制定之后就应重视对各级卫生行政领导、卫生保健人员、口腔医务人员进行目标教育。因为口腔健康目标是计划、管理和决策的基础，是各类卫生医务人员共同努力的方向，是各方人员协同一致达到预期效果的动力，同时也是我们对有限的资源进行合理分配的依据与最终评价成效的标准。因此一些国家和地区根据自己的情况并参考全球口腔健康目标，制定了本国和本地区的口腔健康目标。口腔健康目标一般包含口腔健康教育目标，在制定目标时，应包括四项基本内容，即特定人群、具体指向、可衡量的尺度和实现目标的预期时间。

（二）计划的基本模式

口腔健康促进的计划可遵循 Precede-Proceed 模式（图 9-1）进行，该模式的理论原则，一是绝大多数持久性的健康行为改变在性质上都是自愿的，二是强调环境因素在影响健康和健康行为方面的重要作用。应用该模式可以帮助健康教育工作者通过一系列的诊断步骤，考虑到影响目标人群健康和健康行为的个体和环境。应用流行病学，社会心理学与教育学，以及管理研究的知识，健康教育者能够达到一种理想的干预。

二、口腔健康促进的实施

（一）WHO 全球口腔健康促进优先行动

2003 年，世界卫生组织就全球口腔卫生的健康促进优先行动提出以下内容：

1. 口腔健康与氟化物应用　WHO 支持在发展中国家广泛应用含氟牙膏，特别希望为社会弱势群体提供价格低廉的含氟牙膏。

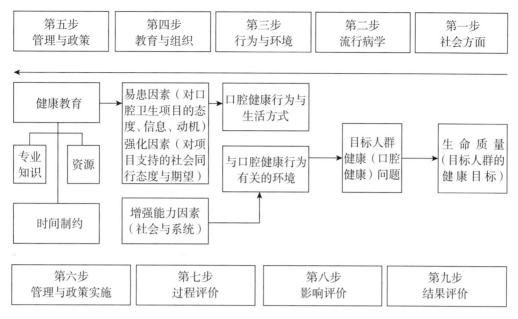

图 9-1　Precede-Proceed 模式

2．口腔健康与饮食营养　提供营养咨询；提高母乳喂养健康促进行动；提倡减少饮用含糖软饮料；提倡健康饮食，预防口腔癌的发生。

3．口腔健康与烟草　制订远离烟草计划；采取戒烟、控烟措施。

4．口腔健康与健康促进学校　强化国家、教育和卫生部门的职能作用，开展学校口腔卫生项目；研究提高学校口腔卫生项目水平。

5．儿童和老年人的口腔健康　作为特殊人群和弱势群体，控制危险因素和提供口腔保健是关键。

6．口腔卫生体系建设　包括人力、物力和财力的投入；社区卫生中心的建设；口腔卫生信息网络的建立。

（二）中国中西部地区儿童口腔疾病综合干预项目

为改善儿童口腔健康状况，提高儿童口腔健康水平，原国家卫生部、财政部从 2008 年起设立了中国中西部地区儿童口腔疾病综合干预项目，支持在项目地区建立儿童口腔卫生工作机制，开展对适龄儿童进行口腔健康教育，并对他们进行口腔健康检查和窝沟封闭，对基层口腔卫生专业人员进行培训，建立一支基层口腔保健的队伍。

1．制订项目计划　根据财政部、原卫生部对项目的要求和工作规范，确定了各级卫生行政部门为项目领导机构，中华口腔医学会为项目管理机构，专家组为技术指导和监督机构。各级卫生行政部门制订本辖区年度项目计划或实施方案，明确年度项目工作目标、任务内容、机构分工、预期成果、考核评价方法与时间安排。

2．项目实施　项目实施包括：①选择有资质的医疗机构承担项目；②确定适龄儿童为服务对象；③对专业人员进行培训；④对公众、管理人员、学校教师、家长和儿童宣传发动，进行健康教育；⑤对适龄儿童进行口腔健康检查和窝沟封闭防龋措施。

3．项目督导与评估　原卫生部组织对各省项目执行情况进行督导，各省卫生行政部门分别对项目承担的医疗机构进行督导，督导组由卫生行政部门、项目管理人员和专家组成；原卫生部组织制订项目效果评估指标和实施方案，适时对全国的项目实施效果进行评估，各省卫生行政部门确定本辖区项目考核评估指标和方案，进行检查评估。

三、口腔健康促进的评价

评价是科学管理的重要措施，是项目成败的关键，应贯穿在项目的全过程。

（一）评价的主要内容

口腔健康促进的评价包括对其 3 个组成部分的评价：①口腔疾病预防的效果评价，观察口腔健康状况的变化；②对口腔健康教育效果的评价（见本章第四节"口腔健康教育"）；③口腔健康保护的评价即对健康投入、卫生工作方针、政策的变化。

（二）评价的基本程序

口腔健康促进项目的评价非常必要。2002 年 WHO 推荐了用于口腔健康项目的综合评价模式（图 9-2）。

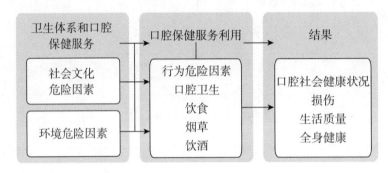

图 9-2 口腔健康促进的危险因素控制模式（WHO，2002）

（三）评价的基本要素

在所有的评价中有两个基本要素：确定标准和获取信息。用于判断健康促进干预的价值有不同的标准，包括：①效果（effectiveness）：达到目标或目的的程度。②适合性（appropriateness）：干预与需要的相关性。③可接受性（acceptability）：是否用一种容易接受的方法进行。④效率（efficiency）：时间、经费、资源花费是否恰当，获得了效益。⑤平等（equity）：同等的需要和同等的提供。

（四）评价的分类

评价通常分为过程评价、影响评价与结果评价。

1. 过程评价 过程评价是评价项目实施的过程，它提出参与者对健康促进干预的理解与反应，确定支持或阻止这些活动的因素。因此，过程评价是评估可接受性的一种方法，也可以评估一项口腔健康促进的适合性与平等性。过程评价应用一套定性的或者"软性"方法。例如，个别访谈、日记、观察与文件内容分析。

2. 影响评价 影响评价在项目中是最后的步骤。例如，一个学校口腔健康促进项目可以包括最后对项目的评论。可以邀请学生参与来确定项目开始后他们是怎样改变的，以及项目将怎样影响他们未来的行为。因为容易进行，影响评价是最普遍的选择。

3. 结果评价 结果评价是对项目所涉及的长期作用的评价，比较项目前后与健康有关的行为变化，还可以比较项目组与对照组人群的知信行、口腔健康状况及影响因素的变化。结果评价较为复杂，实行比较困难，花费也较多。

进展与趋势

世界卫生组织《21 世纪继续提高人类口腔健康水平——全球口腔卫生策略》报告指出：四大慢性非传染性疾病——心血管疾病、糖尿病、肿瘤和慢性阻塞性肺炎与口腔疾病有共同危险因素，可以通过降低共同危险因素进行综合控制。2007 年第六十届世界卫生大会继续强调各成员国要将口腔健康纳入慢病预防和全民健康的体系规划，制定提倡健康生活方式，控制危险因素的策略，开展口腔健康促进项目。

原卫生部 2010 年发布的《中国居民口腔健康指南 55 条》，提出了对普通人群、孕产妇婴幼儿、学龄前和学龄儿童、老年和残疾人等人群的基本口腔保健知识。2011 年我国《口腔疾病防控策略研究报告》中指出，吸烟、含糖饮食、饮酒、不良口腔卫生习惯和不合理就医行为等危险因素已成为威胁我国居民口腔健康的突出问题。

原卫生部疾病预防控制局在"全民健康生活方式行动"和全国慢性非传染性疾病综合防控示范区创建平台上，开展为期三年的"健康口腔，幸福家庭"项目（2011—2013）。项目内容分为两部分：一是在全国已经启动全民健康生活方式行动的县（区），开展以社区为基础、以家庭为目标的口腔健康教育活动，普及知识，提高居民口腔保健意识和自我保健能力；二是在全国建立 14 个口腔健康示范社区试点，探索依托社区开展家庭口腔健康促进和行为干预的最佳模式，为制定和完善口腔卫生政策提供依据。

Summary

Oral health education is the core part of oral health promotion. The overall aim of oral health promotion is to create supportive environment for oral health and oral health education is to change knowledge, attitudes and behavior in order to achieve optimum oral health. Oral health promotion includes the three levels prevention, oral health education and oral health protection. In practice, the planning, approaches and evaluation of oral health education and promotion should be developed in combination.

Definition and Terminology

健康促进（**health promotion**）：The process of enabling people to increase control over and to improve their health（WHO，1984）

健康促进的原则（**health promotion principles**）：Health promotion involves the population as a whole in the context of their everyday lives rather than focusing on people who are sick or at risk for specific diseases. It is directed towards action on the determinants of health and requires close cooperation between many different sectors of society. It combines many different approaches and requires organizational change, community development and local activities to identify and remove health hazards. Health promotion aims at effective and concrete public participation and requires that problem-defining and decision-making life-skills be developed further in individuals and communities. While it is an activity in the health and social fields, it is not a medical service; health professionals have a special contribution to make in the areas of education and advocacy. （WHO，1984）

参考文献

1．胡俊峰，侯培森．当代健康教育与健康促进．北京：人民卫生出版社，2005.

2．王重鸣．心理学研究方法．北京：人民教育出版社，1990.

3．黄敬亨．健康教育学．2版．上海：上海医科大学在出版社，1997.

4．James Hogarth，王敬诚，梅广海．公共卫生术语汇编．北京：人民卫生出版社，1986.

5．Lawrence W Green，et al. Measurement and evaluation in health education and health promotion.California：Mayfield Publishing Company，1986.

6．Lawrence W Green，et al. Health promotion planning. 3rd ed. California：Mayfield Publishing Company，1999.

（王伟健）

第十章 特定人群的口腔保健
Oral Health Care for the Target Population

从人群的流行病学状况考虑，不同人群的口腔疾病患病情况各不相同，对口腔保健的需求也有差异，例如妊娠期妇女和青少年易患牙龈炎，学龄前儿童龋病患病率高，老年人中牙齿缺失常见。因此，针对每一特定人群共有的特点开展口腔保健工作将取得更好的效果。

第一节　妇幼口腔保健
Oral Health Care for Women and Children

一、妊娠妇女的口腔保健

妊娠期是妇女的特殊时期，妊娠是一个复杂的生理过程，孕妇全身会发生一系列的变化。在孕期忽视口腔保健，可以引起新的口腔疾病或者使原有的口腔疾病加重，使正常的生理过程发生病理变化。孕妇的口腔疾病不仅影响孕妇自身的健康，甚至可能影响胎儿的健康发育。因此，妊娠妇女的口腔保健一方面是维护妊娠妇女的口腔健康，另一方面是为胎儿的健康发育和出生，以及婴儿未来的口腔保健提供准备。

（一）妊娠妇女的口腔问题

湖北省妇幼保健院的一项调查发现，1720名孕妇的患龋率为58.6%，牙龈炎患病率为72.1%，牙结石的检出率为53.6%，随着孕周的增加，牙龈炎、牙结石、早期牙周炎的发生明显增加。

妊娠期龈炎是妊娠妇女最常见的一种牙周病，原因和妊娠期女性激素水平增高、牙菌斑的刺激以及免疫反应的改变有关。需要强调的一点是，如果没有菌斑的存在，妊娠并不会引起牙龈的炎症。牙龈是女性激素的靶组织，妊娠时血液中女性激素的增高引起牙龈组织血循环和新陈代谢过程的改变，牙龈血管通透性增高，炎症细胞和渗出增多，上皮角化和细胞再生能力下降，上皮屏障功能降低，对局部刺激的反应性增高，可使原有的牙龈炎症状加重。

妊娠期的口腔疾病直接影响着孕妇的健康和胎儿的生长发育。早产低出生体重儿（preterm low birth weight，PLBW）是围生期发病和死亡的重要原因，占新生儿死亡率的2/3。有学者报道：在校正了吸烟、饮酒、服用药物、泌尿生殖系统感染等危险因素后，牙周炎是分娩PLBW的危险因素，患重度牙周炎（60%以上的牙位有大于3mm的附着丧失）的妇女分娩PLBW的危险性增加了7.5倍。迄今为止，大量研究已经证明了牙周炎和PLBW的相关性。此外，妊娠期牙周炎还能够增加妊娠高血压疾病、子痫和新生儿死亡的危险。

妊娠妇女罹患龋病的危险性也会增加，这是因为饮食习惯和结构发生了改变，如食欲的增强、餐间甜食、零食的次数增加等。另外，妊娠反应的呕吐导致胃酸反流也会引起牙齿舌面的酸蚀和脱矿。

（二）妊娠妇女的口腔保健

妊娠妇女口腔保健的主要目的是：①减少妊娠期龋病、牙周病的发生，或者阻止已有的口腔疾病进一步发展；②增进妊娠妇女的口腔保健知识，提高自我口腔保健能力，以便能够为未来婴儿提供更好的口腔护理；③减少口腔内致龋微生物的数量以降低母婴传播的危险性。

1．口腔健康咨询　口腔健康咨询应尽早地成为妊娠妇女保健的一部分，因为妊娠的前 3 个月是关键时期。牙胚在妊娠的第 4 ～ 5 周形成，第 9 ～ 12 周牙齿和骨骼的早期矿化开始。这个时期的不良刺激会导致胎儿牙颌畸形。例如：唇腭裂是由于在妊娠第 4 ～ 6 周时颌骨不能融合而形成的。很多因素都可能导致胎儿畸形，如基因变异、创伤、严重的病毒感染、酗酒以及吸烟等。在胎儿的整个生长发育时期，任何过度刺激都会导致胎儿细胞生长发育短暂而不可逆的抑制。

通常情况下，妇女一旦确诊怀孕便迫切关注自身和胎儿的健康。在这个时期，口腔医生就应参与到妊娠妇女的保健工作中。通过口腔健康咨询和教育，口腔医生便成为母亲口腔保健知识的来源。

所有产科医生都应建议妊娠妇女尽早接受口腔健康咨询、口腔检查，以及必要的、适当的口腔治疗。

2．口腔检查和治疗　口腔检查应列为计划怀孕前和妊娠期的常规检查项目，一旦确诊怀孕后要尽早进行口腔检查。计划怀孕的要在怀孕前治疗口腔疾病，怀孕后才发现有口腔疾病的可以选择在孕中期进行治疗。妊娠期间尽量避免 X 线照射，如果必须进行 X 线检查，最好避开妊娠期前 3 个月，并且对腹部进行必要的保护。所有的口腔治疗要在妊娠中期的 3 个月之内完成，因为妊娠后 3 个月随着胎儿的增大会影响母亲的体位，不便进行口腔治疗，而且容易导致胎儿早产。对患牙周炎的妊娠妇女进行洁治、刮治和根面平整等牙周系统治疗以减少 PLBW 具有特别重要的意义。除了提供所需的口腔检查和治疗之外，口腔医生还要为妊娠妇女提供口腔预防保健方案，加强对孕妇的口腔卫生宣传，通过适当的措施帮助妊娠妇女维护良好的口腔卫生和健康的口腔环境。如果有可能，妊娠妇女最好选择与自身的口腔健康状况相匹配的口腔保健项目，包括预防措施的应用、定期口腔检查、必要的口腔治疗等。很多妇女在妊娠期间未进行口腔检查，忽视口腔保健，最终导致严重的口腔问题，给妊娠期带来不必要的麻烦。

3．建立良好的生活习惯　妊娠妇女要建立良好的生活习惯，主要包括良好的饮食习惯和口腔卫生习惯、定期进行产检和口腔检查、适当运动、戒除吸烟饮酒等不良习惯。妊娠期合理的营养是必需的。尽管妊娠妇女严重营养不良才会影响胎儿的生长发育，日常膳食还是要提供足够的蛋白质、脂肪、糖类、维生素以及矿物质，避免饮食习惯的不良改变，减少餐间零食和甜食的次数可以降低龋病发生的危险性，如果妊娠期间嗜好甜食，可以考虑选用无糖食品。

妊娠期间，由于妊娠反应、身体不适或行动不便等原因，一些妇女常常放弃刷牙或减少刷牙的次数和时间，这可能会导致原有的口腔疾病加重。良好的口腔卫生习惯主要包括餐后、零食后漱口或咀嚼木糖醇口香糖，早晚使用含氟牙膏刷牙，使用牙线或牙间隙刷清洁牙齿邻面。许多研究证明木糖醇口香糖有减少口腔中变形链球菌数量的作用，因此，对于口腔中变形链球菌水平高的妊娠妇女，建议咀嚼木糖醇口香糖。

二、婴幼儿的口腔保健

婴幼儿期是乳牙陆续萌出、建立乳牙列的阶段，也是恒牙牙胚硬组织逐渐形成和钙化的时期。婴幼儿口腔保健的目标是帮助婴幼儿免除罹患龋病的危险，使儿童熟悉并乐于接受口腔检查，并且从婴儿期尽可能早地实施口腔预防保健措施以取得更好的口腔疾病预防效果。

（一）婴幼儿的口腔问题

龋病是婴幼儿乳牙列最主要的问题，也称为低龄儿童龋（early childhood caries，ECC）。乳牙在萌出后不久即可患龋，临床上可见出生后 6 个月的婴儿刚萌出的上颌乳中切牙已经患龋，随着年龄的增加，患龋率明显上升，上颌乳切牙和第一乳磨牙容易受累。2010 年北京市的一项调查发现，1 岁、2 岁、3 岁儿童的患龋率分别为 4.5%、20% 和 41.5%。

乳牙萌出后在有牙菌斑堆积的情况下，婴幼儿长期持续地摄入含糖食物是导致婴儿发生龋病的危险因素，特别是奶瓶喂养的婴幼儿。奶瓶中的食物常是配方奶粉、果汁或其他含糖类的流食，如果午睡或夜晚睡觉的时候含着奶瓶入睡更容易患龋病。睡觉时口腔内唾液分泌减少，口腔内存留部分食物会形成酸性的口腔环境，这种酸性口腔环境主要累及上前牙。婴幼儿在哺乳或吸吮奶瓶时，舌头覆盖在下前牙上面，流质食物直接与上前牙接触，因此，在上前牙经受酸性环境反复侵袭的情况下，下前牙依然完好无损或仅轻度累及。有些母亲按需哺乳婴儿（需求喂养：24小时之内哺乳次数超过10次），这样母乳喂养的婴儿也很有可能发生低龄儿童龋。

（二）婴幼儿的口腔保健

婴幼儿口腔保健始于母亲妊娠期。在婴幼儿的口腔保健中口腔专业人员和家长要各尽其责。在婴儿出生之后，儿科医生会定期为婴儿进行全身检查、生长发育评估、预防并及早发现疾病，但是儿科医生难以提供全面的口腔健康评价和口腔预防保健咨询、措施，这些则是口腔医生的职责。家长的责任是积极行动起来，从孩子出生后即开始逐渐养成良好的口腔卫生习惯和饮食习惯，并定期带孩子进行口腔检查。

1. 减少变形链球菌在母婴间的传播　龋病是一种感染性疾病，变形链球菌是主要的致龋菌。已有证据表明婴儿口腔内变形链球菌主要来源于家庭，尤其是母亲，母亲口腔内很低水平的变形链球菌就足以传播到婴儿口腔内，母婴之间变形链球菌的传播主要发生于婴儿乳牙萌出阶段。因此，预防婴幼儿龋病的关键是采取各种措施减少母婴之间致龋菌传播的机会。

从妊娠期开始一直到乳牙萌出后婴儿口腔内建立起成熟稳定的、非致龋性的菌群的过程中，母亲有必要始终保持良好的口腔卫生。从妊娠开始，母亲的口腔保健包括定期口腔检查、治疗龋病、适当的口腔预防性洁治、口腔内致龋菌检测，以及口腔健康监测。母亲可采用机械性和化学性菌斑控制方法，除了刷牙之外，应用针对变形链球菌的漱口水如氯己定漱口水等措施来降低口腔中的变形链球菌水平。另外，日常生活中要注意避免孩子使用的奶瓶、餐具、食物等接触家长的口腔。

对婴幼儿来说，最重要的就是从婴儿出生后就严格控制致龋食物的摄入，保持良好的口腔卫生。如果婴儿食用含高糖的饮食，并且口腔内感染了变形链球菌就增加了龋病发生的危险性。婴儿早期就要实施良好的口腔清洁措施，采用低糖饮食和良好的喂养方式。

2. 半岁左右第一次口腔科就诊　婴儿第一颗乳牙萌出时就应该进行第一次口腔健康检查，最迟不能晚于婴儿1岁时。美国儿童牙科学会指出："婴儿的口腔保健首先要为婴儿提供口腔健康咨询，包括至少要在婴儿出生后12个月之内到口腔诊所进行一次口腔健康咨询。如果有的儿童牙齿萌出较晚，相应的初次就诊时间也可以延后，但是应当在第一颗乳牙萌出之后6个月之内进行初次口腔就诊。"

首次口腔健康检查的主要内容包括口腔健康访谈、咨询和口腔检查。口腔健康访谈和咨询应当简明扼要并有针对性。婴儿精力集中的时间是非常有限的，一旦婴儿产生了烦躁情绪，无论婴儿家长还是婴儿对访谈内容的关注都会大大降低。经验表明口腔健康访谈和咨询最好是在口腔健康检查之前进行。

（1）口腔健康访谈：访谈中口腔医生需要了解以下内容，以便为儿童推荐适当的、有针对性的口腔预防措施。

生长发育：发现婴儿生长发育的异常或怀疑有异常存在并建议进行深入的检查。同时，第一颗乳牙萌出的时间可以为牙齿的生长发育状况提供参考，解答家长对于儿童生长发育情况的一些问题。

疾病史：了解儿童全面的疾病史也是很重要的。在选择适当的预防措施时，应考虑任何可能对口腔健康造成不良影响的全身状况。例如：若儿童长期、多次服用含糖的药物，就要建议家长特别注重儿童的口腔清洁以减少因多次摄入糖而增加的龋齿危险性。

喂养方式：婴儿时期的喂养方式是很关键的信息，医生可以通过发现不良的喂养方式来判断儿童发生龋齿的危险性，并帮助家长改正不良的喂养方式，建议家长选择低致龋性的食物。

口腔卫生习惯：评价儿童口腔清洁方法和状况有助于帮助家长明确其在儿童口腔护理方面的责任。如果婴幼儿已经开始刷牙了，医生就要了解是谁、在什么时间、如何进行刷牙的，并询问家长是否在帮助儿童刷牙的过程中遇到了困难。

预防评估：口腔医生以儿童牙齿生长发育状况、家长的口腔保健态度以及儿童的口腔卫生习惯等信息为口腔健康访谈的基础，与家长一起讨论，并为儿童选择适当的口腔预防措施。家庭中其他成员牙齿龋坏情况、父母亲的态度以及对访谈的反应等方面都要加以考虑。

（2）口腔健康咨询：口腔医生通过与家长进行访谈获得信息，在此基础上建议家长在儿童龋病的预防方面发挥积极作用。家长需要在儿童的口腔卫生习惯和饮食控制等方面承担责任以维护儿童的口腔健康。在儿童口腔清洁方面，家长必须意识到父母亲或家庭中其他成员必须对婴幼儿口腔的清洁承担全部的责任，儿童在 6 ~ 8 岁之前自己很难彻底地清除牙菌斑。婴幼儿时期的饮食是由家长控制的，家长有责任在儿童出生后正确喂养、并逐渐养成良好的饮食习惯。

（3）口腔检查：口腔健康访谈和咨询之后，医生开始对婴幼儿进行口腔健康检查。年龄小的儿童通常不需要牙科躺椅和照明灯。口腔检查的主要目的是让婴幼儿在安全舒适的环境下接受口腔医生的检查，3 岁以下的幼儿最好是面对面地进行检查。这样的体位能够提供一个相对稳定且舒适的氛围，有利于儿童家长的参与，对于缺乏认知能力的幼儿来说，父母在场能够起到安抚的作用。如果婴幼儿需要支撑，医生可以采用坐姿，用大腿的前部轻轻地稳住儿童的头和口，同时家长抓住儿童的双手，并用肘部稳定住儿童的双腿。采用这种体位大多数儿童都能够配合进行口腔检查。即便如此，如果婴幼儿哭闹，家长也要意识到这是正常的，而不要认为婴幼儿不配合。

口腔检查时，首先用手轻轻触摸儿童的头部和颈部，让婴幼儿熟悉医生的检查活动。在使用口腔检查器械之前，医生先用手指轻轻触摸儿童的口腔。护士或牙科助手可以用手电筒提供照明。可以将一个手指放在上颌最后一颗磨牙远中的牙龈垫上来稳定口腔。在完成口腔软组织检查之后，用一支湿润的、软毛儿童牙刷清洁牙齿（去除牙菌斑）。医生在实施口腔清洁的同时讲解并示范给家长，更重要的是要让家长有机会在医生的监督和指导下自己演示一遍儿童的口腔清洁过程。这样能够帮助家长克服自己不愿意为儿童清洁口腔的心态，尤其是在儿童哭闹拒绝的时候。有时，儿童的牙齿排列紧密，牙齿邻面堆积了大量的牙菌斑。这时要让家长学会如何用牙线和牙线支架去除这些部位的牙菌斑。要求家长每日至少要为儿童清洁一次牙齿。这个年龄的儿童无需使用牙膏，如果使用牙膏，一定要控制牙膏的用量。

首次就诊结束时，需要跟家长总结以下内容：报告临床口腔检查所见；根据临床检查所见，提供适当的建议；询问并回答家长依然存在的问题；再次强调家长在儿童口腔护理中的作用和责任；提供一项适宜的应用氟化物的方法；根据家长的需要分发口腔健康教育材料；提供预见性的口腔卫生保健指导；确定适当的定期就诊时间。

3．养成良好的喂养和饮食习惯　世界卫生组织建议母乳喂养至少要 6 个月。婴儿出生后到 2 个月大时最好是按需哺乳，2 个月之后要逐渐过渡到有一定规律地哺乳。每日多次的母乳喂养，喂养的时间过长都是龋病的危险因素。对于混合喂养或奶瓶喂养的婴儿，奶瓶中只能装入牛奶、配方奶或饮用水；1 岁时就应停止用奶瓶喂养，最晚不迟于 1 岁半；睡觉时不应用奶瓶来做安慰，如果婴儿需要用奶瓶作为安慰来入睡，奶瓶中应当只装饮用水；减少或避免夜间喂养。婴儿 6 个月后开始加辅食，尽量选择低致龋性的食物，餐间零食最好选择不致龋或低致龋性的食物。就龋病的危险性来说，致龋性食物总的摄入量远没有每日摄入的次数以及食物在口腔内存留的时间带来的危险性大，因此，减少零食、甜食的次数更重要。

4．出生后即建立清洁口腔的习惯　建立母亲每日为婴儿清洁口腔的习惯，使新生儿适应每日的口腔护理。每次进食之后，母亲应当用海绵或柔软的纱布蘸着清洁的水擦拭婴儿牙床和腭部。这样可以清除掉黏附的食物残渣。在婴幼儿期，儿童的口腔卫生都需要有家长的帮助和监督。婴幼儿要在一个舒适的环境中、舒适的体位上接受口腔清洁，不需要牙膏。很多情况下，牙膏可能会因其味道和起泡而使得婴儿拒绝接受口腔清洁措施。婴幼儿每日至少要清洁一次口腔。婴幼儿晚间的口腔清洁可以在儿童进食最后一餐之后进行，而不要等到入睡之前，因为在疲惫的情况下婴幼儿容易哭闹而不接受口腔清洁。

要让儿童家长相信，即便有些儿童一开始时会拒绝接受家长为其进行口腔清洁，但是随着婴幼儿慢慢适应了家长每日口腔清洁程序之后，婴幼儿的口腔清洁就很容易进行了。在此情况下，即便婴幼儿哭闹拒绝接受，家长也不应该放弃。不要过多关注是否彻底地清除了牙菌斑，主要是让婴幼儿养成一个每日清洁口腔的好习惯。在儿童很配合的情况下，可以尽量彻底地清除牙菌斑。如果婴儿在出生后 12 个月内建立了每日清洁口腔的良好习惯，就可以避免儿童在两岁左右产生强烈的逆反心理和不合作行为。

5．氟化物的应用　目前，我国尚无全身用氟的方法。局部用氟防龋措施中适合婴幼儿的是含氟涂料，要由口腔专业人员使用，使用频率因儿童患龋的危险性不同而不同。

6．定期检查　婴儿第一次口腔科就诊之后应每半年定期进行一次口腔检查，龋病高危的儿童需要每 3 个月复诊一次。

三、学龄前儿童的口腔保健

在我国，大部分儿童 6 岁上小学。在此之前，绝大多数的城市儿童和大部分的农村儿童都会在幼儿园或学前班度过这段时光。幼儿园儿童大多年龄为 3～6 岁，这个时期儿童体格发育速度稳定增长，智力发育进一步加速，有自理能力，理解力逐渐加强，好模仿，可塑性很强。

龋病是学龄前儿童主要的口腔问题，而且呈快速增长趋势。儿童吮指、咬物或上下唇、吐舌、口呼吸等不良习惯可能导致上颌前突、开颌等畸形。另外，儿童 5 岁左右乳牙开始脱落，恒牙开始萌出，有的儿童在此过程中会感到不舒服，牙龈肿胀、疼痛。学龄前儿童口腔保健的目标是减少龋病的发生。学龄前儿童口腔保健主要由家庭口腔保健、幼儿园口腔保健、口腔专业人员的指导组成，其中要重视在幼儿园开展儿童的口腔保健工作。

家庭口腔保健中，家长要承担起儿童口腔清洁的责任，并坚持每天至少一次帮助儿童清洁口腔。这个时期的儿童喜欢模仿，开始学习刷牙，但这时儿童手的灵活性较差，不能刷干净牙齿，可以让儿童自己先刷牙，之后家长再帮助刷。刷牙的时候最好选择儿童含氟牙膏，每次用量是豌豆粒大小。另外，要减少零食、甜食的次数，餐后和零食后漱口或咀嚼木糖醇口香糖。发现儿童有龋齿后，家长要及时带孩子治疗。

幼儿园口腔保健对培养儿童良好的口腔卫生习惯和饮食习惯、对预防口腔疾病有着重要作用。幼儿园口腔保健包括以下几个方面的内容。

1．口腔健康教育　包括对儿童、家长和老师的教育。家长和老师需要掌握口腔保健知识和口腔护理方法，他们每年应接受培训来学会如何指导儿童进行口腔护理，口腔专业人员可以采用多种形式对家长和老师进行培训，制作口腔健康教育材料，如挂图、科普读物、录像带等，为他们提供更多的口腔保健信息。幼儿园老师要学会如何为儿童进行口腔健康教育和指导。对幼儿园儿童进行口腔健康教育的途径与进行其他科学教育的途径是一样的——循序渐进。口腔健康教育要设计成针对不同年龄的儿童，提供需要不同灵活性、不同复杂程度的口腔护理内容。如幼儿园儿童的灵活性较差，只学会自己刷牙就可以了。另外，教育的策略可以是将口腔健康教育和口腔护理结合到儿童的日常活动中。

2．开展适宜的综合预防保健　幼儿园应该积极地与口腔专业人员联系配合，定期在幼儿园对儿童进行口腔检查、开展含氟牙膏刷牙、专业人员实施的局部用氟防龋措施以及龋病的治疗。

3．培养儿童良好的口腔卫生习惯和饮食习惯　教会儿童漱口和正确刷牙，并且能够坚持，少吃零食和甜食。

第二节　中小学生口腔保健
Oral Health Care for School Children

小学和中学时期是儿童长身体、长知识的重要时期，也是口腔健康观念和行为的形成时期。学生的大部分时间都在学校度过，便于组织和管理，因此，学校是口腔保健的重要场所。做好这一时期儿童的口腔保健工作将会为保持终生的口腔健康打下牢固的基础。

一、中小学生的口腔问题

小学生正处于乳牙陆续脱落、恒牙陆续萌出的混合牙列阶段，这一时期儿童的牙颌系统快速发育。新萌出的恒牙牙釉质尚未完全成熟，如果不注意保护容易患龋。中学生既处于易患龋时期，又处于牙龈炎发病的高峰时期。

尽管按照世界卫生组织的标准，我国学龄儿童恒牙龋病的患病状况属于很低水平，但我国学龄儿童的大部分龋齿都没有得到治疗。并且，我国学龄儿童的口腔卫生状况和牙周健康状况也不乐观。因此，学龄儿童的口腔保健仍需要加强。

二、学校口腔保健

典型的学校保健项目包括三方面的内容：健康教育、保健服务以及维护有益于健康的环境。确切地说，学校卫生保健项目同其他项目一样，必须是基于服务人群需要的综合保健项目。

学校口腔保健项目应该包括以下内容：知识、技能、动机、预防措施和治疗服务的利用以及安全健康的环境。更重要的是教育系统的政策支持以及学校领导和老师愿意将口腔健康教育和促进的内容纳入到教学计划中。

（一）开展学校口腔保健项目前的计划

成功的学校口腔保健项目需要针对不同年龄的儿童设计整体的计划、明确目的及参与人员的责任。一个项目涵盖从小学一年级到高中三年级的所有年龄组的学生是最理想的但也是不现实的。好的计划会形成一个目标明确的、能够融入到整个学年教学活动中的学校口腔保健项目。计划必须包括需要评估、确定优先解决的问题、预算以及明确的评价内容。

在项目计划的早期就要建立起来协调一致的儿童家长、学校管理者和老师以及口腔专业人员的合作精神。任何一项口腔保健项目都必须有口腔专业人员的参与。

（二）口腔健康教育是学校口腔保健项目的重要组成

1. 学校应该承担起对学生进行口腔健康教育的责任　有效的学校口腔健康教育项目的关键在于有责任心的、拥有口腔保健知识的老师。应进行定期培训以保证老师拥有不断更新的口腔保健知识。教育主管部门应该为学校老师提供这样的培训计划。

2. 学生的参与　所有学生都应获得口腔保健信息，学生参与的程度是很重要的因素，个人的积极参与对于行为、态度和信念的改变会起到很大的作用。积极有效的参与有利于增强口腔疾病预防措施的效果，更好地维护口腔健康。如果有可能，对家长的口腔健康教育要与对儿童的口腔健康教育同步进行，这样，家长不但增进了自身的口腔保健知识，也有能力指导、帮助自己的孩子维护口腔健康。这样的口腔健康教育过程通常要纠正家长对口腔保健的不正确的观念。

3. 口腔健康教育的内容　包括龋病的预防、牙龈炎的预防以及体育运动中的口腔保护，具体内容有以下一些方面。

（1）氟化物：学生应知道龋病是由多种因素引起的感染性疾病，是可以预防其发生、阻止其发展以及逆转其进展过程的，并且知道如何才能做到这些。他们应知道全身用氟和局部用氟的措施、知道氟化物在牙齿萌出之前、之后都会发挥其防龋作用，当然，氟化物最主要的作用是抑制釉质脱矿，促进再矿化。

（2）窝沟封闭：对于窝沟封闭，学生应知道为什么窝沟封闭能够预防龋齿，在何时进行哪颗牙齿的窝沟封闭以及需要重新封闭的可能性。

（3）饮食和营养：所有的健康教育都要包括饮食和营养指导的内容。学生应知道摄入糖类，尤其糖是龋病发生的关键因素。在进行饮食指导时，可以结合氟化物的防龋作用、窝沟封闭的应用以及口腔卫生措施等一起来阐明龋病的预防措施。对于进食甜食，最好的建议是，如果需要进食，最好选择在用餐的同时且控制摄入的量。在饮食指导方面，我们应当鼓励人们摄入不含糖的零食，减少高脂、高盐食物的摄入。

常常是学生刚接受了限制甜食摄入的教育，又禁不住诱惑，购买了甜食。因此，学校应该是一个避免学生摄入过多甜食的场所。学校的营养师要减少学生每周摄入糖果的次数，可以选择新鲜的水果来代替。另一项措施就是学校内禁止售卖糖果、饮料，代之以牛奶、水果、果汁等。最近的研究表明摄入水果和蔬菜能够预防口腔癌和心脏疾病。学校口腔保健项目要鼓励学生增加蔬菜和水果的摄入。学校的管理人员和营养师可以通过制定学生菜谱、限制甜食的售卖等措施肩负起维护学生口腔健康的责任。

（4）牙龈炎的预防：彻底的牙菌斑控制是预防和治疗牙龈炎的基础。因此，学生要知道如何用牙刷、牙线彻底地清除牙菌斑而不损伤口腔软组织。老师要给学生讲述刷牙的技巧、牙线的使用等。尽管没有证据表明仅靠刷牙可以预防龋齿，但是有明确的证据表明结合含氟牙膏的刷牙可以有效地预防龋齿。因此，应鼓励学生用含氟牙膏刷牙。

（5）体育中的口腔保护：体育运动是学生学习中的一项主要内容，许多体育运动中，口腔都容易受到伤害。口腔护套是在上下颌牙齿间放上软塑胶。这种装置能够缓冲来自于唇、颊、牙齿，以及上下颌间的暴力，减少颌骨骨折、颈部损伤、脑震荡、脑出血、昏迷、严重中枢系统损伤以及死亡发生的可能性。

如果没有佩戴口腔护套或护套没有起到保护作用，最常见的需要急症处理的口颌损伤就是牙齿脱落。上颌牙齿最容易累及。一旦发生牙齿脱落，可以抓住牙齿的牙冠部位冲洗牙齿，并轻轻放回原位。如果不容易复位，也不能让脱落的牙齿变干。在去口腔诊所就诊过程中，牛奶是很好的牙齿保存液。

（三）开展综合的口腔保健项目

解决儿童口腔问题的手段是初级预防而不是治疗。从经济学的角度来说，对可以预防的疾病，应采用花费很少的预防措施来预防其发生，而不是等到疾病已经发生后，采用费用很高的治疗措施。从人文的角度来说，更应鼓励实施预防措施，而一旦预防措施失败了，再采用治疗措施。研究表明目前大部分的早期龋都可以采用窝沟封闭和再矿化的方法来控制。牙龈炎也可以通过综合性口腔卫生措施，如预防性洁治、机械和化学性菌斑控制等方法来控制。

学校综合口腔保健的优点包括：学生能够接受到口腔预防措施和口腔治疗；学生更容易接受学校口腔治疗；学校口腔保健项目增强了口腔健康教育的效果；口腔保健服务是学校保健的补充，从而达到学龄儿童全面保健的目的。

健康教育、健康促进以及预防措施相结合的口腔保健项目大大减少了学生就诊口腔诊所接受治疗所耽误的课程时间，也减少了学生因为牙齿疼痛而耽误的课程或在接受口腔治疗之前、之后的恐惧。在学校实施综合口腔保健项目是可行的，在人员、经费和材料方面也是有成本效益的。这样的口腔保健项目已经在一些国家和地区建立起来，其他地区可以根据经济能力，采取不同水平的学校综合口腔保健措施。

1．初级水平的学校综合口腔保健项目　包括采用口腔健康教育课程，使学校老师能够组织、开展口腔健康教育。开展氟水漱口或含氟牙膏刷牙等预防措施。这两种预防措施都经济有效，容易实施。

2．中级水平的学校综合口腔保健项目 增加了口腔洁治。经过训练的口腔洁治员能够参与到学校口腔保健项目中，进行口腔预防性洁治、应用各种氟化物防龋措施、进行口腔卫生指导和饮食指导、实施窝沟封闭以及进行口腔筛查，建议学生采取必要的口腔检查、诊断和治疗。另外，学生通过与口腔洁治员的接触能够更加愿意进行自我牙菌斑控制，愿意接受必要的口腔治疗。

3．高级水平的学校口腔保健项目 这一水平的口腔保健项目增加了口腔治疗，实现口腔疾病的早发现、早诊断、早治疗。为此，学生每年接受一次口腔检查，每半年接受一次高危人群筛查。

无论哪个水平上的学校口腔保健项目，该项目必须是经济上能够承担得起的、所有学生都能够享受到的服务，并且重点是针对高危人群。口腔健康教育与有效的口腔预防、治疗措施相结合，学校口腔保健项目就可以取得基本的成功。

第三节 老年人的口腔保健
Oral Health Care for Elders

不同的文化圈对于老年人有着不同的定义。由于生命的周期是一个渐变的过程，中年到老年的分界线往往是模糊的。有些人认为做了祖父、祖母就是进入了老年，有些人认为退休是进入老年的一个标志。由于全世界的年龄呈普遍增高趋势，WHO 提出了老年人划分的新标准：60 ～ 74 岁的人群称为年轻的老年人；75 ～ 89 岁的人群称为老年人；90 岁以上的人群称为长寿老年人。西方一些发达国家认为 65 岁是分界点。在我国，60 岁以上的公民为老年人。

一、老年人的特征

老年是每个人都将面临的生命过程。随着社会老龄化的日益加重，我国的老年人越来越多，所占人口比例也越来越高。根据全国老龄委的统计，截至 2011 年底，中国老年人口约有 1.9 亿，占总人口的 14%。2013 年，这一数字将突破 2 亿，未来 20 年我国老年人口将进入快速增长期，预计到 2050 年老年人口将达到全国人口的 1/3。随着数量的不断增加，老年人面临着养老、医疗、保健以及精神赡养等诸多社会问题。同时，人口年龄构成的显著变化使医疗卫生事业也面临许多挑战。了解老年人的生理特点和心理特征，有助于我们更好地开展老年人的口腔保健工作。

衰老是个体生长、成熟的必然的连续变化过程，是人体对内外环境适应能力减退的表现。随着年龄的增加，人体生理状况通常发生以下变化：①体表外形改变。须发变白，脱落稀疏；皮肤变薄，皮下脂肪减少，结缔组织弹性减低导致皮肤出现皱纹；牙龈组织萎缩；骨骼肌萎缩，骨钙丧失或骨质增生，关节活动不灵；身高、体重随增龄而降低；指距随增龄而缩短。②器官功能下降。老年人的各种脏器功能都有不同程度的减退，如视力和听力的下降；心脏搏出量可减少 40% ～ 50%；肺活量减少 50% ～ 60%；肾脏清除功能减少 40% ～ 50%；脑组织萎缩；胃酸分泌量下降等。由此，导致老年人器官储备能力减弱，对环境的适应能力下降，容易出现各种慢性退行性疾病。③机体调节控制作用降低。老年人动作和学习速度减慢，操作能力和反应速度均降低，加之记忆力和认知功能的减弱和人格改变，常常出现生活自理能力的下降；老年人免疫防御能力降低，容易患各种感染性疾病；免疫监视功能降低，容易患各种癌症。

增龄变化是长期的生物、心理、社会、环境的持续性变化的累积结果。这种变化发生于任何人群、任何机体组织、器官，只是不同的个体变化的速率不同。由于一些机体内部的增龄变化与疾病的表现类似，而一些正常的机体变化又能掩盖疾病过程，因此，对于老年人不仅需要了解正常的增龄变化，更需要区别病理性的改变和增龄变化。生理性增龄变化的四个特点是：普遍性、进展性、消耗性和内在性。

由于生理功能的衰退，老年人的大脑功能也有一定程度的退化。晚年由于家庭及社会环境变迁等因素的影响，老年人的心理状况也会发生改变。老年人心理改变的特点主要表现为：①运动反应时间延长。运动反应包括对刺激的知觉、做出如何反应的决定以及运动反应动作 3 个部分。②记忆力减退但下降幅度不大。老年人记忆衰退的特点是：理解记忆保持较好，机械记忆明显衰退；回忆能力衰退明显，再认能力衰退不明显；记忆速度明显减慢；短时记忆能力明显下降；远事记忆良好，近事记忆衰退。③思维的衰退出现较晚。④人格改变是必然的，但是缓慢和微弱。⑤老年人的情绪特点：老年人更善于控制自己的情绪；老年人的情绪体验比较强烈而持久；有些老年人容易产生消极情绪；绝大多数老年人有积极的情绪体验。

二、常见口腔问题

我国在 1995 年和 2005 年进行的全国口腔健康抽样调查都包括了 65～74 岁的老年人。2005年的调查结果显示龋病、牙周病、牙齿缺失、口腔卫生差、治疗率低是老年人中普遍存在的口腔健康问题。

全国 65～74 岁老年人的患龋率为 98.4%，龋均为 14.65，所患龋齿中龋失补的构成比分别为 22.8%、75.3%、1.9%。根龋患病率为 63.6%，根龋龋均为 2.74，所患根龋中龋补的构成比分别为 98.1%、1.9%。牙龈出血的检出率为 68.0%，人均有牙龈出血的牙数为 6.2 颗；牙石检出率为 88.7%，人均有牙石的牙数为 15.4 颗；牙周袋检出率为 52.2%；附着丧失等于或大于 4mm 的检出率为 71.3%。牙周健康率为 14.1%。包括第三磨牙在内的平均存留牙数为 21 颗，无牙颌率为 6.82%。有牙齿缺失（除第三磨牙以外）的比例为 86.1%，但义齿修复率仅为 42.0%，在无牙颌受检者中有 92.6% 佩戴全口总义齿。口腔黏膜异常的检出率为 7965/10 万，其中脓肿为最常见的口腔黏膜异常，其检出率为 4399/10 万，恶性肿瘤检出率为 30/10 万。

老年人的龋病危险因素同其他成年人一样。只是，老年人常见的全身和局部疾病状况加剧了龋病的危险性。口腔卫生差延长了口腔内细菌接触食物的时间，形成口腔内的酸性环境。自身活动性受限的老年人，每天的口腔清洁也会受限而增加龋病的危险性。老年人食物的选择也影响他们的龋病患病状况。因为咀嚼能力的下降，他们常选择较软的、能够被发酵的，具有致龋性的糖类作为食物。2005 年的全国调查显示只有 26% 的 65～74 岁老年人每天刷牙 2 次或以上，27%的老年人使用含氟牙膏，几乎都不使用牙线，27% 的老年人每天进食含糖食品，包括甜点、糖果、糖水、碳酸饮料、含糖果汁和加糖牛奶、奶粉等。另外，接受头颈部放射性治疗、药物治疗和原发性涎腺疾病都会引起唾液分泌量的减少，增加龋病的危险性。牙周炎是根面龋的一个危险因素。慢性牙周炎导致牙龈退缩，牙根面暴露。牙根面或牙骨质一旦暴露于酸性的口腔环境中，很快就会发生脱矿。

发生于老年人的牙周炎多是慢性牙周炎。慢性牙周炎是短时间的疾病活动与长时间的疾病静止期交替进行的结果。因此，老年人的牙周组织破坏多数是长期牙周炎破坏累积的结果。老年人衰退的免疫反应则可加剧牙周病的炎症反应。吸烟是牙周炎一个高度危险的因素，对于牙周组织的破坏，吸烟的影响与口腔微生物的影响同样重要。2005 年的全国调查显示有 27% 的老年人有吸烟习惯，90% 以上的吸烟者吸烟时间超过 20 年，平均 38 年。

老年人的口腔疾病通常是慢性进行性、累积性的，常常比较严重。口腔疾病可以影响老年人的饮食、营养摄入、睡眠、心理状态等，从而影响生活质量。口腔疾病还可以影响全身健康。

三、口腔保健

老年人的口腔健康与他们的自我口腔保健意识、自我口腔保健能力、全身健康状况、收入以及家庭环境等因素密切相关。很不幸，许多老年人不重视自身的口腔健康，他们只在牙齿很痛的时候才去就诊。2005 年的全国调查显示 30% 的老年人从未看过牙医，没有就医的原因，大部分是认为自己的口腔没有问题，或者牙病不重。因此，在老年人的综合口腔保健中，首先应该提高老年人的自我口腔保健意识；其次，做好日常口腔保健；再次，恢复口腔功能；最后，定期口腔检查和维护。

（一）提高自我口腔保健意识

提高老年人的自我口腔保健意识，这一点很重要也是基础，具备了自我口腔保健意识才会关注口腔健康。漫长而丰富的生活经历使老年人形成了对事物的固定看法和生活习惯，某些看法是错误的、习惯是不良的，要想改变他们不是易事。因此，需要通过各种途径想方设法消除在老年人中普遍存在的"人老应该掉牙"的错误观念，让他们知道健康的牙齿可以陪伴终生，从现在开始保护牙齿也不晚。老年人是社区活动的主要参与者，可以多通过社区途径开展各种形式的口腔健康教育，反复宣传强化，让老年人掌握正确的口腔保健知识，有信心并且能够付诸行动。

（二）做好日常口腔保健

保持牙齿清洁是日常口腔保健的基础，是他人无法替代完成的，需要老年人持之以恒地坚持下去。日常口腔保健的主要内容包括：每日用含氟牙膏早晚刷牙两次，用牙线或者牙间隙刷在晚上刷牙后再清洁牙齿邻面一次；每餐后清水漱口，并用牙线将牙齿间嵌塞的食物残留清理干净；有义齿的每餐后要冲洗义齿，晚上睡觉前要取下义齿，像刷牙一样清洁义齿后将其浸泡在清水或义齿清洁液中；保持膳食平衡，戒烟限酒；定期进行口腔检查，口腔有疼痛、肿胀、麻木等不适要及时就诊，即使所有牙齿都脱落了，也要定期接受口腔癌的筛查。

（三）康复口腔功能

老年人要及时治疗口腔疾病，以免病情延误使治疗复杂化，拔除不能保留的患牙，缺失的牙齿要进行义齿修复，以减轻余牙的负担，恢复口腔功能。口腔治疗要在正规的医疗机构进行，特别是义齿修复，以避免不良修复体。

（四）定期口腔检查和维护

定期进行口腔检查和维护，每 6 个月一次，有条件的最好每 3 个月一次，至少应该每年一次接受口腔专业人员的检查、指导和帮助。在对老年人进行口腔健康教育时，需要强调氟化物预防龋齿的重要性，除了推荐用含氟牙膏，还可以推荐使用含氟漱口水，对于老年人中的高危人群，专业人员可以选择应用含氟凝胶、含氟涂料等防龋措施。另外，还需要强调牙齿邻面清洁的重要性，戒烟对口腔癌和牙周炎防治的重要性。

第四节　残疾人的口腔保健
Oral Health Care for Compromised Populations

按照《中华人民共和国残疾人保障法》第二条的规定：残疾人是指在心理、生理、人体结构上，某种组织、功能丧失或者不正常，全部或者部分丧失以正常方式从事某种活动能力的人。残疾人包括视力残疾、听力残疾、言语残疾、智力残疾、肢体残疾、精神残疾、多重残疾的人。

视力残疾，是指由于各种原因导致双眼视力低下并且不能矫正或视野缩小，以致影响其日常生活和社会参与。听力残疾，是指人由于各种原因导致双耳不同程度的永久性听力障碍，听不到或听不清周围环境声及言语声，以致影响其日常生活和社会参与。言语残疾，是指由于各种原因导致的不同程度的言语障碍，经治疗一年以上不愈或病程超过两年者，而不能或难以进行正常的言语交往活动，以致影响其日常生活和社会参与（3 岁以下不定残）。智力残疾，是指智力显著低于一般人水平，并伴有适应行为的障碍。此类残疾是由于神经系统结构、功能障碍，使个体活动和参与受到限制，需要环境提供全面、广泛、有限和间歇的支持。智力残疾包括：在智力发育期间（18 岁之前），由于各种有害因素导致的精神发育不全或智力迟滞；或者智力发育成熟以后，由于各种有害因素导致智力损害或智力明显衰退。肢体残疾，是指人体运动系统的结构、功能损伤造成四肢残缺或四肢、躯干麻痹（瘫痪）、畸形等而致人体运动功能不同程度的丧失以及活动受限或参与的局限。精神残疾，是指各类精神障碍持续一年以上未痊愈，由于存在认知、情感和行为障碍，以致影响其日常生活和社会参与。存在两种或两种以上残疾为多重残疾。

一、残疾人的特征

第二次全国残疾人抽样调查数据表明，截至 2006 年 4 月 1 日，全国各类残疾人的总数为8296 万人，占全国总人口的 6.34%。全国有残疾人的家庭户共 7050 万户，占全国家庭总户数的17.80%，其中有 2 个以上残疾人的家庭户 876 万户，占残疾人家庭户的 12.43%。

各类残疾人的人数及占残疾人总人数的比重分别是：视力残疾 1233 万人，占 14.86%；听力残疾 2004 万人，占 24.16%；言语残疾 127 万人，占 1.53%；肢体残疾 2412 万人，占 29.07%；智力残疾 554 万人，占 6.68%；精神残疾 614 万人，占 7.40%；多重残疾 1352 万人，占 16.30%。

全国残疾人口中，男性多于女性。男性为 4277 万人，占 51.55%。性别比（以女性为 100，男性对女性的比例）为 106.42。

半数以上的残疾人是老年人。60 岁及以上的残疾人口为 4416 万人，占 53.24%；15 ~ 59 岁的残疾人口为 3493 万人，占 42.10%；0 ~ 14 岁的残疾人口为 387 万，占 4.66%。

大多数残疾人生活在农村。城镇残疾人口为 2071 万人，占 24.96%；农村残疾人口为 6225 万人，占 75.04%。

残疾人受教育程度低。具有大学程度（指大专及以上）的残疾人为 94 万人，高中程度（含中专）的残疾人为 406 万人，初中程度的残疾人为 1248 万人，小学程度的残疾人为 2642 万人（以上各种受教育程度的人包括各类学校的毕业生、肄业生和在校生）。15 岁及以上残疾人文盲人口（不识字或识字很少的人）为 3591 万人，文盲率为 43.29%。

残疾人家庭收入低，贫困问题比较突出。全国有残疾人的家庭户 2005 年人均全部收入，城镇为 4864 元，农村为 2260 元。12.95% 的农村残疾人家庭户年人均全部收入低于 683 元，7.96%的农村残疾人家庭户年人均全部收入在 684 ~ 944 元之间。2005 年，全国人均收入水平城镇为11321 元，农村为 4631 元，残疾人家庭人均收入不足全国人均水平的一半。

残疾人的基本需求与已经提供的服务之间存在较大差距。残疾人需求的前四项及比例分别为：有医疗服务与救助需求的有 72.78%；有救助或扶持需求的有 67.78%；有辅助器具需求的有 38.56%；有康复训练与服务需求的有 27.69%。但是，与残疾人的需求相比，已经提供的服务非常有限。残疾人曾接受的扶助、服务的前四项及比例分别为：曾接受过医疗服务与救助的有35.61%；曾接受过救助或扶持的有 12.53%；曾接受过康复训练与服务的有 8.45%；曾接受过辅助器具的配备与服务的有 7.31%。

二、常见口腔问题

残疾人的口腔健康问题是多方面的，龋病和牙周病仍是最常见的口腔疾病。由于不重视，口腔疾病的治疗率低。有的残疾人会有咀嚼与吞咽困难，可以使一日三餐成为生活中的一大难题。我国残疾人口腔健康状况的资料缺乏。国外调查发现，在智力残疾人群中，恒牙先天缺失、牙齿延迟萌出、釉质发育不全的情况比正常人群多见，牙周疾病和错𬌗畸形的患病率增高。另外，残疾人的口腔卫生普遍差。

三、口腔保健

开展残疾人的口腔保健工作，需要残疾人自己和他们的家庭重视，医疗卫生机构重视，各级政府重视。与一般人群相比，对残疾人进行牙病治疗要困难得多，而实施一些口腔疾病的预防措施比较容易做到。因此，做好残疾人的初级口腔卫生保健工作十分重要，也更有意义。目前的国情下，最重要的是残疾人自己或他们的主要看护者要关注残疾人的口腔健康，做好自我口腔保健；另外，要主动、定期寻求口腔专业人员的帮助。

（一）自我口腔保健

1. 刷牙　通过刷牙和牙间隙清洁有效地清除牙菌斑是自我口腔保健的基础。由于残疾的种类和程度不同，残疾人的生活自理能力有很大的差别。有些残疾人能够自己刷牙，例如，聋哑人、视障者、下肢残疾者，可以通过手语翻译、示范、手把手教授，使他们掌握有效刷牙和牙间隙清洁的技能。但是，多数残疾人尤其是上肢残疾、智力残疾或精神残疾者，缺乏生活自理能力，因为感觉、认知或身体上的障碍而不能握持牙刷。对于这些残疾人，他们的看护者或保健人员需要学会帮助残疾人维护良好的口腔卫生。如果要长期坚持下去，在口腔清洁过程中，看护者和残疾人的体位就很重要。推荐几种体位（图 10-1），供看护者选择应用。在选择不同体位时，需要考虑残疾人的身体大小和力量强弱，是否需要控制残疾人自主活动和不自主活动等因素。

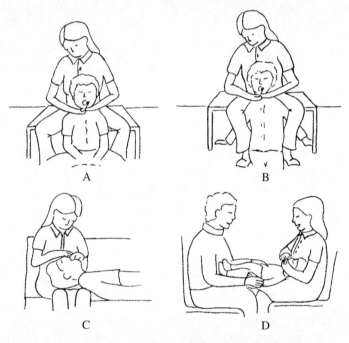

图 10-1　帮助儿童或残疾人刷牙去除牙菌斑

一个较好的体位是成年残疾人坐在直背椅或轮椅上，看护者站在患者的身后。这样很容易将患者的头部固定在看护者的身体上，看护者采用清洁自己牙齿的姿势和手法帮助残疾人清洁牙齿。在他们面前放置一面镜子，看护者更容易应用给自己刷牙的方法。其他推荐的体位包括被看护者躺在床上或沙发上，或看护者坐在椅子上，被看护者坐在地板上，被看护者的头放在看护者的腿上。看护者的腿可以限制被看护者手臂的运动。

看护者和被看护者必须明白，刷牙并不一定要在洗漱间进行。其实对于为残疾人清洁牙齿来说，洗漱间因为空间有限，又要与人共用，是不适宜的地方。刷牙并不一定都需要水，因为刷牙刺激唾液分泌也能起到湿润的作用。对于极其衰弱的患者，干的牙刷很容易损伤牙龈组织，因此需要事先将牙刷湿润、变软。如果使用牙膏刷牙容易引起被看护者恶心或呕吐，可以不用牙膏。对于正常人来说，用含氟牙膏刷牙是最基本的口腔保健内容。然而，对于残疾人来说，放弃每日应用含氟牙膏，可以选择其他形式的氟化物预防措施。

如果残疾人手的灵活性足以进行刷牙时小的震颤，选择手动牙刷就能够取得较好的效果。牙刷生产商出品了大量不同结构的牙刷，例如粗大的刷柄，可以用热水再塑形的刷柄，弯曲的刷

头，多个刷头，弯曲的刷毛等，可以满足不同需要的特殊人群（图10-2）。一种幼儿牙刷的刷柄
设计成大的椭圆形状，可以避免儿童第一次学习刷牙时，牙刷过度伸入口腔内造成口腔软组织的
损伤，这样的牙刷可以给年龄较大的残疾儿童使用。也可以将手动牙刷的刷柄改装成需要的形
状，例如将牙刷柄插入到网球内以便于握持。用于帮助进食的装置也可用来帮助刷牙，如手掌护
套，辅助日常活动的护套等。有些残疾人因为关节受累，肘部的运动受限，可以选择刷柄加长的
牙刷。

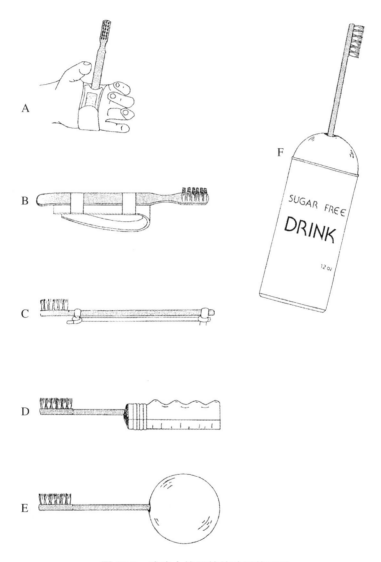

图10-2　残疾人使用的特殊形状牙刷

电动牙刷适宜于帮助残疾人维护口腔卫生。尤其适用于患者能够抓住牙刷柄，并且能够将
牙刷放到口腔内，只是患者的灵活性受限，不能实施精细的刷牙动作的情况。电动牙刷的刷柄同
手动牙刷一样，可以改装成便于手掌握持障碍的患者使用的形状。在向残疾人推荐使用电动牙刷
时，需要提醒注意：过分热衷于使用电动牙刷刷牙在短时间内容易造成口腔软硬组织的损伤。在
介绍之前，对残疾人的灵活性和理解能力需要作出适当的评价。

2. 牙间隙清洁　对于一些残疾人来说，可以每日使用牙线清除牙菌斑。牙线不适宜向所有
的残疾人推荐使用。除非他已经完全掌握了刷牙的方法，否则过度强调使用复杂的牙线是没有意
义的，而且这样做会导致残疾人放弃所有的口腔卫生措施。不管是残疾人自我进行口腔卫生护理
还是有看护者帮助进行，结果都是一样的。因此，已经掌握刷牙方法的残疾人，能够持续保持牙

面上的菌斑很少的情况下，介绍他们使用牙线。

牙间隙刷可以跟刷牙一起介绍给残疾人。因为牙间隙刷的柄可以同牙刷柄一样进行改装。许多牙间隙刷需要将适合的牙刷头安装到刷柄上，这是一个复杂的过程，同时需要很精细的运动技巧。另外，有些残疾人的牙弓很窄，需要不同的途径和角度才能将刷头放入到牙间隙中。因此，预先安装刷头的，刷头可以弯曲的，刷头与刷柄的角度可以在90°～180°之间调节的牙间隙刷可以推荐给残疾人使用。当然，必须首先进行安装和使用的示范、练习。

3．使用氟化物　除了含氟牙膏，目前可以买到在家庭中自我应用的氟化物防龋措施有含氟漱口水。对于不能将漱口水在口腔内运动的残疾人不适合应用含氟漱口水。一些肌肉萎缩和脑卒中后的残疾人不能有效地闭唇，不能将漱口水存留在口腔内，也不适合应用。

4．形成良好的饮食习惯　残疾人特别是残疾儿童常会因为表现好而得到甜食或零食的奖励，这种奖励方式增加了餐间食物的摄入次数，也就增加了患龋的危险性。如果患者神经肌肉的协调能力降低，唾液分泌减少，就很难自我冲洗口腔。那么食物常存留在口腔前庭和牙齿之间，直到下次口腔清洁。为了预防龋齿，需要：①限制餐间甜食、零食的次数。②限制高致龋性食物的摄入。③如果需要进食甜食，最好在进餐的同时摄入，并且餐后立即漱口或咀嚼无糖口香糖。④睡觉前不进食。⑤选择非致龋性食物例如无糖食品或坚果作为间食。

5．义齿的清洁　佩戴活动义齿的残疾人需要自己或别人帮助清洁义齿，也需要取出义齿清洁口腔软组织和存留的牙齿。义齿每日都需要清洗，并且义齿每日取出的时间都要有6～8个小时。

6．定期口腔检查　建议残疾人至少每半年到医院进行一次口腔检查。如果条件允许，最好每3个月接受一次口腔专业人员的检查和保健。

（二）专业口腔保健

1．口腔健康教育　对残疾人或残疾人的家属进行口腔健康教育时，要考虑残疾人的残疾类型和程度，选择不同的方法，教育的内容要有针对性、要切实可行。

2．窝沟封闭和氟化物的应用　尽管一些有效的口腔预防措施越来越普遍，但残疾人受益却很少。窝沟封闭和应用氟化物应当成为残疾儿童、残疾成人预防龋病的主要措施。

在残疾儿童中实施窝沟封闭可能比较困难，主要是隔湿困难。脑瘫和肌肉萎缩的残疾人常可看到口腔内唾液池。由于进行窝沟封闭需时很短，通常不需要应用抑制唾液分泌的药物，可采用传统的方法进行隔湿和窝沟封闭。为了取得较好的隔湿效果，残疾人的体位通常是端坐而不是躺着。

口腔专业人员定期实施局部用氟的措施对残疾人预防龋齿很重要。可以根据残疾患者的具体情况选择使用含氟涂料、含氟凝胶或含氟泡沫。

3．化学性菌斑控制方法　对于一些残疾人，有必要考虑应用化学性菌斑控制方法，例如用氯己定溶液擦洗残疾人的口腔。一项研究由看护者用海绵棒蘸氯己定溶液擦洗残疾人的口腔，每日1次，每周5次，与安慰剂对照组比较，试验组显示了持续的、显著的菌斑减少、牙龈炎减轻，以及牙周袋深度降低的效果。随后的研究表明每周应用两次氯己定溶液也能取得显著的效果，并且可以长期应用。

在精神障碍人群中应用氯己定涂料能减少牙菌斑、牙石，以及牙周袋的深度。在发育障碍的残疾人中，由看护者用很低浓度的（0.06%）氯己定喷雾也取得了显著的改善菌斑控制的效果。因此，对重度残疾或精神障碍的残疾人，可以由看护者应用氯己定溶液来维护残疾人的牙周健康。

4．定期预防性维护　当残疾人就诊时，口腔医生应制定一项重点在预防的治疗计划。制订计划时要先对残疾人的感觉、认知以及经济能力作出评价。口腔预防措施，如窝沟封闭、氟化物以及化学性菌斑控制方法等都应该考虑用到残疾人的预防和治疗计划中。口腔医生和其他工作人员要亲切和善地对待残疾患者，让患者感到温暖和被关怀，感到舒适并乐于复诊。治疗完成后，医生要建议患者定期进行预防性维护。预防性维护所需的就诊时间因人而异，因残疾人本人或看护者进行口腔清洁的能力不同而不同。

总之，对于残疾人来说，口腔内保存健康的牙齿利于他们咀嚼和消化，也有利于保持良好的营养状况。良好的口腔健康状况带来的令人愉悦的外观使得残疾人更容易被别人所接受。自然牙列在残疾人的生活环境中发挥着重要的作用，因此，残疾人、看护者、口腔专业人员应该一起采取有效的口腔卫生保健措施来维护残疾人的口腔健康。

Summary

This chapter introduced common oral manifestation and oral health care among several target population. Target population is a term used to represent a certain segment of the population that consists of groups of individuals with similarities of some sort, whether it be age, race, educational background, life situation, and/or health conditions. Target population in this chapter include pregnant women, children, the elderly and compromised individuals.

参考文献

1．王勤涛．牙周病学．北京：人民卫生出版社，2011.

2．葛立宏．儿童口腔医学．4 版．北京：人民卫生出版社，2012.

3．第二次全国残疾人抽样调查办公室．第二次全国残疾人抽样调查主要数据手册．北京：华夏出版社，2007.

4．Norman HO，Franklin GG，Christine NN. Primary preventive dentistry. 7th ed. New Jersey：Pearson Education，2009.

5．Cynthia M. Pine. Community oral health. Oxford：Wright，1997.

6．Brian BA，Stephen AE，et al. Dentistry，dental practice，and the community. 5th ed. Philadelphia：Saunders，1999.

7．John MJ，June HN，James GS，et al. The prevention of oral disease. 4th ed. New York：Oxford University，2003.

（王文辉）

第十一章 社区口腔卫生服务
Community Oral Health Service

第一节 社区卫生服务概述
Overview of Community Health Service

一、社区和社区服务

（一）社区

1. 定义 社区（community）这一概念最早是由德国社会学家腾尼斯提出的，指由具有价值取向的同质人口组成的、关系密切的、富有人情味的社会关系和社会团体。在我国，20世纪30年代著名社会学家费孝通将社区一词引入我国，将社区定义为"社区是若干社会群体或社会组织聚集在某一个地域里所形成的一个生活上相互关联的大集体"。世界卫生组织（World Health Organization，WHO）于1978年在国际初级卫生保健大会上提出的社区概念是"一个有代表性的社区，是以某种经济的、文化的、种族的或某种社会的凝聚力使人们生活在一起的一种社会组织或团体，其人口数在10万～30万人之间，面积在5000～50000平方千米"。

2. 类型 通常将社区分为地域型社区和功能型社区两种类型。地域型社区也称生活社区，在结构上是一个地理和政治划分的局部区域，是以地理范围为基础的，由不同的个体或家庭生活在彼此相邻的空间，形成共享公共资源及相互依存的关系，是一个社会实体，有群众，也有领导，社区领导对本社区人群负责，是开展社区服务的组织保障体系，这种地域型社会实体社区与行政区不完全等同，有时其边界不像行政那样清晰，在我国，城市社区一般指街道，农村社区一般指乡镇。功能型社区不是因为生活空间的相邻，而是不同个体因为某种共同特征而形成相互联系的机构或组织，这些共同特征包括共同的兴趣、利益、职业或价值观等，如单位、学校等。一个地域型社会可以包含一个或多个功能型社区。

3. 要素 一个社区必须具备5个最基本的构成要素。一是人群，一定数量的人口是社区存在的必要因素，也是构成社区的第一要素，这些人不是孤立的、抽象的，而是在共同的社会活动中，相互构成一定的社会关系，构成社区活动的基础。二是地域，社区以一定地域条件为前提，才能共同进行生产，进行其他社会活动，是社区存在的自然环境条件。三是生活服务设施，社区是人们生活的基本场所，必须具有满足人们生活的各种生活服务设施，如学校、医院、商店、交通等，它不仅为社区成员现实的社会活动服务，还为社区的发展提供物质基础，生活服务设施的完善程度往往是衡量社区发达程度的重要标志。四是社区文化，它是社区发展的内在因素，主要表现为社区中人们特有的精神和物质生活方式，是社区人群凝为一体的纽带，使社区成员对所属社区在情感和心理上有认同和归属感。五是生活制度和管理机构，为保障社区生活秩序及社区人们的安全和发展，必须建立、健全社区的生活制度和管理机构，它更贴近于人们的生活，对人们的生活具有广泛制约和调整作用，对社区人群身心健康也有广泛影响。社区的各种要素即互相独立，又相互联系、相互作用，形成了不同社区特定结构和整体特征，生活在同一社区的人们往往具有相同的自然环境、生活服务设施及社区服务资源，具有特定的人口学特征，具有相似的社会心理归属感或共同的利益和兴趣。

（二）社区服务

1. 定义　社区服务（community service）是指在政府的统一规划和指导下，以一定层次的社区组织为主体或依托，发动和组织社区内的成员，建立完整的系统服务网络，开展互助活动，为人们提供物质生活和精神生活的各种社会福利和社会服务。社区服务的涵义主要包括以下几方面：①社区服务以一定的社区组织为主体或依托。②社区服务是群众性互助活动的一种方式。③社区服务的目的在于通过社区服务队伍开展面向广大居民经常化、制度化的各种活动，达到基本解决社区居民生活中的困难和不便，满足社区居民的物质和精神文化生活的需要，预防和解决社区的社会问题，增强居民的社区认同感、归属感、参与感和互助能力，构建社区整体和谐发展的基础。

2. 主要特点　社区服务的主要特点包括地域性、福利性、资源互助性、多样性、差异性、补充性和专业性。

3. 主要功能　社区服务的功能包括排忧解难功能、稳定社会功能和参与的功能。

二、社区卫生服务

（一）定义

社区卫生服务（community health service）是社区建设的重要组成部分，是在政府领导、社会参与、上级卫生机构领导下，以基层卫生机构为主体、全科医生为骨干，合理使用社会资源和适宜技术，以人的健康为中心、家庭为单位、社区为范围、需求为导向，以妇女、儿童、老年人、慢性病人、残疾人等为重点，以解决社区主要卫生问题、满足基本卫生服务需求为目的，融预防、医疗、保健、康复、健康教育、计划生育技术服务等为一体的（俗称六位一体），有效、经济、方便、综合、连续的基层卫生服务。

（二）服务对象

社区卫生服务对象为辖区内的常住居民、暂住居民及其他有关人员。以妇女、儿童、老年人、慢性病人、残疾人、贫困居民等为服务重点，根据人群特点分为下述五类。

1. 健康人群　疾病特别是慢性非传染性疾病的发生、发展过程及其危险因素具有可干预性，为此，美国于20世纪50年代末最早提出健康管理的概念。每个人都会经历从健康到疾病的发展过程。一般来说，是从健康到低危险状态，再到高危险状态，然后发生早期病变，出现临床症状，最后形成疾病。这个过程可以很长，往往需要几年到十几年，甚至几十年的时间，而且和人们的遗传因素、社会和自然环境因素、医疗条件以及个人的生活方式等因素都有高度的相关性，其间变化的过程多也不易察觉。因此，健康管理的目标人群不仅包括高危人群和患者，也包括健康人群。通过对健康人群系统检测和评估可能发生疾病的危险因素，帮助人们在疾病形成之前进行有针对性地预防性干预，可以成功地阻断、延缓，甚至逆转疾病的发生和发展进程，实现维护健康的目的。健康管理已证明能有效地降低个人的患病风险，同时降低医疗开支。

2. 亚健康人群　在健康和疾病人群之间还存在一种介于两者之间的人群，这个人群虽然客观临床检测指标值都在正常范围，不能诊断为某种疾病，但呈现体力降低、反应能力减退、适应能力下降等症状，这个人群称为亚健康人群，主要包括老年人，长期处于竞争压力大的人，生活饮食习惯不良的人等。据WHO结果显示，亚健康人群占人群总数的75%，2006年，在我国西安举办的全国心理健康指导与教育科普工作研讨会上发布的数据表明，我国亚健康人群占总人数的70%。

3. 高危人群　指暴露于较高危险因素下或对危险因素较为敏感的人群，该人群罹患某种疾病的概率明显高于其他人群。高危人群包括两类：一是高危家庭的成员，如单亲家庭、受社会歧视家庭、吸毒酗酒家庭、弱势群体等；二是具有明显危险因素的人群，如职业危险因素人群、不良生活方式人群、某些疾病特定高发人群等。

4．患者。

5．重点保健人群　指由于各种原因需要在社区得到系统保健的人群，如孕产妇、儿童、老年人、残疾人、精神病患者等。

（三）特点和内容

1．特点　以健康为中心，以社区为基础，以家庭为单位，以基层医疗、预防、保健为主体，预防为主，提供人性化、综合性、连续性、可及性服务，开展协调性与团队合作式服务，实行首诊医疗服务。

在国务院深化医药卫生体制改革领导小组办公室编写的《深化医药卫生体制改革 100 问》一书中提到，城市社区卫生服务的地位和作用是：第一，城市社区卫生服务应逐步成为城市居民健康的"守门人"，为群众提供疾病预防、控制等公共卫生服务，一般常见病、多发病的诊疗服务，以及慢性病管理、健康教育与咨询和康复服务等；第二，社区卫生服务是新型城市医疗卫生服务体系的基础，通过逐步建立社区首诊、分级医疗和双向转诊制度，实现城市医院与社区卫生服务机构的分工协作，将有利于完善我国医疗服务体系，引导医疗卫生资源合理配置，方便群众看病就医，降低群众医药费用。2009 年，原卫生部部长陈竺在西安召开的全国社区卫生工作会议上指出，社区卫生服务是建立基本医疗卫生制度的重要内容，是公共卫生服务、医疗服务、医疗保障、药品供应保障四大体系的重要交汇点。

2．内容和执业范围　社区卫生服务机构是提供基本公共卫生服务和基本医疗卫生服务的国家卫生服务体系中的基层机构。开展健康教育、预防、保健、康复、计划生育技术服务和一般常见病、多发病的诊疗服务。

其中，基本公共卫生服务是指由疾病预防控制机构、城市社区卫生服务中心、农村乡镇卫生院等城乡基本医疗卫生机构向全体居民提供的公益性公共卫生干预措施，以起到对疾病的预防与控制作用。服务内容包括：卫生信息管理，健康教育，传染病、地方病、寄生虫病预防控制，慢性疾病预防控制，精神卫生服务，妇女保健，儿童保健，老年保健，残疾康复指导和康复训练，计划生育技术咨询指导，协助处置辖区内的突发公共卫生事件和政府、卫生行政部门规定的其他公共卫生服务。基本医疗服务是指医疗保障中对社会成员最基本的福利性医疗照顾，其目标是保障社会成员基本的生命健康权利，使其在疾病防治过程中按照防治要求得到基本的治疗。服务内容包括：一般常见病、多发病的诊疗和护理，诊断明确的慢性病治疗，社区现场应急救护，家庭出诊、家庭护理、家庭病床等家庭医疗服务，转诊服务，康复医疗服务和政府卫生行政部门批准的其他适宜医疗服务。社区卫生服务机构应根据中医药的特色和优势，提供与上述公共卫生和基本医疗服务内容相关的中医药服务。

（四）社区卫生服务的方式

社区卫生服务方式根据社区人群需求的不同分为以患者为中心的个体化服务和以社区人群服务需求为导向的群体性服务，通过组成的工作团队提供团队式服务。

1．以个人为中心的个体化服务

（1）门诊服务：最主要的社区卫生服务方式，一般包括门诊、留诊观察、急诊，以提供基本医疗为主。

（2）出诊或家庭病床服务：最具特色的社区卫生服务方式，出诊服务多针对社区居民行动不便、情况危急等情况；家庭病床服务主要用于行动不便者、慢性病患者或需要上门服务者。

（3）社区内的急救服务：提供全天候急诊服务、院前急救，帮助病人利用当地急救网络系统。

（4）双向转诊和会诊服务：比较常见的社区卫生服务形式，双向转诊是指在两个医疗卫生服务机构之间，将患者转出去和转过来的连续性服务，一般是指超过全科医疗的执业范围或是社区卫生服务机构无条件诊断和处理的疾病，如疑难病患者的诊疗，同时上级医疗机构将需要和适合在社区卫生服务机构诊疗或康复的患者转至社区卫生服务机构的过程；会诊服务是各种原因无法转诊的，全科医生可请上级医疗机构的专家来社区诊疗。

（5）电话咨询：通过电话为社区居民提供服务或随访。

（6）长期看护：主要针对身患多种疾病、行动不便需要长期医疗护理的老人，多数需要长期居家照顾，也可以提供在社区卫生服务机构的老年护理员服务。

（7）临终关怀。

（8）医疗器具租赁与便民服务：包括对于家庭照顾中必备的短期使用的医疗器具的租赁和指导使用。

2．以社区为导向的群体性基层医疗服务　以社区为导向的基层医疗服务是全科医学的基本原则和方法之一，核心是社区参与。是一种将社区和个人的健康保健结合在一起的系统性照顾策略，旨在基层医疗中，重视社区、环境、行为等因素与个人健康的关系，把服务的范围由临床医疗扩大到以流行病学和社区医学的观点来提供照顾，将社区中以个人为单位、治疗为目的的基层医疗与以社区为范围、重视预防保健的社区医疗两者有机地结合并融入基层医疗实践。实施包括5个基本步骤：

（1）确定社区和目标人群。

（2）确定基层医疗服务机构和团队。

（3）通过社区诊断，确定社区主要问题及需要优先解决问题的顺序。

（4）根据需要解决优先问题，制订解决问题的方案。

（5）检测并评价干预效果。

（五）组织形式和机构设置

社区卫生服务机构是指在城市范围内设置的、经区（市、县）级政府卫生行政部门登记注册并取得《医疗机构执业许可证》的社区卫生服务中心和社区卫生服务站，具有社会公益性质，属于非营利性医疗机构。原卫生部负责全国社区卫生服务机构的监督管理。区（市、县）级以上地方政府卫生行政部门负责本行政区域内社区卫生服务机构的监督管理。2006年6月，原卫生部和国家中医药管理局颁布《城市社区卫生服务机构管理办法（试行）》，对社区卫生服务机构设置如下：

（1）社区卫生服务中心原则上按街道办事处范围设置，以政府举办为主。在人口较多、服务半径较大、社区卫生服务中心难以覆盖的社区，可适当设置社区卫生服务站或增设社区卫生服务中心。人口规模大于10万人的街道办事处，应增设社区卫生服务中心。人口规模小于3万人的街道办事处，其社区卫生服务机构的设置由区（市、县）政府卫生行政部门确定。

（2）设区的市政府卫生行政部门负责制订本行政区域社区卫生服务机构设置规划，并纳入当地区域卫生规划、医疗机构设置规划。社区卫生服务机构设置规划须经同级政府批准，报当地省级政府卫生行政部门备案。

（3）规划设置社区卫生服务机构，应立足于调整卫生资源配置，加强社区卫生服务机构建设，完善社区卫生服务机构布局。政府举办的一级医院和街道卫生院应转型为社区卫生服务机构；政府举办的部分二级医院和有条件的国有企事业单位所属基层医疗机构通过结构和功能改造，可转型为社区卫生服务机构。

（4）新设置社区卫生服务机构可由政府设立，也可按照平等、竞争、择优的原则，通过公开招标等方式确定社区卫生服务机构举办者，鼓励社会力量参与。

（5）设置审批社区卫生服务机构，应征询所在街道办事处及社区居民委员会的意见。

（6）设置社区卫生服务机构，须按照社区卫生服务机构设置规划，由区（市、县）级政府卫生行政部门根据《医疗机构管理条例》《医疗机构管理条例实施细则》《社区卫生服务中心基本标准》《社区卫生服务站基本标准》进行设置审批和执业登记，同时报上一级政府卫生行政部门备案。《社区卫生服务中心基本标准》《社区卫生服务站基本标准》由原卫生部另行制定。

（7）社区卫生服务中心登记的诊疗科目应为预防保健科、全科医疗科、中医科（含民族医学）、康复医学科、医学检验科、医学影像科，有条件的可登记口腔医学科、临终关怀科，原则上不登记其他诊疗科目，确需登记的，须经区（市、县）级政府卫生行政部门审核批准，同时报上一级政府卫生行政部门备案。社区卫生服务站登记的诊疗科目应为预防保健科、全科医疗科，有条件的可登记中医科（含民族医学），不登记其他诊疗科目。

（8）社区卫生服务中心原则上不设住院病床，现有住院病床应转为以护理康复为主要功能的病床，或予以撤消。社区卫生服务站不设住院病床。

（9）社区卫生服务中心为独立法人机构，实行独立核算，社区卫生服务中心对其下设的社区卫生服务站实行一体化管理。其他社区卫生服务站接受社区卫生服务中心的业务管理。

（10）社区卫生服务中心、社区卫生服务站是专有名称，未经政府卫生行政部门批准，任何机构不得以社区卫生服务中心、社区卫生服务站命名。社区卫生服务机构须以社区卫生服务中心或社区卫生服务站进行执业登记，原则上不得使用两个或两个以上名称。

社区卫生服务中心的命名原则是：所在区名（可选）+ 所在街道办事处名 + 识别名（可选）+ 社区卫生服务中心；社区卫生服务站的命名原则是：所在街道办事处名（可选）+ 所在社区名 + 社区卫生服务站。

（11）社区卫生服务机构使用统一的专用标识，专用标识由原卫生部制定。

（六）我国社区卫生服务现况

我国大范围地、规范地开展社区卫生服务工作始于 20 世纪末，1997 年，《中共中央、国务院关于卫生改革与发展的决定》的颁布标志我国政府开始对医疗卫生体制进行全面改革，是社区卫生服务工作的里程碑。文件明确要求"改革城市卫生服务体系，积极发展社区卫生服务，逐步形成功能合理、方便群众的卫生服务网络"。标志着我国社区卫生服务工作正式成为我国卫生工作的重要组成部分和内容，社区卫生服务体系建设从此全面展开。文件对社区卫生服务对象、服务内容、工作机制、人员管理、体系建设等方面的原则进行了要求。不少城市积极试点探索，取得了初步经验，显示出社区卫生服务具有旺盛的生命力和广阔的发展前景。

此后十余年，政府各有关部门出台了多个相关配套文件。1999 年，为贯彻党的十五大精神，改革城市卫生服务体系，建立城镇职工基本医疗保险制度，就进一步发展城市社区卫生服务，原卫生部等 10 部委联合下发了关于印发《关于发展城市社区卫生服务的若干意见》的通知，文件中就社区卫生服务的重要意义、总体目标和基本原则、组织领导、服务体系、规范化管理、配套政策等方面做了进一步明确。2000 年、2001 年，为进一步加强社区卫生服务机构的规范化管理，构筑城市卫生服务体系新格局，大力推进城市社区建设，原卫生部相继印发了《卫生部关于印发城市社区卫生服务机构设置原则等三个文件的通知》和关于印发《城市社区卫生服务基本工作内容（试行）》的通知，文件包括《城市社区卫生服务机构设置原则》《城市社区卫生服务中心设置指导标准》和《城市社区卫生服务站设置指导标准》3 个指导性原则和标准，对工作内容进行了较为详细的规定。2002 年，为加快发展城市社区卫生服务，鼓励社会各方面力量共同构建以社区卫生服务为基础、合理分工的新型城市卫生服务体系，增加基层卫生服务供给，更好地满足广大群众日益增长的健康需求，原卫生部等 11 部委联合印发了关于印发《关于加快发展城市社区卫生服务的意见》的通知，文件对社区卫生服务的资源配置、发展政策、队伍建设、监督管理、加强组织领导等方面提出进一步要求。2003 年以来，原卫生部、民政部、国家中医药管理局开展了创建全国社区卫生服务示范区活动。到 2005 年，有 21 个省、直辖市的 45 个市辖区和 1 个县级市按规定初步达到全国社区卫生服务示范区的要求，并在一定程度上带动了所在省市的社区卫生服务工作，原卫生部、民政部、国家中医药管理局印发了《关于命名第一批全国社区卫生服务示范区的决定》，将北京市东城区等 46 个地区命名为第一批"全国社区卫生服务示范区"，其中，北京市西城区等 13 个创建有中医药特色示范区的地区同时由国家中医药管理局命名为"全国中医药特色社区卫生服务示范区"。2006 年，为深化城市医疗卫生体制改革，优化城市卫生资源结构，发展社区卫生服务，解决在城市卫生事业发展中还存在优质资源过分向大医院集中，社区卫生服务资源短缺、服务能力不强、不能满足群众基本卫生服务需求等问题，国务院召开全国城市社区卫生工作会议，下发了《关于发展城市社区卫生服务的指导意见》，明确了新形势下社区卫生服务的指导思想、基本原则和工作目标，对如何推进社区卫生服务体系建设，完善发展社区卫生服务的政策措施，加强对社区卫生服务工作的领导提出了要求。同年，为贯彻落实《关于发展城市社区卫生服务的指导意见》的工作目标，中央机构编制委员会办公室、国家发改委、人事部、财政部、原卫生部、劳动保障部和国家中医药管理局等部门先后印发了《关于促进医疗保险参保人员充分利用社区卫生服务的指导意见》《关于在城市社区卫生服务中充分发挥中医药作用的意见》《关于公立医院支援社区卫生服务工作的意见》《关于城市社区卫生服务补助政策的意见》《关于印发城市社区卫生服务中心、站基本标准的通知》《关于加强城市社区卫生人才队伍建设的指导意见》《关于印发＜城市社区卫生服务机构设置和编制标准指导意见＞的通知》《关于印发＜城市社区卫生服务机构管理办法（试行）＞的通知》《关于加强城市社区卫生服务机构医疗服务和药品价格管理意见的通知》等 9 个配套文件。自此，发展社区卫生服务成为政府履行社会管理和公共卫生职能的一项重要内容。

2009 年，随着医改工作的不断深入，社区卫生工作也不断加快步伐，不断完善，中共中央、国务院《关于深化医药卫生体制改革的意见》提出"完善以社区卫生服务为基础的新型城市医疗卫生服务体系。2009 年，原卫生部、财政部、原国家人口和计划生育委员会《关于促进基本公共卫生服务逐步均等化的意见》中指出，基本公共卫生服务项目主要通过城市社区卫生服务中心（站）、乡镇卫生院、村卫生室等城乡基层医疗卫生机构免费为全体居民提供，同年，原卫生部印发了《关于印发康复等七个专业社区卫生人员岗位培训大纲的通知》，对进一步加强人才培养提出规范化要求，此后，原卫生部印发的《国家基本公共卫生服务规范（2009 年版）》明确了基本公共卫生服务项目的 10 个类别，2011 年对规范进行了修订，将服务项目类别增加到 11 个。2011 年，为加强对社区卫生服务机构的规范管理，原卫生部印发了关于印发《社区卫生服务机构绩效考核办法（试行）》的通知，制定了社区卫生服务机构绩效考核办法（试行）和社区卫生服务机构绩效考核指标体系。2011 年 1 月，原卫生部启动了创建示范社区卫生服务中心活动，第一批确定北京市东城区体育馆路社区卫生服务中心等 141 个机构为 2011 年全国示范社区卫生服务中心，2012 年又确定北京市朝阳区常营社区卫生服务中心等 164 个机构为全国示范社区卫生服务中心。在各级政府的大力推动下，我国社区卫生服务得到了快速发展，政策措施逐步完善，服务网络初步建立，人才队伍得到加强，服务功能不断完善。各地在探索家庭责任医生制度、加强上下联动、医保支持下的社区首诊、利用信息化手段改善服务、延伸社区卫生服务功能、建立激励机制等方面积累了一定经验，社区卫生服务初显成效。

根据 2012 年卫生统计年鉴提要数据，2011 年，全国社区卫生服务中心已达到 7861 家，从业人员总数为 328 676 人，年诊疗人次达到 40 950.0 万人次，全国社区卫生服务站已达到 24 999 家，从业人员总数为 104 247 人，年诊疗人次达到 13 703.8 万人次。

第二节　社区口腔卫生服务
Community Oral Health Service

一、社区口腔卫生服务的概念

社区口腔卫生服务（community oral health service）是社区卫生服务的一个组成部分，是以社区人群为对象，以维护口腔健康，降低个人口腔疾病患病风险，改善与提高口腔健康状况为目的，以社区卫生服务机构为依托，动员社区内所有成员和社会力量共同参与为形式，为社区居民提供最基本的口腔预防和诊疗的卫生服务。社区口腔卫生服务与医院的服务是有区别的（表11-1）。

表11-1　社区口腔卫生服务与医院服务的区别

	社区口腔卫生服务	医院的服务
形式	团队对群体	个人对个人
重点	预防	治疗
方法	采取信息收集、统计、分析等社区诊断	询问病史、口腔检查等临床诊断
措施	基本公共卫生服务和基本医疗服务	更加专业性的医疗服务
目标	维护群体口腔健康水平	恢复个体口腔健康和功能
投入	成本效益比较高	花费昂贵，社会效益小
理念	符合卫生服务均等化	较难达到均等化要求
态度	群体主动参与	个人被动参与

二、社区口腔卫生服务的策略

（一）初级卫生保健

初级卫生保健（primary oral health care）是1978年WHO《阿拉木图宣言》中提出的概念，是实现"人人享有卫生保健"目标的基本途径，是一种基本卫生保健，指普及适宜的、技术可靠的、社会能接受和负担的技术，使全体人民公平地获得基本卫生服务。初级卫生保健是社区的个人与家庭通过积极参与普遍能够享受的、费用等够负担得起的，既是国家卫生系统的一个组成部分、功能中心和活动的焦点，也是社会整个经济发展的一个组成部分，是个人、家庭、群众与国家卫生系统接触的第一环，能使卫生保健尽可能接近于人民居住及工作的场所，是卫生保健持续进程的起始一级。

初级卫生保健的原则有四点。一是成本效益，即以最低成本产生最大的效益方式来分配和利用资源，卫生资源的投放应该以医院和专科服务为主转向地区卫生系统和基础卫生工作。二是社会公正，即要体现卫生服务和卫生资源分配与利用的公正性，人们接受卫生服务的机会必须是均等的，不能忽视乡村和某一地区的人口或郊区居民。三是社区参与，即在改善人民健康的过程中，必须充分发挥社区和人民群众的作用，依靠群众的参与，改变不良的卫生习惯和生活方式，提高自我保健能力。四是部门间协作行动，即实行初级卫生保健不能只依靠卫生部门，而必须是卫生部门和其他部门的共同行动，并协调一致。

初级卫生保健的内容包括4个方面，一是促进健康，即通过健康教育和各种政策、法规、组织等环境支持，促使人们自觉地采取有益于健康的行为和生活方式，促进心理卫生，养成良好的生活方式，消除或减轻影响健康的危险因素，促进健康和提高生活质量。二是预防疾病，即在研究社会人群健康和疾病的客观规律及他们和人群所处的内外环境、人类社会活动的相互关系的基础上，采取积极有效的措施，预防各种疾病的发生、发展和流行。三是及时治疗，即以基层医疗机构为中心，面向社区开设家庭病床、巡诊、会诊、转诊相结合的诊疗方式，为社区居民提供及时有效的医疗服务。四是康复防残，即对丧失功能或功能上有缺陷的残疾者，通过医学的、教育的、职业的和社会的措施，尽量恢复其功能，使他们重新获得生活、学习和参加社会活动的能力。

（二）三级预防

三级预防是为预防慢性疾病，往往针对慢性疾病发生、发展或恶化的不同阶段分别采取病因预防、临床前期预防和临床期预防三种预防措施。由于三种预防措施是连续的、梯次性预防措施，因而称为三级预防。疾病的预防不仅是指阻止疾病的发生，还包括疾病发生后阻止或延缓其发展，最大限度地减少疾病造成的危害。根据发病因素和疾病自然史的各个阶段，在生物－心理－社会医学模式指导下实施三级预防，可有效控制和降低疾病发病率、残障率和死亡率，保护人群健康，提高生命质量。三级预防是预防医学的核心，可体现在个体或群体慢性病发生前后的各阶段。一级预防（primary prevention）又称病因预防，是在疾病尚未发生时针对病因采取的措施，也是预防、控制和消灭疾病的根本措施。二级预防（secondary prevention）又称临床前期预防，是为了阻止或延缓疾病的发展而采取措施，阻止疾病向临床阶段发展。三级预防（tertiary prevention）又称临床期预防，是为了减少疾病的危害和恶化而采取的措施，旨在防止伤残和促进功能恢复，提高生命质量，延长寿命，降低病死率。

（三）初级卫生保健和三级预防在社区口腔卫生中的实践

社区口腔卫生服务的目的、特点、内容和方式与初级卫生保健密切相关，是实现初级卫生保健的有效途径。医务人员在临床治疗场所提供预防服务已成为医学发展的趋势，根据1989年美国医学会代表会议的定义，临床预防医学是通过在临床治疗场所对疾病危险因素的评价和预防干预来实施的，是对健康和无症状患者采取的个体预防措施，是在临床环境下的三级预防的结合。根据口腔疾病的不同发展阶段，可以在社区开展的口腔卫生服务应遵循以初级卫生保健为途径，以三级预防的为原则的策略分为三个层次，这三个层次不是完全分开，而是相互联系、相互融合为一体的。

1. 第一层次　在口腔疾病自然史中，处于接触危险因素或致病因素阶段，并无任何临床表现。主要手段是口腔健康教育、口腔健康促进与口腔健康保护。口腔健康促进是通过创造促进口腔健康的环境使人群避免或减少口腔疾病危险因素的暴露，改变机体的易感性，具体措施有口腔健康教育、自我口腔保健、营造支持环境等。其中，口腔健康教育是提高全体居民自我口腔保健意识和自我口腔保健能力的重要措施，通过传播媒介和行为干预，促使人们自愿采取有益口腔健康的行为和生活方式，避免影响口腔健康的危险因素，达到促进口腔健康目的；自我口腔保健是指个人在发病前就进行干预以促进口腔健康，提高预防口腔疾病的能力，增强机体的生理、心理素质和社会适应能力，是个人为其本人和家庭利益所采取的大量有利于口腔健康的行为。口腔健康保护是对暴露于危险因素的高危易感人群实行特殊保护，避免疾病发生或降低疾病发生的概率，具体措施有提供口腔疾病防治适宜技术等。

常采取三种策略。一是双向策略（two pronged strategy），即把对整个人群的普遍预防和对口腔疾病高危人群的重点预防结合起来，二者相互补充，可以提高效率。二是全人群策略（population strategy），是对整个人群的普遍预防，旨在降低整个人群对口腔疾病危险因素的暴露水平，是通过口腔健康促进实现的。三是高危人群策略（high risk strategy），是对口腔疾病高危人群的预防，旨在消除具有某些口腔疾病危险因素的人群的特殊暴露，它是通过口腔健康保护实现的。

第一层次的措施是最主动、积极、有效的措施，具体内容包括：提供口腔卫生保健知识和信息，包括知识、技能与实践；开展自我口腔卫生保健指导，包括自我口腔保健技术知识讲解与技术示范，纠正不良行为习惯（如吸烟），养成良好的口腔卫生习惯和生活方式，培养建立良好的就医行为；合理膳食咨询与指导，如适当限制糖消耗量与消耗方式，进行糖消耗量、次数与消耗方式指导，指导选择健康食品；氟化物的应用，包括鼓励个人使用含氟牙膏、饮水加氟或食盐加氟等全身用氟、专业人员提供局部用氟服务；实施窝沟封闭；提供基本口腔保健用品；口腔疾病患病状况和危险因素监测；口腔错颌畸形的矫正；避免不良刺激；职业防护、重点人群口腔保健。

2. 第二层次　口腔疾病患者往往早期症状不明显或不易发现，但通过口腔健康检查可以发现异常，是在口腔疾病初期采取的预防措施，口腔疾病大多病因复杂，有的病因尚不完全清楚，需要经过多种综合预防措施才能达到效果，因此要完全做到通过第一层次的一级预防是比较难做到的。

但由于口腔疾病的发生大都是致病因素长期作用的结果，因此第二层次的主要手段是三早，即早发现、早诊断、早治疗，可采用普查、筛检、定期口腔健康检查来实现，可以明显改善患者的预后，对于某些可逆转、停止或延缓发展的口腔疾病，积极开展这一层次的工作具有重要意义。

为提高这个层面工作的成效，需要采取的策略包括：提高居民口腔疾病防治知识、早诊早治的意识和自我检测的水平；加强人员培训和队伍建设，提高基层口腔卫生人员早期检查、早期诊断、早期治疗的水平；开发和推广"三早"的口腔适宜技术。

措施具体包括：自检、自查；合理利用口腔卫生服务；开展定期口腔检查，进行早期诊断与即刻处理；预防性洁治（去除菌斑与牙石）；预防性充填；龋齿早期充填（ART充填等）、简单修复、口腔癌早期治疗。

3. 第三层次　口腔疾病的三级预防一般由复杂临床治疗和恢复口腔功能两方面为主。复杂临床治疗的目的在于积极治疗口腔疾病，防治病情发展，预防并发症，防止口腔功能丧失。恢复治疗是在病情得到有效控制后，促使患者口腔功能进一步康复，最大限度使患者拥有正常咀嚼、美观、发音等功能。

此阶段是对口腔疾病进入后期阶段的预防措施，必须与口腔预防相结合，特别是自我口腔卫生保健箱结合，要让患者做好自我保健并显现出预防效果，还需要口腔卫生服务人员提供口腔卫生保健服务，特别是对患者开展经常性的、形式多样的自我保健教育。

措施具体包括：最大程度降低功能丧失，充分利用口腔卫生服务，复杂修复、牙髓治疗、根面平整、牙周手术、整形外科、语言训练、放射治疗、化学治疗等。

三、社区口腔卫生服务的周期

社区口腔卫生服务的周期是从社区口腔健康问题和实际情况出发，通过社区诊断，对一定时期内社区口腔卫生发展可能达到程度的预测，在社区环境和资源允许的条件下，为提高居民口腔健康水平，按一定目标提供必需的社区口腔卫生服务所采取的措施，解决社区居民主要口腔健康问题，满足社区居民基本口腔卫生服务的需求的整个过程。一般包括四个步骤：社区诊断、拟定社区口腔卫生计划、实施口腔卫生服务、效果评估。

（一）社区诊断

社区诊断（community diagnosis）是指在开展口腔疾病防治工作前，通过社会学、流行病学、统计学等方法对社区口腔健康相关因素和口腔疾病状况进行调查和分析，进而对社区人群的口腔健康状况和主要公共卫生问题进行判断的过程。是开展社区口腔疾病防治工作的基础和前提。

社区诊断与临床诊断的区别在于：临床诊断是在口腔疾病发生后，临床医生在个体的水平上，根据特定患者的症状、体征和其他有关检查结果，对个体患者所患口腔疾病做出诊断，制订治疗方案；社区诊断是社区口腔卫生工作者通过流行病学方法，以社区居民群体为对象，利用已有资料或某种专题调查结果，对影响社区居民口腔健康的主要疾病和主要公共问题作出判断，充分利用社区现有资源，制订针对群体的口腔疾病防治策略和措施。

1. 社区诊断的目的

（1）确定社区的主要口腔健康问题及重要程度，明确社区口腔卫生服务需求，如影响社区人群健康的主要口腔疾病及解决问题的优先排序、患病率、就诊情况等。

（2）分析社区口腔健康问题产生的主要原因及影响因素，阐明社区健康问题的原因和累及的主要人群。

（3）了解和发掘社区资源，评价社区解决口腔卫生问题的能力，为工作打基础。

（4）根据社区居民口腔健康状况、需求、资源和可利用状况、社区关心的程度，确定解决口腔问题的优先顺序。

（5）为制订符合社区需要的口腔卫生计划提供参考资料，并评价口腔卫生计划执行的情况和效果。

（6）更好地争取社区各利益相关集团的广泛参与。

2．社区诊断需要的资料信息

（1）社区人口学特征。包括总人口、年龄、性别、民族、职业、年龄结构等。

（2）社区口腔健康状况。包括口腔疾病的分布及严重程度，如各种常见口腔疾病的患病情况、分布情况和特征、高危人群、就诊情况和医疗费用支出情况；口腔健康行为和危险因素，如饮食习惯、口腔卫生习惯、甜食摄入情况、口腔就医行为等。

（3）社区人文社会环境情况。如口腔卫生知识情况、态度，当地风俗、生活习惯、卫生习惯、宗教、信念、教育水平、社区的管理机构和工作模式、经济水平、口腔疾病负担等。

（4）社区自然环境情况。如饮水氟含量、是否煤矿区等。

（5）社区口腔卫生资源和环境支持系统情况。包括口腔卫生机构和人力情况和分布，如各级各类口腔医疗机构情况（包括私人诊所）、口腔执业（助理）医师情况等；经济资源，如社区经济状况，政府、企业等对口腔卫生事业的投入和支持；政策支持。

3．社区诊断的步骤

（1）确定所需要的信息。包括口腔疾病情况、社会人口学、环境与行为、教育与组织、管理与政策等。

（2）收集信息。利用现有的资料，定性方法收集资料（专题小组讨论、访谈、专家咨询等），定量方法收集资料（口腔流行病学抽样调查、普查、哨点监测等）。

（3）分析资料。采用卫生统计分析、流行病学分析、社会学分析等。

（4）社区诊断报告。包括社区优先口腔卫生问题、社区重点干预人群、社区重点干预因素、社区口腔综合防治策略与措施。

4．社区诊断要点　在做社区诊断时要考虑到重要性、必要性、可行性、安全性、有效性。重要性是指口腔疾病的社会影响、人群影响和对健康影响的重要程度；必要性是指其影响程度大小；可行性是指从成本效益、技术手段等方面有意义和措施；安全性是指干预措施成熟、可靠；有效性是指干预措施明确、有效。

（1）确定主要口腔卫生问题。口腔卫生问题是对一种与口腔健康有关的状态或条件下不满意的感觉和认识，尤其是不利于口腔健康的危险因素及造成危险因素的条件和环境。确定口腔卫生问题要确定主要指标，如频度、程度等，明确引起口腔卫生问题的直接原因和根本原因，考虑问题会导致的后果和可能引出的新问题。确定优先问题顺序的标准可以按口腔卫生问题对社区人群的重要性、危害性、普遍性、受关注程度、可干预性、趋势、效益性、可行性等来判断，决定优先顺序一般有四个要领，一是社区对某口腔问题的关心程度，二是他是不是一个常见的问题，三是他是不是一个严重的问题，四是提供口腔医疗卫生服务能否预防和控制这一问题。确定重点口腔卫生问题原则是根据其发生频率高、危害严重、流行病学问题基本明确、有行之有效的干预方法、自然和社会条件可行的原则确定重点口腔疾病。

（2）确定高危人群。确定高危人群需要利用流行病学方法根据口腔疾病在不同人群中的分布或根据是否处在某些特殊的自然或社会环境中，同时也包括了是否利用了现有的口腔卫生服务。

（3）确定主要危险因素。影响口腔健康的危险因素包括生物因素（如口腔内环境、菌群、结构、发育缺陷等）、行为和口腔卫生习惯、环境、卫生服务等。应将危害最严重的危险因素、普遍存在的、与疾病有确定联系的危险因素作为重点，尽量采取定量的方法。

（二）拟定社区口腔卫生计划

在完成社区诊断的基础工作后，对社区中的口腔健康状况与问题有了正确的了解，下一步应通过拟定和执行社区口腔卫生计划加以实施。社区口腔卫生计划是在社区口腔卫生调查和诊断基础上，以解决社区主要口腔卫生问题，满足基本口腔卫生服务需求为目的制订的社区口腔卫生目标和实现该目标的方法，是实施社区口腔卫生工作的依据。计划不仅是整个工作的内容及时间进程，也是有效的管理手段，包括从开始到结束的方方面面。拟订计划应首先考虑社区居民的口腔卫生需求与需要；还需要考虑社区资源状况、计划的可能方案及方案的可行性，如考虑社区拥有的财力、人力、服务能力政策支持情况等；最后按解决问题的优先顺序排序。制订计划的过程如下。

1. 确定计划的目标　目标可以分为两个方面，一是产出物目标，表现为产出物的功能、特性、使用效果等，如口腔疾病患病率改善情况、口腔健康知识知晓率和行为改善情况等；二是工作目标，表现为口腔卫生服务实施的工期、成本、质量等方面，如经费预算、完成时间等。目标要包括内容、起点、结果、效果、开始及完成时间几个主要方面。目标必须准确、清楚，定义明确，让所有相关人员了解并理解，不能使用模糊字词，如满意的、合理的、充分的、儿童，要使用如对8岁儿童开展窝沟封闭、12岁患龋率控制在25%以内等可测量标准。目标是着眼于目的和结果，具体方法等不必详述。所选择的指标体系必须符合以下条件：

（1）具有代表性，在众多指标中选择最有代表性的指标。

（2）有效性，含义明确，能最准确地反映希望测量事物的特征或状态。

（3）可靠性，可被重复测量，误差小，稳定性好。

（4）可行性，数据易获得和分析，不易出现理解误差。

2. 确定计划的内容　计划的内容包括10个方面：

（1）实施范围，是指从工作开始到完结的全过程中，所涉及的工作范围。如地点、对象、内容等。

（2）实施时间，指工期和进度，如口腔卫生服务内容的流程和排序、服务工期估算、制订工期计划，以及对进度进行管理与控制等。

（3）实施成本，指预算和经费，包括资源计划、成本估算、成本控制等。

（4）质量控制，对口腔卫生服务质量等制订切实可行的措施，确定具体方法和指标。

（5）人力资源，指有效利用人力资源，通过开展有效规划、积极开发、合理配置、准确评估、适当激励等方面的工作，以实现目标。一般包括组织计划、人员的获得与配备、团队建设三部分内容。人力不是级别越高越好，要结构合理，要注意发挥不同人员优势，如发挥口腔技术人员的专业优势，疾控人员的组织和管理优势，媒体部门的宣传优势等。

（6）有效沟通，指对所需的信息和利益相关者之间的沟通进行有效的管理，以确保成功。在执行过程中，由于各利益相关者的文化背景、工作背景、技术背景等方面的差异，造成人们对一件事的理解偏差很大，通过沟通使个相关利益人对工作目标和内容的理解保持一致。一般包括信息沟通计划、信息的传送、报告和决策信息与沟通管理等。可以通过电话、会议、邮件、工作简报等多种形式。

（7）风险处理，指由于所处的环境和条件的不确定性，以及各利益相关者不能准确预见或控制的影响因素，使最终结果与相关利益者的期望背离，带来损失的可能性。要通过各种手段来认识风险，进而合理应对、有效控制、妥善处理、达到以最小成本实现目标，包括风险的识别、定量分析、对策设计和应对与控制。

（8）采购，获得所需产品或服务的过程，采购计划要包括采购过程、采购询价、资源供应来源选择、招投标、采购合同等。

(9) 整体管理，指为确保各项工作能够有机地协调和配合所开展的综合性和全局性的管理工作，包括协调各种相互冲突的活动，选用最佳的备选行动方案等。原则是以整体利益最大化为目标。

(10) 效果评价，确立评价标准和指标，采用一定的评价方法来明确相应的服务效果。

3. 制订工作计划 计划可分为总体计划和专项计划，总体计划是各专项计划的合成，是为了指导总体实施和控制，有利于按顺序协调和实施。而专项计划则是每一部分的内容更具体、详细的安排，如某口腔疾病防治项目总体计划中，提出对参与的人员要进行培训，那么在专项计划中，就要对人员培训的数量、来源、资质、内容、指标、考核办法、时间安排、经费等方面制订出专门计划书。在制订口腔卫生工作计划时有几点需要注意：一是重视计划的制订，重视不是停留在口头上，而是要具体体现在有研究、有依据、有制度、有考察；二是对各项计划内容的重视程度要均等，口腔卫生专业人员往往在计划制订过程中，把关心的重点放在技术指标上，而对很多组织或管理方面的计划经常没有或淡化、简略，比如对口腔卫生服务工作中的健康教育、组织发动、部门协调、沟通交流、风险应急、档案管理、总结归纳、资源配置等方面不做计划，或计划内容空泛，缺乏认真考虑、策划和实质确实可行措施，最终导致整个实施过程出现工作推动缓慢、各种质量等问题频繁暴露，甚至失败；三是严格确保实施工作按计划执行，避免出现将计划方案束之高阁、随意性大的现象。

（三）实施口腔卫生服务

1. 实施的步骤 包括实施准备、实施过程、收尾、验收。

实施的准备通常以开会部署或向相关人员发送书面报告的形式开始。具体内容包括，向相关人员解释任务和目标，确保他们了解自己的职责，界定实施的阶段和每一阶段的目标和日期，阐明计划、程序和进度安排，以及其他相关事宜。

实施过程包括队伍的建设和发展、信息系统的建立、按计划实施、协调调度、纠偏等内容。队伍的建设和发展是为了保证工作完成的质量，通过培训、交流、督导等方式提高每个人及整体团队的能力和水平。信息系统的建立一方面是为了随时、准确了解工作进展情况，另一方面还具有对服务对象、参与人员的管理作用。实施过程中需要定期举行各方相关人员参加的会议，参与人员之间不断交流和沟通，对问题进行讨论，反馈各种信息，以检查存在的漏洞，评估项目实施进度，解决有可能出现的问题，还可以通过书面汇报制度、定期表格数据上报制度等形式。

收尾包括做好结束阶段的团队工作、完成项目实施报告等。

验收根据内容分，包括质量验收和文件验收，质量验收要依据指标要求和评定标准进行，例如，第三次全国口腔健康流行病学调查中以 Kappa 值为指标对检查者的检查质量进行控制和验收，根据对每个检查者定期抽查的 Kappa 值结果作为检查者是否合格的评定标准。文件验收是将整个过程中文字资料的详细记录作为验收资料，文字资料为计划中规定必须具备和存留的有关资料，如计划、方案、进度报告、会议记录等，验收过程包括前期准备工作和验收工作，前期准备工作即做好收尾工作，准备验收材料，自检自查，提出验收申请，报送验收材料；验收工作即组成验收组或验收委员会，材料验收，验收答辩，签发验收文件等。

2. 实施的内容

（1）社区口腔健康教育：社区口腔健康教育是在社区范围内，以增进居民口腔健康为目标，采取有效的宣教方式与干预措施，有组织、有计划、有评价的口腔健康教育活动。其目的是针对人群中存在的主要危险因素，组织和发动社区人群参与口腔健康教育计划，开展多种形式的口腔健康教育，并将其融入到社区口腔卫生服务的各项工作中，普及口腔卫生知识，促使社区居民树立口腔健康意识，建立和形成有益于口腔健康的行为和生活方式，消除危险因素，以提高社区居民的口腔自我保护能力和健康水平。口腔疾病的健康教育主要是教育群众消除对口腔疾病的无知和误解，使群众了解常见口腔疾病是可防可治的，落实综合性防治措施，把口腔疾病带给人们的危害减少到最低限度。

口腔健康教育是社区口腔卫生服务的重要内容和基础，是促进居民口腔健康的重要手段，在社区口腔卫生服务中具有导向作用。社区口腔健康教育的任务包括：建立以社区卫生服务中心为主体、社区卫生服务站和社区居委会负责的口腔健康教育网络；社区卫生服务中心（站）负责社区口腔健康教育的组织协调，由专、兼人员从事具体工作；口腔医生（或全科医生、防保医生）和社区护士在医疗、护理、预防保健等各项工作中，应同时开展有针对性的口腔健康教育；建立健全口腔健康教育工作档案或把口腔健康教育工作档案纳入已有的整体健康教育工作档案中，包括年度计划、工作记录、年终考核与评价，在已有固定的健康教育橱窗或卫生宣传栏中定期纳入口腔卫生内容；根据居民需求和需要，开展多种形式的口腔健康教育活动；配合上级单位和健康教育专业机构开展口腔健康教育相关工作，协助、指导社区内学校、商店、机关、厂矿企业开展口腔健康教育活动；开展医护人与社区健康教育骨干人员的培训，并指导其工作。

社区口腔健康内容包括：普及口腔疾病防治知识，提高自我口腔保健能力，包括引起口腔疾病的主要病因、早期症状、早期发现和早期治疗的意义，家庭自我保健知识等；增强就医行为，提高对社区口腔卫生服务的利用，如主动定期接受口腔健康检查，遵照医嘱坚持治疗，积极接受口腔预防服务等，做口腔疾病三级预防的积极参与者和接受者；提倡健康的生活方式，改变不良的口腔行为习惯，控制行为危险因素；提供初级口腔保健技能培训，教会居民正确刷牙方法，使用牙线、间隙刷等。

社区口腔健康教育工作者要具备多种技能和素质。首先要具有口腔医学知识和传播教育的手段；还要具有计划、设计、执行与评价能力，工作管理、资料分析、撰写、编辑、传播与教育能力；还要具有动员和开发的能力；要具备组织能力，在工作中，需要成功地与各部门沟通，并取得合作，有效地开展口腔健康教育活动，需要运用各种有效的干预方法，包括社区组织与发展、教育、政策、社会市场学、大众传播学等，尽量动员全社区的参与和资源的开发。社区口腔健康教育工作者在整个活动中的主要角色既是组织者又是参与者，既是行政管理者又是工作协调者，既要养成自己的健康行为，又要培养他人的健康行为，要善于同各级领导对话，争取支持，了解指挥、管理系统和组织原则，同时在整个过程中善于与他人密切合作，实现社会协调。

在社区可以以管辖范围和人群特点为依托，开展重点场所和重点人群的口腔健康教育。重点场所主要包括托幼机构、中小学校、家庭、工厂企业、机关和事业单位。从重点场所方面，学龄前儿童大部分是在托幼机构过集体生活，是开展口腔健康教育的重要阵地。托幼机构开展健康教育具有几大优势：一是托幼机构是专门的教育机构，利于教育者有目的、有计划、有组织实施系统的教育活动，二是口腔健康教育与受教育者自身利益相关，决定了受教育者的态度，容易得到理解和认同，三是幼儿是一个生长发育的个体，具有受教育能力强、可塑性强特点，托幼机构口腔健康教育的对象包括学龄前儿童、儿童家长或监护人、老师及其他关系密切人员，通过教育手段使受教育者在了解哪些行为对口腔健康有利，哪些行为对口腔健康有害的基础上，学习并掌握口腔知识，自觉培养口腔健康行为，不断增强自我口腔保健意识和能力，自觉维护和促进儿童口腔健康，减少口腔疾病的发生。中小学校口腔健康教育的意义在于儿童、青少年在成长过程中几乎都要在学校中学习和生活。学校是口腔健康教育计划能发挥最大作用的地方，学校口腔健康教育影响着人生最易受影响的阶段，即童年期和青春期，这一时期最大的特点是可塑性大、模仿力强，容易在建立巩固的动力定型的基础上养成良好的行为、卫生习惯和生活方式，使其终身受益，成长起来的一代人具有良好的口腔健康价值观念，对全社会的影响也是不可估量的，在学校开展口腔健康教育是保证学生全面发展的条件，学校口腔健康教育是影响家庭和社会的治本措施，中小学校口腔健康教育的对象包括学生、老师等，通过口腔健康教育要提高学生对口腔疾病的认知能力，转变学生对口腔卫生的态度，培养学生的自我口腔保健能力和利于口腔健康的生活方式，提高抵抗口腔疾病的能力。家庭是社会的细胞，家庭口腔健康是社会口腔健康的基础，社区口腔健康教育只有家庭化，每个家庭都充分认识到口腔健康教育的重要性和必要性，并积极参加，自觉接受，社区口腔健康教育工作才算真正落到了实处，家庭口腔健康教育是以提倡家庭健康生活的原则为指导，利用多种健康教育方式，将口腔健康的内容传授到家庭中，通过家庭成员口腔健康行为的养成以及成员之间的良好影响，达到促进口腔健康的生活目的，家庭口腔健康教育的对象是每个家庭的所有成员，家庭口腔健康教育可以采取培训主要家庭成员、培养家庭口腔健康教育示范户、组织家庭口腔健康教育小组、举办社区口腔健康行为竞赛等适于家庭的共同参与的方式。工厂、企业和机关事业单位的口腔健康教育的优势在于人员有较为整齐的文化素质，组织纪律观念较强，行为的可控性高，卫生保健已是单位文化的重要组成部分，自身严密健全的组织机构，是口腔健康教育计划得以顺利推行的有力保障，对工厂、企业和机关事业单位开展口腔健康教育主要注意利用单位现有条件和工作安排相结合开展工作，如利用岗前培训、班组学习的时间开展专题讲座和培训班，利用每年健康检查进行口腔健康教育和指导，组织口腔健康知识竞赛等。口腔健康教育的重点人群主要包括孕产妇、儿童、老人和残疾人等，孕产妇时期不仅影响女性本身口腔健康，还会影响胚胎的口腔发育和胎儿的口腔健康，女性还是家庭中养育和培养孩子的主要承担者，对儿童口腔健康和卫生习惯的养成起着重要重用，同时女性在家庭生活管理和家庭口腔卫生保健中也担当重要角色，她们的口腔卫生保健知识水平和口腔卫生习惯对一个家庭的口腔卫生状况和生活方式在家庭成员中起的作用是最大的，因此对妇女进行口腔健康教育一是要针对孕产妇时期口腔疾病特点，培养和提高妇女的自我口腔保健能力，使妇女掌握孕前期和孕中不同时期口腔卫生保健，二是要通过妇女口腔健康教育使妇女掌握科学育儿、婴幼儿口腔保健等知识，三是促进妇女参与社会口腔卫生知识的传播，提高家庭成员的整体素质。从重点人群方面，儿童处在迅速生长发育的时期，开展儿童口腔健康教育的特点的最主要原则是应当根据儿童口腔发育不同时期特点和口腔疾病特点开展口腔健康教育，可划分为婴幼儿期、学龄前期和学龄期分别进行有针对性的口腔健康教育。60 岁以上的老年人在社区中占有一定数量，是社区口腔健康教育的重点人群，老年人随着年龄增长，包括口腔组织在内的各种组织器官开始老化，口腔问题往往存在多样化和复杂化的特点，口腔疾病患病的危险性增加，恢复口腔功能方面的口腔疾病治疗多见，针对老年人的口腔健康教育除老年常见口腔疾病外，还应加强早诊、早治，及时恢复口腔功能等方面的教育，同时要针对老年人感知和记忆功能减弱，习惯根深蒂固，不易改变等特点，通过鼓励，反复举例代替说教，选择可操作性强的示教方法等开展口腔健康教育。残障人士是社区需要重点关注的群体，口腔健康教育要同时对残障人士和其家属或护理人员开展口腔健康教育，需要注意的是根据不同残障类型特点制作不同形式的口腔健康教育材料，比如对聋哑患者制作手语教材，对盲人提供有盲文的材料等。

（2）社区口腔疾病监测：监测是通过系统地收集有关资料，有序地汇总和管理资料，分析解释和评价资料并快速地将资料分发给应该知道这些情况的人，尤其是决策层的人的过程。监测是口腔公共卫生的重要内容，也是口腔疾病规范化管理的重要前提。在社区开展口腔疾病监测，长期系统地收集和动态掌握口腔疾病发病、患病及危险因素的流行状况和变化趋势，是评价社区人群口腔健康水平、测定口腔疾病预防控制优先领域、制定政策和评价干预措施效果的重要基础。口腔疾病监测可以每 3 ～ 5 年进行一次。监测内容包括：口腔疾病危险因素监测，如吸烟、口腔卫生习惯、甜食习惯、喂养习惯、口腔健康知识知晓情况、系统疾病状况、社会、经济、文化、口腔就医行为等；口腔疾病发病或患病监测，如龋均、患龋率、牙周病情况、口腔黏膜情况等。

（3）社区口腔预防：社区口腔预防以"预防为主、防治结合"为原则，坚持三级预防策略，主要以一级预防为主要内容，注重公共卫生与个体口腔疾病预防相结合，社区口腔预防工作的开展要注重多部门协调，发挥不同部门的优势，以卫生行政部门为领导，以口腔卫生人员为主要技术力量和骨干，利用疾病控制机构人员的网络和组织管理优势，以社区卫生服务中心（站）的防保人员、全科医生、护士为辅助，形成团队，相互配合，共同开展口腔预防工作。社区口腔预防措施的原则应当遵循的原则包括：针对我国居民常见口腔疾病；根据口腔循证医学依据证明是有效的措施；简单易行能在社区现有条件下开展；能够进行效果评价；具有较高成本－效果和成本－效益。社区口腔预防一般多采用口腔疾病预防适宜技术，主要包括定期口腔健康检查、局部用氟、窝沟封闭、非创伤性充填、预防性树脂充填和龈上洁治等。服务可以采用门诊固定式服务和团队流动式服务两种，团队服务需要配备口腔预防流动设备器械，主要包括便携式小型综合口腔诊疗机、低速手机、三用枪、吸唾器、光固化机、口腔照明灯、简易牙科躺椅等。

（4）社区口腔医疗：社区口腔医疗是由社区口腔医生为社区居民提供的基本口腔医疗服务，社区口腔医疗服务提供的是以门诊为主要形式的基本口腔医疗服务。社区口腔医疗服务的原则是提供一般口腔常见病、多发病和易诊断明确的口腔疾病的医疗服务，口腔急症处理，并对疑难口腔疾病提供转诊服务。由于我国目前各地社区口腔卫生服务中心（站）的服务能力差异很大，很多地方甚至不具备提供口腔卫生服务的人员和能力，社区口腔医疗的内容不能完全相同，但根据社区居民的口腔卫生服务需要和社区口腔医疗的原则，主要应包括：①口腔检查（口腔内/颌面部常规检查。特殊检查：牙周探针与牙周袋测量、牙髓活力测试。影像学检查：X线牙片检查）。②口腔内科疾病治疗（龋病、硬组织非龋性疾病、牙髓病、根尖周病、牙龈疾病）。③儿童口腔治疗（龋病、牙髓病、根尖周病、牙外伤、牙龈炎、黏膜病）。④口腔外科（普通牙拔除、牙槽脓肿、干槽症、智齿冠周炎）。⑤口腔修复（可摘局部义齿、义齿修理）。在社区开展口腔医疗服务需要配备的设备配置主要应当包括牙科综合治疗椅、光固化机、超声波洁牙机、喷砂洁牙机、银汞调和机、根管长度测量仪、牙髓活力测试仪、X线单片机、全自动/自动洗片机、高温高压蒸气消毒炉、电烘箱、超声波清洗机、灭菌袋封口机、牙科手机消毒器、技工手机、义齿抛光机、模型修整机、倒模震荡机、模型成形机、点焊机等；主要的器械配置应当包括牙科通用器械（手机、三件套等），牙体修复器械（各种车针、抛光轮、充填器等），齿槽外科器械（各种拔牙钳、挺、凿、锉、剪等），牙周治疗器械（洁齿器、牙周袋探针等），技工修复器械（各种印模托盘、咬合架等），牙科防护器械（工作服、帽、手套、面罩、防护镜等）。

（5）社区口腔卫生信息管理：社区口腔卫生信息管理是通过制订社区口腔卫生服务信息的收集、整理、统计、分析和报告制度，建立和建设社区口腔卫生服务信息系统，分析和定期编辑口腔健康报告的资料等，及时客观地描述、分析和跟踪所获的数据信息，按照分级分类处理原则，加强电子数据、图像和文字信息资料的存储和管理，提高口腔疾病信息收集和管理的利用水平，分析存在问题提出对策建议，为制订和评价干预措施和效果提供客观依据。社区口腔卫生服务信息系统应符合以居民的口腔健康管理与健康促进为中心，以居民的口腔健康为基础。社区口腔卫生服务信息系统是社区整体卫生信息系统的一部分，应有完善的接口与整体系统相兼容。信息系统的内容应包括社区口腔卫生服务从工作管理到诊疗服务的各方面内容，起到工作程序管理、社区居民口腔健康管理的作用。社区口腔卫生信息系统的内容应当包括以下几部分：①基本情况：人口基本情况、人口年龄构成情况、社区主要经济发展指标情况等。②社区口腔卫生服务能力情况：社区口腔卫生人力情况、可使用的主要设备和仪器情况、口腔服务经费投入与使用情况等。③人群主要口腔疾病情况：包括流行病学调查结果、监测结果、口腔健康档案数据等。④工作开展情况：人员培训情况、口腔健康教育开展情况（如覆盖人数、形式等）、口腔预防服务开展情况（如适宜技术覆盖人数和覆盖率等）、口腔健康管理情况（如建档率、随访率等）、口腔诊疗服务情况（如各种口腔疾病的诊治人次、门诊人次等）、效绩考核情况等。

（四）社区口腔卫生服务评价

为了加强对社区口腔卫生服务的管理，不断提高服务治疗，促进社区口腔卫生服务的健康发展，需要对社区口腔卫生服务的运作状况、效果、效率、效用和公平性进行科学的评价，找出问题，制订相应调整措施，合理配置社区口腔卫生资源，提高服务利用率和效果。

1. 概念 社区口腔卫生服务评价是以社区口腔卫生服务规划目标和计划为标准，对社区口腔卫生服务的质量、服务的效果、社会效益和经济效益进行的综合分析评估，是社区口腔卫生服务全过程的评价。根据不同过程，服务评价分为目标评价、过程评价和结果评价三种类型。目标评价指对规划和计划目标的评价，评价目标的科学性、合理性和可行性，最终评价目标的达成程度。过程评价指对口腔卫生服务实施过程效绩的评价，通过对实施加强监督、控制，分析口腔卫生资源的利用程度、社区口腔卫生计划进展程度等，及时发现问题，及时调整相应政策，解决问题，确保计划顺利实施。结果评价指针对口腔卫生服务计划实施后取得的成效的评价，结果评价对应于长、中、短期的口腔卫生服务计划，可分为长期效果评价、中期效果评价和短期效果评价，长期效果评价体现了口腔卫生服务的持续性发展效绩，短期效果表现为口腔卫生服务的短期效绩，完整的口腔卫生服务结果评价应注重对口腔卫生服务长、中、短期效绩的综合评价。

2．意义

（1）阐明并评价社区口腔卫生服务项目的价值及可行性、推广性，使服务工作更科学。

（2）评价口腔卫生服务的进展及目标实现度，找出差距，探讨今后工作方向和重点。

（3）分析社区居民口腔卫生服务需要和需求量，评价居民口腔卫生服务满意度。

（4）分析提供口腔卫生服务的数量和质量，探讨影响服务利用的因素，为建立与社区口腔卫生服务需求相适应的组织结果提供依据。

（5）对服务产生的社会效益和经济效益作出评价。

（6）通过对相关指标的评价，及时反馈、调整，不断提高服务质量。

（7）为制订适宜的社区口腔卫生服务计划及科学决策提供依据。

3．基本程序

（1）确立标准：评价标准必须最好地反映评价内容的目标，包括总体目标和具体目标。总目标是从总体上阐明计划工作应该达到的目的，说明总体的要求和大致的方向，如建立社区口腔卫生服务的体系和工作机制，加强口腔卫生服务队伍建设，开展口腔疾病防治工作，降低社区人群口腔疾病患病水平等。具体目标是总目标分解到各主要环节上的目标，是对总目标的具体说明。如原卫生部等15个部门关于印发《中国慢性病防治工作规划（2012—2015）》的通知中提到口腔卫生工作的具体目标为"适龄儿童窝沟封闭覆盖率达到20%以上，12岁儿童患龋率控制在25%以内"。根据上述目标，建立评估指标体系，即从社区口腔卫生服务总目标和分目标出发，建立各种合理的、可量化的、可考核的评价指标体系。

（2）获取资料：口腔卫生服务评价资料获得的途径有全国口腔健康流行病学调查资料、口腔疾病监测资料、重大口腔公共卫生项目数据、基本公共卫生服务0～6岁儿童口腔健康检查数据、医疗机构定期工作报表、日常工作记录等。也可开展专题调查对需要研究的问题进行深入细致调查研究。

（3）分析资料：针对社区口腔卫生服务的实施情况，从社区口腔卫生服务的投入、过程、产出三个方面，按照建立的社区口腔卫生服务评价指标体系，结合社区口腔卫生服务的综合性、全方位、一体化服务、连续性、负责性、可及性、方便性、协调性、团队合作、尊重患者等特点根据取得的调查资料进行分析、比较、判断，对社区口腔卫生服务进行综合评价。

4．评价的内容　从社区口腔卫生服务的目标与任务出发，确立社区口腔卫生服务评价内容。

（1）社区居民的口腔卫生服务需要和需求。研究社区居民口腔卫生服务需要、需求和满意度，口腔健康状况的公平性，分析不能满足和需要变化的原因及影响因素。是制订口腔卫生服务计划、科学分配口腔卫生服务资源、加强管理的依据。

（2）社区口腔卫生服务利用。包括口腔卫生服务利用的数量、质量和分布，如定期口腔健康检查的情况、主动寻求口腔预防服务的情况、口腔疾病诊疗情况。是提高口腔卫生工作的社会效益和经济效益的依据。

（3）口腔卫生资源。包括人力、财力、物力、服务能力和信息等多方面，是综合投资的客观指标。

（4）工作过程评价。衡量的指标有工作或内容的数量和质量，进度等，对接受口腔卫生的对象方面，衡量的指标有服务后的结果和影响。

（5）态度。研究居民和口腔卫生工作者对社区口腔卫生服务态度的影响因素，可以从口腔卫生服务的提供者和接受者两方面了解对待社区口腔卫生服务的态度和关心支持程度，改善服务质量。

（6）效益。效益评价是将口腔卫生服务各项投入和产出均折算成货币来评价项目的价值，包括直接成本和效益、间接成本和效益。投入的费用一般包括直接费用（实际消耗费用，如门诊费用、药费、耗材、设备费用等）和间接费用（如时间损失、误工费用、交通费用等），评价方法常用成本-效益分析、成本-效果分析和最小费用分析。

（7）效率。效率是指口腔卫生服务各项目的成果与花费的人力、物力、财力和时间之间的比较分析。评价效率的目的在于采用更节省资源的方式开展社区口腔卫生服务，不断改进服务方法，提高实施效率。

（8）效果。效果评价是对社区口腔卫生服务项目实施活动达到计划的目标和指标程度的总评价，也是对社区口腔卫生服务项目最终结果的评价。可以从两方面进行，首先评价社区口腔卫生服务的方法是否有效，因为只有有效才能从经济效益上评价是否值得推广，其次评价有效方法是否能为社区居民接受，如果有效方法不能被接受，出现无效结果并不能否认方法本身的效果。

四、我国社区口腔卫生服务现况

我国社区口腔卫生工作起步于20世纪80年代，那时农村人口占我国人口总数的约78%，我国还没有现在意义上的社区服务概念，农村的县作为一个最小的独立的行政区划单位，具有完整的社会管理和服务职能，相当于组织完备的社区。

社区口腔卫生工作分为两个阶段，第一个阶段，从20世纪80年代到2007年，这一阶段，在政府的支持和引导下，以专家为主导的牙防示范县工作开始在各地展开。这一工作最早于1984年由山西运城的农村开始，吸取了世界卫生组织推荐的社区口腔卫生模式经验，经过几年实践取得了一定的进展，成为中国第一个农村社区口腔保健模式，即四个三模式，就是从网络上，是县、乡、村三级网，从人员上，是初、中、高三级人员，从资金上，是政府、集体、个人三者投入，从模式上，是初级、二级、三级保健并举。运城模式于1989年获得由世界卫生组织颁发的世界初级卫生保健奖，此后又相继创建了几种不同的模式，农村地区有黑龙江省林口县（一网多用模式）、浙江省武义县（乡村牙科保健员模式）、内蒙古自治区哲里木盟模式（农牧民牙防模式），在城市地区，有上海与辽宁省沈阳市的学校口腔保健模式，20世纪90年代又增加了河南省周口地区由疾病控制机构为主要提供口腔卫生服务形式的新模式。这一时期的工作对社区口腔卫生工作起到了十分重要的示范和促进作用，1991年原卫生部印发了"全国牙防先进县标准及评定办法"，开始了全国农村牙防先进县的评审工作。各地积极开展工作，涌现出了大批的牙防先进县，1993年组织专家组评选出首批农村牙防先进县3个，并由原卫生部批准表彰。1995年又进一步制定了"牙防先进县考核标准与检查验收细则"，并开始了第二批牙防先进县（区）的评审工作。以后此项评选工作每两年开展一次。到2003年为止，共评选出6批，计299个牙防先进县（区），这些牙防先进县（区）都初步形成了县、乡、村三级牙病防治网络，并开展了一定的工作，有效地带动了全国农村地区口腔卫生工作的开展。创建牙防先进县的途径主要是立足农村，推动农村口腔卫生的发展，其先进性主要在于启动和先行，政府重视，组织落实，建立了县级牙防指导机构，口腔卫生工作纳入了县初级卫生保健，作为综合目标之一。有计划，有目标，有了一定的经费保障，有了一定的措施，以农村三级医疗预防保健网为依托，建立了农村口腔疾病防治网点，能够为农民提供最基本的口腔保健服务，使农民的口腔卫生保健有了最基本的基础。2001年，根据国务院办公厅转发国务院体改办等部门《关于城镇医药卫生体制改革指导意见的通知》和原卫生部等部委《关于发展城市社区卫生服务的若干意见》的精神，为继续深入探索我国社区口腔卫生服务的形式和方法，原全国牙防组组织开展了全国社区口腔卫生服务示范点工作，并提出了"社区口腔的示范点工作要与其他慢病防治工作结合起来"，并先后两期共确定了15个社区口腔卫生服务示范点，这项工作的意义在于，我国第一次开始了现在意义上的社区口腔卫生模式探索工作。从政策方面，2006年，为贯彻落实《国务院关于发展城市社区卫生服务的指导意见》，加强对城市社区卫生服务机构的管理，根据有关法律、法规，原卫生部和国家中医药管理局制定了《城市社区卫生服务机构管理办法（试行）》，管理办法第十五条提出"有条件的社区卫生服务中心登记的诊疗科目可包括口腔医学科"，第一次以政府文件形式将口腔卫生服务内容放到现在意义上的社区卫生服务工作中。第二阶段从2007年到现在，2007年原卫生部成立口腔卫生处，从此，社区口腔卫生工作进入了政府主导阶段，这一阶段社区口腔卫生工作从政策和工作内容上更加规范，并逐步纳入到整体社区卫生工作的范畴之中，从政策方面，2009年，为贯彻落实国务院《关于发展城市社区卫生服务的指导意见》和原人事部等五部门《关于加强城市社区卫生人才队伍建设的指导意见》，配合医药卫生体制改革，加强基层卫生人才培养，根据社区卫生工作开展的需要，原卫生部办公厅关于印发康复等七个专业社区卫生人员岗位培训大纲的通知，将口腔医学内容纳入对社区卫生人员进行岗位培养的内容之一，对培训的目标、对象、方法、内容和要求进行了详细解读。2010年，为落实《中共中央 国务院关于深化医药卫生体制改革的意见》的精神，加快我国慢性病综合防控示范区的建设，形成示范和带动效应，推动全国慢性病预防控制工作深入开展，原卫生部下发了慢性非传染性疾病综合防控示范区工作指导方案，方案中将儿童龋齿早期充填和适龄儿童窝沟封闭工作开展情况纳入考核框架。2011年，原卫生部对印发的《国家基本公共卫生服务规范（2009年版）》进行了修订，将基本公共卫生服务项目的类别增加到11个，在对0～6岁儿童和65岁以上老年人健康检查中增加了口腔健康检查的内容。2012年，原卫生部等15部门关于印发《中国慢性病防治工作规划（2012—2015）》的通知中，将"40%的社区卫生服务中心和20%的乡镇卫生院开展口腔预防保健服务"作为工作规划的策略和措施。从工作内容方面，2008年，中央财政设立了中西部地区儿童口腔疾病综合干预项目，支持在项目地区建立儿童口腔卫生工作机制，开展儿童口腔健康教育、基层口腔卫生专业人员培训，对适龄儿童进行口腔健康检查和窝沟封闭等。覆盖范围包括中西部23个省份，项目着力加强对基层医疗机构口腔卫生人员的培训，提高了基层口腔疾病防治人员的能力，促进了基层医疗机构口腔科室设置及设备、人员配置的优化和完善，提升了基层医疗机构口腔保健服务的影响力，形成了有利于基层医疗机构口腔卫生工作发展的良性循环，承担项目的一级医疗机构、社区卫生中心（站）和乡镇卫生院已占到所有承担项目医疗机构的约38%。2011年，为加强口腔健康教育，有效控制口腔健康危险因素，充分动员社区参与，发挥家庭教育在促进儿童及其他家庭成员养成口腔健康行为习惯的作用，原卫生部在"全民健康生活方式行动"和全国慢性非传染性疾病综合防控示范区创建平台上，开展"健康口腔，幸福家庭"项目。项目在全国已经启动全民健康生活方式行动的县（区），开展以社区为基础、以家庭为目标的口腔健康教育活动，普及知识，提高居民口腔保健意识和自我保健能力，并在其中建立14个口腔健康示范社区试点，每个试点社区达到口腔健康示范家庭标准的家庭达到总户数的10%，探索依托社区开展家庭口腔健康促进和行为干预的最佳模式，为制定和完善口腔卫生政策提供依据。

虽然我国的社区口腔卫生工作取得了一定进展，但是社区口腔卫生服务还远不能满足居民的口腔卫生服务需求，一是从服务能力上，截至2011年底，全国只有2531家社区卫生服务中心（站）设立有口腔科，占全国社区卫生服务中心（站）的不到8%，绝大多数还不具备提供基本口腔卫生服务的能力。二是从服务内容上，社区卫生服务中心（站）的医疗模式主要还是以治疗为主的因病就医模式。

进展与趋势

　　虽然从 20 世纪 80 年代起，我国的社区口腔卫生工作就开始不断探索，并随着医疗卫生体制改革的不断深入，在服务内容、工作模式方面不断推进，积累了一定经验，但是还处在起步阶段，存在政策依据不足、经费投入不够、社区口腔卫生服务资源短缺、网络体系不健全、服务能力不强、服务内容不明确、职责划分不清晰、缺乏规范化管理、长效工作机制尚未建立、监管力度不强、不能满足群众基本卫生服务需求等一系列问题。目前，我国整体社区卫生服务得到了快速发展，政策措施初步完善，服务网络基本建立，人才队伍得到加强，服务功能得到加强。社区口腔卫生工作应当借助这个整体平台，争取把社区口腔卫生服务列入各级政府工作目标，不断完善配套政策和措施，完善社区口腔卫生服务筹资渠道，探索社区口腔卫生工作机制，完善服务模式，不断提高社区口腔卫生人员的服务能力，确定、完善、规范社区口腔卫生内容，不断提高服务质量，多模式、多层次、多渠道培养适合社区留得住的口腔卫生人才梯队，使社区口腔卫生工作可持续发展，明确社区口腔卫生服务医疗保险范围。

Summary

　　Community is a group of people with a shared location, shared environment, and a shared political and administrative structure, which would include health system. It is the social unit within which people interact. Community would refer to a district, a group of villages, a municipality, or even as large as the health of a community. There are many factors that affect the health of a community. As a result, the health status of each community is different. These factors may be physical, social, and/or culture. The factors also include the ability of the community to organize and work together as well as the individual behaviors of those in the community. Community health service is one of the important part of community construction. Community health includes private and public efforts of individuals, and organizations to promote, protect, and preserve the health of those in the community. The range of community health service is wide and includes: prevention, treatment, health education, recovery, health care, family plan. Community health service covers not only the patients, but also health population, sub-health population, special population (like children, the elderly and pregnant women, et al), high risk population. The specific services and care available to any community, will however depend on community needs. Community oral health service is a primary health care, which have such principles: cost-effective, justice, community involvement, multi-sectoral approach. The strategy of community oral health service is tertiary prevention. Cycle of community oral health service generally includes 4 procedures: community diagnosis, plan-making, implemental process, evaluation. The essential components of community oral health service are community oral health education, community oral disease treatment, oral health monitor, oral disease prevention and information management.

Definition and Terminology

初级卫生保健（**primary health care**）：Essential health care base on practical and scientifical technology and socially acceptable methods. These make individuals and families in the community through their full participation and at a cost that the community accessible. Country can afford to maintain at every stage of their development in the spirit of self-reliance and self-determination.

适宜技术（**appropriate technology**）：Appropriate technology is methods, procedures, techniques and equipment that are scientifical and valid, adopted to local needs, and acceptable to those who use them and to those for whom they are used, and that can be maintained and utilized with resources the community of the country can afford.

参考文献

1. 卞金有. 预防口腔医学. 北京：北京大学医学出版社，2006.

2. 胡德渝. 口腔预防医学. 6 版. 北京：人民卫生出版社，2012.

3. 张拓红，陈少贤. 社会医学. 2 版. 北京：北京大学医学出版社，2010.

4. 梁万年. 卫生事业管理学. 2 版. 北京：人民卫生出版社，2007.

5. 李鲁. 社会医学. 4 版. 北京：人民卫生出版社，2012.

6. 陆江，林琳. 社区健康教育. 北京：北京大学医学出版社，2010.

（刘雪楠）

第十二章 口腔卫生项目管理
Oral Health Project Management

第一节 项目管理概述
Overview of Project Management

一、项目管理的发展过程

项目的概念在 2000 多年前就已经存在，著名的埃及金字塔、我国的万里长城都是国际上公认的典型项目。但是项目管理的突破性成就出现在 20 世纪 50 年代。1957 年，美国的路易斯维化工厂由于生产过程的要求必须昼夜连续运行。因此每年都不得不安排一定的时间停止生产，进行全面检修，过去检修的时间一般为 125 个小时。后来，他们把检修流程精细分解后发现，整个检修过程中所经过的不同路线上的总时间是不同的，缩短最长路线上工序的工期，就能缩短整个检修的时间。经过反复优化，最后只用了 7 个小时就完成了检修。这就是至今项目管理工作中还在应用的著名的时间管理技术关键路径法（critical path method，CPM）。1958 年，在美国海军北极星导弹设计中应用的计划评审技术（program evaluation and review technique，PERT），将项目任务之间的关系模型化，使设计完成时间缩短了 2 年时间，这一技术的出现被认为是现代项目管理的起点。现在 CPM 和 PERT 被称为项目管理的常规方法或传统方法。由此，项目管理的理论与方法逐渐发成为管理科学领域的一个分支，为项目管理学科的进一步发展奠定了基础。1965 年，以欧洲国家为主的一些国家成立一个叫国际项目管理协会（International Project Management Association，IPMA）的国际组织，4 年以后，美国也成立了一个相同性质的组织，名为项目管理协会（Project Management Institute，PMI），也是一个国际性组织。这两个组织的出现推动了项目管理的发展。1976 年 PMI 提出了制定项目管理标准的设想，经过 10 年的努力，1987 年推出了项目管理知识体系指南（A Guide to Project Management Body of Knowledge，PMBOK），这是项目管理领域又一个里程碑。因此，项目管理专家们把 20 世纪 80 年代以前称为"传统的项目管理"阶段，把 20 世纪 80 年代后称为"新的项目管理"阶段。

勤劳的中国人民在古代创造了无数辉煌的项目成果：长城、大运河、都江堰水利工程。现代中国项目管理的发展，是从 20 世纪 60 年代华罗庚教授推广统筹法开始的。我国引入现代项目管理理论并开展的第一个项目，是 1984 年由世界银行贷款的鲁布革水电站建设项目。2000 年，原国家经贸委组织中国的项目管理专家，开始了中国项目管理知识体系的研究和编写工作。2002 年，原国家经贸委、中国科学院、联合国工业发展组织和外国专家局联合召开了首届中国项目管理国际会议，会议上发布了《中国项目管理知识体系纲要》，为中国现代项目管理的发展奠定了理论基础。我国卫生系统是最早引入现代项目管理理念的社会发展领域，1984 年，原国家卫生部利用世界银行贷款发起的"农村卫生与医学教育项目"，标志着我国卫生项目管理进入了一个新的阶段。2008 年，中央财政投入专项资金开展的中西部地区儿童口腔疾病综合干预项目是我国第一个利用较为完善的项目管理体系开展的全国性较大规模的口腔卫生项目。但是，我国的项目管理事业发展还处于初级阶段。受过项目管理培训的人数远远不能满足我国经济快速发展的需要。

二、项目管理的概念

（一）项目的定义

PMI 认为，项目是一种被承办的、目的在于创造某种独特产品或服务的临时性的努力。所谓项目（project），就是在既定的资源和成本约束下，为达到特定目的而实施的一项一次性任务。项目可以是全国口腔健康流行病学调查、中西部地区儿童口腔疾病综合干预项目这样的大项目，也可以是组织一次健康咨询这类小型项目，可以是开发一种新口腔治疗新技术，也可以是开展一项科研活动。

（二）项目的特点

不同项目在内容上可以千差万别，组织一次口腔健康咨询和开展一次全国口腔健康流行病学调查项目在内容和复杂程度上相差甚远，但是，不管项目的规模大小、不管项目的性质如何，从本质上项目具有一次性、明确目标、独特性、活动整体性、项目组织的临时性和开放性特点。任何项目都有明确的目标，项目目标可以分为两个方面：项目产出物目标，表现为项目产出物的功能、特性、使用效果等；项目工作目标，表现为项目的工期、成术、质量等方面。独特性是指项目所产生的产品或服务，与其他产品或服务相比具有独特之处。一次性是指每一个项目都有自己明确的起点和终点，而不是不断重复、周而复始的。每一个项目都受到范围、质量、成本、时间和资源 5 个条件的约束，5 个条件间是相互关联和限制的。范围限定了一个项目能做什么，不能做什么；每个项目都包括两种类型的质量，首先是产品质量，其次是过程质量；成本即为项目预算；时间规定了项目完成的最后期限，通常与时间成反比；资源指项目中设计的人力资源、物质资源等。

（三）项目管理的定义

PMI 认为项目管理就是把知识、技能、工具和技术应用到项目各项活动中去，以满足或超出项目干系人的要求和期望。也就是说，项目管理（project management）就是在时间、成本、质量等指标的限制条件下，尽可能高效率完成项目任务，在项目完成过程中，提高项目团队成员的工作效率。项目管理的基本要素包括项目环境、项目相关人、资源、目标、需求和时间。对一个项目环境的正确认识和理解是项目顺利完成的前提。项目环境包括实施过程中的内部和外部环境。内部环境包括组织结构、组织文化等，外部环境包括社会环境、自然环境、政治和经济环境、文化和意识、国际标准和规章制度等。项目相关人是指参与项目，或利益会受项目影响的个人或组织，主要包括项目发起人、项目用户、项目经理、项目团队和其他利益相关者。

（四）项目管理的内容

PMI 制定的《项目管理知识体系指南》将项目管理划分为范围管理、时间管理、费用管理、质量管理、人力资源管理、风险管理、采购管理、沟通管理和项目整体管理 9 个内容。

1. 范围管理　定义和控制列入和不列入项目的事项。包括项目范围的界定、规划、核实和变更控制等。

2. 时间管理　确保项目最终按时完成的一系列管理过程。包括活动的界定、活动的排序、时间的估算、进度安排和时间控制等。

3. 费用管理　保证在批准的项目预算内完成项目的资源管理过程。包括资源配置、成本费用估算和费用控制等。

4. 质量管理　确保目标达到规定的要求而实施的管理过程。包括质量的规划、控制和保证等。

5. 人力资源管理　保证所有项目相关人的能力和积极性都能得到有效发挥和利用而采取的管理措施。包括组织规划、团队建设、职责划分等。

6. 风险管理　尽量扩大有利因素，将不利因素所带来的后果降到最低所采取的措施。包括风险识别、风险量化、制订应对措施和风险控制等。

7．采购管理　从项目外部获得材料所采取的措施。包括采购规划、询价、采购和合同管理等。

8．沟通管理　保证信息准确、及时获取、传播的过程。包括沟通规划、信息发布和进度报告等。

9．项目整体管理　正确协调项目所有各组成部分进行的综合性过程。核心就是协调各部分冲突，使利益最大化。

第二节　口腔卫生项目管理
Oral Health Project Management

一、口腔卫生项目管理的基本概念

口腔卫生工作的开展通常包括日常运作和项目运作两种形式。这两种形式的工作常常会出现重叠，比如人员的重叠、资源的重叠、工作内容的重叠，因为从长远目标看，他们都是为了达到推动口腔卫生工作发展，提高群众口腔健康水平的目的。但两者也有区别，日常运作和项目运作的主要区别在于，日常运作是持续不断和重复的工作，而项目运作是一次性和特殊性的工作。项目运作通常是作为达到一个组织战略计划的手段来实施的。卫生项目（health project）可以定义为是一个组织、机构或单位为实现既定的目标，在一定的时间、人员和其他资源等的约束条件下，所开展的有一定特殊性的一次性工作。比如全国口腔健康流行病学调查项目、全国"爱牙日"活动项目、口腔疾病防治适宜技术试点项目等。一次性是指项目有明确的开始时间和结束时间。特殊性是指项目所包含的内容或提供的服务与所有的其他内容或服务相比，在有些方面仍然有明显的差别（表12-1）。所谓管理，就是创造并保持一种环境，使组织（群体）中成员能够充分发挥他们的聪明才智和潜能，为实现组织（群体）的崇高目标努力奋斗的过程。管理的本质就是协调，比如人员的协调、机构间的协调、时间的协调等。卫生项目管理（health project management）是在项目活动中，运用知识、技能、工具和技术，为满足或超越项目各利益相关者对项目的要求与期望所开展的项目组织、计划、领导、协调和控制活动。

表12-1　项目与日常运作的差别

	项目运作	日常运作
工作性质	创新性的一次性工作或劳动，面向目标	大量的常规性、不断重复的工作或劳动，强调效果和效率
工作环境	相对开放和不确定	相对封闭和确定
工作产出	独特的产品或服务	标准化的产品或服务
工作组织	组织是临时性的，基于过程系统管理，以团队组织为主	组织是相对不变的，基于部门的职能管理，直线指挥管理系统
工作时间	确定的开始	持续运作

二、口腔卫生项目管理的基本程序

卫生项目要符合必要性、安全性、有效性、可行性和成本效益的原则。为了更好地管理和控制项目的实施，提高实施过程中的效率，保证项目完成的质量，项目运作通常要分成几个阶段。

项目运作的具体阶段内容包括项目的确立、设计、实施、控制和结尾，这些阶段联系起来就形成项目运行的基本程序和过程。

（一）口腔卫生项目的确立

卫生项目的确立阶段即卫生项目的定义与决策阶段。一般情况下，尽管项目的主要费用发生在项目的实施、控制和结尾阶段，确立阶段花费的成本是最少的，本身只花去0.1%的成本，但在该阶段结束时，大约90%的项目花费已经确定，所以如果匆忙确定，问题细节考虑不周，将对后期实施总成本产生很大影响，轻则项目周期延长，追加额外经费，成本消耗上升，造成经济损失，重则导致项目的失败。

1. 发现问题　对国内外相关资料、文献进行分析，或者开展调研工作，发现和分析当前存在的影响口腔健康或限制口腔卫生工作发展的关键问题。这是开展项目的基本前提。资料和文献必须是最新的（最好是5年以内的），如果没有可利用的资料，可以通过小规模预实验、常规疾病监测或工作调研获得。资料内容主要包括人口学资料（年龄分布、性别分布、地理位置、教育情况、经济情况等）、口腔流行病学资料（各种口腔疾病的患病情况）、人群口腔卫生知识行为资料（知识知晓情况、口腔卫生保健习惯、生活习惯、就医行为等）、相关政策法规、口腔卫生服务机构和口腔卫生人力状况等。

2. 分析问题　通过对获得的文献及数据的研究，分析问题产生的原因和背景，评价存在问题对健康或工作发展的危害性和解决该问题的必要性。例如，首先，口腔健康流行病学调查结果显示，我国人群总体龋病患病率很高，是造成失牙的主要原因；其次，通过循证医学数据的研究，我们知道如果龋病患病率高，对人群健康的危害性不仅引起口腔局部的疼痛和不适，龋失牙造成牙颌关系紊乱，也对人的面容外观、心理和社会交往产生不良影响，还会对全身健康造成危害，消耗社会资源，已成为重大公共卫生问题，但是龋病是可以通过建立良好的口腔卫生习惯，采取病因预防措施而有效控制的，因此应重点加以防治。

3. 提出项目　提出口腔卫生项目的主要目的一是满足人民群众对口腔卫生服务的需要，预防和控制口腔疾病；二是科学研究与口腔医学发展的需要。例如，通过对第三次全国口腔健康流行病学调查报告的数据进行分析，发现我国龋病患病率在12岁年龄组处于世界很低水平，但随着年龄的增长有明显上升趋势。据此，提出通过以儿童为重点，开展龋病综合防治措施降低人群整体患病率的项目设想。根据文献及数据资料，参考国际上解决该问题的理想模型或办法，通过对比，分析当前自身已开展工作或采取措施的内容，找出差距，分析达到理想目标所需环境、条件，并和自身已具备的环境、条件进行对比，提出初步设想和计划。解决一个问题往往可以有多种可选择的方案或者办法，项目计划必须以实际环境条件为基础，考虑技术、人力、政策等方面的可行性、安全性、有效性，同时符合成本效益原则。选择投入小、收益大、简单易行的项目，避免浪费大量人力、物力、财力而效果又不好的项目。

4. 提出项目建议书　项目建议书的提出是为了供给项目相关人员，试探评估他们的反应并引导他们给予支持，同时为可行性分析和论证提供基础。一般包括项目背景、项目需求、项目目标、项目成本及预期效果。其中的描述和内容可以是概念性和粗线条的，但有些说明项目概念、必要性和重要性的关键数据可以提供。建议书的目的是通过讨论，提出项目的概念和观点，引起项目相关人员的兴趣和支持。因此内容没有必要太多或过于复杂，能让对方一下抓住要点和关键，线路清晰，才是最能吸引人的。

5. 开展可行性研究和论证　项目可行性研究是指项目在投资和批准前，通过对项目有关技术、经济、社会等方面的条件和情况进行调查研究，对各种可能的技术方案进行比较论证，并对投资项目完成后的效果、效益进行预测和评价。项目可行性研究是科学投资、项目设计、项目实施、项目评估的依据。项目管理要求对任何项目都要进行可行性研究，以确定该项目是否具备必要性、合理性、安全性和可行性。可行性研究一般包括技术可行性分析、经济可行性分析、可及性分析。技术可行性是指根据现有数据或经验，对于项目所采用的技术、方法是否成熟、安全和易掌握。经济可行性是指根据国家或地区的经济状况和发展趋势等信息进行分析，对项目投入产出作成本效果分析和评价。可及性是指对于项目环境、组织管理、资源和人员等条件是否具备。参加论证的专家除口腔医学方面的专家外，还要考虑到卫生经济学、卫生管理学、卫生流行病和统计学方面的专家，如涉及儿童作为人群，还要包括儿童卫生方面的专家等。还要注意听取持不同意见者的意见，分析检验其合理性。在书面报告中，要确认项目需求和概念，提出目标、范围、实施策略和可能实现的效益效果，说明估计的成本，列出对实施时间、人员安排、职责范围和后勤方面的建议，并提出可能存在的问题和解决办法。特别提出的是，很多人不重视项目的可行性论证，但它是项目评审者最终决定项目取舍的最重要因素。项目可行性分析论证报告一旦经过审批，该方案就成为项目实施的依据。

（二）口腔卫生项目的设计

项目一旦论证通过，需要设计出具体的项目计划，项目计划不仅是整个项目的内容及时间进程，也是有效管理的手段，它包括项目从启动到完成的方方面面：工作程序、人员分工、所需材料和设备、经费计划和使用、质量控制和考核评价办法等。例如，需要制订范围管理细则、进度管理细则、成本管理细则、质量控制细则、人员管理细则、材料设备采购使用细则等。项目计划的过程如下。

1. 确定目标　项目目标必须准确、清楚，定义明确，让所有项目相关人员了解并理解，包括内容、起点、结果、效果、开始及完成时间。目标是着眼于项目目的和结果，具体方法等不必详述。例如：为降低学龄前儿童乳牙龋患病率，要在幼儿园儿童中开展局部用氟项目，时间为某年某月至某年某月。

2. 制订总体计划及专项计划　项目总体计划是各专项计划的合成，是为了指导项目的总体实施和控制，有利于按顺序实施和协调。而专项计划则是每一部分的内容，是更具体详细的安排。比如：某口腔疾病防治项目总体计划中，提出对参与项目的人员要进行培训，那么在专项计划中，就要对人员培训的数量、来源、资质、内容、指标、考核办法、时间安排、经费等方面制订出专项计划书。专项计划主要包括范围计划、内容计划、程序计划、时间计划、进度计划、风险计划、资源计划、成本计划、人员计划、质量控制计划、组织计划等（一个项目不一定要全部包括）。

3. 注意事项　制订计划一定要紧扣目标；要尽可能详细；尽量获取各方信息，综合全面考虑；项目各方面参与人员都要参与计划的制订过程中，以免个别环节与实际脱节；不要只片面看到好的方面，对可能出现的问题一定要考虑周全。

（三）口腔卫生项目的实施

实施阶段是实现项目计划的过程，保证目标的实现。实施阶段包括执行计划、人员培训、信息收集、统计和上报、协调调度、分阶段考核评估等。

1. 实施准备　项目实施的准备通常以开会部署或向项目相关人员发送书面报告的形式开始。具体内容包括，向项目相关人员解释项目任务和目标，确保他们了解自己的职责，界定项目实施的阶段和每一阶段的目标和日期，阐明项目计划、程序和进度安排，以及其他相关事宜。

项目实施过程中需要定期举行会议，项目负责人和参与人员，参与人员之间需要不断交流和沟通，对问题进行讨论，反馈各种信息，这种会议可以检查存在的漏洞，评估项目实施进度，逐步解决有可能出现的问题，使项目顺利进行。

在项目实施过程中，项目负责人必须通过指挥、调动和协调等管理工作，建立一些管理程序，使项目处于有序状态，按照既定的轨道进行，如书面汇报制度、定期表格数据上报制度等。

2. 项目实施　项目实施是依照计划，通过一系列具体、实际的活动，准确、及时地完成项目中的各项工作。口腔卫生项目的实施主要包括项目队伍的建设和发展、信息系统的建立、按计划实施的过程几个基本内容。

项目队伍的建设和发展是为了保证项目完成的质量，通过培训、交流、督导等方式提高每个人及整体团队的能力和水平。例如，在开展口腔疾病防治适宜技术项目前进行的技术操作培训，开展口腔流行病学调查前进行的检查、诊断技术培训等。

信息系统的建立一方面是为了随时、准确了解项目进展情况，另一方面还具有对项目服务对象的管理、参与人员的管理功能。

（四）口腔卫生项目的控制

需要定期检查项目的执行情况和效果，以发现与既定计划之间的偏差。一旦发现较大偏差就需要通过采取补救措施对计划作出及时调整。项目的控制主要包括范围控制、进度控制、成本控制、质量控制和风险控制。

项目进度控制过程是对项目及其每项活动的进度进行监督和管理，将项目实际进度与原来计划的进度进行比较，如发现出现较大差异，就采取措施进行纠正，以维持项目进度的正常进行，例如，项目实际执行过程中，时间进度较慢，就要通过增加人员、加班加点等方式进行弥补。

项目质量控制包括不断监控可能产生问题的过程，识别和消除产生的原因，利用统计数据减少质量问题，对潜在问题进行预防。例如，某地区的适龄儿童窝沟封闭项目，窝沟封闭的脱落率是容易发生和可以预防的问题，项目实施过程中就要定期对项目地区接受封闭的儿童进行抽查，如果发现个别地区封闭的不完全或脱落率较高，需要加强临床操作的质量管理，预防大面积人群脱落问题的发生，或通过重新封闭解决前期出现的问题。

（五）口腔卫生项目的结束

卫生项目结束阶段是完成全部计划工作内容、总结项目结果和评估效绩的过程。包括验收和评价两部分。这一阶段，项目负责人要确保每一个项目相关人员都按照计划完成工作。要出具项目总结报告和财务结算报告；检查、测试项目的结果是否满足项目目标和要求；进行效绩评价和经验总结。如果有委托项目，还需要按照委托协议书进行完工和验收。

项目的验收包括质量验收和文件验收。质量验收要依据指标要求和评定标准进行，例如第三次全国口腔健康流行病学调查中以 Kappa 值为指标对检查者的检查质量进行控制和验收，根据对每个检查者定期抽查的 Kappa 值结果作为检查者是否合格的评定标准。文件验收是将项目整个过程中文字资料的详细记录作为验收资料，文字资料为项目中规定必须具备和存留的有关资料，如计划、方案、进度报告、会议记录等。

项目验收过程一般由项目验收方、项目执行方共同对项目成果进行鉴定，包括前期准备工作，即做好项目收尾工作、准备验收材料、自检自查、提出验收申请、报送验收材料；验收工作，即组成项目验收组或验收委员会、项目材料验收、验收答辩、签发验收文件等。

项目的结束包括下述几种情形：项目按计划完成、项目未按时完成、项目失败。

项目评价要对已完成项目的目的、执行过程、效益、作用和影响进行系统客观的分析。通过项目活动实践的检查总结，确定项目预期的目标是否达到，项目或规划是否合理有效，项目的主要目标是否实现，通过分析评价找出成败原因，总结经验教训，通过信息反馈为今后项目提供参考。项目评价的程序为评价项目选定、执行、报告。评价阶段为项目自评阶段、初审阶段、评价阶段、反馈阶段。

进展与趋势

随着我国国力的不断增强，国家对口腔卫生工作的投入正在不断增加，口腔卫生项目无论是在内容还是覆盖范围方面都会逐步扩大。正如前面所提到的，口腔卫生项目可以不断通过发现问题、分析问题、解决问题，促进探索新的口腔卫生工作模式和内容，进一步实现向常规工作的转化，建立长效机制，推动口腔卫生工作的发展和进步，而常规工作中遇到的问题又可通过项目形式解决，两者相互促进和转化，这种周而复始的循环将始终贯穿于口腔卫生工作中。项目管理是一门实践学科，口腔卫生项目管理更不是只靠理论知识就可以解决问题，需要在实践中总结出来。虽然口腔卫生项目管理作为客观现实一直伴随口腔卫生工作而一直存在，但是以理论体系为指导，系统地作为一门学科而研究还是在起步阶段，还有待于广大口腔卫生工作者以理论体系为指导，在工作实践中不断学习和尝试，不断提高口腔卫生项目的管理水平，作为促进口腔卫生工作更好更快发展的手段。

Summary

Health project is a temporary endeavor undertaken to create a unique product or service. Health projects are often implemented as a means of achieving a health organization's strategic plan. Operations and projects differ primarily in that operations are ongoing and repetitive while projects are temporary and unique. Temporary means that every project has a definite beginning and a definite end. Unique means that the product or service is different in some distinguishing way from all other products or services.

Health project management is the application of knowledge，skills，tools，and techniques to project activities to meet health project requirements. Health projects management is accomplished through the use of the processes such as：initiating，planning，executing，controlling，and closing. The health project team manages the work of the health projects. It is important to note that many of the processes within health project management are iterative in nature. This is in part due to the existence of and the necessity for progressive elaboration in a project throughout the project life cycle.

The project management knowledge areas have been organized into nine knowledge areas：project integration management，project scope management，project time management，project cost management，project quality management，project human resource management，project communications management，project risk management，project procurement management.

To achieve a project，the procedure includes：establishment，design，implementation，termination，controlling.

Definition and Terminology

关键路径法（critical path method）：A network analysis technique used to predict project duration by analyzing which sequence of activities has the least amount of scheduling flexibility. Early dates are calculated by means of forward pass，using a specified start date. Late dates are calculated by means of backward pass，starting from a specified completion date.

计划评审技术（**program evaluation and review technique**）：An event-oriented network analysis technique used to estimate program duration when there is uncertainty in the individual activity duration estimates.

项目（**project**）：A temporary endeavor undertaken to create a unique product, service, or result.

项目管理（**project management**）：The application of knowledge, skills, tools, and techniques to project activities to meet the project requirements.

参考文献

1．卞金有．预防口腔医学．北京：北京大学医学出版社，2006.

2．陈文晖．项目管理的理论与实践．北京：机械工业出版社，2008.

3．梁万年．卫生事业管理学．2版．北京：人民卫生出版社，2007.

（刘雪楠）

第十三章　口腔医疗保健中的感染与控制
Infection and Control in Oral Medical Care

一、医院感染的定义及分类

（一）医院感染的定义

医学实践中的感染问题是当前医学发展中存在的重大问题，也是医学界及社会各界十分关注的问题。发生在医院的一切感染称为医院感染（hospital infection，HI；nosocomial infection，NI），或医院内获得性感染（hospital acquired infection，HAI）。所谓医院感染即指患者在入院时不存在、亦不处于潜伏期，而在医院内发生的感染，包括在医院获得，在出院后发病的感染。这是一种传统的概念。现代的概念是一切发生在医院里的感染都称为医院感染。

2006年原中华人民共和国卫生部发布的《医院感染管理办法》（原卫生部令第48号）中对"医院感染"的定义是："住院患者在医院内获得的感染，包括在住院期间发生的感染和在医院内获得出院后发生的感染，但不包括入院前已开始或者入院时已处于潜伏期的感染。医院工作人员在医院内获得的感染也属医院感染。"美国疾病控制中心（CDC）定义（1980）为：医院感染是指住院患者发生的感染，而在其入院时尚未发生此感染也未处于感染的潜伏期。对潜伏期不明的感染，凡发生于入院后皆可列为医院感染。若患者入院时已发生的感染直接与上次住院有关，亦列为医院感染。

医院感染定义中包括了感染的地点、时间、对象几个要素，即：①明确规定了感染发生的地点必须是在医院，它排除了在医院外受到感染而在医院期间发病的患者，包括了在医院感染而在出院后转至其他医院后发病的患者。②感染和发病是发生在不同阶段，顺序是感染→潜伏期→发病。因此，疾病的潜伏期是判定感染的发生时间和地点的主要依据。但由于潜伏期的变动幅度较大，因此，判定时必须参考其他因素，如病原学及流行病学等资料等。③医院感染包括一切在医院活动的人群，如住院患者、门诊患者、医院工作人员、陪住者以及探视者。

医院感染可以影响到所有在医院里的人，包括患者及其家属，以及所有的医务人员与非医务人员。因此，医院感染是医院医疗质量的核心问题之一，控制感染是现代医院质量管理的重要目标之一。

（二）医院感染的分类

根据医院感染的病原体，可分两类。一类是外源性医院感染（exogenous nosocomial infections），又称交叉感染（cross infection），病原体是来自患者以外的地方，如其他患者或外环境等。另一类是内源性医院感染（endogenous nosocomial infections），亦称自身感染（autogenous infections），病原体来自患者本身，如患者的正常菌群。

1. 外源性医院感染　外源性医院感染，又称交叉感染，是指从患者到患者、从患者到医务工作者、从医务工作者到患者的直接感染，或通过物品对人体的间接感染。病原体通常来自被感染者体外，如其他患者、病原携带者（包括医务工作者及探视者）、未彻底消毒灭菌或被污染的医疗器械、血液、血液制品、生物制品、医院环境等。

也有些学者将外源性医院感染进一步分类，将引起医院感染的病原体来自其他患者的称为交叉感染；病原体来自医院环境的称为环境感染；病原体来自未彻底消毒灭菌或被污染的医疗器具、污染的血液或血液制品和药品的称为医源性感染。

外源性医院感染是可以预防的，如通过加强消毒、灭菌、隔离和屏障护理等控制措施，可以达到有效预防和控制外源性感染，因此又称为可预防性感染。

2. 内源性医院感染　内源性医院感染，也称自身感染，是指患者自身抵抗力降低，对本身固有的细菌感受性增加而发生的感染。引起这类感染的微生物来自患者体内或体表的正常菌群或条件致病菌，包括虽从其他患者或环境中来，但已在该患者身上定植的微生物，例如肠道、口腔、呼吸道、阴道、尿道及皮肤等部位常构成内源性感染微生物的"贮藏库"。通常定植在这些部位的正常菌群对宿主不致病，形成相互依存、相互制约的微生态体系；当宿主抵抗力下降或免疫功能受损时，原有微生态平衡失调，宿主对自身固有的菌群感受性产生变化而发生感染。

研究发现，导致内源性医院感染的微生物大部分来自医院，多数是在入院早期从医院环境或其他患者、医务工作者处迁移到患者身上，并定植于适宜部位，即外来菌群取代了宿主原有的正常菌群。尤其是抗菌药物的应用，干扰了宿主机体的正常菌群，使宿主对医院环境中出现的耐药菌株更加易感。

内源性医院感染多呈散发性，发病机制复杂，但也与患者的机体免疫功能、基础病、诊疗措施等多种因素相关，预防内源性医院感染较困难，因此又称为难以预防性感染。

二、口腔医疗保健中的感染源

感染源是指病原微生物生存、繁殖并可污染环境的宿主或场所，口腔诊疗中的感染源包括：传染性疾病患者或病原体携带者、污染的口腔医疗器械以及污染的环境。

1. 传染性疾病患者或病原体携带者　口腔临床的感染源包括急性传染病患者、潜伏期感染者以及已知或未知的病原携带者，包括口腔患者或是口腔医务工作者。急性感染的患者一般不会首先到口腔科就诊，口腔临床的感染源大部分来自那些尚无明显临床症状的病原体携带者，这些携带者的唾液和血液中同样存在着大量的病原微生物，是口腔临床中应引起特别关注的危险人群。

2. 污染的口腔医疗器械　污染的口腔医疗器械如果未经严格的消毒灭菌又用于其他患者，则可引起患者间的交叉感染。通过正规的消毒灭菌可以有效减少这方面的感染源，具体内容详见本章第二节。

3. 污染的环境　口腔临床中经常需要使用高速涡轮手机、超声洁牙机等仪器，在使用过程中会喷出水雾，可能混有患者的血液和唾液，从而附着在诊疗环境中的物体表面，容易造成交叉感染等。所以，对于口腔诊疗环境的消毒处理也有利于减少这方面的感染源，具体内容详见本章第二节。

需要强调的是，仅仅有病原性微生物的存在并不能导致感染发生。必须满足下列条件才可能发生感染：①致病微生物具有足够毒力且有足够数量；②致病微生物生存、增殖的场所或源泉（如血液）；③从致病源到宿主的传播途径；④病原微生物侵入宿主的门户；⑤易感宿主。

三、口腔医疗保健中的感染途径

口腔医疗实践中控制感染的基本原理就是在口腔医疗行为场所内干扰、阻断感染性疾病传播的过程，也就是杜绝或减少病原体的传播，所以了解口腔医疗保健中的感染途径，将使感染控制有的放矢，达到更好的效果。口腔医疗保健中的感染包括以下途径：①病原体从患者传播到口腔医务工作者；②病原体从口腔医务工作者传播到患者；③病原体从患者传播到患者；④病原体从医疗行为场所传播到社会；⑤病原体从社会传播到患者。

1. 病原体从患者传播到口腔医务工作者　在医疗过程中患者的病原体可以轻易感染口腔医务工作者，这是一条较难控制又时有发生的感染路径。常见的包括直接接触（direct contact）感染、飞沫感染（droplet infection）、间接接触（indirect contact）感染。

直接接触感染是指被污染的患者血液、唾液直接接触医务工作者破损的皮肤伤口而感染，这也包括一些肉眼不可见的伤口，特别是指甲周围。飞沫感染是指患者口腔中的病原体可以通过飞沫，感染医务工作者受伤的皮肤、眼、鼻、口腔或被吸入体内。间接接触感染是指患者的病原体可以污染物体表面如：手术器械、针头、钻针或文件表面，这些物品接触医务工作者破损的伤口进入体内。

2. 病原体从口腔医务工作者传播到患者　病原体从口腔医务工作者传播到患者多发生在医务工作者忽略了医疗行为过程中某些防护环节。例如医务工作者手部皮肤带有病变或破损，在没有防护的情况下进入患者口腔内操作，病原体直接接触口腔或其他开放的组织，引起感染。另外医务工作者的血源性病原体也可通过污染器械等间接接触患者口腔，引起感染传播。病原体也同样可以通过飞沫从医务工作者传播到患者。

3. 病原体从患者传播到患者　一名患者的病原体可以通过未经严格消毒、灭菌的器械、手机或医务工作人员的手等途径可间接接触感染另一名患者。如医务人员的手接触了一名患者带有感染源的唾液或血液后，未经严格洗手或更换手套，又接触了另一名患者的口腔或其他开放的组织，则可能导致前一名患者的病原体通过此途径传播给后一名患者。

4. 病原体从医疗行为场所传播到社会　如果被患者病原体污染的物品或器械流入社会或转移出医院诊所范围以外，就有可能引起间接接触感染。例如被病原体污染的印模、义齿等进入实验室或义齿加工中心，可以导致实验室人员或技术人员的职业性疾病、病毒性肝炎等。另外医务工作者的工作服也是病原体的载体。医务工作者也可把被感染病原体带向社会、家庭。没有妥善处理或保存的医用废弃物是很危险的感染源。

5. 病原体从社会传播到患者　主要是指寄生在口腔综合治疗台给水系统中的水源性病原体导致患者感染某些疾病。这些水源性微生物定植在供水系统管线内部形成生物膜，在使用三用枪、涡轮手机或超声洁治器时，水流将病原体带入患者口腔中。虽然目前还没有证据表明污染的治疗用水给患者带来严重危害，但在口腔医疗过程中使用严重污染的供水不利于感染的控制。

四、口腔医疗保健中的易感人群

易感人群是指对某种疾病或传染病缺乏免疫力的人群。在口腔医疗保健中患者和口腔医务人员都是易感人群，医务工作者的感染风险尤其高。

患者在口腔医疗保健中存在着被感染的危险，可经过口腔医生污染的手、污染的器械，或者是污染的环境将疾病从一个患者传播给另一个患者。因此在口腔医疗保健工作中需要加强感染控制的意识和防范措施。

口腔医务人员经常与患者的唾液和血液接触，较一般人群被感染的机会增多，属于感染的高危人群。因为口腔诊疗操作在寄居着大量菌丛的口腔中进行，由于唾液及血液中可能会存在血源性病原体、治疗中更可能发生针刺伤，因此口腔医务工作者面临着更高的感染危险。口腔医务人员被感染的主要途径是：直接接触被感染的血液及分泌物，如手套破损后接触患者带有感染源的血液或分泌物；接触含有感染源的飞沫，如溅入眼睛，通过角膜吸收；接触被污染过尚未经过严格消毒灭菌的器械，如护士清洗刚被污染过的器械时被刺伤等。

另外，很多因素可以影响一个人对病原体的敏感水平，从而增加感染的危险性和严重性。影响因素包括：营养状况、激素水平、全身疾病（如糖尿病等）、接受的治疗措施（如化疗等）、免疫状态等。

第二节 口腔医疗保健中的感染控制措施
Measures of Infectious Control in Oral Medical Care

控制感染的具体方法包括：①患者的检查与评估；②个人防护；③口腔器械的消毒与灭菌；④口腔诊疗环境的消毒；⑤口腔医疗废物的处理等。

一、患者的检查与评价

口腔医生主要通过对患者检查与采集病史来了解和评估患者的健康状态。患者的检查包括采集完整的病史、社会史和口腔软组织检查。通过检查可筛查出一些未知感染的携带者并对某些疾病作出早期诊断。

1. 采集病史　采集病史的方法主要是通过问卷调查与口头询问的方式，让患者明白问题并作出适当回答，力求准确可靠。主要了解患者的感染疾病史，是否感染艾滋病、乙肝、丙肝、结核病、疱疹、麻疹、感染性神经及呼吸道疾病、淋病、梅毒等。特别注意可能提示人类免疫缺陷病毒（HIV）感染的特征，如不明原因的高热、盗汗、体重减轻、不易治愈的感染、软组织损害、不能解释的淋巴结病、长期慢性腹泻等症状。

口腔医务人员应注意保护患者的隐私。对于一些敏感的问题，要注意场合和方式。患者的信息只能提供给需要信息的治疗人员，没有患者的同意不能透露给第三方。口腔医务人员也不能歧视患有传染性疾病的患者，拒绝给他们提供治疗是不道德的。

2. 社会史　鉴别是否为感染性疾病的高危人群，如同性恋的男性、静脉毒品注射者、女性HIV携带者的子女、与感染者接触的异性等。

3. 口腔软组织检查　对感染性疾病的早期口腔表征进行识别，并对病毒携带者作出诊断。应对口腔内可疑病变进行初步检查，争取早期诊断，尽早开始治疗。部分传染病在早期就会有口腔的表现，如艾滋病病毒携带者，早期可出现口腔念珠菌病、口腔毛装白斑等。

二、个人防护

（一）患者的防护

口腔医务人员需要提醒和帮助患者在口腔医疗保健工作的前、中、后分别采取措施，预防和减少口腔医疗保健工作中的病原体的传播。

1. 治疗前　口腔诊疗前最好刷牙，用漱口水漱口，以降低患者口腔中的菌群数量和减少食物残渣。有条件的患者应先洁治再接受治疗。

2. 治疗中　口腔诊疗过程中，应为患者提供眼罩和胸巾，避免飞溅物溅到眼睛或胸前。佩戴义齿者，摘下的义齿须放置义齿杯里。患者双手不可触摸任何器械和装置。口腔护士应利用强吸吸走患者口腔内的唾液、血液和颗粒碎片，用弱吸协助吸走水分，尽量避免患者吐唾液，这样可以大大减少细菌出现的数量，减少飞沫扩散引起的交叉感染。

尽可能使用橡皮障，因为橡皮障能将治疗牙与其余牙隔开，还能阻止器械或治疗中使用的药剂进入口腔或咽喉，不仅可减少唾液和血液污染的气雾，还可防治对口腔黏膜及其他软组织的创伤。

3. 治疗后　用三用枪冲洗患者口腔，用强弱吸唾器吸走水分，丢弃使用过的胸巾，弹尽患者身上的颗粒碎片，避免患者将污染物带出诊室。

（二）医务人员的防护

1. 树立职业安全防护的意识　口腔医务人员应提高对感染控制的认识，进行全面的感染控制培训，了解感染控制的条例和措施，遵循职业防护制度。通过学习和培训口腔医务人员应能做到：评估感染传播的风险及可能的后果，认识到哪些地方易造成对感染物的暴露，知道怎样避免或尽可能减少患者、自身或他人感染的风险。应掌握预防医院感染的基本原则和具体措施并能根据情况，在必要时采取适当的隔离措施。医务人员发生职业暴露时应进行登记、报告、追踪及采取相应的处理措施等。

2. 使用个人防护设备　任何口腔诊疗过程至少会接触口腔黏膜、唾液以及接触患者使用过的器械。个人防护设备（personal protective equipment，PPE）是医务人员为预防和控制感染所穿戴的自我保护设备，是控制感染最基本的要求。常用的 PPE 包括手套、口罩和面罩、防护镜、防护服和帽子。

（1）手套：手套可以防止医务工作者直接接触患者口腔中或污染物表面的微生物；同时也可以防止患者不受医务人员手部微生物的侵害。对医务人员而言，虽然没有损伤的皮肤是良好的天然屏障，但对于微生物而言即使是肉眼不可见的损伤也是入侵的通道，手套还可以防止一些化学试剂、药品及一些口腔材料侵蚀。对患者而言，如果进行口腔医疗操作时，医生没有戴手套，感染源同样会传播给患者。因此戴手套即可防止自身被污染，也可防止成为感染源。

在治疗过程当中自始至终都应戴手套，防止病原体对医患双方造成危害。使用过的手套不可再用于下一位其他患者。暂离治疗区域时，要摘下污染手套；返回后必须再更换一副新手套。这样既可以预防手套上的病原体污染其他区域，也可以避免其他地方的微生物感染患者。治疗期间如果发现手套破裂，立即脱下手套、洗手、更换新的手套。但是必须强调的是戴手套不能替代洗手，两者之间并不相互排斥。

用于牙科的手套主要有乳胶手套、乙烯基手套以及外科消毒手套。

①乳胶手套：主要用于检查、常规充填手术、修复及根管治疗、洁牙、照片、技工室等工作。当术者皮肤有破损或患者有特殊感染问题时可使用双层手套以增强安全性，但灵巧性会受到一定影响。

②乙烯基手套：有些医护人员可能对乳胶有严重的过敏反应，这种"乳胶过敏症"是一种接触性皮炎。一直以来，推荐乳胶手套过敏者使用乙烯基手套，但据最新研究报道乙烯基手套的屏障作用时间只有 5～10 分钟，不可作为牙科检查与治疗用途。目前，建议过敏者使用腈（Nitrile）制品手套。

③外科消毒手套：消毒无菌手套，当操作中需要接触大量血液或唾液（如外科手术、种植手术、牙周手术）时使用。

（2）口罩和面罩：为了防止呼吸道传播性疾病，口罩仍是标准的预防步骤之一。对口腔医务人员而言，口罩可以保护口腔、鼻，避免直接接触口腔治疗过程中的液体飞沫或化学药物，这些飞沫中可能混有一些致病性微生物。同时口罩也可以在一定程度上保护患者免受医务工作者的病原体感染。

医务人员佩戴口罩时应完全覆盖鼻部与嘴部。最有效的口罩在高湿度的环境下只能用 1 小时，普通口罩湿润之后不仅不舒服，而且细菌可通过潮湿部位侵入口罩。因此，口罩一旦潮湿或污染需及时更换。

整个口腔检查及治疗过程中，医护人员都必须佩戴口罩，尤其在使用高速手机、水气枪、超声波洁牙、洗涤污染器械、使用手机打磨等。最好接诊每名患者都应使用新的口罩；在治疗中，不能用手套触摸口罩；治疗结束后先脱手套再摘口罩。

某些特殊治疗需要戴上面罩，如使用超声波洁牙机、进行外科手术时，常有大块的血液或体液飞溅出，戴上一个塑料的透明面罩可在更大的范围内避免意外飞溅的血液或体液污染。

（3）防护镜：许多微生物都可以通过眼部或其他部位侵入体内引起系统性疾病，例如乙型肝炎病毒（HBV）。在口腔治疗中产生的颗粒都可伤害到医生的眼睛，如飞溅的碎片、旧的充填物或崩裂的牙体，正畸治疗或义齿修复时剪断弹出的金属丝，使用高速手机或超声波洁牙机、水气枪时产生的喷雾、牙石碎片以及尖锐器械。所以，防护镜对眼睛的防护不仅是对微生物的防护，也可以是对物理或化学性物质的防护。

在使用旋转器械操作时或接触患者体液、化学药品时都应使用防护镜。在每位患者治疗完成后应清洗防护镜。患者也应在治疗时戴佩防护镜，资料表明患者眼睛也同样可以被物理、化学物质损伤。防护眼镜可用肥皂水、消毒液清洁，用流水冲洗干净后重复使用。

（4）防护服和帽子：含病原微生物的飞沫不仅可以感染没有防护的眼、鼻和口腔，也可以污染医务工作者的前胸、前臂的区域，大的液体飞沫还可降落在腿部。在没有防护服的情况下，带有病原体的液体飞沫可以感染医务工作者，或者被医务工作者从工作环境带入家庭、社会。

防护服和帽子是最外层的服装，覆盖皮肤、外衣、内衣等，应能抵御其下方的部分不被感染物所污染。医务工作者一旦进入工作环境，也就是皮肤或衣物有可能被带有病原体的飞沫污染时，就应该穿戴防护服，离开医疗环境时应脱去防护服和帽子。

穿戴防护服和帽子最基本的作用是避免工作人员在治疗过程中受到喷雾、颗粒等的直接污染。推荐穿长袖工作服，每日更换，衣服一旦被血液或唾液污染应立即更换。更换衣服应有固定的时间和场所。

3. 注意手卫生　手卫生（hand hygiene）是医务人员洗手、卫生手消毒和外科手消毒的总称。手卫生是预防和控制医院感染、保障患者和医务人员安全最重要、最简单、最有效、最经济的措施。可以明显降低病原体的数量传播，减少经手传播的病原体的污染及其引起的疾病，对医患双方都有保护作用。

（1）手卫生方式：手卫生根据不同的目的有3种方式：①洗手（hand washing），医务人员用肥皂（皂液）和流动水洗手，去除手部皮肤污垢、碎屑和部分致病菌的过程。②卫生手消毒（antiseptic hand rubbing），医务人员用速干性手消毒剂揉搓双手以减少手部暂居菌的过程。③外科手消毒（surgical hand antisepsis），医务人员用肥皂（皂液）和流动水洗手，再用手消毒剂清除或杀灭手部暂居菌和减少常居菌的过程。

手卫生的首选方式取决于医疗程序的类型、污染的程度以及对皮肤抗菌效果持续性的预期要求。对常规的牙科检查和非手术性操作而言，用一般的肥皂或抗菌肥皂洗手和手消毒剂都是可以的。在手部有血液或其他体液等肉眼可见的污染时，应用肥皂（皂液）和流动水洗手；在手部没有肉眼可见污染时，可使用速干手消毒剂消毒双手。外科手术术前则须外科手消毒。

（2）洗手方法：可使用6步洗手法：①掌心相对，手指并拢相互揉搓。②手心对手背，沿指缝相互揉搓，交换进行。③掌心相对，双手交叉指缝相互揉搓。④弯曲手指使关节在另一手掌心旋转揉搓，交换进行。⑤右手握住左手拇指旋转，揉搓拇指，交换进行。⑥将五个手指尖并拢放在另一手掌心旋转揉搓，交换进行。除了清洗剂的作用外，双手间的摩擦作用和水的冲洗也很重要。采用标准的程序可保证手和腕部的各个部位都得到清洗。如果使用不需冲洗的乙醇类速干手消毒剂，应注意揉搓剂的量足够覆盖手的所有部位。

（3）注意事项：①洗手之前应先摘除手部饰物并剪短指甲，指甲边缘圆钝。②最好采用非手接触式水龙头。如采用自动感应式、脚踏控制式水管装置。③任何一次洗手后，需擦干。一定要用干净的个人专用毛巾或一次性消毒纸巾擦干，或自动干手机，不能使用用过的毛巾，不能用工作服擦手。若没有条件，可让"湿手"自动晾干。④经常使用肥皂和抗菌剂洗手易发生慢性刺激性接触性皮炎，可选择刺激性小的手卫生产品和洗手后使用润肤产品以减少这类皮炎。

4. 小心使用尖锐器械

（1）尖锐器械的使用：尖锐器械指的是任何可引起刺入性损害的物体。口腔诊疗中常用的尖锐器械包括冲洗针头、注射针头、缝合针、外科解剖刀片、根管治疗的扩大器、根管锉、探针、车针、金属成形片、注射用的玻璃麻醉药以及其他玻璃制品、矫正用的各种钢丝、挖器、牙周刮治器等。

尖锐器械使用的原则是小心防范，避免伤害。如在传递探针、镊子时中避免器械尖端朝向接受者；用后的车针应立即从手机上取下，仍需继续使用的车针头应该保持向下、向内状态；用后的针头及尖锐物品应弃于耐刺的硬壳防水容器内，且该容器应放置在治疗区附近。

（2）尖锐器械伤害的处理：当尖锐器械伤害发生时，受害者须保持冷静，如果尖锐器械与患者有关，要先留下患者，然后按照尖锐器械伤害的急救与处理进行：① 用肥皂液和流动水清洗污染的皮肤，用生理盐水冲洗污染的黏膜。②受伤部位的伤口冲洗后，用消毒液（75% 乙醇或 0.5% 聚维酮碘）进行消毒，并包扎伤口；被暴露的黏膜，反复用生理盐水冲洗干净。③发生职业暴露后，立即报告医院感染管理科，填写职业暴露以便进行调查、监控、随访。④高风险时采用药物预防，如被 HBV 阳性患者血液、体液污染的锐器损伤应在 24 小时内注射高价乙肝免疫球蛋白，同时进行血液乙肝标志物检查，阴性者皮下注射乙肝疫苗 10μg、5μg、5μg（按 0、1 个月、6 个月间隔）。

5．其他措施　口腔门诊医护人员由于职业的特点，在特定的环境中，手直接接触患者的唾液、血液及分泌物很容易感染结核、乙肝、丙肝等疾病，所以口腔医生、护士、口腔学生等所有口腔医护人员都应该对结核菌素试验阴性及乙肝血清学指标阴性者进行疫苗接种。通过预防接种可以防止有些感染的发生。疫苗所诱发的抗体水平会随着时间的推移而逐渐降低，但已产生的免疫仍可防止疾病的发生以及病毒的感染。对于已对疫苗产生反应者来说，没有必要在疫苗接种结束以后再进行加强免疫和定期监测抗体水平。

三、口腔器械的消毒与灭菌

口腔医用器械使用后，被患者、医务工作者、周围环境等病原体污染，必须经过预处理、消毒或灭菌处理后才可继续使用，但同时必须使器械损伤降到最小。

（一）器械的处理

在器械消毒与灭菌之前，浸泡和预清洗是必需的步骤，在器械消毒与灭菌之后，还需要妥善保管。

1．浸泡　为防止附着在器械上的唾液或血液干燥不易清洗，在清洗前，将器械放置于适当的容器中，浸泡于洗涤剂、消毒剂或活性酶清洁剂中保湿，以避免污物干燥在器械表面而不利于清洗，同时防止感染物质扩散。

为防止器械腐蚀，浸泡器械时间不宜超过数小时。1∶32 稀释的合成酚溶液是理想的浸泡溶液，应每日更换。

2．预清洗　口腔小器械结构复杂，在使用过程中除有机物（血液、牙屑）污染，还残留有无机物（氧化锌、棉花、根充糊剂等）。通过清洗可减少微生物数量；祛除血液、唾液以及其他可以阻碍灭菌或消毒效果的物质。清除包括去除有机或无机的污染物，可通过使用表面活性剂、洗涤剂、水进行洗涤，或通过使用化学药剂的自动化过程（如超声清洁器或清洗消毒器）来完成。

清洁必须在消毒与灭菌前完成，肮脏的器械不可能被消毒，更不可能被灭菌。带有污染物的器械不能灭菌，而且患者永远不会认可带有污染物的器械是安全的治疗器械工具。

清洗的方法有手工清洗、清洗机清洗、超声波清洗。

（1）手工清洗：对于无机器清洗的设备或一些复杂物品等需手工清洗。清洗人员须注意自身保护：戴厚的橡胶手套；戴面罩以保护眼、鼻、口黏膜；穿防水衣服或穿围裙和袖套；帽子完全遮盖头发。将器械置于流动水下冲洗，清洗时水温宜为 15 ~ 30℃。去除干燥的污渍应先用酶清洁剂浸泡，再刷洗。刷洗应在水面下进行，以防止产生气溶胶。

（2）清洗机清洗：有全自动和半自动清洗器和专用设备清洗器。这些清洗器一般包括冷水清洗、洗涤剂清洗、漂洗和最后热水消毒（水温为 80～90℃，至少可达中等水平消毒）和干燥过程。

（3）超声波清洗：结构复杂、缝隙多的器械应采用超声波清洗。超声波主要是用于去除医疗器械内小的碎屑，因此超声清洗前须先初清洗以除去大的污物。超声清洗时间宜为 3～5 分钟，可根据器械污染情况适当延长清洗时间，不宜超过 10 分钟。在使用前应让机器运转 5～10 分钟以排除溶解的空气，机器内加酶可提高超声清洗的效率，清洗水至少每 8 小时更换一次。

清洗完成后应用水冲洗，去除化学试剂或表面活性剂。清洗后的器械应擦干或采用机械设备烘干。根据器械的材质选择适宜的干燥温度。金属类干燥温度为 70～90℃；塑料类干燥温度为 65～75℃。没有干燥设备的或不耐热的器械可使用消毒的低纤维擦布进行干燥处理。

3．器械的保管　器械保管是器械处理的重要步骤。在保管前应将灭菌后物品烘干，因为潮湿环境有利于微生物生长，包裹易损坏。应缓慢降温，以防器械表面形成负压，造成污染。

保存场地应是干燥、密闭、低灰尘区域。打开器械包裹前，应检查包裹是否破损，打开时禁止触摸内部物品。

（二）器械的消毒

1．消毒的概念　消毒（disinfection）是指杀灭病原微生物，但不一定杀灭细菌芽孢的方法。理论上应杀灭一切具有生长能力的微生物，但实际工作中，是以减少致病因子，使其不能达到不能引起感染的数量水平为目的。

消毒的机制是：①使细胞膜通透性受损；②使菌体蛋白变性和凝固，失去其生物活性，导致细菌死亡；③破坏或改变蛋白质与核酸功能基团，使菌体酶蛋白失去酶的活性。影响消毒剂作用的因素有：①消毒剂浓度和作用时间；②温度；③细菌种类和数量；④被消毒物的性质。

2．消毒的方法　消毒方法根据消毒水平分为 3 种。

（1）高效消毒：高效消毒法可杀灭一切致病性微生物的消毒方法。这类消毒剂应能杀灭一切细菌繁殖体（包括结核杆菌和致病性芽孢菌）、病毒、真菌及其孢子等，对细菌芽孢也有一定的杀灭作用。属于此类的化学消毒剂和物理消毒法包括紫外线及含氯消毒剂、臭氧、二氧化氯、甲基乙内酰脲类化合物以及一些复配的消毒剂等。

（2）中效消毒：中效消毒法可杀灭和去除细菌芽孢以外的各种致病性微生物的消毒方法，包括超声波、碘类消毒剂（聚维酮碘、碘酊、氯己定碘等）、醇类、酚类消毒剂等。

（3）低效消毒：低效消毒法只能杀灭细菌繁殖体、亲脂病毒的化学消毒剂和通风散气、冲洗等机械除菌法。低效消毒剂有单链季铵盐类消毒剂（新苯扎氯铵等）、双胍类消毒剂如氯己定，中草药消毒剂和汞、银、铜等金属离子消毒剂等。

3．消毒剂的种类　一种理想的消毒剂（disinfectant）应具有抗广菌谱广抗微生物、作用快、不受物理因素影响、无毒、表面相容、应用简便、受处理表面无残留作用、容易应用、无异味、价格低等特点。但是没有一种消毒剂能满足上述所有要求。

（1）戊二醛：戊二醛（Glutaraldehyde）为无色或浅黄色油状液体，可按任何比例溶于水和醇，水溶液呈酸性（pH 4～5），较稳定。对橡胶、塑料透镜及金属器械等多数物品无腐蚀性。推荐使用 2% 水溶液作浸泡消毒，穿透力强，具有广谱、高效、快速杀菌特点，临床使用 1∶16 配比稀释溶液浓度。

不良反应及注意事项：未稀释溶液对眼睛、皮肤和呼吸道黏膜有刺激。混合使用时应戴眼镜、厚手套和穿工作服，应在通风好的地方使用，容器应覆盖。不推荐用于表面消毒。

（2）含氯的配方：次氯酸钠溶液（Sodium Hypochlorite Solutions）为白色或无色液体，属强氧化剂，杀菌作用快但不稳定，应每日制备新液，可用于表面消毒。不良反应为对眼睛、皮肤、黏膜有刺激，且对金属有腐蚀作用（特别是铝），使衣物脱色。

（3）酚类：1：32 稀释液可用作为消毒剂。对细菌、病毒、结核杆菌等都有杀灭作用，但对芽孢无此作用。作为表面和浸泡消毒，需 10 分钟接触时间，应每日新鲜配制，无臭，但可能损坏塑料和橡皮，对皮肤、眼睛有刺激。

（4）聚维酮碘：是一种有机复合物，原液稳定，毒性及腐蚀性低。多用 1：213 的稀释溶液，应每日新配制。用作表面消毒或浸泡，对大多数微生物有效，包括结核杆菌、乙型肝炎病毒。常用于外科手术前的皮肤、黏膜以及医疗器械、玻璃制品的消毒，医疗器械浸泡 1 ~ 2 小时。

（5）乙醇：不推荐作为表面和浸泡消毒。对细菌芽孢无效，抗病毒活力参差不齐，挥发快，残留作用小，有机物容易使其失去活力。但是，结合低浓度的合成酚可用于表面消毒。

（三）器械的灭菌

1．灭菌的概念　灭菌（sterilization）是指消灭存在于任何非生命体或器械上的所有生活的微生物。日常工作中很难判断是否消灭了所有微生物，因此通常选择一种抵抗力强的微生物作为标准，如果消灭了这个微生物，就意味着完成灭菌过程。细菌芽孢对热和化学药剂有较强的抵抗作用，通常被选作为标准物。

2．灭菌的方法　口腔医疗常用的有三种灭菌方法：热灭菌法（heat sterilization）、气体灭菌法（gas sterilization）、液体化学灭菌法（liquid chemical sterilization）。其中热灭菌法最常用，它包括高压蒸气灭菌法（autoclave）、干热灭菌法（dry heat）和化学蒸气压力灭菌法（unsaturated chemical vapor）等三种最常见的灭菌方法。

（1）高压蒸气灭菌法：高压蒸气灭菌法是在高温、高压下通过饱和蒸气完成灭菌过程，用于口腔器械灭菌安全系数最大。这类灭菌法能有效破坏细菌及其芽孢。高温蒸汽灭菌法适用于下列物品灭菌：优质不锈钢器械、耐高温消毒手机、布类、玻璃杯、大吸唾管、包扎的器械以及耐热塑料器械。高温蒸气灭菌法的缺点是对碳金属器械有腐蚀作用，在灭菌前可使用无毒润滑油以减少器械的腐蚀。针头、油类、酚类、蜡类不能应用高压蒸气灭菌法高温灭菌。

（2）干热灭菌法：干热灭菌法是一种有效的灭菌方法。由于在干热的条件下灭菌较湿热条件下困难，所以此方法不适用于频繁口腔临床周转器械。但由于没有水蒸汽的影响，故适用于金属器械、玻璃制品和、不能被水蒸汽干扰的物品的灭菌。

（3）化学蒸气压力灭菌法：化学蒸气压力灭菌法是利用低湿蒸气或同时导入化学物气体进行消毒，通过加热甲醛、甲基乙基酮等溶液将器械放在一密封内胆中灭菌。优点包括：相对循环周期短，7 ~ 30 分钟可完成未包扎物品灭菌；器械不会变钝、生锈、腐蚀，可延长使用寿命；器械在灭菌后即干燥。缺点是需要花费额外的费用购买溶液，要求通风条件良好，以排出化学气体。

3．灭菌的步骤　器械在经过浸泡和与清洗后，在灭菌环节还需要经历以下步骤。

（1）防腐、干燥、润滑：高压蒸气灭菌会造成某些器械或零件的腐蚀，如碳钢钻针、非不锈钢的釉凿、釉斧、镊子等。器械在高压蒸气灭菌前应尽量干燥，以避免残留水分浸湿纸性包装物，造成外包装破损，影响灭菌效果。旋转器械在灭菌前应适当润滑。

（2）包裹：器械包裹是保持灭菌后的器械，在使用之前始终处于无菌状态。为了防止灭菌后的器械污染，器械包裹应在灭菌步骤前进行。未包裹的器械在脱离灭菌环境后立即处于被空气中灰尘、飞沫、触摸等污染的状态中。包裹应按器械功能分类，将器械装入袋状、盒状物中，每件包裹好的物品都应用变色指示条封闭，当达到设定的时间与温度时即变色。

（3）监测：成功的灭菌意味着消灭所有微生物，检测的唯一标准是验证所有微生物是否被消灭。目前口腔医疗常用的灭菌方法都能很好消灭 DAN 和 RNA 病毒，有效清除经过各种不同的措施，所污染病毒的特异性蛋白和核酸都被有效清除，表明所用灭菌、消毒手段在预防病毒的感染方面已经较为有效。常用的三种监测方法是：生物监测（biologic monitoring）、化学监测（chemical monitoring）和物理监测（physical monitoring）。

四、口腔诊疗环境的消毒

（一）口腔诊疗环境的分区

口腔诊疗环境应进行合理分区和布局，才能够满足诊疗工作和口腔诊疗器械清洗、消毒工作的基本需要。

1. 清洁区　清洁区是指那些仅用干净的手或物品触碰的地方或设备的表面及材料等，用于存放消毒、灭菌后的物品。清洁区域必须小心保护，在治疗过程中避免脏手套、气雾和飞溅物污染清洁区域。使用过的手套不能接触这些区域的物品，如果不小心碰到须立即清洁消毒或治疗完成后清洁消毒。清洁区域在患者轮换之间不必消毒，但应每天进行清洁和消毒。

2. 污染区　污染区是器械清洁和处理区，可设在诊室周围，方便器械的传递。区域内按照工作要求分为回收清洗区、保养包装区、灭菌区。回收清洗区为污染区，承担器械回收、分类、清洗、除锈、干燥等功能。保养包装区承担器械保养、检查、包装等功能。灭菌区摆放灭菌设备，承担灭菌功能。各区之间应标志明确，有实际屏障，人流、物流由污到洁，单向循环，不得逆流或交叉穿梭。

3. 工作区　工作区为治疗患者的区域，从空间上划分是以治疗中的患者头部为中心，以处于工作位的牙科医生或牙医助手的背部为半径的范围。又从清洁区来的灭菌消毒器械用于治疗，治疗后使用过的器械也需要送到污染区进行处理，还要包括综合治疗台的支架桌、痰盂、吸唾系统、手机头、灯光手柄和开关等。

（二）环境的消毒

1. 表面消毒　综合治疗台、牙科治疗椅等设备的表面可用表面消毒剂进行清洁消毒，另外病历夹、门把手、水龙头、门窗、洗手池、卫生间、便池等物体表面，这些地方容易受到污染。通常情况下，每天用洁净水擦、抹、刷、洗，保持清洁。

适合采取表面消毒的部位，如综合治疗台、牙科治疗椅等设备的表面，也可以考虑采取屏障防护技术（protective barriers techniques），即采用一次性的单面粘贴的塑料纸或透明的塑料套管对治疗室那些经常接触且难以清洁和消毒的部位尽量大面积地进行覆盖，每名患者更换一次，目的是减少工作区域表面的污染。这是一种物理性的防护技术，可用于牙椅控制板、柜子或抽屉把手、头顶灯的手柄、综合治疗台的把手、光固化机身和机头、三用枪工作头、牙椅的头靠、牙椅上所有操作装备的连接皮管等。

采用屏障保护技术的优点在于完成一名患者的治疗后，只要丢弃这些屏障，被覆盖的部分不需要进行清洁消毒（除非有破损），治疗区域其他暴露部分及缺损部位在治疗两名患者之间必须清洁。这样既保持了这些表面的清洁又节省了时间。

2. 空气消毒　为了减少口腔诊室的细菌污染，应注意诊室内的空气通风净化，在气候条件允许时应尽量打开门窗通风换气。安装空气过滤器或空气净化装置。口腔医疗设备、门窗、地面应经常用 2%～5% 来苏溶液或 0.2% 漂白粉溶液进行湿式扫除。扫地时也采用湿式清扫，减少灰尘飞扬。

对诊室的空气消毒可采取：①臭氧消毒：要求达到臭氧浓度 ≥ 20mg/m³，在相对湿度 ≥ 70% 条件下消毒时间 ≥ 30 分钟。②紫外线消毒：选用产生较高浓度臭氧的紫外线等，以利用紫外线和臭氧的协同作用。一般紫外灯照射时间应大于 30 分钟；③化学消毒剂或中草药消毒剂进行喷雾或熏蒸消毒方式。常用的化学消毒剂有 0.5%～1.0% 的过氧乙酸水溶液熏蒸或过氧化氢喷雾。在使用中注意所有消毒剂必须在有效期内，消毒时室内不能有人，甲醛因有致癌作用不能用于室内消毒。

3. 地面消毒　当地面没有明显污染情况下，通常采用湿式清扫，每日 1～2 次用清水擦拖地，清除地面的污秽和部分微生物。当地面受到病原菌污染时，通常采用含有效氯 500mg/L 的消毒液或 0.2% 过氧乙酸溶液拖地或喷洒地面。被肝炎病毒污染的表面可用含有效氯 100mg/L 的消毒剂溶液擦洗。结核病患者污染的地面可用 0.2% 过氧乙酸消毒液或用 5% 煤酚皂溶液擦洗。

医院墙面在一般情况下污染程度轻于地面，通常不需进行常规消毒。当受到病原菌污染时，可采用化学消毒剂喷雾或擦洗，墙面消毒高度一般为 2～2.5m 高即可。对细菌繁殖体、肝炎病毒、芽孢污染者，分别用含有效氯 250～500mg/L、2000mg/L 与 2000～3000mg/L 的消毒剂溶液喷雾和擦洗处理有较好的杀灭效果。

4．水路消毒　供水污染是口腔科医疗实践中的常见问题，老式治疗台的水回流会使污染进入供水系统，水气枪、涡轮手机、超声洁牙机内部污染都较重。安装阻止回流的阀门可减少这类污染的产生，净化水源也可减少供水污染，在患者治疗前后江水系统开放，自行冲洗几分钟也有一定帮助。

五、口腔医疗废物的处理

医疗废物是指医疗卫生机构在医疗、预防、保健及其他相关活动中产生的具有直接或者间接感染性、毒性以及其他危害性的废物。医疗废物包括有感染性废物、病理性废物、损伤性废物、药物性废物、化学性废物。医疗废物是造成医学污染的重要因素之一，医疗废物处置不当会对社会环境造成污染。

医务部门及医务工作者必须遵守各级卫生机构制定的医疗废物管理规定，掌握各种医疗废物的概念及处理方法。口腔诊疗过程中产生的医疗废物应按照《医疗废物管理条例》《医疗卫生机构医疗废物管理办法》及有关法规、规章的规定进行处理。医疗废物的处理原则是防止污染扩散。主要方法是分类收集，集中并分别进行无害化处理。在临床医疗中设置三种颜色的废物袋，黑色袋装生活废物，黄色袋装除了尖锐性物品外的医疗废物，红色袋装放射性废物。要求垃圾袋坚韧耐用，不漏水，并首选可降解塑料制成的污物袋。尖锐器械的等危害性废物应放于专门的利器容器内，容器内的废物不能超过 2/3，安全运送到指定地点做无害化处理。

有些医疗废物需要特殊处理，如口腔医疗产生的血液或血液污染的物品、病理性废弃物、锐利器械等。血液或血液污染物包括液体、半液体血液，当接触这些液体时可以被病原体感染。治疗过程中唾液中经常混有血液，因此唾液同样是感染性废弃物。牙齿和其他被分离的组织是病理性废弃物，存在潜在的感染性，使用高压蒸气灭菌或不饱和化学蒸气灭菌均可达到理想效果。针头、钻针等尖锐器械应放在硬包装的容器中，应用专门器械处理。

第三节　口腔医疗保健中的感染性疾病
Infectious Diseases in Oral Medical Care

一、获得性免疫缺陷综合征

1．AIDS 的流行情况　人类免疫缺陷病毒（human immunodeficiency virus，HIV）引起的疾病称为 HIV 疾病，包括 HIV 感染及后期的获得性免疫缺陷综合征（acquired immunodeficiency syndrome，AIDS）。自 1981 年报道第一例 AIDS 病例至今，全世界大约有 3100 万人被感染此疾病。中国 1985 年 6 月发现首例艾滋病患者。艾滋病近年来蔓延迅速，根据卫生权威部门统计，我国现有艾滋病病毒感染者约 84 万，其中艾滋病患者约 8 万。

2．HIV 感染的症状　人类在感染 HIV-1 型 4 周后，可以出现咽喉疼痛、发热、腺体肿大、腹泻以及关节疼痛。这些症状可称之为逆转录病毒综合征，或急性 HIV 综合征。与其他病毒感染不同，这些症状可以很轻微，通常不被注意。在 HIV-1 感染人类 6～12 周后出现抗体，但这种抗体不能抵抗这种疾病，只能为疾病的诊断提供依据。HIV 急性感染后，在数月以至数年内大多数患者没有进一步的临床症状，但此期间具有传染性。

AIDS 的早期表现多发生在口腔：真菌性疾病有念珠菌病、组织胞浆菌病、地丝菌病和隐球菌病；病毒性疾病有疣状、毛状白斑和 I 型疱疹病毒感染；细菌性感染有快速进展性牙周炎和牙龈炎；肿瘤性疾病包括卡波西肉瘤和非霍奇金淋巴瘤。

3. HIV 的传播　HIV-1 型通过以下方式传播：①密切的性接触（阴道、直肠、口腔），体液的接触包括精液和阴道分泌物。②接触血制品及血液污染的体液。③围产期接触（感染从母亲到孩子）。其他的传播方式都是在这三种基本方式之中，日常接触不会引起 HIV 感染。

4. 口腔医务人员被感染的危险性程度　口腔工作人员存在着被患者感染的可能，感染大多数是由于皮肤或黏膜损伤暴露于 HIV 阳性血液造成。口腔科患者在口腔诊室感染 HIV 的程度同样相当小。通过极少数医患间发生感染病例的研究结果显示，医患间 HIV 直接传播的危险性大于经被污染的口腔器械、设备等的间接传播的危险性。

二、乙型病毒性肝炎

（一）乙肝的流行情况

乙型病毒性肝炎简称乙肝，是导致急慢性肝炎、肝硬化和肝癌的主要原因，是世界范围的地方性疾病，其流行程度目前还在增加，估计世界上约有 2 亿 HBV 携带者。我国是乙型病毒性肝炎的高发区，每年报告乙型肝炎新发病例约数约 50 万，目前全国有 2000 万慢性病毒性肝炎患者，每年死于与乙型肝炎相关的肝病约 28 万人，其中 50% 为原发性肝细胞癌患者。

（二）乙肝的传播

HBsAg（乙肝表面抗原）阳性患者具有传染性，HBeAg（乙肝核心抗原）阳性患者血液中含有高浓度病毒，有高度传染性。其传播主要通过血清及日常密切接触而传播。血液传播途径除输血及血制品外，如注射、刺伤、共用牙刷、剃刀、外科器械等方式，经微量血液也可传播。由于在患者的唾液、精液、初乳、汗液、血性分泌物中均有病毒颗粒存在，故密切生活接触可能是重要传播途径。另一种传播方式是母婴传播。

高危人群有下述几类：共用污染的静脉注射器者；有多个性伙伴的同性、异性及双性恋者；被血液或体液污染的器械刺伤者；伤口暴露于感染的血液或体液者。乙肝病毒可通过血液或其制品传播，但目前对献血者乙肝病毒筛查制度的建立，此种传播少见；大约有 40% 的乙肝患者的传播途径不十分清楚。

（三）口腔医务人员被感染的危险性程度

被污染的锐器刺伤（针头、穿刺器械、刀片、钻头）；血液或唾液污染了皮肤损伤处；裸露皮肤或手套破损部位；血液或唾液飞沫接触到皮肤病损或飞溅到黏膜上。一些调查结果表明：13% 口腔助手、17% 口腔卫生士、14% 实验室技术人员、9% ～ 25% 牙科医生被感染乙型肝炎，被感染程度是正常人群的 2 ～ 5 倍。

目前虽然使用手套、口罩、帽子和眼镜来防护血液或体液的污染，但被污染器械刺伤在所难免。为预防感染乙肝病毒，建议口腔医务工作者最好使用乙肝疫苗。口腔患者被口腔医务工作者感染乙肝的可能性非常低。

三、结核病

（一）结核病的流行情况

结核病是由结核杆菌感染所致的感染性疾病，对人类危害已有数千年，可累及全身各脏器器官，是世界范围的主要卫生问题。近几年结核病流行的大回升，结核病已排列于是传染病的首位杀手。我国结核病患者人数居全球第二位，75% 的肺结核患者年龄在 15 ～ 54 岁之间；80% 的肺结核病人在农村，成为农村因病致贫、因病返贫的重要原因。西部地区人口数占全国的四分之一，而传染性肺结核病人数却占全国的 1/3。

（二）结核杆菌的传播

结核病主要是以空气为传播因子的呼吸道传染，还有消化道传染、皮肤传染等其他途径，后者如胎盘传染、生殖器官传染等；皮肤传染和其他途径极为罕见，无流行病学意义。

呼吸道传染的方式是：带菌体排出大小不一的带菌飞沫，大飞沫（直径 > 10m）咳出后很快坠落于地面；小飞沫可在空气中停留数分钟，待蒸发后成为飞沫核（直径 1 ~ 10m）浮游于空气中，如通风不好，可悬浮 5 小时之久。带菌飞沫如接触到健康人的皮肤或黏膜，结核菌不会侵入组织内，即使进入呼吸道，则降落在支气管黏膜纤毛上面而被排出。只有带菌的飞沫核，由于其微小，才能进到肺泡内，导致感染。

结核病的传染性同带菌粒子的大小有直接关系，还与同带菌粒子的密度有关。带菌粒子飘在空气中可以游散，所以距离患者越近，传染性越大，距离越远则传染性越小；室内通风良好或阳光充足，带菌粒子易被稀释或被紫外线消毒，传染性也就随之减小。试验表明，每小时换气 6 次，可将空气中带菌浓度在 45 分钟内减到原来的 1%。除这些环境条件的影响外，带菌粒子密集更取决于病人呼出气的速度。平息平静呼吸时呼出的粒子不多，而一次咳嗽呼出的粒子可等于 5 分钟说话的呼出量，打一次喷嚏排出的粒子量高于咳嗽许多倍。

四、梅毒

梅毒是感染苍白密螺旋体导致的疾病，分为获得性与先天性两类。获得性梅毒有三期，初期的口腔病变为唇部等硬结、溃疡。二期为"黏膜斑"。晚期常为腭部坏死、溃疡甚至穿孔。先天性梅毒可表现为梅毒牙异常特征等。口腔病损因无痛而常被忽略。原发的硬疳和继发的皮肤病损都可成为感染源。疾病的传染源是接触感染者的血液。在艾滋病患者中梅毒很常见。苍白密螺旋体在体外生存时间短，易为消毒剂所杀灭。

五、传染性疾病的上报

为加强传染病信息报告管理，提高报告质量，为预防控制传染病的暴发、流行提供及时、准确的信息，依据《中华人民共和国传染病防治法》等相关法律、法规，原卫生部于 2006 年制定了《传染病信息报告管理规范》。此规定对医疗机构的职责进行了界定：各级各类医疗机构应建立健全传染病诊断、报告和登记制度；负责对本单位相关医务人员进行传染病信息报告培训；协助疾病预防控制机构开展传染病疫情的调查。

报告病种主要是"法定传染病"，包括甲类传染病，如鼠疫、霍乱；乙类传染病，如传染性非典型肺炎、艾滋病、病毒性肝炎等；丙类传染病，如流行性感冒、流行性腮腺炎、伤寒等。报告病种还包括省级人民政府决定按照乙类、丙类管理的其他地方性传染病和其他暴发、流行或原因不明的传染病。

传染病报告实行属地化管理。传染病报告卡由首诊医生或其他执行职务的人员负责填写。现场调查时发现的传染病病例，由属地疾病预防控制机构的现场调查人员填写报告卡；采供血机构发现 HIV 两次初筛阳性检测结果也应填写报告卡。

进展与趋势

目前关于口腔医疗保健中的感染与控制的基本概念较为成熟，包括医院感染、消毒与灭菌等。为了减少口腔医疗保健中的感染传播，我们需要重点关注的是感染源、感染途径和易感人群。

口腔医疗保健中感染控制的具体措施与基本方法已经成熟，近年来这一领域的研究热点在于新型消毒剂的研发，并关注整个口腔医疗保健工作的各个细节，以达到更好的感染控制的效果。

口腔医疗保健中的感染性疾病的认识和防范没有特殊的进展，有待于医疗界对于这些疾病的研究进展。

Summary

Hospital Infection（HI）, or Nosocomial Infection（NI）, or Hospital Acquired Infection（HAI）is the infection acquired in a hospital as a result of medical care, which includs exogenous nosocomial infections and endogenous nosocomial infections. Infection transmission in oral medical care rely on the sources of infection, routes of infection and susceptible population of infection.

Measures of infection control in oral medical care includes examination and evaluation of patients, individual protection（patients and medical personnel）, disinfection and sterilization of oral instruments, disinfection of the environment of oral medical care, and waste management in oral medical care.

Common infectious diseases in oral medical care are Acquired Immunodeficiency Syndrome （AIDS）, type B viral Hepatitis, Tuberculosis（TB）, and Syphilis.

Definition and Terminology

医院感染（hospital infection, HI; nosocomial infection, NI）, 或医院内获得性感染（hospital acquired infection, HAI）：Infection acquired in a hospital as a result of medical care.

手卫生（hand hygiene）：General term that applies to hand-washing, antiseptic hand-wash, antiseptic hand rub, or surgical hand antisepsis.

消毒（disinfection）：Destruction of pathogenic and other kinds of microorganisms by physical or chemical means. Disinfection is less lethal than sterilization, because it destroys the majority of recognized pathogenic microorganisms, but not necessarily all microbial forms（e.g., bacterial spores）. Disinfection does not ensure the degree of safety associated with sterilization processes.

高效消毒（high-level disinfection）：Disinfection process that inactivates vegetative bacteria, mycobacteria, fungi, and viruses but not necessarily high numbers of bacterial spores.

中效消毒（intermediate-level disinfection）：Disinfection process that inactivates vegetative bacteria, the majority of fungi, mycobacteria, and the majority of viruses particularly enveloped viruses, but not bacterial spores.

低效消毒（low-level disinfectant）：Liquid chemical germicide registered with U.S. Environmental Protection Agency（EPA）as a hospital disinfectant.

消毒剂（disinfectant）：A chemical agent used on inanimate objects（e.g., floors, walls, or sinks）to destroy virtually all recognized pathogenic microorganisms, but not necessarily all microbial forms（e.g., bacterial endospores）. The U.S. Environmental Protection Agency（EPA）groups disinfectants on the basis of whether the product label claims limited, general, or hospital disinfectant capabilities.

灭菌（sterilization）：Use of a physical or chemical procedure to destroy all microorganisms including substantial numbers of resistant bacterial spores.

参考文献

1. United States Centers for Disease Control and Prevention（CDC）. Guidelines for Infection Control in Dental Health-Care Settings. MMWR，2003，52：1-48.

2. 黄少宏. 口腔科感染管理. 中国感染控制杂志，2006，5（4）：357-359.

3. 章小缓，胡雁. 牙科诊疗的感染控制. 广州：广东世界图书出版公司，2005.

4. 中华人民共和国卫生部. 医院感染管理办法（第 48 号令）. 2006.

5. 中华人民共和国卫生部. 中华人民共和国卫生行业标准（WS/T310.2-2009）：医院消毒供应中心第 2 部分：清洗消毒及灭菌技术操作规程. 北京：人民卫生出版社，2009.

6. 中华人民共和国卫生部. 中华人民共和国卫生行业标准（WS/T310.3-2009）：医院消毒供应中心第 3 部分：清洗消毒及灭菌效果检测标准. 北京：人民卫生出版社，2009.

7. 中华人民共和国卫生部. 中华人民共和国卫生行业标准（WS/T311-2009）：医院隔离技术规范. 北京：人民卫生出版社，2009.

8. 中华人民共和国卫生部. 中华人民共和国卫生行业标准（WS/T312-2009）：医院感染监测规范. 北京：人民卫生出版社，2009.

9. 中华人民共和国卫生部. 中华人民共和国卫生行业标准（WS/T313-2009）：医务人员手卫生规范. 北京：人民卫生出版社，2009.

10. 中华人民共和国卫生部. 中华人民共和国卫生行业标准（WS/T367-2012）：医疗机构消毒技术规范. 北京：人民卫生出版社，2009.

11. Thomas MV，Jarboe G，Frazer RQ. Infection control in the dental office. Dental Clinics of North America. 2008，52（3）：609-628.

12. Jennifer L，Laurie K，Adelisa L. Preventing percutaneous injuries among dental health care personnel. J Am Dent Assoc，2007，138：169-178.

（司　燕）

第十四章　循证医学在预防口腔医学中的应用

The Practice of Evidence Based Medicine in Preventive Dentistry

第一节　循证医学
Evidence Based Medicine

一、概述

循证医学（evidence based medicine，EBM）是基于现有最好证据，兼顾经济效益和价值取向，进行医学实践的科学。医学实践由一系列决策指导下的医疗卫生服务活动组成，决策的内容主要包括做什么和怎样做。因而，更确切地说，循证医学是关于如何遵循证据进行医学决策的科学。

循证医学所指的实践活动不仅仅指临床上对个体病人的诊疗，还包括基于群体的医疗卫生法规和政策制定、公共卫生和预防策略的制定、医疗卫生服务组织和管理、医疗卫生技术准入等一切与医疗卫生服务有关的活动和行为。早期狭义的循证医学主要指针对个体病人的循证临床实践，广义的循证医学应包括针对群体的循证医疗卫生服务实践。

二、理解证据

证据是循证医学的核心，充分理解证据的含义至关重要。证据的产生是基于特定问题，经过科学设计、偏倚控制、严格实施和客观分析后得到的结果。要充分认识到证据是基于特定时期、特定人群和特定条件的，在利用证据时必须考虑当前的环境和条件与证据产生的环境与条件是否相同。证据的产生和利用并非一蹴而就，也非一成不变。随条件改变、人群更迭、实践模式和方法改变，证据需要随之更新，才能科学地指导实践。

三、证据的分类、分级与推荐

随着医学和信息技术的飞速发展，每天都会有大量新的研究证据产生。面对层出不穷且良莠不齐的证据，只有经过严格评价，表明其具有科学性和临床适用性，才能应用于临床实践。研究证据的分类与分级是认知、评价、理解和应用证据的基础。

（一）证据的分类

证据分类的方法很多，从方法学角度可以将研究证据分为原始证据和二次研究证据。原始研究证据（primary research evidence）是指直接以人群即病人和（或）健康人为研究对象，对相关问题进行研究所获得的第一手资料，经统计学处理、分析、总结而形成的研究报告。原始研究又分为观察性研究和试验性研究。观察性研究有：队列研究、病例对照研究、横断面研究、描述性研究、系列病例观察和个案报道。实验性研究有：随机对照试验、交叉试验、自身前后对照研究、非随机同期对照研究。

二次研究证据（secondary research evidence）是指在全面收集针对某一问题的所有原始研究

证据的基础上，应用科学的标准，经过严格评价、整合处理、分析总结而形成的研究报告。主要有：系统评价、临床实践指南、临床决策分析、临床证据手册、卫生技术评估等。

（二）证据的分级

1979 年，加拿大定期体检特别工作组（Canadian Task Force on the Periodic Health Examination，CTFPHE）首次对研究证据分级，并给出推荐意见。此后多个机构和组织分别对证据质量和推荐强度进行了规范，但方法各异，标准不统一。2000 年，针对证据分级与推荐意见的不足，包括世界卫生组织在内的 19 个国家和国际组织共同创立"推荐分级的评价、制定与评估"（Grading of Recommendations Assessment, Development and Evaluation，GRADE）工作组，有 67 名成员，其中包括临床指南专家、循证医学专家、各个标准的主要制定者及证据研究人员。该工作组制定出国际统一的证据质量分级和推荐强度系统，并于 2004 年正式公布。目前包括世界卫生组织和考科蓝协作组织（Cochrane Collaboration）在内的 28 个国际组织、协会已经采纳 GRADE 标准（表14-1）。

表14-1　GRADE证据质量分级、表达方式、依据和意义

证据等级	表达方式	证据来源	具体意义
高	⊕⊕⊕⊕或 A	随机对照试验；或质量升高两级的观察性研究	未来研究几乎不可能改变现有疗效评价结果的可信度
中	⊕⊕⊕○ 或 B	质量降低一级的随机对照研究；或质量升高一级的观察性研究	未来研究可能对现有疗效评估有重要影响，可能改变评价结果的可信度
低	⊕⊕○○ 或 C	质量降低两级的随机对照研究；或观察性研究	未来研究很有可能对现有疗效评估有重要影响，改变评价效果可信度的可能性较大
极低	⊕⊕○○○ 或 D	质量降低三级的随机对照研究；或质量降低一级的观察性研究；或系列病例观察；或个案报告	任何疗效的评估都很不确定

GRADE 标准通常将随机对照试验证据定为高级证据，评价者可根据是否存在影响证据质量的因素将随机对照试验的证据质量级别降到中级、低级甚至是极低级。影响证据质量的因素包括单个研究的偏倚风险、证据的间接性、研究结果的异质性、效果估计的精确度和发表偏倚等。通常，存在一个影响因素可使证据质量降低一级，所有因素都存在时可使证据质量最大降三级。如果某个因素存在严重问题，例如在试验设计和实施方面，均未采取分配方案隐藏和盲法，且失访率超过 50%，则该随机对照试验的证据质量级别可因该因素的影响降低两级。

GRADE 标准通常将设计良好的观察性研究证据定为低级证据，但是如果观察性研究的结果非常显著，且设计和实施过程没有明显偏倚，评价者可将其证据质量升高一级（即中级证据）；如果结果足够显著，甚至可将证据质量升高两级（级高级证据）。反之，如果观察性研究的设计和实施过程存在严重问题，或者仅是非系统的临床观察研究（如系列病例观察或个案报告），则可将其评定为极低级证据。

（三）证据的推荐

证据推荐强度指一项干预措施是否利大于弊的确定程度。干预措施的有利方面包括降低发病率和病死率、提高生活质量、降低医疗负担和减少资源消耗。不利方面包括增加发病率和病死率，降低生活质量或增加资源消耗。GRADE 系统只有强弱两项推荐（表 14-2）。

表14-2　GRADE各级证据的推荐强度和表达方式

证据等级	推荐强度	表达方式
高	支持使用某种干预措施的强推荐	↑↑或1
中	支持使用某种干预措施的弱推荐	↑?或2
低	反对使用某种干预措施的弱推荐	↓?或2
极低	反对使用某种干预措施的强弱推荐	↓↓或1

强推荐的含义：

对患者：多数患者会采纳推荐方案，只有少数不会。

对临床医生：应推荐多数患者接受推荐方案，此时若未予推荐应说明。

对政策制定者：该推荐方案在大多数情况下被采纳为政策。

弱推荐的含义：

对患者：绝大多数患者会采纳推荐方案，但仍有不少患者不采用。

对临床医生：应认识到不同患者有各自适合的方案，帮助每个患者做出体现他（她）价值观和意愿的决定。

对政策制定者：制定政策需要实质性讨论，并需要众多利益相关者参与。

四、随机对照试验的局限性

临床实践中的问题大致可以分为病因、诊断、治疗和转归四个方面，与之相对应的提供证据最适合的研究方法如表14-3所示，最好的证据不都来自随机对照研究。随机对照研究是评估干预效果最好的研究，然而，由于问题性质不同和伦理限制，很多医学干预效果的问题不需要也不可能通过随机对照试验来获取证据。即使某些干预措施适用于通过随机对照试验来证明其效果，过分强调随机对照试验的结果也是片面的，特别在进行跨领域决策时。例如，口腔卫生行为、氟化物的暴露、饮食结构与习惯是龋最主要的三种行为危险因素。目前针对氟化物防龋的随机对照试验很多，提供的证据相对充分。相反，难以针对口腔卫生、饮食结构与习惯设计严格的临床随机对照研究，高质量的证据少。这可能会导致对氟化物的过于重视，而容易忽略口腔卫生、饮食结构与习惯致龋的重要性。

表14-3　针对不同类型临床问题适用的研究方法

临床问题	研究方法
病因：某种因素与疾病的发生是否存在因果关系	队列研究或病例对照研究
诊断：评价诊断试验的真实性、可靠性、准确性	将新方法与金标准比较的横断面研究
治疗：评价干预效果	随机、对照、盲法的临床试验
预后：判断疾病的结局	队列研究

五、证据只是决策的三要素之一

循证医学强调证据在决策中的重要性和必要性，但证据本身不是决策，正如拥有高质量的砖瓦水泥不等于拥有宏伟的建筑一样。如果有研究充分证明某干预措施无效，此时证据可能是决策的决定因素，阻止或取缔该干预措施的使用可能是最好的决定。然而，有人会拒绝采纳一项科学证据充分证明有效的治疗，可能是经济上负担不起，这是决策中的经济因素。我们会拒绝采纳一项充分证明有效、而且经济上负担得起的治疗，可能是希望把有限的积蓄花到更需要的地方，比如孩子的教育，这是资源分配中的价值取向问题。不同病人、不同群体资源分配的原则可能差异很大。人们也可能会坚持选择昂贵而无效的治疗，此时价值观主导一切。因此，医学决策必须兼顾证据、资源和价值取向三个方面，依据实际情况做出合理的决定（图14-1）。

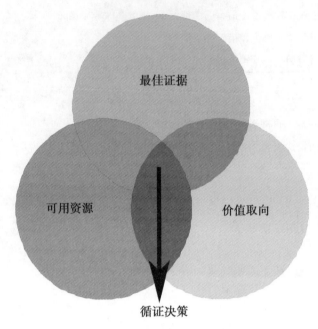

图 14-1　循证决策三要素：证据、资源和价值取向

六、循证医学实践

循证医学的实践分为两种类别：提供最佳证据和最佳证据的应用。

最佳证据的提供者，是一批优秀的临床流行性病学家、各临床专业的医学专家、医学统计学家、卫生统计学家和社会医学家以及医学科学信息工作者共同协作，根据临床医学实践中存在的某些问题，从全球庞大、复杂的生物医学文献中搜集、分析、评价以及综合研究结果，为医学实践提供最佳证据。证据提供者还肩负如何将这些优秀成果（证据）推广到医学实践中去应用的艰巨任务。这涉及针对医学生、临床医生、政策制定者和相关人员的循证医学教育、培训和宣传。只有广大的临床医生和卫生决策者能掌握与应用循证医学实践的理论与方法，将最好的研究成果最大程度转化为实际的医疗卫生服务活动，并能提升到主动性与创造性相结合的自我教育和提高的良性循环，才能最大程度发挥循证医学的作用。

最佳证据的使用者，为从事临床医学的医务人员、医疗管理和卫生政策的决策者。为了对患者诊治决策以及卫生管理决策的科学化，都应联系各自的实际问题，去搜索、理解和应用最佳、最新的科学证据，理论与实践相结合，方能取得最好的结果。证据的提供者本身也可以是使用者；而使用者经过学习与提高也可以成为证据提供者。

第二节　系统评价的产生
The Born of Systematic Review

寻找证据时应首先寻找可靠的系统评价（systematic review，SR），因为它综合了所有相关的原始研究，提供了医学决策最全面、最可靠的证据。如果没有相关的系统评价，再寻找相关的原始科学研究。由考科蓝图书馆发表的系统评价与一般杂志发表的系统评价相比较，具有以下特点：①基于最完善的文献寻找方案；②当新证据出现时，能够及时地修正和更新；③提供原始研究结果的总结；④既提供一般性的科学结论，也指出临床应用时的注意事项；⑤具有作者和读者公开讨论交流的机制。

现以考科蓝图书馆发表的系统评价"窝沟封闭预防儿童和青少年恒牙龋的作用"（以下简称"窝沟封闭防龋"）为例，简要介绍系统评价产生的过程。

一、背景

研究背景主要阐述立体依据，描述研究问题的重要性及不确定性、干预措施可能有效的作用机制等。研究背景是发现问题和提出问题的过程。

窝沟封闭防龋系统评价在背景部分介绍了以下内容。发达国家儿童和青少年患龋率在20世纪70～80年代有显著下降，龋坏主要发生在第一恒磨牙和第二恒磨牙的窝沟点隙，为此窝沟封闭被推广应用。窝沟封闭的防龋机制是阻断窝沟点隙内致龋菌的生长繁殖。

封闭剂有两种类型，第一类是树脂封闭剂，第二类是玻璃离子封闭剂。已有研究表明树脂封闭剂有防龋功效，其防龋效果依赖封闭剂的保留率，释放氟化物的封闭剂是否有更优越的效果不清楚。玻璃离子封闭剂的防龋效果在不同研究中有冲突。玻璃离子封闭剂的优势是释放氟化物，可能有防龋效果，劣势是保留率低。有研究提示即使肉眼发现玻璃离子封闭剂脱落后仍有防龋功效。

窝沟封闭能有效防龋，但其防龋效果取决于目标人群患龋的风险水平。目前普遍认为封闭剂是安全的。

二、目的

在研究背景的基础上，按照PICO的原则构建临床问题，归纳为目的。PICO的含义是：患者或者问题（patient或problem，P），干预措施（intervention，I），对比措施（comparison，C），结局指标（outcome，O）。

窝沟封闭防龋系统评价的主要目的：①比较不同患龋状况人群中，窝沟封闭预防儿童和青少年恒牙龋作用的差异；②比较不同种类封闭剂预防儿童和青少年恒牙龋的差异。

次要目的：①描述不同种类封闭剂的保留率；②描述封闭剂的不良反应报导和安全性。

三、纳入研究的标准

目的的描述是简要、概括的，从PICO各个方面对目的进行详细阐述和界定，就构成纳入研究的标准。窝沟封闭防龋系统评价中纳入研究的标准如下：

研究类型：只纳入持续时间超过12个月的随机（半随机）对照研究，随机单位可以是个体、组（学校、班级等）、单个牙或成组牙。

受试者（P）：要求来自普通人群，年龄在20岁以下的儿童和青少年。

干预类型（I和C）：分为两种，一种是封闭组与空白对照（封闭组可以使用任何种类的封闭剂）；另一种是不同种类封闭剂之间的比较（封闭剂要求同上）。如果干预组除封闭外，还有其他防龋措施（如使用氟化物）则不纳入研究。如果实验组和对照组同时有氟化物暴露（如用含氟牙膏刷牙或者饮水氟化）的干预则可以纳入研究。

结果指标（O）：恒磨牙龋的发生率。龋定义为牙本质龋，只局限于牙釉质的龋归为完好牙面。

四、制定检索策略与文献搜集

首先明确研究相关的检索来源名称、检索时间范围和文献语种。同时尽可能补充检索其他专业相关的资源，包括人工检索灰色文献（如内部报告、会议论文）、查找相关研究参考文献清单或与研究作者进行联系等。其次要制定完善的检索策略。

窝沟封闭防龋的系统评价检索来源和策略如下所示，其中包括一个专门收集欧洲灰色文献的数据库。同时作者还联系 10 余家窝沟封闭生产商，索要发表和未发表试验的数据和相关数据，检索不限制发表类型和语言（该评价中搜集的研究语言类型有：英文、德文、斯堪的纳维亚文、意大利文、葡萄牙文、西班牙文、法文、匈牙利文、俄文、波兰文、罗马尼亚文、中文、日文和泰文），如有需要还与发表试验的作者沟通进一步索取相关信息。该项工作最好由医学科学信息专业人员执行，至少要接受专业人员的指导与协助。

窝沟封闭防龋系统评价的检索来源、检索时间范围和方法：

MEDLINE（OVID）（1950 to October 2007）

The search strategy for MEDLINE via OVID was formulated around three concepts：pit and fissure sealants，glass ionomer cements and resin cements，including controlled vocabulary（MeSH terms）and free-text terms，without any limitation on publication type（controlled vocabulary is given in upper case type and free-text terms in lower case）.

1．PIT AND FISSURE SEALANTS/

2．（fissure$ adj6 seal$）

3．dental adj/3 sealant$

4．resin$ adj/4 sealant$

5．exp GLASS IONOMER CEMENTS/

6．RESIN CEMENTS/

7．"glass ionomer$" or glassionomer$

8．（5 or 6 or 7）AND sealant$）

9．1 or 2 or 3 or 4 or 8

CENTRAL（the Cochrane Central Register of Controlled Trials，the Cochrane Library，2007，Issue 3）

#1 PIT AND FISSURE SEALANTS

#2（fissure* NEAR/6 seal*）in title，abstract，or keywords

#3（dental* NEAR/3 sealant*）in title，abstract，or keywords

#4（resin NEAR/4 sealant*）in title，abstract，or keywords

#5 Exp GLASSIONOMER CEMENTS

#6 RESIN CEMENTS

#7（"glass ionomer*" or glassionomer*）in title，abstract，or keywords

#8（（#5 or #6 or #7）AND sealant*）in title，abstract，or keywords

#9 #1 or #2 or #3 or #4 or #8

Cochrane Oral Health Group Trials Register（last update October 2007）

"pit and fissure sealant*" OR pit-and-fissure-sealant* OR（fissure* AND seal*）OR "resin seal*" OR "dental seal*" OR "tooth seal*" OR "enamel seal*" OR（（"glass ionomer*" OR glass-ionomer* OR resin*）AND seal*）

SCISEARCH，CAplus，INSPEC，JICST-EPLUS，NTIS，PASCAL（performed 20th February 2008）

pit and fissure sealant? AND dental caries or clinical trial

DARE（Database of Abstracts of Reviews of Effectiveness），NHS EED（NHS Economic Evaluation Database），HTA（Health Technology Assessment）（performed 20th February 2008）

（（fissure sealant OR fissure（s）sealant OR glass ionomer cement OR glass（s）ionomer））AND（（dental caries OR dental fissure or tooth demineralization OR dental（s）caries OR dental（s） decay OR tooth（s）decay or demineralization（s）tooth or demineralization（s）enamel））

SIGLE（System for Information on Grey Literature in Europe，1976 to December 2004）

L1 fissure（4w）seal?

L2 glass（w）ionomer（w）cement?

L3 glass（w）ionomer?

L4 resin（w）cement?

L5（L1 OR L2 OR L3 OR L4）AND（（DENTAL OR FISSURE?（W）SEAL?））

五、临床研究的筛选

系统评价，尤其是考科蓝系统评价，与普通文献综述有本质区别，其中一个重要特征就是系统评价预先设定一个严格的文献纳入和排除标准，并有详细的文献选择过程，以此来评估通过上面步骤获得的所有文献是否合格，能否纳入评价。普通综述在纳入文献时，没有具体的纳入标准，没有详细而明确的选择过程，综述所涉及的文献，其研究人群可能彼此并不相似或相同，研究类型可能并不一致，文献质量良莠不齐，部分文献可能是重复发表或者被重复引用，夸大了研究结果的差异，导致综述论证强度低。系统评价严格的临床研究选择和纳入，克服了普通综述的上述缺点，使结果的可靠性和论证强度大大增加。在系统评价的完成过程中临床研究的选择和纳入是其核心环节之一，该环节使用方法必须透明并且尽可能减少偏倚和认为的错误。表 14-4 是选择和纳入临床研究的标准流程。

表14-4　临床研究选择和纳入标准流程

步骤	内容
1	在文献检索后，通过"参考文献管理系统"等文献管理软件建立数据库，去除同一研究的重复发表
2	初筛－阅读文献的题目和摘要，排除明显不相关的文献研究
3	对于通过初筛的文献，尽可能查找全文，并译成评价者容易理解的语言
4	将同一研究的不同结果报道整合在一起
5	全文筛选－仔细阅读文献研究的全文，判断该文献是否满足系统评价原始文献纳入标准
6	文献相关信息不全或不清楚时，需要进一步获取相关信息。可以从文章中合理地推出所需要的信息，如不能推导出，需要联系文献作者以获得进一步的信息
7	就文献是否纳入做出最终结论

窝沟封闭防龋的系统评价中两位作者独立按照既定标准和程序筛选文献，并在文章中列出所有纳入研究的基本特征，对于排除的研究给出了排除原因。

六、质量评价

在临床研究的筛选阶段进行文献质量评价，可以用作纳入单个临床研究的阈值。对已经纳入的研究进行质量评价，可以用作解释不同试验间结果差异的依据、荟萃分析（meta-analysis）时给单个临床研究不同权重的依据，同时指导系统评价结果的解释、帮助确定结论的强度、为今后研究提出合理建议。本部分的质量评价指后者。

窝沟封闭防龋的系统评价中两位作者独立对纳入的研究进行了质量评价，评价的内容包括：实验组和对照组分配方案的隐藏方法、脱落率、实验组和对照组在不同时间点的可比性，每个方面都制定出详细的评价标准，并依据该标准归为好、中、差三类。综合上述三个方面的结果，把每个研究的质量划分为好、中、差三级。

七、数据提取

系统评价的结果和结论基于纳入原始研究的数据，因而数据提取是系统评价撰写过程中的重要步骤。为确保数据提取的完整、可靠，尽量减少偏倚和错误，提高数据提取效率，数据提取要遵循以下基本步骤：①明确需要提取的数据；②明确数据提取人员，为提高质量，通常需要两人及以上分别进行数据提取工作；③设计数据提取表，这是数据提取中的关键环节；④对数据提取表进行预试验；⑤开始数据提取，该过程不是简单的信息摘抄，有时需要设计数据的换算和合并；⑥数据核查、修改；⑦处理意见分歧。

窝沟封闭防龋系统评价中两位作者独立按照事先设计、并经过预试验的数据提取表格进行数据提取，提取的信息包括：①研究方法：并行设计还是分口设计、随机方法、盲法、研究持续时间、脱落率、实验组和对照组在基线和不同评价点的可比性。②受试对象：年龄、性别、居住地等基本信息，研究开始的年份、纳入和排除标准、基线和不同评价点的患龋状况、实验组和对照其他干预措施的暴露情况（如氟化物）。③预措施：封闭与空白对照还是不同封闭剂之间的对照，使用的封闭剂种类、是否有多次封闭、实施封闭的人员和场所、隔湿方法。

八、数据合并

医学研究中，普通文献综述在处理同一问题的多个研究结果时，一般不进行严格的文献质量评价，直接汇总同类研究中某类结论的多少，即平等的（等权重法）对待多个同类研究结果。这种方法至少存在两个问题：一是将质量不相同的多个研究判为相同；二是将样本含量大小（权重）不相等的多个研究平等对待。系统评价则不同，当数据适合荟萃分析（meta-analysis）时，荟萃分析可以克服普通文献综述的上述两大问题。当数据不适合做荟萃分析时，系统评价只能解决文献评价的问题，不能解决样本含量的问题。应特别注意：不按照系统评价标准操作规范实施，或者未经严格文献评价的研究，即便用荟萃分析也不一定是系统评价的研究。

荟萃分析包括以下内容和步骤：通过异质性检验（tests for heterogeneity）判断多个研究是否具有同构型；合并多个研究的统计量进行荟萃分析（详见表 14-5）；用假设检验（hypothesis test）的方法检验多个同类研究的合并统计量是否具有统计学意义；使用漏斗图（funnel plots）观察系统评价或荟萃分析的结果是否存在偏倚；通过敏感性分析（sensitivity analysis）评价结果是否稳定、可靠；通过亚组分析（subgroup analysis）来评价预后结果是否因某些因素的存在而不同；最后用森林图（forest plots）展示统计分析内容。

表14-5 常用荟萃分析方法一览表

数据类型	合并统计量	模型选择	计算方法
二分变量（dichotomous）	比值比（odds ratio，OR）	固定效应模型	Peto 法
		固定效应模型	Mantel-Haenszel 法
		随机效应模型[*]	D-L 法
	相对危险度（relative risk，RR）	固定效应模型	Mantel-Haenszel 法
		随机效应模型[*]	D-L 法
	危险差（risk difference，RD）	固定效应模型	Mantel-Haenszel 法
		随机效应模型[*]	D-L 法
连续变量（continuous）	均数差（weighted mean difference，WMD）	固定效应模型	倒方差方法（inverse variance）
	标准化均数差（standardized mean difference，SMD）	随机效应模型[*]	D-L 法
个案资料（individual）	比值比（odds ratio，OR）	固定效应模型	Peto 法

在森林图中，竖线为无效线，即无统计学意义的值。RR 和 OR 无效竖线的横轴尺度为 1，而 RD、MD 和 SMD 无效竖线的横轴尺度为 0。横线为每个研究 95% 可信区间上下限的连线，其线条长短直观地表示了可信区间的范围大小，线条中央的小方块为统计量（如 RR、OR 或 MA 值等）的位置，其方块大小表示该研究权重的大小。若某个研究 95% 可信区间的线条横跨无效竖线，即该研究无统计学意义，反之，若该横线落在无效竖线的左侧或者右侧不与无效竖线相交，该研究有统计学意义。窝沟封闭防龋系统评价中树脂封闭剂与空白组相比较 1 年防龋效果的森林图如图 14-2 所示。

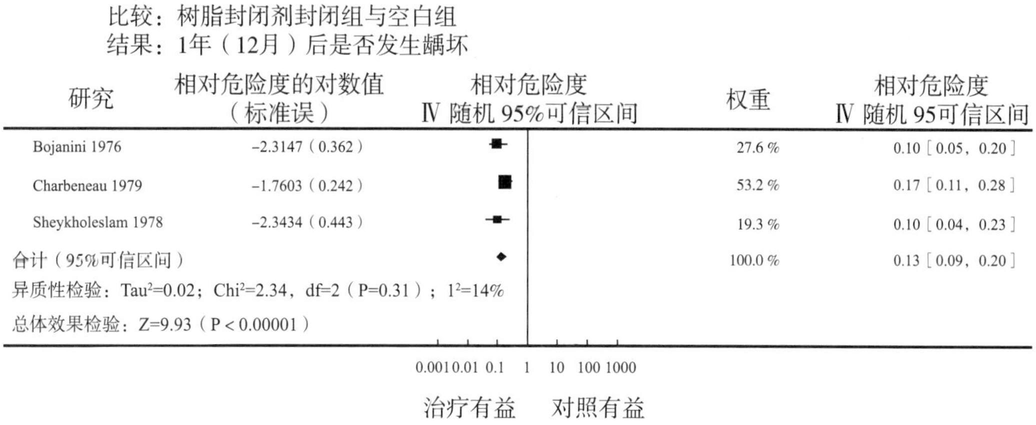

比较：树脂封闭剂封闭组与空白组
结果：1 年（12 月）后是否发生龋坏

研究	相对危险度的对数值（标准误）	相对危险度 Ⅳ 随机 95% 可信区间	权重	相对危险度 Ⅳ 随机 95 可信区间
Bojanini 1976	−2.3147（0.362）		27.6 %	0.10［0.05, 0.20］
Charbeneau 1979	−1.7603（0.242）		53.2 %	0.17［0.11, 0.28］
Sheykholeslam 1978	−2.3434（0.443）		19.3 %	0.10［0.04, 0.23］
合计（95%可信区间）			100.0 %	0.13［0.09, 0.20］

异质性检验：$Tau^2=0.02$；$Chi^2=2.34$, df=2（P=0.31）；$I^2=14\%$
总体效果检验：Z=9.93（P < 0.00001）

0.001 0.01 0.1　1　10 100 1000
治疗有益　　对照有益

图 14-2　树脂封闭剂与空白组相比较 1 年防龋效果的比较

九、结果

系统评价结果报告中主要包括以下内容：纳入的研究及其基本特征、纳入研究的偏倚风险评估（即质量评价）、各原始研究结果的荟萃分析结果（如数据类型不适合做荟萃分析，则该结果可以没有）、其他相关结果。窝沟封闭防龋系统评价在结果部分针对上述内容都有详细报告，其中与研究目的直接相关的内容有以下方面。

1．窝沟封闭防龋效果

（1）树脂封闭剂与空白相比较 12 个月、24 个月、36 个月、48 ～ 54 个月的结果。

（2）树脂封闭剂与空白相比较 9 年的结果。

（3）玻璃离子封闭剂与空白相比较 24 个月的结果。

（4）玻璃离子封闭剂与树脂封闭剂相比较 24 个月、36 ～ 48 个月、60 个月和 84 个月的结果。

（5）基线人群患龋状况对封闭剂防龋效果的影响。

2．封闭剂保留率

（1）不同种类封闭剂与空白对照的结果。

（2）不同种类封闭剂相互对照的结果。

3．只有一个研究涉及封闭剂的不良反应，没有患者报告任何不良反应。

十、结果解释（讨论）

结果解释主要包括五个方面的内容。

1．主要结果总结　简单归纳所有重要结局指标的结果，包括有利结果和不利结果（不良反应等）；并给出重要结局指标的证据质量。

2．证据的总体完整性和实用性　明确说明证据的适用人群；重点解释证据在特定环境下不适用的原因：生物学差异、文化差异、对干预措施依从性的差异；探讨应怎样使用干预措施才能获得收益、风险、负担和成本的平衡。

3．证据的质量　该部分应着重从总体上客观评价纳入试验的质量；此外，可以从以下几方面进行探讨，侧面说明证据强度：观察到的效果有无统计学意义，大小如何；研究间效果的一致性如何；是否存在剂量反应关系；是否有其他来源的间接证据支持该推断。

4．该系统评价可能的偏倚或局限性　可以从以下几个方面坦诚告知本系统评价可能存在的偏倚或局限：检索策略是否全面（如排除非英文文献可能导致偏倚）；是否进行质量评价；研究选择和纳入的可重复性；分析是否恰当；是否评价发表偏倚等。

5．与其他研究的异同及解释　讨论出现相同或者不同结果可能的机制或者原因。

窝沟封闭防龋系统评价在讨论部分写到，树脂封闭剂与空白对照的研究非常一致的得到阳性结果。但该系统评价纳入的16个研究中，只有5个研究汇报了基线样本人群的患龋状况，而且都属于患龋风险较高的人群，缺少对患龋风险较低人群的研究，因而不能明确窝沟封闭在不同患龋风险人群中的防龋作用。不同封闭剂比较的研究多在患龋水平中等或者较低的人群中开展，而且往往缺少空白对照，加上不同研究结果之间的差异很大，因而无法明确不同封闭材料防龋效果之间的差异。此外讨论部分还总结出，所有研究的窝沟封闭都在设备优良的牙科环境中实施。

十一、结论

经过细致、系统的结果解释后，结论就应该很清晰了。结论通常分两方面来写，对临床实践的意义和对临床研究的意义。

窝沟封闭防龋系统评价，作者在临床实践方面的总结是，窝沟封闭能有效预防恒磨牙窝沟龋。在高患龋风险情况下，窝沟封闭的防龋效果显著，但缺少不同患龋风险下，窝沟封闭防龋效果的信息。对临床研究意义的总结是，需要高质量的研究评价在不同患龋风险人群中，窝沟封闭的防龋效果；进一步明确不同封闭材料的防龋效果是否存在差异。

第三节　循证决策
Evidence Based Decision Making

循证医学实践中的证据应用，早期狭义的概念只包括临床实践决策，即解决个体病人的病因、诊断、治疗和转归等临床问题。用循证医学的思想处理和解决群体的医疗卫生问题，就是循证医疗卫生决策，比如依据证据制定医疗卫生政策和法规。

一、循证临床实践

1996年《英国医学杂志》（*British Medical Journal*）对循证临床实践的定义是：循证医学就是有意识地、明确地、审慎地利用现有最佳证据实施临床实践。"有意识地、明确地"六个字的意思是，循证医学应该是医生认真的、自觉的、有系统的、有组织的、毫不含糊的行为，而不是自发的、随意的、可做可不做的事情。"审慎地"三个字的意思是，证据本身不是决策，证据只是影响决策的重要因素之一，决策者还必须利用自己的专业知识和经验，审慎地分析证据在具体情况下的适用性。综合现有最佳证据、自己的专业知识和经验、患者的价值观三方面的信息，做出适合于特定患者的决策。因此，"审慎"二字是循证决策的灵魂。循证医学不是照菜谱做菜，简单地照单配料是做不好的。如何综合、分析、平衡各方面的信息，做出合理的判断和决策，需要临床医生具备开放、积极、谨慎的思想境界和充足的专业知识、技能和临床经验。

在进行循证临床实践过程中，需特别注意患者的价值观。医学是关注人的生命科学，人是生物、心理、社会的综合体，不同个体的价值观不尽一致。要充分认识到医生与患者之间价值观的差异，医生要学会正确引导患者的价值观，在选择和调整治疗方案时要充分考虑并顺应患者的价值观和意愿，并尽可能采取患者参与决策的模式。

二、循证医疗卫生决策

证据、经济和伦理是医疗卫生决策的三要素。循证卫生决策通常包括六个步骤（表 14-6）。

表14-6　循证卫生决策的步骤

步骤	行动	具体内容
1	将需要解决的卫生问题转化为 3～4 个明确的部分	相关人群特征和问题；主要干预措施；替代干预措施；结局和目标
2	基于现有"内部证据"回答以上问题	"内部证据"指决策者通过职业培训和经验获得的知识，也就是已有知识
3	寻找"外部证据"回答以上问题	"外部证据"来源于课本、杂志、数据库、专家，外部证据的价值差别可能巨大
4	严格评价外部证据	需要回答三个问题：结果有效吗？结果重要吗？结果能否用于我关注的人群（人群和环境相似性）？
5	整合内部和外部证据	内部和外部证据可能一致、不一致，甚至矛盾；不一致或者矛盾时，决策需要权衡多个因素
6	实施决策，后效评价	评价决策实施过程和结局，持续改进

要注意的是，循证决策并非任何时候都按部就班地执行。某些特殊情况下，如应急状态的决策，专家意见和经验占很重要的位置，不需要也不可能严格遵照上述步骤进行决策。管理者决策时遵照"循证"的理念，远比刻板的套用循证决策步骤明智。

面对有限的医疗卫生资源和日益增加的疾病负担，世界各国的卫生决策模式正由传统领导加专家决策转向新的循证决策模式，传统决策和循证决策的主要区别如表 14-7 所示。

表14-7　传统决策和循证决策的区别

	传统决策	循证决策
决策依据	主观臆断、专家意见、可能过时或不全的证据	强调证据及其级别，考虑资源、价值取向、伦理等因素
出发点	把事情做好	做好应该做的事情：针对具体问题，整合当前可得的最佳外部和内部证据，先把事情做对，再把事情做好
决策模式	多以专家或决策者为中心	强调以患者或公众为中心
决策风险	相对大，不利于重复和监督	相对小，利于重复和监督
效果判定	注重短期效应	重视长期效应，强调后效评价，持续改进
对数据库、证据或研究的依赖和贡献	无或小	必须，并且需要不断补充完善
对决策者要求	无明确规定	具备多学科相关知识，不断更新知识

尽管循证临床实践与循证医疗卫生决策理念是一样的，都必须遵循科学证据进行决策，而且二者所依据的科学证据也是相同的，但是，在进行宏观决策时，资源分配的问题需要首要考虑、不可回避和含糊，必须遵循公正的原则。相比之下，在进行个体病人的决策时，资源分配的问题是隐蔽的。

面对有限的卫生资源，存在群体利益和个体利益的冲突。按照个体利益最大的决策原则，每个病人都应给予最好的治疗。最好的往往也是最贵的治疗，其结果是，现有资源将不足以使每一个病人都得到最好的治疗，必然损害部分病人的利益，同时也损害整个社会医疗卫生资源的利用效益。相反，按照全体利益最大的决策原则，资源应该首先用在成本效益比最小的干预措施上。但是完全按照经济效益原则分配资源，一视同仁所有病人，可能会造成某些重症病人得不到适当的治疗，损害了部分病人的利益。

因此，在资源共享的医疗卫生系统里，为了提供整体人群的健康水平，宏观决策者还必须尽可能地考虑每一个具体病人的切身利益；相反，在处理具体病人时，临床医生和病人也必须兼顾其他成员利益，兼顾社会的整体利益。

第四节　考科蓝协作组织与口腔健康组
Cochrance Collaboration and Cochrance Oral Health Group

一、考科蓝系统评价制作流程

面对庞大的、日益增多的文献资源，收集和整理某方面所有原始资料的证据（不同地域、不同语言）是十分费时、费力的事情。绝大多数临床医生和卫生决策者往往即没有必要的时间，也没有娴熟的相关技术。系统地收集、整理现有研究结果，总结出医学决策需要的证据，并将证据用及时、准确地提供给医生和决策人员，是一项伟大的系统工程。考科蓝协作组织（Cochrane Collaboration）是一个收集、汇总和传播医学证据的国际合作组织。Cochrance Collaboration 以已故英国流行病学家阿奇·科克伦（Archie Cochrane）的名字命名，国内学者（唐金陵）将 Cochrane Collaboration 译为考科蓝协作组织，意为考证科学证据的蓝图，与科克伦的名字音同，也表明该组织的远大使命。

考科蓝协作组织的标志性成果是医学证据的系统评价，是当今医学决策最权威、最可靠的证据来源之一。考科蓝系统评价的制作流程如下所示。

1. 选题　考科蓝系统评价选题应结合临床实践提出问题，在制定文献纳入与排除标准过程中，应选择：①对卫生保健决策有意义的结局指标；②不能因为原始研究选择了某种结局指标，系统评价就选择此结局指标；③结局指标不仅包括有利结局指标如有效率，还应包括负性事件如不良反应等；④除某些特殊情况，应尽量检索全球证据，而不受语种、国家或地区及发表与否的限制。

2. 评价人员　考科蓝系统评价必须由分工合作的团队来完成，而且评价人员要经过统一培训。系统评价团队最好包括系统评价方法学家（包括统计学家）、医学专业人员等。系统评价第一作者最好与做过考科蓝系统评价或参加过考科蓝协作组织培训的专家合作。考科蓝系统评价协作和编辑过程均为英语，因此制作者还需具备良好的英文阅读与写作能力。

3. 题目注册　当确定选题后，制作考科蓝系统评价的第一步是注册题目。目前考科蓝协作组织有 52 个系统评价小组（Cochrane review groups，CRG），几乎覆盖了人类重大疾病的大部分干预措施的所有医学专业，其中就包括口腔健康评价组（Cochrane Oral Health Group，COHG）。每个 CRG 均公布其主题范围，有的系统评价小组还发布重要系统评价的优先领域。为避免重复，作者需将评价题目发送至 CRG。CRG 会根据具体情况为选择题目提供建议和咨询。为提高研究方法符和研究过程的透明度，题目注册成功后，CRG 会要求作者在 1 年内提交研究方案。研究方案需要经过系统评价小组编辑审核和外审通过后再发表。如果研究方案发表 2 年后仍未提交全文，考科蓝协作组织则宣布退稿。

4. 制作与保存　系统评价的每一个环节都可能产生偏倚，考科蓝系统评价通过严格的方法学把关，尽量控制各个环节可能产生的偏倚，因而其质量比杂志上发表的系统评价更高。系统评价严格按照已经发表的研究方案进行，即使有改动，也要在全文中标明。考科蓝系统评价的制作过程包括方法学及编辑过程均处于透明的系统中，可接受公众和社会监督。

5．发表　考科蓝系统评价发表在由 Wiley 公司出版的考科蓝图书馆，只有电子版，全文包括没有篇幅限制，尽可能详细报告相关信息。

6．更新　考科蓝系统评价的宗旨是为临床实践与决策研究提供及时、最佳、可及的证据。系统评价完成后，不断出现新的研究可能会改变原有系统评价的结论，即原系统评价结论已过时，为此系统评价需要不断更新。更新主要包括两个方面：①方法学更新；考科蓝系统评价在不断完善与提高中发展，评价方法也不断发展和完善；②检索更新，包括检索策略、新增加的数据库及检索时间的更新，尽力筛检和纳入新研究。

二、考科蓝口腔健康组

在考科蓝口腔健康组网站（http：//ohg.cochrane.org/cochrane-oral-health-group）上可以查到不同进展阶段的口腔疾病相关系统评价，包括正在评阅的、已经发表研究计划的、研究计划书评阅中的以及刚登记题目的研究。研究内容几乎覆盖了口腔健康所有相关领域，如口腔麻醉、抗生素治疗、牙科美容、颅面畸形、牙科焦虑、龋病的治疗和预防、口气、口腔颌面部手术、口腔癌、口腔黏膜、疼痛控制、牙周病的预防和治疗等。其中与预防口腔医学相关的内容有：

1．系统用氟

（1）Fluoride supplements（tablets，drops，lozenges or chewing gums）for preventing dental caries in children.

（2）Salt fluoridation for preventing dental caries（protocol stage）.

（3）Fluoridated milk for preventing dental caries.

2．局部用氟

（1）Topical fluoride as a cause of dental fluorosis in children.

（2）Fluoride toothpastes of different concentrations for preventing dental caries in children and adolescents.

（3）Combinations of topical fluoride（toothpastes，mouthrinses，gels，varnishes）versus single topical fluoride for preventing dental caries in children and adolescents.

（4）Fluoride gels for preventing dental caries in children and adolescents.

（5）Fluoride mouthrinses for preventing dental caries in children and adolescents.

（6）Fluoride toothpastes for preventing dental caries in children and adolescents.

（7）Fluoride varnishes for preventing dental caries in children and adolescents.

（8）One topical fluoride（toothpastes，or mouthrinses，or gels，or varnishes）versus another for preventing dental caries in children and adolescents.

（9）Topical fluoride（toothpastes，mouthrinses，gels or varnishes）for preventing dental caries in children and adolescents.

（10）Fluorides for the prevention of white spots on teeth during fixed brace treatment.

（11）Slow-release fluoride devices for the control of dental decay.

（12）Professionally applied fluoride paint-on solutions for the control of dental caries in children and adolescents（protocol stage）.

（13）Topical fluoride for treating dental caries（protocol stage）.

3．牙齿邻面清洁

（1）Interdental brushing for the management of periodontal diseases and dental caries in adults（protocol stage）.

（2）Flossing for the management of periodontal diseases and dental caries in adults.

（3）Flossing for the management of periodontal diseases and dental caries in adults.

4．窝沟封闭

（1）Pit and fissure sealants versus fluoride varnishes for preventing dental decay in children and adolescents.

（2）Pit and fissure sealants for preventing dental decay in the permanent teeth of children and adolescents.

5．抗生素和氯己定

（1）Antibacterial agents in composite restorations for the prevention of dental caries.

（2）Chlorhexidine versus topical fluoride treatment for the prevention and management of dental caries in children and adolescents（protocol stage）.

（3）Chlorhexidine treatment for the prevention of dental caries in children and adolescents（protocol stage）.

（4）Chlorhexidine interventions for the prevention of caries in adults（protocol stage）.

（5）Chlorhexidine mouthrinse as an adjunctive treatment for gingival health（protocol stage）.

6．健康教育

（1）One-to-one dietary interventions undertaken in a dental setting to change dietary behaviour.

（2）Psychological interventions to improve adherence to oral hygiene instructions in adults with periodontal diseases.

7．糖替代品　Maternal consumption of xylitol for preventing dental decay in children（protocol stage）.

8．口气

（1）Mouthrinses for the treatment of halitosis.

（2）Tongue scraping for treating halitosis.

9．定期口腔检查　Recall intervals for oral health in primary care patients.

10．口腔卫生

（1）Oral hygiene care for critically ill patients to prevent ventilator associated pneumonia（protocol stage）.

（2）Interventions for cleaning dentures in adults.

（3）One-to-one oral hygiene advice provided in a dental setting for oral health（protocol stage）.

11．牙周健康与全身健康

（1）Periodontal therapy for the management of cardiovascular disease in patients with chronic periodontitis（protocol stage）.

（2）Treatment of periodontal disease for glycaemic control in people with diabetes.

（3）Root coverage procedures for the treatment of localised recession-type defects.

（4）Treating periodontal disease for preventing preterm birth in pregnant women（protocol stage）.

12．电动牙刷与手动牙刷的比较

（1）Different powered toothbrushes for plaque control and gingival health.

（2）Manual versus powered toothbrushing for oral health.

进展与趋势

我国是发展中国家，口腔疾病负担重，医疗卫生资源短缺。近些年发达国家大量昂贵的新诊疗技术引入国内，虽然能使少数人受益，但同时耗费大量的医疗卫生资源。因而在我们国家推行循证口腔医学更加迫切。目前在政府主导下，中国口腔公共卫生发展迅速。基于循证理念的口腔卫生决策和管理能切实有效利用有限的卫生资源、减轻口腔疾病负担，在预防口腔医学领域的应用前景广阔。但推行循证医学面临诸多困难，首先政策制定者和医疗工作者对循证医学的认知程度低，其次在盈利性医疗卫生服务体系推行循证医学的阻力大。在未来的发展中要特别强调政府的主导作用，同时尽快完善循证口腔医疗卫生决策体制。

Summary

Evidence based medicine（EBM）is originally defined as the conscientious, explicit and judicious use of current best evidence in making decisions about the care of individual patients. Doctor's expertise, the best available evidence and the patient's preferences are three elements of EBM. EBM also can be applied in public health based on the same best available evidence, health resources, and the preference of a particular population. The Cochrane Collaboration is an international, independent, not-for-profit organization dedicated to making up-to-date, accurate information about the effects of health care readily available worldwide. Preventive dentistry associated systematic reviews or protocols published in Cochrane Oral Health Group（COHG）were listed. The generation of a systematic review including the following procedures：clinical questions shaping out, making out search strategies and collection of identified studies, study selection and quality assessment, data extraction and data synthesis, result interpretation and discussion.

Definition and Terminology

系统评价（systematic review，SR）：A systematic review is a high-level overview of primary research on a particular research question that tries to identify, select, synthesize and appraise all high quality research evidence relevant to that question in order to answer it.

荟萃分析（meta-analysis）：In statistics, a meta-analysis refers to methods focused on contrasting and combining results from different studies, in the hope of identifying patterns among study results, sources of disagreement among those results, or other interesting relationships that may come to light in the context of multiple studies. Meta-analyses are often, but not always, important components of a systematic review procedure.

循证决策（evidence based decision making）：Evidence based decision making requires a systematic and rational approach to researching and analyzing available evidence to inform the policy making process. It helps people make well informed decisions about policies, programmes and projects by putting the best available evidence from research at the heart of policy development and implementation.

参考文献

1．Muir Gray，唐金陵．循证医学·循证医疗卫生决策．北京：北京大学医学出版社，2004．

2．李幼平．循证医学．2版．北京：高等教育出版社，2009．

3．刘鸣．系统评价、meta-分析设计与实施方法．北京：人民卫生出版社，2011．

4．王家良．循证医学．2版．北京：人民卫生出版社，2010．

5．Ahovuo-Saloranta A，Hiiri A，Nordblad A，et al. Pit and fissure sealants for preventing dental decay in the permanent teeth of children and adolescents. Cochrane Database of Systematic Reviews 2008，Issue 4. Art. No.：CD001830. DOI：10.1002/14651858.CD001830.pub3.

（刘　敏　林焕彩）

第十五章　预防口腔医学社区教学实践
Preventive Dental Practice in Community

一、社区预防口腔教学基地建设的构想与建设

随着我国经济和医疗卫生改革的不断深入，社区卫生服务机构的建设作为国家卫生服务体系的有机组成部分在我国快速发展。近年来，国家大力倡导发展、健全城市社区卫生服务，并且将口腔疾病防治纳入社区卫生服务内容，社区口腔卫生服务逐渐会成为有条件社区的卫生服务常规任务。因此，仅仅在口腔医学高等学府和医院里培养具备高、精、尖临床技能不能满足今后社会对新一代口腔医疗卫生服务人才的需要。在预防口腔医学的教育中加入社区口腔卫生服务的内容对于其完整性和对改革中的口腔卫生服务体系的适应性都十分必要。是培养全面了解、适应我国国情的口腔卫生人才所必需。

正当我国启动医疗保障和卫生服务体制改革，建立社区卫生服务体系之初，口腔预防科承担了龋病、牙周疾病社区口腔卫生服务防治模式"十五"公关示范项目，在项目任务书中指出，要在探索社区口腔卫生服务对口腔常见两大疾病的基本防治模式的同时，建立学生社区口腔卫生服务城市教学基地，为培养适应日益发展的社会需要的口腔卫生医疗人才做好准备。

城市社区口腔卫生服务是我国医疗卫生服务的新课题。在国家"十五"科技攻关项目经费的支持下，我们首先研究探索在社区卫生服务机构开展常见口腔疾病预防的可行模式，结合国家赋予社区卫生服务体系的流向基本任务，遵循世界卫生组织"在21世纪进一步促进口腔健康的战略"，将社区的口腔疾病预防纳入到系统疾病、慢性病预防的任务中，初步提出了适应我国社区卫生服务体系现状的口腔疾病社区防治模式。并通过项目的支持予以验证。在此基础上，设计、制订学生社区口腔卫生服务实习教学内容和教学大纲。

2003年首次在北京市西城区新街口社区卫生服务中心实施了七年制学生的社区口腔卫生服务实习教学尝试。实习收到良好的效果。在此后历年的社区口腔卫生服务实习教学中，根据口腔医学院对学生教学进度的安排和社区卫生服务系统的发展状况，实习教学的内容、教学方法不断更新，教学课件、教学程序不断标准化，逐步形成了能够植入社区卫生服务常规工作的社区口腔卫生服务学生教学实习模式。由于社区实习教学直接深入到社区卫生服务中心现场，让学生有机会了解城市居民真实的口腔健康相关状况和需求，使学生们在课堂上学到的理论知识与实际相结合，再也不是纸上谈兵。

2007年本项目获得口腔医院教学改革项目支持，正式纳入医院教学改革进程。在教改项目的推动下，教学实习基地的发展向着模式化和规范化的方向发展：

（1）签订合作协议书：经过双方的协商，预防科教研室特向院领导及教学办公室领导提出申请，建立城市社区实习基地，并与平安医院签署教学合作协议，明确双方需要履行的责任和义务。

（2）规范教学制度：教学前制订了《社区实习大纲》《社区实习生管理规范》《预防口腔医学

实习教程》，经过试用，多次讨论和修改，形成较为成熟的制度性文件。

（3）建立教学文档：在实习前均召开教学组会议讨论和修订实习目的、教学内容和形式，并形成规范的实习计划和教案；每次实习结束后均由学生进行实习总结和汇报，老师负责点评和总结，并对学生和老师分别进行评估，反响较好。

（4）加强教师队伍建设：对所有预防口腔医学教研室社区带教老师进行全面培训，请社区卫生服务中心管理人员讲解社区医疗服务模式，选派教学骨干定期到社区进行指导和培训，熟悉社区工作环境和流程；同时对社区口腔卫生服务人员进行培训，增强社区的医疗实力。

（5）加大对基地软硬件的投入：社区实习基地建设中，口腔医院支援社区卫生服务站牙科治疗椅，在方便教学实习的同时增强了社区口腔服务的能力。同时大量资金投入了合作课题项目的完成、宣传展板和折页的制作。

（6）促进对基层人员的培训：在教学基地建设过程中，随着社区实习工作的开展，我们都会邀请国内知名专家进行指导，其中社区实习带教老师有知名专家参与，这样可以促进社区基层人员的培训。

（7）注重经验交流和讨论：每年我们邀请所有实习带教老师和社区卫生服务中心人员一起进行教学工作经验交流和讨论，总结一年来的教学基地情况，介绍优秀实习站点的教学经验，共同探讨今后实习的计划和需要完善的事宜。

（8）将教学与科研的有机结合：借助教学基地的平台，将科研工作与教学工作有机结合，以达到互相促进，互相补充的效果。在城市社区基地已经开展的科研工作包括："十一五"公关项目及"211"工程项目，并开展了多项"社区口腔卫生保健"的研究生子课题。这些科研工作的开展为教学基地改革项目打下了基础，同时这些科研成果也会促进城市社区基地更好地发展。

二、社区预防口腔教学基地建设的应用和展望

城市社区口腔卫生服务学生教学基地的建立在我国尚属首例，是北京大学口腔医学院对我国社会保障和医疗服务体系改革作出的积极教学尝试。也确实使学生在最基层的医疗服务机构了解到真实现况，锻炼了真本领，获得了第一手感悟。这将对学生们规划自己的职业发展，继续完成口腔医学临床实习产生积极影响。对提高我们的学生在同行中的竞争力打下有意的基础。

城市社区口腔卫生服务学生教学基地建设是立足于城市社区卫生服务中心这个平台，将预防口腔医学的教学实习内容融入城市社区卫生服务中，从而既能完成实习任务，达到实习要求，又能让学生亲自体会并了解城市社区口腔卫生服务的实际情况，实习报告和成果还可对社区口腔卫生服务的发展提供一定的参考依据。

建设城市社区口腔卫生服务学生教学基地，使医学生尽早接触社会人群，通过社区口腔健康检查、问卷调查、个别访谈和小组讨论等形式，掌握和了解社区卫生服务工作的基本知识和技能，了解社区居民口腔健康现状和主要问题，从而针对社区居民的主要口腔健康问题设计口腔健康教育材料，进行口腔健康教育和促进。与社区卫生服务中心建立口腔预防教学实习合作项目，培训社区师资和完善社区卫生服务系统中的口腔保健服务，形成完善的城市社区口腔卫生服务教学实习模式。

随着我国医疗改革的不断深入，社区医疗模式的比重不断加大，城市社区口腔卫生服务学生教学基地的实习教学模式将不断完善和规范，内容将不断丰富，以适应国家对口腔医学专业人才的需要。对该基地的利益也必将有很好的发展前景。

第二节 社区预防口腔教学实践教程
Community Preventive Dental Practice Instruction

一、口腔健康调查

【目的和要求】

1. 掌握口腔健康调查的临床检查方法。

2. 掌握调查标准一致性的检验方法。

3. 熟悉口腔健康调查的实施步骤。

4. 了解口腔健康调查的方案设计。

【实验内容】

1. 概要复习口腔健康调查的基本理论

（1）常用的几种调查方法：普查、抽样调查、预调查、捷径调查。

（2）调查方案的设计：样本含量的确定、抽样调查的原则、调查表格的设计、方法和标准的选择。

（3）调查的质量控制：随机误差和偏性、标准一致性检验方法（校准试验和重复试验）。

2. 学习口腔健康调查的临床检查标准和方法。

3. 学习调查标准一致性的检验方法。

【实验用品】 CPI 牙周探针，平面口镜，镊子，调查表格，铅笔，橡皮和垫板。

【方法和步骤】

1. 由带教老师以小课方式完成理论复习。

2. 由带教老师以示教方式进行临床口腔健康检查和调查表格的填写，注意老师的操作程序和检查者与记录员的配合。

3. 同学三人一组进行练习（受检者、检查者和记录员，依次轮流互相交替），检查项目为龋病（恒牙 DMF 和乳牙 dmf）牙周疾病（CPI 指数）。

（1）龋病检查顺序：按顺时针方向检查口腔 4 个象限即右上－左上－左下－右下。探诊要注意牙体色、形、质的改变，即牙齿的窝沟点隙或光滑面有明显的龋洞或明显的釉质下破坏、明确的可探及软化洞底或洞壁的病损者，即诊断为龋。对于白垩色的斑点；牙冠上变色或粗糙的斑点，用 CPI 探针探测未感觉组织软化；釉质表面点隙裂沟染色，但无肉眼可见的釉质下潜行破坏，CPI 探针也没有探到洞底或沟壁有软化；中到重度氟牙症所造成釉质上硬的、色暗的凹状缺损；牙釉质表面的磨损；没有发生龋损的楔状缺损；均不诊断为龋。每颗牙的 5 个面（前牙 4 个面）都要检查到。混合牙列的检查要注意区分乳牙和恒牙及填写表格时记录符号的不同。

（2）牙周检查次序按 CPI 指数所要求的六个区段进行：右上后牙区段－上前牙区段－左上后牙区段－左下后牙区段－下前牙区段－右下后牙区段。探诊：CPI 的探诊是探查有无牙周袋并决定其深度和发觉牙结石及牙龈出血情况。探诊力量应在 25g 以下，简单测试方法是将 CPI 探针插入指甲沟内，轻轻压迫显示指盖发白且不造成疼痛和不舒服的感觉为适宜力量。探诊的方法是将 CPI 探针插入到龈沟底或袋底沿沟底作上牙向上下牙向下探诊，如自第二磨牙远中颊沟探到近中沟，再对舌（腭）侧龈沟作探诊。一个区段的指数牙检查完后再观察有无出血情况，因出血情况有时出现在探诊后 10～30 秒钟。如果在一个区段内第一次探诊就发现牙周袋深度 5.5mm 以上（计分 4），则该区段不需作第二次探诊。指数牙探诊后最深牙周袋深度在 3.5mm 以上，5.5mm 以下者计分为"3"；如果没有牙周袋，只发觉有牙结石及牙龈出血，则计分为"2"；若只有牙龈出血则计分为"1"；总之每个区段是按最重情况计分。

4. 选实习同学作为受检者，带教老师为参考检查者，其他同学为检查者，依次做龋齿检查。将检查结果代入 Kappa 值计算公式统计，可靠度不合格（Kappa 值在 0.4 以下）的同学重新学习龋齿检查标准，再做检查。

		参考检查者		
		龋	非龋	合计
检	龋	a	b	p_1
查				
者	非龋	c	c	q_1
	A	p_2	q_2	

K（Kappa）值计算公式：$$K = \frac{2(ad - bc)}{p_1 q_2 + p_2 q_1}$$

式中，a、d 为检查者 A 与参考检查者检查结果一致的牙数；b、c 为二者检查结果不一致的牙数；p_1、p_2、q_1、q_2 为各项的合计。

5. 老师做单元小结，有针对性地对同学中出现的问题进行分析和讲解。

【实验地点】诊室或社区。

【注意事项】需要注意的是，在牙齿萌出过程中的假性牙周袋以及 30 岁以下的人因牙龈增生致假性牙周袋均不作为牙周袋深度。

【实验报告与评定】

1. K（Kappa）值的计算结果。

2. 口腔健康调查表完成情况。

3. 评定学生对标准一致性检验方法的掌握程度。

4. 评定学生填写口腔健康调查表的熟练程度。

【参考资料】 口腔健康调查（WHO，4 版）。

二、口腔健康检查

【目的要求】

1. 掌握调查表格的使用方法。

2. 熟悉口腔健康调查的现场组织。

3. 了解不同人群龋病、牙周疾病的患病状况及分布规律。

【实验内容】社区口腔健康调查。

【实验用品】同上一次实验。

【方法和步骤】

1. 带教老师选择并联系好社区和受检对象，最好是在小学校检查 6 ~ 12 岁儿童（乳恒牙混合牙列）。

2. 调查可以是全校普查，也可以是每个年级检查 1 ~ 2 个班的学生，还可以是指示年龄组的抽样调查，例如调查 6 岁、9 岁、12 岁年龄组。

3．每两位同学为一组，相互交替做检查者和记录者。

4．老师安排好检查现场的组织工作，有人负责发放调查表并登记一般项目，有人负责安排受检者顺序接受检查。

5．每组同学检查完一个受检者后，要认真核对检查表上每个检查项目是否填写完全，记录符号是否准确无误。

6．口腔检查中遇有无法判断和解决的问题，及时请老师指导和帮助。

【实验地点】社区卫生服务站或小学校。

【注意事项】提前预习实验教程和复习上一次的实验内容，检查对象如果是老年人或少年儿童，其耐受力较差，应和蔼耐心，检查动作轻柔，争取受检者的合作。

【实验报告与评定】

1．评定学生口腔健康调查的现场组织安排能力。

2．评定学生对口腔健康调查临床检查方法的掌握程度。

三、口腔健康教育（问卷调查）

【目的要求】

1．复习口腔健康教育与促进理论课的内容。

2．实验中理解口腔健康教育的计划性和目的性。

3．熟悉口腔健康教育的监测与评价的方法。

4．了解社区不同人群对口腔健康的认识。

【实验内容】

1．调查问卷的设计、内容和预期目的。

2．社区不同人群的问卷调查。

3．统计分析调查问卷的结果。

【实验用品】口腔检查器械，口腔保健用品（牙刷、牙膏、牙线等），宣传用品（宣传板、挂图、宣传小册子、模型等）。

【实验地点】公共场所，城市或农村社区。

【方法和步骤】

1．观察行为的变化，一般多采用选择式、填空式、答题式的问卷进行调查。问卷调查的抽样方法均应遵照流行病学调查原则。老师与同学一起就以下几方面讨论如何实施口腔健康问卷调查：

（1）问卷调查设计原则：①根据调查目的，假设提出的问题与目标相符。②被调查者能看懂、能回答、有兴趣、愿意回答，题量能在 10～15 分钟答完。③预先确定统计分析的性质与方法。④布局合理，结构完整，排列有序，先易后难。

（2）调查项目、内容：由于人群中口腔健康知识、信念、态度与行为直接受到文化教育、经济收入、生活水平、生活习惯及传统观念的影响，因此应针对不同人群设计相应的调查项目和内容。

①题型结构：常采用闭卷型，提供答案选择，常用方法为二分法，多项选择，顺序排列。结构分为问题部分和一般情况。

问题部分：a.事实性问题：一般特征。b.态度性问题：喜欢不喜欢。c.理由性问题：为什么。

一般情况：问卷说明、编码、被调查者一般特征等。

②问卷内容：围绕主题，确定总体调查思路，分为社会环境因素与个人特征因素。

社会环境因素：包括自然生态环境，家庭生活环境，预防口腔保健服务，健康教育状况，口腔保健用品供应，家庭经济收入等。

个人特征因素：一般个人特征，个人生活方式，个人嗜好（零食、烟、酒等），个人卫生行为与习惯，个人饮食习惯与营养状况，个人卫生知识、技能、价值观念与实践等。

根据调查问卷的总体思路，具体内容由以下几个部分组成：

个人背景资料：一般情况与口腔健康调查表相同。增加出生地点、籍贯、在本地居住年限、学龄前居住地点、家庭人口、家庭经济收入、个人文化程度、职业。

口腔卫生知识和健康意识：牙刷与牙膏的选择、氟化物的防龋作用、牙列（义齿）情况、牙菌斑、龋齿和牙周疾病。

口腔卫生实践（行为与习惯）：刷牙频数、方法和习惯、饮食习惯、个人嗜好（零食、烟酒等）、其他口腔卫生习惯。

口腔健康状况自我评估：口腔健康的问题、影响、处理。

口腔卫生服务利用与口腔健康教育：就医就诊情况、原因、次数、费用、结果、健康信息渠道、频数、希望与要求等。

（3）问题的难易度：提出的问题应有难易程度的差异，要有常识性问题，也要有比较深的问题。对于比较深的问题，可能回答不了或答错都没有关系，因为通过口腔健康教育将会改变人们的口腔健康知识、信念、态度与行为。经过再调查可以观察出前后的变化。如果问题都比较一般，以后再调查就观察不出经过口腔健康教育之后的变化。另外，要对某些专业词汇作简明通俗的解释。

（4）调查方法：在人群相对集中的地方，问卷调查应尽可能采取集中自填为主，当场发卷，立即回答，当场收卷的方式，不准讨论，在学校采取监考式答卷。在人群分散和文化程度低的地方，可采取调查者与被调查者一对一的方式，在调查者得到被调查者确切回答后再帮助选填，但应尽可能地减少诱导性误差。

（5）质量控制：集中答卷时，往往容易出现漏题现象，可采取由调查者统一念题，逐题回答。对于有的被调查者不明题意时，可重读两遍，必要时可作与题意一致的解释，但不能诱导或暗示答案。问卷调查前，不要给被调查者宣传口腔卫生保健知识。

2．针对不同人群，同学分组开展问卷调查活动。要注意：

（1）让所有被调查者在答卷前应心情比较平静，不要在注意力不能集中的情况下回答问题。例如，学生在较大的活动前（运动会、郊游等），节假日前和考试前。因为心情比较激动，全部精力均不在回答问卷上，多把填写问卷作为额外负担，对回答问题反感或漫不经心，造成回答问题误差大，不能真正代表本人所具有的口腔健康知识、信念、态度与行为。

（2）为防止问卷中某些知识性较强问题的正确答案在被调查人群中提前传播，调查者不能单独泄露正确答案。即使对已回答完毕的被调查者，如果整体调查没有结束，也不能随意告诉正确答案。

3．问卷调查活动结束后，在现场或回驻地应检查调查问卷的回答填写情况，发现漏卷（如漏题，选填不明确等）应及时补上，避免废卷，以便下一步的统计分析。

4．统计分析调查问卷，并将结果写成调查报告。

【注意事项】在口腔健康教育与促进活动中要有科学严谨的态度、喜闻乐见的形式和通俗易懂的方法。尊重对方，以朋友的方式而不是以教育者的身份与之交流看法和讨论问题。

【实验报告与评定】

1．评定学生开展社会问卷调查的能力。

2．评定学生分析结果拟写调查报告的掌握程度。

四、调查资料的统计与分析（一）

【目的要求】

1．复习医学统计的基本概念和常用指标。

2．掌握口腔健康调查资料的数据归纳与整理。

3．熟悉口腔健康调查资料的统计与分析。

4．了解计算机统计知识（SAS 或 SPSS 软件）。

【实验内容】

1．复习医学统计的基本概念和常用指标

（1）同质与变异：同质观察单位之间的个体变异是生物的重要特征，它是由机体内外环境中多种因素的综合影响造成的，统计的任务就是在同质分组的基础上，通过对个体变异的研究，透过偶然现象，反映同质事物的本质特征和规律。

（2）总体与样本：直接研究总体耗费人力和财力很大，有时是不可能的和不必要的，实际中常随机抽取一定量的样本来推断总体，这种抽样研究是常用的和极其重要的科学研究方法。

（3）抽样误差：样本与总体的误差称为抽样误差。抽样误差是不可避免的，但抽样误差是可以控制的。抽样误差愈小，用样本推断总体的精确度就愈高，反之亦然。

（4）概率：是描述某事件发生的可能性大小的一个度量。随机事件的概率介于 0 与 1 之间。概率越接近 1，表明某事件发生的可能性越大；概率越接近 0，表明某事件发生的可能性越小。医学统计的许多结论都是带有概率性的。

2．医学统计常用指标

（1）平均数与标准差：平均数是反映一组观察值的平均水平和集中趋势，如龋均（DMFT）。标准差是说明一组观察值的变异程度，标准差常与平均数一起使用以表明其变异程度。

（2）标准误与可信区间：标准误是用来表示抽样误差的大小。只要是随机样本，其样本均数（率）围绕总体均数（率）呈正态分布或近似正态分布便可以样本均数（率）与标准误对总体均数作出区间估计。95% 或 99% 可信区间即总体均数（率）有 95% 或 99% 的概率（可能性）在此区间范围内。

（3）相对数：率是用来说明某种现象发生的频率，如患龋率。构成比是用来说明某事物内部各构成部分所占的比重，如龋、失、补的牙数各占龋齿总数的百分比。

（4）显著性检验：可分为计量资料和计数资料的显著性检验。2 个以上抽样样本结果之间的差异是抽样误差所致还是确实存在本质差别，判断的方法就是用显著性检验。常用的有 t 检验、u 检验和 χ^2 检验。

3．口腔健康调查资料的数据归纳与整理。

（1）合理分组：就是在同质的原则下，用明确的指标将全部调查资料按照设计好的整理表进行归纳与整理。

（2）整理方法：有手工整理和计算机录入两种方法。手工整理可以使用过录卡或整理表用分卡法或划卡法进行。

4．口腔健康调查资料的统计与分析。

【实验用品】计算器、过录卡、整理表和统计表。

【实验地点】实验室或教室。

【方法和步骤】

1．同学以组为单位将第一、二单元实习后的调查资料进行统计，要求计算：

（1）患龋率、龋均、龋面均和龋失补构成比。

（2）CPI 指数、牙结石检出平均区段数。

2．老师检查同学的统计结果是否正确，然后进行小结。

【注意事项】对数据的处理应持严肃、认真和实事求是的科学态度，对数理统计公式只要求了解其意义、用途和应用条件，不必深究其数学推导。

【实验报告与评定】

1．完成资料的归纳和整理。

2．按要求统计数据结果。

3．评定学生对上述两项实验报告的完成情况。

【参考资料】卫生统计学。

五、调查资料的统计与分析（二）

【目的和要求】

1．掌握调查资料的汇总和结果的分析。

2．完成简单的口腔健康调查报告。

【实验内容】

1．将上次实习资料统计的结果和老师准备好的另一份资料或上一届同学的实习资料进行统计与分析，要求计算：

（1）计量资料的显著性检验。

（2）计数资料的显著性检验。

2．拟写口腔健康调查报告　调查报告是整个调查工作的总结，它全面概括调查工作的过程，充分反映调查的结果及其价值，体现调查者的科学态度。因此，调查报告也是调查工作的重要环节，通过交流促进口腔健康工作发展。在写调查报告时，按所需的要求确定报告的详细程度，例如在科学杂志上发表就要比较精炼、简洁。调查报告应由以下几部分组成：

（1）调查目的：是调查报告的开始部分，用不多的文字简洁、明确地说明调查目的和所采取的方法。

（2）取材及方法：这部分主要是说明所用的器材，方法和调查工作的基本过程，以及凡是影响调查结果的各种条件和因素都要在报告中提出，通常包括以下内容：

①取材：应说明调查的地区、范围和对象的情况。

②收集资料的性质：调查资料的类型，特殊疾病的情况都在报告中作详细的说明。

③收集资料的方法：是用调查表或是口头询问还是临床检查，以及所使用的检查器械和现场调查的安排，例如所采用的光源等，报告中需作扼要介绍。

④抽样方法：必须说明所采用的是何种抽样方法，样本含量，样本占总体的比例以及样本对所研究总体的代表程度。在抽样时遇到的任何问题都应在报告中有所反映。

⑤统计分析和计算程序：从原始资料整理后得出的最后总结表，在表后应简要说明统计的方法或指出参考资料，有助于分析和判断结果的正确与否及其价值。

⑥调查结果的可靠性：应说明参加调查的人数、业务水平、接受培训的情况、在调查前检查者进行标准一致性检验的情况。检查者之间的校准试验以及调查中的重复试验结果，都应在报告中说明其误差程度的大小，以便对资料作出恰当的评价。

（3）结果：这是整个调查报告的主体部分，其质量的高低，主要由这部分内容的科学性和准确性而决定。要求指标明确、数据准确、内容充实，并通过统计表、曲线图等，结合文字分别描述。如果图表太多可作为附件放在文后，但这些图表应当标志得很清楚，使读者不需要参阅正文就能理解。调查者的议论、评价以及前人的调查报告等均不应掺杂进去。

（4）讨论：这部分内容是从理论上分析和综合所得的结果，通过对资料多方面探讨，也是对结果进一步的补充说明。因此，讨论的目的应当是：①说明调查结果与调查目的的符合程度。②经过分析和比较，应突出特别有意义的结果，以说明本调查的价值和意义。③在阐明某些结果或在制订计划上对今后工作提出建议。

（5）结论：这是报告的最后部分，其文字应简洁，观点明确，概括出调查结果和讨论分析后的认识，使人们对本调查的内容和结果有一个大概的了解。

（6）摘要：报告内应包括一个简短的摘要，高度概括调查的主要内容。即用较少的文字，表达尽可能多的内容，但要正确明了地反映报告的精神和重点。其内容应包括调查的目的、时间和地点，检查人数以及在 2～3 个年龄组中关于龋齿，牙周疾病的几个重要结果。例如患龋率，龋均或牙龈炎，牙结石和牙周病的情况等。任何特殊或意外发现在摘要里也应要反映。

【实验用品】计算机（器）和统计资料。

【实验地点】实验室或教室。

【方法和步骤】

1．老师讲解口腔健康调查报告的文章结构和写作要点。

2．同学以小组为单位将健康调查和统计分析的结果写成调查报告。

3．交流各组调查报告，讨论调查报告的长处与不足。

【实验报告与评定】

1．评定学生对调查资料的汇总和统计结果的分析能力。

2．评定学生拟写口腔健康调查报告的掌握程度。

六、访谈与小组讨论

【目的要求】

1．掌握访谈和小组讨论的方法。

2．完成一次深入访谈和小组讨论并完成调查报告。

【实验内容】

1．个人深入访谈　个人深入访谈是定性研究的一种基本技术，是理解人们对某些问题的想法、感觉和行为的基本手段。深入访谈通过研究者与研究对象之间的个别谈话了解研究对象的经历、态度、行为等。通常，深入的理解通过长谈产生。访谈把你带入被访谈者的世界，至少是了解能用语言表达的被访谈者的内心世界。一个熟练的访谈者询问详细的、具体的情况，引出使定性访问丰富的详细描述。

实施步骤如下：

（1）制定访谈提纲：根据研究目的制定访谈提纲。

（2）样本人群的选择：根据研究目的选择样本人群，事先联系好访谈者。

（3）访谈过程：访谈员利用开场白，取得被采访者的信任，自我介绍，知情认同书；访谈应给予被采访者充分的自由叙述的空间；控制主题又要获得尽可能多的信息；避免让采访者的看法影响到被采访者的回答。注意问题的顺序和问题的要求：顺序（从简单的，容易回答的到复杂的，难回答的）；对问题的要求（开放，中性，敏感，清晰明确）。访谈中要记录准确的日期和起止时间，并进行全程录音。整个访谈时间，一般来说，至少应半个小时左右为宜。

（4）个人深入访谈资料的分析和报告：访谈资料的定性分析步骤为通过阅读过录文本、编码、属性归类、进行解释一系列的定性分析步骤，对资料进行解读。

2．小组讨论　小组讨论就是采用小型座谈会的形式，由一个经过训练的主持人以一种无结构、自然的形式与一个小组的具有代表性的人群交谈，从而获得对有关问题的深入了解。

实施步骤如下：

（1）制订讨论提纲：编制讨论提纲一般采用团队协作法。讨论提纲要保证按一定顺序逐一讨论所有突出的话题。讨论提纲是一份关于小组会中所要涉及的话题概要。主持人编制的讨论提纲一般包括三个阶段：首先，建立友好关系、解释小组中的规则，并提出讨论的个体。第二阶段是由主持人激发深入的讨论。第三阶段是总结重要的结论，衡量信任和承诺的限度。

（2）样本人群的选择：在社区人群个别访谈的基础上，进行非随机的目的性抽样，选取有相似背景的人群纳入小组讨论。每次小组讨论参与人数应为6~8人。

（3）人员分工：4~5名同学组成讨论小组，分工合作：主持人（1人）、记录员（1人）、录音或摄像人员（1人）、观察员（2人）。

讨论小组对主持人的要求是：第一、主持人必须能恰当的组织一个小组。第二、主持人必须具有良好的沟通技巧，以便有效的与被调查人进行互动。不仅对主持人的培训和主持人自身的准备是非常重要的，而且观察员在小组讨论之前也必须做好充分的准备。

（4）小组讨论现场：主持人在小组座谈中要明确工作职责，工作职责包括：①与参与者建立友好的关系；②说明座谈会的沟通规则；③告知调研的目的并根据讨论的发展灵活变通；④探寻参与者的意见，激励他们围绕主题热烈讨论；⑤总结参与者的意见，评判对各种参数的认同程度和分歧。

主持人在座谈开始时就应该亲切热情地感谢大家的参与，并向大家解释小组讨论是怎么一回事，使参与者尽量放松。然后，真实坦诚地介绍自己，并请参与者都一一自我介绍。沟通规则一般应该包括以下内容，并诚恳地告诉参与者：①不存在不正确的意见，你怎么认为就怎么说，只要你说出真心话；②你的意见代表着其他很多像你一样的消费者的意见，所以很重要；③应该认真听取别人意见，不允许嘲笑贬低；④不要互相议论，应该依次大声说出；⑤不要关心主持人的观点，主持人对这个调研课题跟大家一样，主持人不是专家；⑥如果你对某个话题不了解，或没有见解，不必担心，也不必勉强地临时编撰；⑦为了能在预定时间内完成所有问题，请原谅主持人可能会打断你的发言等。

记录员完成记录基本信息和流程，并进行录像或录音。

观察员应记录参与讨论人员的肢体语言和神态，并提醒协助主持人，要与主持人的思路保持一致。

（5）小组讨论报告：小组讨论结束后主持人可做一次口头报告。

正式的报告，开头通常解释调研目的，申明所调查的主要问题，描述小组参与者的个人情况，并说明征选参与者的过程。接着，总结调研发现，并提出建议。先列出第一个主题，然后总结对这一主题的重要观点，最后使用小组成员的真实记录（逐字、逐句）进一步阐明这些主要观点。以同样的方式一一总结所有的主题。

【实验用品】录音设备和记录本。

【实验地点】社区会议室。

【方法和步骤】

1．老师讲解深入访谈和小组讨论的理论和方法。

2．同学在实习室模拟一次小组讨论过程。

3．在社区中进行个人深入访谈，并根据访谈结果选择参与小组讨论的人员。

4．在社区中进行小组讨论。

5．完成个人访谈和小组讨论报告。

【实验报告与评定】

1．评定学生对访谈的掌握程度。

2．评定学生对小组讨论的掌握程度。

七、口腔健康教育材料的设计及实施

【目的要求】

1．掌握口腔健康教育和促进的原则。

2．熟悉口腔健康教育和促进的方法。

【实验内容】

1．编写口腔卫生科普文章和宣传材料。

2．练习讲授口腔健康知识讲座和预防口腔保健常识课。

【实验用品】电教设备、牙模型、宣传资料等。

【实验地点】教室或实验室。

【方法和步骤】

1．同学每人编写一份口腔卫生科普文章或宣传材料。

2．集体观摩口腔健康教育科普录像带。

3．以社区不同人群为对象上一堂预防口腔保健常识课或讲授一次口腔健康知识讲座（每组出一名同学主讲）。

下述题目可供参考：

- 氟化物与龋病预防
- 窝沟封闭与龋病预防
- 正确有效的刷牙方法
- 保健牙刷与含氟牙膏
- 牙线和牙签的使用方法
- 保护六龄牙的重要性
- 牙菌斑的危害
- 老年人的口腔保健
- 饮食营养与口腔保健
- 口腔健康与全身健康

4．老师在本单元结束时作讲评小结。

【实验报告与评定】

1．评定学生口腔健康咨询和科普宣传能力。

2．评定学生科普文章的写作水平。

八、社区口腔卫生指导

【目的要求】

1．掌握有效清除牙菌斑的刷牙方法。

2．熟悉控制牙菌斑的其他方法。

【实验内容】

1．控制牙菌斑的方法（演示与讨论）

（1）机械方法：刷牙（Bass 法和 Roll 法等）；牙线（含蜡牙线和药物牙线）；牙签（保健牙签和普通牙签）。

（2）化学及其他方法：全身和局部用药（抗生素和其他药物）；口腔药物漱口；牙周袋药物冲洗。

2．保健牙刷的标准与牙周健康的关系。

3．洁牙剂的种类与成分（含氟牙膏和药物牙膏）。

4．辅导社区人群使用有效刷牙方法。

【实验用品】刷牙模型，各种牙刷、牙膏、牙线和牙签，菌斑显示剂等。

【实验地点】实验室和社区（幼儿园或小学校）。

【方法和步骤】

1．老师讲解控制牙菌斑的方法，同学重点掌握刷牙方法（演示与讨论）。

2．同学自己刷牙前后使用牙菌斑显示剂显示口腔内菌斑附着情况，了解和体会刷牙的重点部位和清除牙菌斑的效果。

3．到社区人群中（主要是幼儿园和小学校的儿童）辅导使用有效刷牙方法。辅导中应注意以下几点：

（1）根据不同对象采取有针对性的科普方法，如对幼儿园儿童要用儿童语言、多做形象动作的方法进行。对小学生以儿歌和刷牙操的形式较好，如"上牙从上往下刷，下牙从下往上刷，咬东西的牙面来回刷，里里外外都刷到，早晚刷牙很重要。"对刷牙方法不正确的儿童要手把手的纠正。

（2）有条件的社区人群可以在刷牙前后使用牙菌斑显示剂以检查刷牙效果。

（3）含氟牙膏用量问题。儿童用含氟牙膏只要黄豆粒大小的量即可，不宜过量。成人用牙刷头一半的量也足够了，无需牙刷上挤满牙膏。

【注意事项】解决好刷牙漱口后的污物处理。

【实验报告与评定】

1．评定学生对有效刷牙方法的掌握程度。

2．评定学生示范和指导社区人群刷牙的能力。

九、社区口腔适宜技术

【目的要求】

1．掌握局部用氟的方法。

2．掌握窝沟封闭的方法。

3．掌握预防性树脂充填的方法。

【实验内容】

1．局部用氟

（1）局部涂氟：涂氟是最早应用的局部用氟方法，主要使用含氟溶液 在牙面上涂布，常使用的含氟溶液有 2% 氟化钠（NaF）、8% 氟化亚锡（SnF_2）和 1.23% 酸性磷酸氟（APF）。

（2）含氟泡沫和含氟凝胶：口腔专业人员临床常用的是 1.23% 的酸性磷酸氟凝胶，pH 为 3～4，另外还有一种是 2% 的中性氟化钠凝胶。采用托盘法时含氟凝胶的每次用量约 4g，该剂量对于体重低于 20kg 的幼儿属于可能中毒剂量，因此，不推荐 5 岁以下儿童使用，文献中有关含氟凝胶防龋的临床试验研究的观察对象大多数是 6～15 岁的儿童。含氟泡沫是含氟凝胶的替代产品，其中的氟浓度和 pH 与含氟凝胶的相同，但因为是泡沫制剂，每次的用量要比含氟凝胶明显减少，仅是含氟凝胶的 1/5～1/4，因此显著降低了口内氟化物的滞留量，增加了儿童使用的安全性。虽然使用含氟泡沫后唾液中的氟浓度要低于使用含氟凝胶后的，但氟化物在牙釉质表面的沉积没有差别。

（3）含氟涂料：含氟涂料是一种将氟化物加入到有机溶液中，涂布在牙表面后形成薄膜，并在几分钟内硬化的局部用氟方法。与其他局部用氟方法相比，含氟涂料具有和牙面作用时间长的优点，因为涂膜能在牙面上保持 24～48 小时，氟离子可以逐渐释放到牙釉质表面。目前，市场上常见的含氟涂料产品有 Duraphat、Duraflor、Fluor Protector。前两者含有 5% 的氟化钠，后者的含氟浓度为 0.1%。Duraphat 是最早面世的含氟涂料，在欧洲国家得到了广泛应用，它的防龋效果也被许多临床研究证实。含氟涂料的每次用量少，为 0.3～0.5ml，可以用于幼儿园的小班儿童。

2．窝沟封闭 又称点隙裂沟封闭，是指不损伤牙组织，用一种树脂黏结材料涂布牙冠面、颊舌面点隙裂沟，目的是阻止致龋菌、产酸菌及酸性产物对牙体的侵蚀，以达到早期有效地防止龋病发生的有效方法。

3．预防性树脂充填 预防性充填是对窝沟早期及可疑龋，磨除少量龋损处组织，在酸蚀基础上，用树脂材料充填龋洞，并对牙冠面涂封闭剂。充填材料一般用复合树脂材料或玻璃离子水门汀作充填剂。两种材料与釉质的理化及机械性结合较好，辅以封闭剂，则可达到较好的防龋效果。

【实验用品】含氟泡沫、含氟涂料、窝沟封闭剂、复合树脂材料。

【实验地点】预防科门诊、社区（幼儿园、小学校或社区卫生站）。

【方法和步骤】

1．局部用氟

（1）含氟泡沫

①清洁牙面：这一步骤不是必须的，可以根据患者的具体口腔卫生状况而决定清洁与否。清洁的方法包括刷牙、用牙线和洁治。

②调整患者体位：坐位，上身直立，头略低前倾。

③选择合适的托盘：根据患者牙列的大小选择合适的托盘很重要，一副合适的托盘既要能够覆盖患者的整个牙列，又要有足够的深度，放入牙列后超过牙颈部，最好能与牙槽黏膜接触，这样可以减少唾液对含氟凝胶或含氟泡沫的稀释。

④隔湿和干燥：压缩空气干燥牙面，口内放置吸唾器。

⑤取用含氟凝胶或含氟泡沫：托盘内装上适量的含氟凝胶或含氟泡沫，能覆盖全部牙齿即可，一般不超过托盘高度的 1/2 或 2/3。

⑥口内操作：先将一托盘放入患者下牙列，再将另一托盘放入患者上牙列，轻轻加压，嘱患者咬合使含氟凝胶或含氟泡沫布满牙面和牙间隙。托盘在口内放置 4 分钟后取出。

⑦注意事项：取出托盘后用棉球将口内残留的含氟凝胶或含氟泡沫清除，以减少氟化物的吞咽量。所有操作完成后嘱患者 30 分钟内不漱口、不喝水、不进食。

（2）含氟涂料

①清洁牙面：清洁的牙面更利于含氟涂料的附着，清洁的方法包括刷牙、用牙线和洁治。

②隔湿和干燥：棉球或压缩空气干燥牙面，这一步骤可以参考具体产品的说明书。

③涂布含氟涂料：用小毛刷将含氟涂料在牙面上涂一薄层，静止几分钟或者用压缩空气轻吹，直至含氟涂料干燥。

④注意事项：所有操作完成后嘱患者 30 分钟内不漱口、不喝水、不进食，当天晚上不刷牙。

2．窝沟封闭　窝沟封闭的操作分为牙面清洁、酸蚀、冲洗、干燥、涂布、固化及检查 6 个步骤。

（1）牙面清洁：封闭的第一步必须清洁窝沟区，用装有小毛刷或橡皮杯的低速手机，并占有清洁剂，清洁剂可用乳石及不含氟的牙膏，不用含油质的清洁剂及过细磨料。清洁后，将窝沟处清洁剂冲洗干净。

（2）酸蚀：清洁后，酸蚀牙面隔湿，吹干牙面，用小棉球（或小海绵块）蘸酸蚀剂，置被酸蚀的牙面上，轻轻搅拌酸蚀面积为受封闭的范围，一般为牙尖斜面 2/3。酸蚀剂用 30% ～ 40% 磷酸液或磷酸凝胶。酸蚀时间：恒牙 20 ～ 30 秒，乳牙 60 秒。要注意酸蚀剂不要溢到口腔黏膜处。

（3）冲洗及干燥：酸蚀后用蒸馏水冲洗，常用水枪或注射器加压冲洗 10 ～ 15 秒，如果用磷酸凝胶酸蚀，则冲洗时间加倍。冲洗后用压缩空气吹干。也可用无水乙醇辅助干燥，此时注意防湿。酸蚀指证：酸蚀冲洗干燥后，呈白色雾状表现，如没有则重复酸蚀。

（4）涂布封闭剂：自凝封闭剂封闭前用等量的基质及单体（含有引发剂和促凝剂），混合调拌 10 ～ 15 秒，均匀混合后在 45 秒内涂布完毕，一般凝固时间为 1 ～ 2 分钟。光固封闭剂直涂布牙面上，涂布封闭剂时应尽量覆盖酸蚀面，使封闭剂向窝沟内伸入，并且有一定厚度。

（5）固化：自凝封闭剂可自行在 1 ～ 2 分钟固化，光固化封闭剂涂后，立即照射可见光或紫外光，照射距离为 1mm。时间根据产品要求而定，一般 20 ～ 40 秒，封闭剂凝固后，漱口或用棉签将表面氧化物清除。

（6）检查：封闭固化后，用牙科探针检查固化情况，有无气泡，是否达到窝沟封闭，有无过多的封闭材料，有无咬合过高，发现上述问题及时解决。最后要求受封闭者定期（3 个月、半年、一年）复查，脱落应及时重新封闭。

3．预防性树脂充填

（1）用圆钻除去窝沟龋坏组织，不作扩展磨除。

（2）冲洗干燥。

（3）酸蚀龋洞与面。

（4）龋洞内涂一层黏合剂后，再用树脂材料充填，材料凝固后，再涂一层封闭剂。

（5）检查充填是否完全及有无咬合高点。

【实验报告与评定】评定学生对局部用氟、窝沟封闭和预防性树脂充填技术的掌握程度。

十、社区口腔保健计划

【目的和要求】

1．复习口腔卫生项目管理理论（基本概念与原则，基本程序等）。

2．通过专题调查评估社区口腔保健需求。

3．能够制订简单的社区口腔保健项目计划，熟悉制订计划的要求、方法和程序。

【实验内容】

1．同学分组、分专题做社区调查，了解社区一定人群的口腔健康状况及其有关的社会特征，社区自然环境，口腔保健资源与利用和人群口腔保健的需求和需要。

2．分析调查结果，发现问题，确定重点，制定目标与指标，预测和评估社区口腔保健需求。

3．探讨重点人群和口腔保健人力需求，选择适宜的策略和预防措施与方法。

4．在掌握基本资料的基础上，研究制定社区口腔保健项目计划的可行性。

【实验地点】社区地段和教室

【方法和步骤】

1．老师介绍本单元的实验目的和实验内容，讲清方法和步骤后分配调查任务并提出具体要求。以下调查题目供参考：

- 社区的社会经济状况及其发展趋势
- 社区的人口状况和环境状况
- 社区的口腔健康状况（牙列和牙周健康状况）
- 社区群体口腔卫生知识、态度、行为等方面的状况
- 社区口腔保健服务设施（牙科机构、人力、物力资源）
- 社区初级口腔保健与临床口腔医疗需求状况

2．同学接受任务后先讨论一下调查方案，列出调查题目或问题再有目标地去调查。

3．由于时间有限，社区范围较大，调查内容又多，每组同学可以只调查一个方面的题目或问题，调查内容宜精不宜多。

4．各组同学调查回来后以研讨会的形式进行如下工作：

（1）将各组调查资料汇总，按照理论课教材上口腔卫生项目管理的基本程序，分析调查结果，评估社区口腔保健需求。

（2）探讨社区口腔保健重点人群（学龄前儿童、学龄儿童、中老年人和残疾人等），口腔保健人力需求（按照具体计算口腔保健人力需求的方法和步骤进行）和预防措施的选择（分析资源状况和患病状况）。

（3）依据口腔卫生项目管理的基本程序，每个人提出自己对制定社区口腔保健项目的意见、观点和要采取的措施及其评价方法。

附：项目计划的逻辑工作程序（参考）

（1）设想要解决的主要口腔卫生问题是什么？或者说什么是本项目的总目的（目标）？

（2）项目的具体目标（或指标）是什么？

（3）项目的名称若不能肯定，可提出 2～3 个供选择。

（4）目标人群的基本社会特征（社会阶层、社会环境、生活方式、价值观念、态度、信念、需要与要求等）。

（5）为了达到上述目标，打算做些什么？（活动种类和内容）。

（6）时间安排（项目周期，开始的时间，活动各阶段时间表）。

（7）目标地区（活动涉及的地区范围，规模）。

（8）参加工作的人员及其职责范围（人力需求即谁做什么）。

（9）技术指导（谁是顾问，项目负责人的要求）。

（10）合作伙伴（合作单位，人员名单，工作范围）。

（11）物质资源需求（器械，设备，材料供应等）。

（12）预算（列出每一项的费用，制定预算表）。

（13）预期效果/结果评价及个人或小组工作评价。

（14）完成计划方案，提交项目完成报告。

【实验报告与评定】

1．评定学生是否掌握口腔卫生项目管理的概念、原则和基本程序。

2．评定学生开展社区专题调查的能力。

（袁 超 司 燕）

中英文专业词汇索引

118

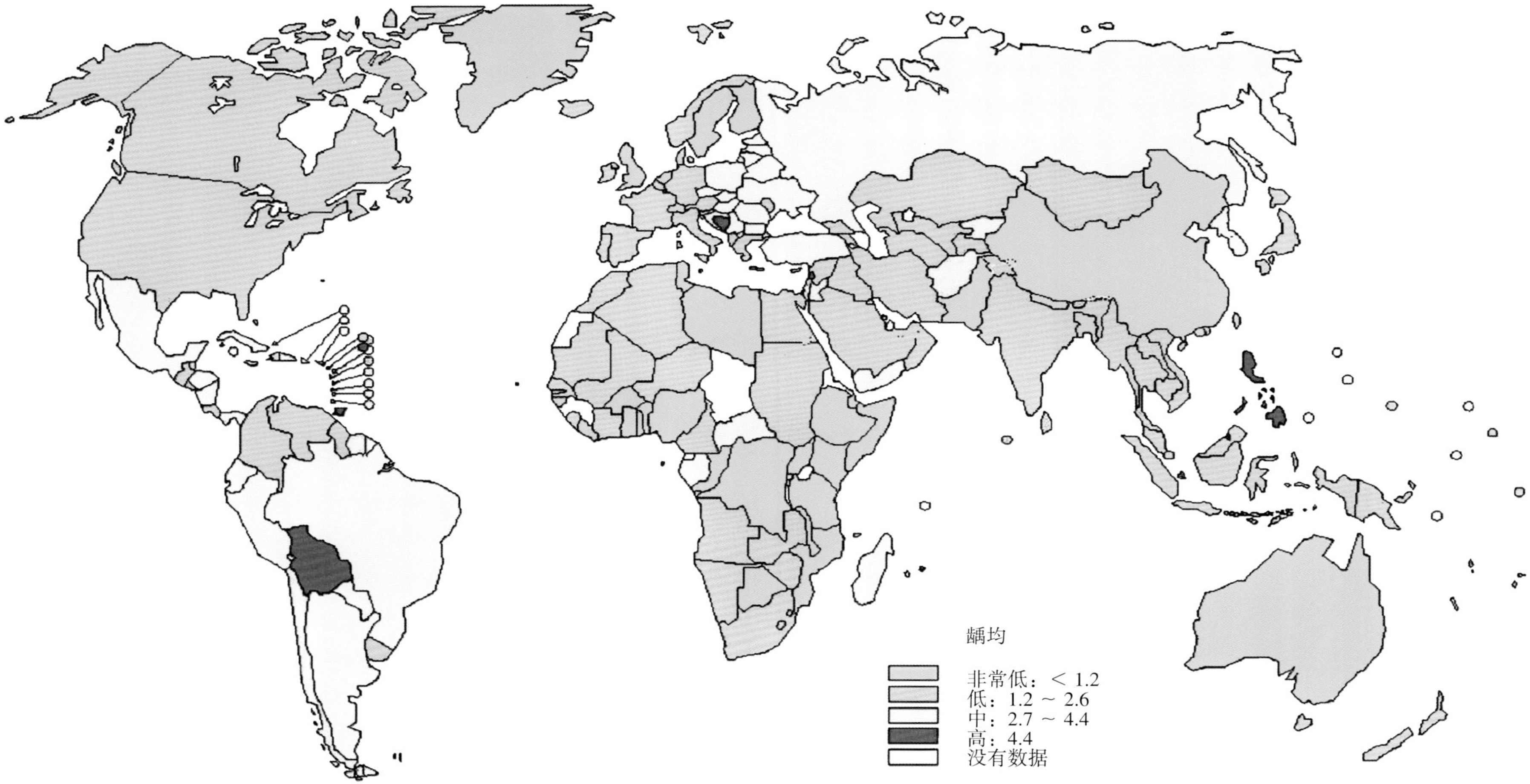

龋均

非常低：< 1.2
低：1.2 ~ 2.6
中：2.7 ~ 4.4
高：4.4
没有数据

彩图 2-3　世界 12 岁儿童龋病分布图（2003）

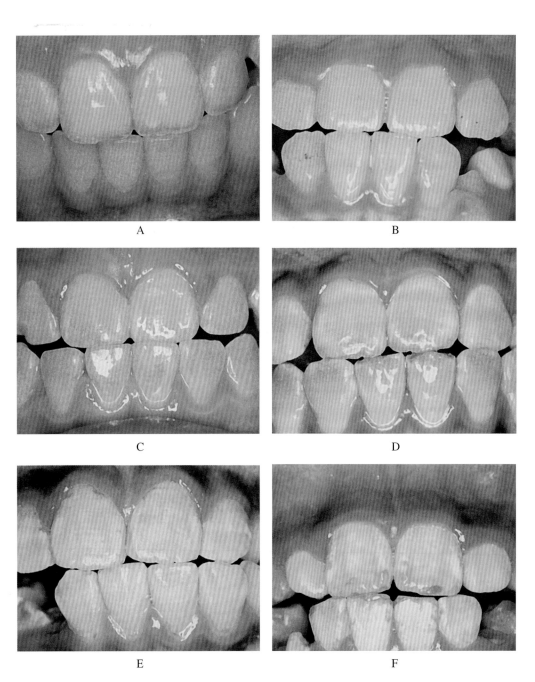

A

B

C

D

E

F

彩图 2-14　氟牙症图

资料来源：《WHO 口腔健康调查——基本方法》

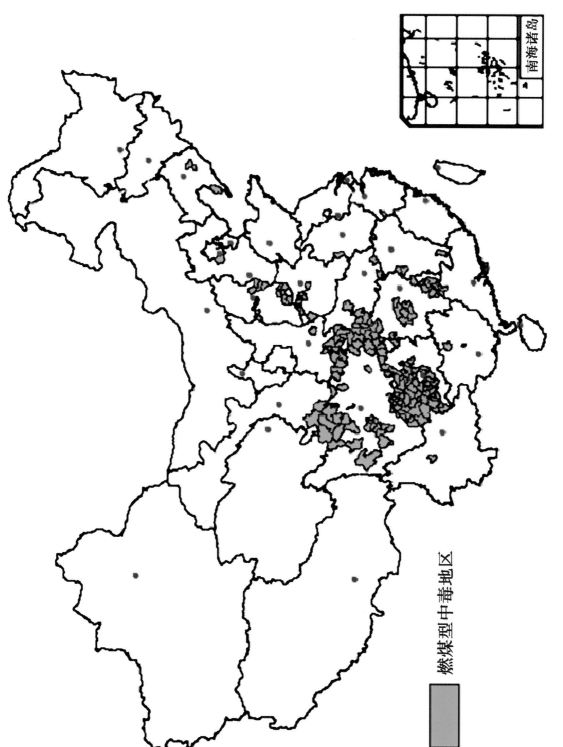

燃煤型中毒地区

南海诸岛

彩图 5-1 我国燃煤型氟中毒区分布图